1 **Grundlagen und Standards** 1

2 **Informationen und Inhalte** 77

3 **Integrierte Versorgung und Public Health** 139

4 **Transaktionen und Ökonomie** 21

5 **e-Patient Relations: e-Health-Ethik und -Recht** 273

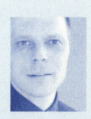

Dr. med. Karl Jähn

Studium des Kommunikationsdesigns und der Humanmedizin in Hamburg. Weiterbildung zum Allgemeinmediziner in Kiel. 1996–2001 Programmplaner bei BertelsmannSpringer Science & Business Media. Seit 1998 Partner 3MED KG, Berlin. Bereichsleiter e-Health im Institut für Medizinmanagement und Gesundheitswissenschaften, Universität Bayreuth.

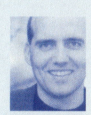

Univ.-Prof. Dr. med. Dr. phil. Eckhard Nagel

Studium der Humanmedizin und der Philosophie in Hannover. Bis 2001 Oberarzt bei Prof. Dr. med. Pichlmayr in der Klinik für Abdominal- und Transplantationschirurgie, Hannover. Seit 2001 Direktor des Institutes für Medizinmanagement und Gesundheitswissenschaften, Universität Bayreuth. Leiter des Transplantationszentrums Klinikum Augsburg. Präsident des Dt. Ev. Kirchentags 2005, stellv. Vorsitzender des Nationalen Ethikrates und Mitglied der Kommission für die Nachhaltigkeit in der Finanzierung der Sozialen Sicherungssysteme.

Karl Jähn

Eckhard Nagel

e-Health

Springer-Verlag Berlin Heidelberg GmbH

Karl Jähn

Eckhard Nagel

e-Health

Mit 148 Abbildungen und Screenshots

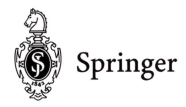

Dr. med. Karl Jähn
Arbeitsgruppe e-Health und Health Communication
Institut für Medizinmanagement und Gesundheitswissenschaften
Universitätsstraße 30/FAN-D, 95440 Bayreuth, Deutschland
http://www.img.uni-bayreuth.de
e-Mail: kj@uni-bayreuth.de
Partner 3MED KG
Dunckerstraße 32, 10439 Berlin, Deutschland
http://www.3med.com
e-Mail: kj@3med.com

Prof. Dr. med. Dr. phil. Eckhard Nagel
Direktor des Instituts für Medizinmanagement und Gesundheitswissenschaften
Universitätsstraße 30 / FAN-D, 95440 Bayreuth, Deutschland
http://www.img.uni-bayreuth.de
e-Mail: eckhard.nagel@uni-bayreuth.de
Leiter des Transplantationszentrums Klinikum Augsburg
Stenglinstraße 2, 86156 Augsburg, Postfach 101920
http://www.transplantationszentrum.org
e-Mail: eckhard.nagel@klinikum-augsburg.de

ISBN 978-3-642-63931-9   ISBN 978-3-642-59314-7 (eBook)
DOI 10.1007/978-3-642-59314-7

Bibliografische Information Der Deutschen Bibliothek
Die Deutsche Bibliothek verzeichnet diese Publikation in der Deutschen Nationalbibliografie; detaillierte bibliografische Daten sind im Internet über <http://dnb.ddb.de> abrufbar

Dieses Werk ist urheberrechtlich geschützt. Die dadurch begründeten Rechte, insbesondere die der Übersetzung, des Nachdrucks, des Vortrags, der Entnahme von Abbildungen und Tabellen, der Funksendung, der Mikroverfilmung oder der Vervielfältigung auf anderen Wegen und der Speicherung in Datenverarbeitungsanlagen, bleiben, auch bei nur auszugsweiser Verwertung, vorbehalten. Eine Vervielfältigung dieses Werkes oder von Teilen dieses Werkes ist auch im Einzelfall nur in den Grenzen der gesetzlichen Bestimmungen des Urheberrechtsgesetzes der Bundesrepublik Deutschland vom 9. September 1965 in der jeweils geltenden Fassung zulässig. Sie ist grundsätzlich vergütungspflichtig. Zuwiderhandlungen unterliegen den Strafbestimmungen des Urheberrechtsgesetzes.

Springer-Verlag ist ein Unternehmen von Springer Science+Business Media
http://www.Springer.de

© Springer-Verlag Berlin Heidelberg 2004
Softcover reprint of the hardcover 1st edition 2004:

Die Wiedergabe von Gebrauchsnamen, Handelsnamen, Warenbezeichnungen usw. in diesem Werk berechtigt auch ohne besondere Kennzeichnung nicht zu der Annahme, daß solche Namen im Sinne der Warenzeichen- und Markenschutzgesetzgebung als frei zu betrachten wären und daher von jedermann benutzt werden dürfen.
Produkthaftung: Für Angaben über Dosierungsanweisungen und Applikationsformen kann vom Verlag keine Gewähr übernommen werden. Derartige Angaben müssen vom jeweiligen Anwender im Einzelfall anhand anderer Literaturstellen auf ihre Richtigkeit überprüft werden.

Herstellung: ProEdit GmbH, Heidelberg
Umschlaggestaltung: deblik, Berlin
Satz und Repro: ArtVision, Sinsheim
Gedruckt auf säurefreiem Papier   22/3160Re   5 4 3 2 1 0

Dieses Buch
ist unseren Ehefrauen
Doris Sachs und Susanne Schattenfroh
gewidmet.

Karl Jähn und Eckhard Nagel

Vorwort

Welche Entwicklungen haben dazu geführt, das Präfix „e" dem Begriff Gesundheit voranzustellen und e-Health als eigenständiges Gebiet zu etablieren? Ende der neunziger Jahre kam die Wortschöpfung als nicht einheitlich spezifizierte Übertragung des Begriffs e-Business auf die Gesundheitsindustrie auf. Je nach Definition bezog sie sich einzig auf die fortschreitende digitale Vernetzung der Partizipanten im Gesundheitswesen oder auf die neu gewonnenen Informations- und Kommunikationsmöglichkeiten für individuelle Gesundheitsfragen. Später wurde e-Health auch übergreifend als Gesamtheit aller webbasierten Anwendungen und Prozessabläufe im Gesundheitswesen interpretiert. Im Jahr 2001 fügte Gunther Eysenbach schließlich den Aspekt einer „Geisteshaltung des globalen vernetzten Denkens zur Verbesserung der Gesundheitsversorgung" hinzu.

Eingebunden in die Strukturen des e-Health sind z. B. Patienten, Ärzte und Angehörige medizinassoziierter Berufe, Krankenhausbetreiber, öffentliche Verwaltung und die Life Science Industrie. Die neuen Möglichkeiten werden sowohl für den Kontakt zwischen den Gruppen als auch innerhalb ein jeder Gruppe genutzt und ständig erweitert. Durch das Angebot vielfältiger Informations- und Transaktionsmöglichkeiten für alle Partizipanten kann e-Health zu einer qualitativen Verbesserung, Ökonomisierung und Demokratisierung des Gesundheitswesens beitragen. Zugleich birgt es jedoch auch Risiken in Hinsicht auf eine Anonymisierung medizinischer Interaktion, die Verwässerung hochwertiger Information durch unseriöse Angebote und den Datenschutz.

Das vorliegende Buch vermittelt mit seinem interdisziplinären Ansatz und seiner den verschiedensten Fachrichtungen und Branchen zugehörigen Autorenschaft einen Eindruck über die wesentlichsten Bereiche des e-Health. So werden dem Leser die Facetten zukünftig relevanter Handlungsfelder aufgezeigt und die wichtigsten Quellen für eine weiterführende Recherche zugänglich gemacht.

Der erste Abschnitt **Grundlagen und Standards** skizziert zunächst die erheblichen Aktivitäten, die in den letzten Jahren auf nationaler und europäischer Ebene unternommen wurden, um die anderweitig bereits realisierten Chancen der Informations- und Kommunikationstechnologien auch in den medizinassoziierten Branchen zu nutzen. Der Etablierung einer Telematikplattform gehen umfassende Standardisierungsprozesse voraus, die von einer Umgestaltung der rechtlichen Rahmenbedingungen begleitet sind. Die bevorstehende bundesweite Einführung der neuen Krankenversicherungskarte, der so genannten e-Gesundheitskarte, hat dabei eine besondere Bedeutung. Sie ist als Vorreiter für die in vielen Ländern geforderte Etablierung der e-Patientenakte anzusehen, von der man sich eine effizientere Begleitdokumentation für den Patienten erhofft. Die Verlagerung der medizinischen Dokumentation und Informationsvermittlung von dezentralen, auf unterschiedlichsten Medien basierenden Archiven und Medienangeboten über geschlossene professionelle Intranets hin zu ortsunabhängigen patientenzentrierten IT-Anwendungen bietet die Chance der Integration von netzwerkunterstützen Kommunikationsformen und Entscheidungsunterstützenden Systemen. Davon können informationssuchende Gesundheitsinteressierte (Health Seeker), die interaktiven Dienste inanspruchnehmende Betroffene (e-Patients) oder Health Professionals gleichermaßen profitieren. Parallel erfährt die begrifflich gegenüber e-Health eher unterzuordnende Telemedizin eine vielversprechende Renaissance.

Der nachfolgende Teil *Informationen und Inhalte* steht vor dem Hintergrund, dass die Flut populärer oder wissenschaftlicher medizinischer Informationen in den neuen wie auch konventionellen Medien ansteigen, ohne dass der einzelne Nutzer damit auch in dem gleichen Maße vermehrte Antworten erhalten würde. Daher steigt der Bedarf an Auswahl, Aufbereitung und strukturierter Bereitstellung medizinischen Wissens in Form validierter Tertiärinformation. Bislang werden jedoch neben den zahlreichen seriösen Angeboten auch fragwürdige Inhalte verbreitet. Mit der Entwicklung des Internets zu einem Massenmedium wurden deshalb verschiedene Initiativen zur Qualitätssicherung gesundheitsrelevanter Inhalte entwickelt. Die Bedeutung dieser Initiativen wird weiter steigen, je mehr interaktive Informations- und Kommunikationssysteme in den Alltag, die Lehre und auch die direkte Behandlungssituation Einzug halten.

In dem Abschnitt *Integrierte Versorgung und Public Health* werden Konsequenzen beschrieben, die sich durch die zunehmende Vernetzung für die Gesundheitsversorgung und die Öffentliche Gesundheit ergeben. Zum einen könnte eine computerunterstütze Qualitätssicherung sowohl Medizinmanagement als auch das diagnostische und therapeutische Handeln unterstützen. Zum anderen könnten die Patienten direkt von einer verbesserten Transparenz der Gesundheitsversorgung profitieren und durch ihre zunehmende Nutzung professioneller Recherchequellen die evidenzbasierte Medizin fördern. Personalisierbare Dienstleistungs- und Monitoringsysteme sind technologisch bereits heute in der Lage, Disease-Management-Programme erfolgreich zu begleiten und die Kommunikation zwischen den Partizipanten im Gesundheitswesen zu optimieren. Dies bringt für die medizinischen Versorgungsleister, die Leistungserstatter und staatlichen Institutionen erhebliche Vorteile, aber auch die Erfordernisse umfassender Umstrukturierungen mit sich.

Der Abschnitt *Transaktionen und Ökonomie* befasst sich mit den Herausforderungen, denen z. B. Krankenhausbetreiber oder Unternehmen der Life-Science-Industrie gegenübergestellt sind. Mit der Integration der Telematik in das Gesundheitswesen wird der Anspruch verbunden, Rationalisierungspotenziale auszuschöpfen und zeitgleich Qualitätsverbesserungen zu erreichen. Zeitgleich entwickeln sich neue Tätigkeits- und Geschäftsfelder, die teilweise auch von bislang nicht in der medizinischen Versorgung tätigen Akteuren besetzt werden könnten. Dies erhöht nicht nur den Innovationsdruck bei bestehendem Rationalisierungszwang, sondern bringt auch gesellschaftliche Konsequenzen mit sich, deren Folgen heute noch kaum abzusehen sind: Während der Kundenbegriff auch im Gesundheitswesen an Bedeutung gewinnt, könnten die bio- und informationstechnologischen Möglichkeiten der „Gesundheitskontrolle" das Verständnis des Krankheitsbegriffs beeinflussen und sich letztlich auch gegen den Patienten richten.

In dem abschließenden Teil e-Patient Relations: *e-Health-Ethik und -Recht* werden Aspekte hervorgehoben, die es bei der Gestaltung der rechtlichen und gesellschaftlichen Rahmenbedingungen zu berücksichtigen gilt. Telemedizinische Anwendungen, die zunehmende Bedeutung der Patienteninformation über die Medien und die neuen Kommunikationsformen im Internet wirken sich direkt auf die Interaktion zwischen Patient und Arzt aus. Dies wirft konkrete Fragestellungen auf: Bleibt der Schutz gesundheitsrelevanter Daten bei den Bestrebungen zu einer größeren Transparenz im Gesundheitswesen hinreichend gesichert? Sind die neuen Informations- und Kommunikationsmöglichkeiten für Gesundheitsinteressierte und Patienten im Sinne eines Patient Empowerment uneingeschränkt zu begrüßen? Wie sind der immer stärkere Einsatz des Computers in Diagnostik, Beratung und Therapie oder die immer umfassendere Datenverarbeitung medizinisch, ökonomisch, ethisch oder auch rein haftungsrechtlich zu bewerten?

Perspektiven: Die Informationstechnologien beinhalten ein Potenzial, das über ein digitales Patientenbehandlungsmanagement weit hinausreicht. Dieses Potenzial auszuschöpfen, erfordert erhebliche Entscheidungs- und Umstrukturierungsprozesse für alle Beteiligten im Gesundheitswesen. Alle diese Problemfelder bedürfen einer interdisziplinären wissenschaftlichen Analyse und der gesellschaftlichen Diskussion, bevor die sich rasant ausbreitenden Möglichkeiten einen Informationszwang mit sich bringen, der den gesellschaftlichen Umgang mit Krankheiten und Behinderungen beeinflusst. Eine derartige Diskussion sollte bereits weit fortgeschritten sein, wenn gemäß der Prognose von Joseph Weizenbaum nach der stattgehabten Verschmelzung des Computers mit der Kommunikation Entwicklungen folgen, in denen die Verknüpfung von Computer- und Biotechnologien neue Verantwortlichkeiten hervorrufen. Mit dem Begriff e-Health werden demnach in diesem Buch verschiedenste Aspekte umschrieben, die sich aus der Kombination der Informations- und Kommunikationstechnologien mit den medizinassoziierten Handlungsfeldern ergeben – mit Focus auf deren Konsequenzen. Gerade vor diesem Hintergrund ist in diesem Buch das Präfix „e" stets klein und der Begriff „Health" groß geschrieben.

Karl Jähn und Eckhard Nagel
Bayreuth, im Oktober 2003

Inhaltsverzeichnis

Vorwort VII
K. Jähn und E. Nagel

1 Grundlagen und Standards 1

1.1 Auf dem Weg zur europäischen Gesundheitskarte und zum e-Rezept 2
G. Dietzel

Einleitung 2

Möglichkeiten für die Gesundheitsversorgung 2

Gesundheitskarten im Kontext einer Telematikinfrastruktur 4

e-Patientenakte und e-Rezept als Schlüsselanwendungen 5

Evaluation, Transparenz und Patient Empowerment 5

Perspektiven 6

1.2 Chancen für eine Telematikplattform 7
A. Jäckel

Einleitung 7

Vernetzte Anwendungen für Consumer und Healthcare-Professionals 9

Personenbezogene Patientendaten und Telemedizin 10

e-Commerce-Anwendungen 10

Perspektiven 10

1.3 Telematik-Standards im Gesundheitswesen 11
S. Schug und I. Schramm-Wölk

Einleitung 11

Interoperabilität 11

Standardisierungs-Prozess 11

Normierungsgremien 12

Situation im deutschen Gesundheitswesen 14

Perspektiven 15

1.4 e-Patientenakte und e-Gesundheitsakte 16
I. Schramm-Wölk und S. Schug

Einleitung 16

Evolution des Begriffes „e-Patientenakte" 16

Status Quo in Deutschland 18

Anforderungen 18

Lösungsansätze 19

Spannungsfeld 21

Gesellschaftliche Auswirkungen und Kosten 21

Perspektiven 22

1.5 Digitale medizinische Bilderwelten 23
J. Beier

Einleitung 23

Grundlagen digitaler Bilder 23

Arbeitsschritte der Bildverarbeitung und der Computergrafik 23

High-End Bildverarbeitung 26

Archivierung digitaler Bilder 26

Multimedia Befunde 27

Perspektiven 28

1.6	**Intranets und virtuelle private Netzwerke (VPNs)** 30			Perspektiven 46
	W. Schwetlick		1.9	**Teleconsulting international** 48
				P. Hufnagl und M. Dietel
	Einleitung 30			Einleitung 48
	Definitionen 30			Situation 48
	Informations- und Kommunikationsfunktionen 30			Systemanforderungen 49
	Gestaltungskriterien 32			Teleconsulting in der Pathologie 49
	Informationsobjekte und Anforderungen an die Netzwerkkapazität 33			Praxisbeispiel Telepathologie-Konsultationszentrum 52
	Sicherheitsanforderungen 33			Perspektiven 54
	Perspektiven 34		1.10	**Computer-assistierte Chirurgie** 56
1.7	**Telemedizin** 35			*J. Ansorg und J. Witte†*
	M. Mohr, T. Schall und M. Nerlich			Einleitung 56
	Einleitung 35			Minimalinvasive Chirurgie (MIC) als Basisinnovation 56
	Potentiale der Telemedizin 35			Telemedizin und Teleconsulting 56
	Technologische Grundlagen 36			Chirurgische Weiterbildung und Continuing Medical Education (CME) 57
	Probleme in der Praxis 38			Einsatzgebiete der Computer Aided Surgery (CAS) 58
	Perspektiven 38			Grenzen der Computer Aided Surgery (CAS) 60
1.8	**Teleservices in der Praxis** 40			Perspektiven 62
	M. Mohr, T. Schall und M. Nerlich		1.11	**Entscheidungsunterstützende Systeme (EUS)** 65
	Einleitung 40			*D. Gräßle und F. Burg*
	Teledermatologie 40			Einleitung 65
	Telegastroenterologie 41			Entwicklung 65
	Telekardiochirurgie 42			Bedarf und Anforderungen in der Medizin 65
	Teleonkologie 43			Systematik 66
	Teleophtalmologie 43			Technik 67
	Telepathologie 44			Transparenz und Verantwortung 68
	Telepsychiatrie 45			
	Teleradiologie 45			
	Notfalltelemedizin 46			

Qualitätspotentiale 68
Herausforderungen 68
Praxisbeispiele 69
Perspektiven 69
Quellenverzeichnis 71

2 Informationen und Inhalte 77

2.1 Informationsmanagement und -Recherche .. 78
J. Beier

Einleitung 78
Kategorien medizinischer Information 78
Vorgehensweisen zur Informationssuche 79
Information Retrieval (IR) 80
Metadaten 82
MedLine 83
Stellenwert der Publikationsformen 83
Medizinische Suchmaschinen 83
Perspektiven 83

2.2 Internet und Medizininformation 85
K. Jähn und I. Strehlow

Einleitung 85
Kommerzielle Webseite-Betreiber 85
Institutionen 87
Fachzeitschriften 88
Bedeutung von Suchmaschinen 88
Perspektiven 89

2.3 Qualitätssicherung im WWW 91
S. Hebenstreit und U. Prümel-Philippsen

Einleitung 91
Health on the Net Foundation (HON):
Code of Conduct 91
Health Internet (HI-)Ethics:
Ethical Principles For Offering
Internet Health Services to Consumers 92
Internet Healthcare Coalition (ICH):
e-Health Code of Ethics 92
Leitlinien amerikanischer
und europäischer Standesorganisationen 93
DISCERN 94
Medcertain/MedCIRCLE 95
TNO Organization Prevention and Health:
TNO QMIC® 95
American Accreditation
HealthCare Commission (URAC) 96
Aktionsforum Gesundheits-
informationssystem (afgis) 96
Perspektiven 97

2.4 Cancerfacts.com 99
C. Lenz

Einleitung 99
Personalisierte Information
für Krebspatienten 99
Unternehmensstrategie 101
Patientenmanagement
mit Fern- und Eigenmonitoring 101
Cancerfacts-Dienste für Ärzte 103
Perspektiven 103

2.5 Computer- und Web Based Training
(CBT/WBT) 104
H. Mettler und T. Rose

Einleitung 104
Computergestützte Ausbildungssysteme 104
Didaktische und technische Perspektive 105

Grundlagen interaktiver CBT-Anwendungen 106

Technische Entwicklung von CBT/WBT-Programmen 106

Praxisbeispiele CBT/WBT 107

Perspektiven 108

2.6 Virtual Faculty of Medicine 110
F. Kallinowski und A. Mehrabi

Einleitung 110

Anforderungen und Projekteinführung 110

Nächste Schritte 112

Perspektiven 113

2.7 Genese und Perspektiven der Medienkarte 114
H. Rotermund

Einleitung 114

Medienwandel 114

Vernetzung 115

Multimedialität 115

Interaktivität 116

Digitaler Medienverbund 116

Perspektiven 118

2.8 Dimension Content 119
M. Sender

Einleitung 119

Wissen und Information 119

Wissenstransfer und Wissenstypen 120

Die Informationsentropie 120

Wissen als kulturelles und intellektuelles Kapital 121

Das Geschäft mit der Information 121

Wissensmanagement 121

Contentgravitation und Metasphäre 123

Content-Analyse und Content-Life-Cycle 125

Perspektiven 126

2.9 Contentmanagement 127
M. Sender

Einleitung 127

Definition Contentmanagement 127

Nutzen von Contentmanagementsystemen (CMS) 130

Assetmanagement 130

Schnittstellen und Publikationskonzepte 131

Perspektiven 132

Quellenverzeichnis 134

3 Integrierte Versorgung und Public Health 139

3.1 Evidenzbasierte Medizin (EBM) 140
Y. Falck-Ytter, B. Lang und G. Antes

Einleitung 140

Klassischer Transfer von der Forschung in die Praxis 140

Schritte zur „Evidenzbasierten Medizin" 140

Bewertete Evidenz und ihre Synthese 141

Systematische Übersichtsarbeiten und Leitlinien 142

Qualitätsmerkmale 145

Perspektiven 145

3.2 Integrierte Gesundheitsversorgung 147
J. Ramming

Einleitung 147

Inhaltsverzeichnis

    Ziele der integrierten Versorgung 147

    Zunehmende Hinwendung
zu neuen Medien 148

    Status der integrierten Versorgung 148

    Praxisbeispiele 149

    Perspektiven 151

3.3 Projekt zur integrierten Pflege 152
Jäckel und Schwenk

    Einleitung 152

    Projekthintergrund 152

    Projektkonzept 153

    Datenmanagement
und Wirtschaftlichkeitsnachweis 154

    Perspektiven 156

**3.4 Sprechendes Auskunfts-
und Monitoringsystem 157**
C. Elsner

    Einleitung 157

    Interaktionszyklus
des Arzt-Patient-Gespräches 157

    HealthBots:
Aufbau, Struktur und Umsetzung 158

    Perspektiven 159

**3.5 Patientenorientiertes
Disease Management 162**
R. Rittweger und A. Daugs

    Einleitung 162

    Stärkung der Patientenposition 163

    Anwendung des richtigen „level of care" 163

    Personalisierter Risikoreport Diamart 165

    Perspektiven 166

3.6 Community- und Monitoring-Werkzeuge 167
M. Kirchgeorg und S. Haffner

    Einleitung 167

    Internet-Nutzung von Patienten 167

    Online-Gesundheitsdienstleistungen 168

    Managed Care 168

    Betreuungszentren
für medizinische Dienstleistungen 170

    Call Center-unterstütztes
Disease Management – Beispiel Diabetes 170

    Internetgestützte Programme –
Beispiel Gewichtsreduktion
und Depression 171

    Kombinierte Internet-
und Call Center-gestützte Programme –
Beispiel Asthma 172

    Perspektiven 173

3.7 Managed Health Care 175
K. Meyer-Lutterloh

    Einleitung 175

    Zweck und Ziele 175

    Organisationsformen 176

    Managed Care-Instrumente 177

    Telematik als Managed Care-Tool 179

    Chancen und Risiken 179

    Managed Care-Ansätze in Deutschland 179

    Perspektiven 180

3.8 IT-Chancen für die Krankenkassen 182
H. Hanika

    Einleitung 182

    Rechtsrahmen
und Novellierungsentwürfe 182

	Marketingaspekte	183	Öffentlicher Zugang zu Fachliteratur	201
	Perspektiven	184	Internet als Präventationsmedium	202
3.9	**Chancen und Grenzen in der Regelversorgung**	**186**	Perspektiven	204
	R. Kaiser		**Quellenverzeichnis**	**206**
	Einleitung	186		
	e-Arztausweis (Health-Professional-Card) und e-Signatur	186	**4**	**Transaktionen und Ökonomie**	**211**
	e-Gesundheitskarte	186	**4.1**	**Integration von Behandlungspfaden**	**212**
	e-Rezept	187		*J. Hacker und R. Schommer*	
	e-Arztbrief und e-Kommunikation	188		Einleitung	212
	e-Patientenakte	189		Rechtliche Grundlagen	212
	Besondere telematische Anwendungen	189		Clinical Pathways als Steuerungsinstrument	213
	Ärztliche Aus-, Weiter- und Fortbildung	190		Krankenhäuser im Zentrum der integrierten Versorgung	213
	Patienteninformation	191		Integrierte Versorgung in der Rhön Klinikum AG	214
	Perspektiven	191		Perspektiven	215
3.10	**e-Government**	**192**	**4.2**	**Datenbanken für die Pharmakovigilanz**	**216**
	B. Zypries und R. Kleindiek			*E. Söhlke und W. Wagner*	
	Einleitung	192		Einleitung	216
	e-Government-Initiative der Bundesregierung	192		Datenbanken für die Spontanberichtserfassung	217
	Dienstleistungsportfolio der Bundesregierung	193		Datenbanken für prospektive Kohortenstudien	218
	Umsetzung von BundOnline 2005	195		Record-Linkage Datenbanken	219
	Anknüpfungspunkte von e-Health und e-Government	196		Datenbanken von Erfassungsstellen	221
	Perspektiven	197		Literaturdatenbanken	221
3.11	**Public e-Health**	**198**		Perspektiven	222
	R. Brey		**4.3**	**Online-Apotheken und e-Rezepte**	**223**
	Einleitung	198		*J. Apermann*	
	Vernetzung und Kommunikation	199		Einleitung	223

Mythos Online-Apotheke 223

Arzneimittel-Versandhandel
in Europa und den USA 224

Volkswirtschaftlicher Nutzen
alternativer Arzneimitteldistributionen 226

e-Rezept in Deutschland 227

e-Rezept in Europa und den USA 227

Perspektiven 228

4.4 Internetbasiertes Krankenhaus-Marketing ... 229
J. Schlüchtermann, R. Sibbel und M-A. Prill

Einleitung 229

Besonderheiten
des Dienstleistungs-Marketing 229

Potenziale des Internet 230

Interaktive Zielgruppenansprache 231

Perspektiven 236

4.5 All Digital Hospital 238
M. Reiher und K. Jähn

Einleitung 238

Wireless Lan (WLAN) 238

Bluethooth 239

Datensicherheit von WLAN 240

Workflow-Management-Systeme (WfMS) 240

Medikamentierungssysteme 241

Home Monitoring 241

Televisite 243

Perspektiven 243

4.6 Mobile Health 245
K. J. Preuß und T. Gantner

Einleitung 245

Erwartungen und Ziele 245

Stand der Technik 246

Beispiele für m-Health Anwendungen 247

Perspektiven 249

4.7 Health Screening:
Kommerzialisierung der Prävention? 251
K. Jähn und M. Römer

Einleitung 251

Neue Wege der Prävention? 251

Der umstrittene US-Business Case 253

Der „e-Cube" für pseudonymisierte
Patientenkollektivdaten 254

Perspektiven 256

4.8 Dienstleistungs-Szenarien 258
V. Pfahlert und H. A. Emminger

Einleitung 258

Status im Gesundheitswesen 258

Trends im Gesundheitswesen 259

Perspektiven 262

4.9 e-Business Optionen
für die Life Science Industrie 263
M. Brucksch

Einleitung 263

e-Business Aktivitäten
der Pharmaindustrie 263

Research und Development 264

Launch und Marketing 265

Vertrieb und Kundenmanagement 267

Perspektiven 267

Quellenverzeichnis 269

5	**e-Patient Relations:** **e-Health-Ethik und -Recht** **273**		5.4	e-Patients in der Onkologie .... 289 *M. Oehlrich und N. Stroh*

5 e-Patient Relations: e-Health-Ethik und -Recht ... 273

5.1 Haftungs- und sozialrechtliche Aspekte 274
Ch. Dierks

Einleitung 274

Haftungsrecht 274

Sozialrecht 277

Umfang der Leistungspflicht 277

Perspektiven 279

5.2 Rechtsfragen im Überblick 280
T. Schlegel

Einleitung 280

Informationsangebot (selbständig) 280

Informationsangebot (unselbständig) 281

Informationsbeschaffung 281

Telekonsil und Telemonitoring 281

Teleabrechnung, Zahlungssysteme und Smartcards 282

e-Rezept, e-Patientenakte und Dokumentation 283

Perspektiven 284

5.3 Medienethik und Gesundheitsinformation 285
U. Breitenborn

Einleitung 285

Information versus Skandalisierung 285

Klassische und Neue Medien 286

Interaktivität und Intimität 287

Perspektiven 288

5.4 e-Patients in der Onkologie 289
M. Oehlrich und N. Stroh

Einleitung 289

Besonderheiten bei der Diagnosestellung „Krebs" 289

Erwartungen und Nutzungsverhalten der e-Patients 291

Missbrauch in Communities und Gegenmaßnahmen 291

Perspektiven 295

5.5 e-Patient-Communities 296
H. Kitzinger, R. Hirsch und S. Blohm

Einleitung 296

Virtuelle Communities 296

Gesundheitsmarkt 297

Patienten-Communities 298

Virtual Community Care? 299

Perspektiven 301

5.6 Ärztlich moderierte Diskussionsforen 303
K. Jähn

Einleitung 303

Onlinedienste mit moderierten Diskussionsforen 303

Fachdiskussion und Online-Konsile für Ärzte 305

Medizinethische Aspekte 305

Perspektiven 307

5.7 e-Patient Relationship Management 308
R. Badenhoop und Ch. Sattlegger

Einleitung 308

Der mündige Patient und Patientenbindungsprogramme 308

Der Endkonsument im Visier des Pharma-Marketings 309

Instrumente zum Beziehungsaufbau mit dem Patienten 309

e-Disease Management-Ansätze 309

e-Health Portale als e-Patient Relationship Management-Plattformen 310

Interaktive Gesundheitsbetreuung im Internet 310

Perspektiven 313

5.8 e-Mail-Kommunikation zwischen Arzt und Patient 315
K. Jähn und J. Mayer

Einleitung 315

Chancen eines e-Mail-basierten Arzt-Patienten-Kontaktes 315

Fragen der Datensicherheit 316

Secure Messaging für Ärzte 317

US-Richtlinien für die e-Mail-Korrespondenz mit Patienten 318

Perspektiven 319

5.9 Arzt-Patient-Beziehung im Wandel 320
J. Mayer

Einleitung 320

Entwicklung der Patientenautonomie 320

Patient Empowerment 321

Informationsquelle WWW 321

Positive Auswirkungen und Chancen 322

Negative Auswirkungen und Gefahren 322

Praktische Empfehlungen für Ärzte 323

Direct-to-Customer (DTC) Werbung 324

Perspektiven 325

5.10 Wer verantwortet Online-Rat durch medizinische Expertensysteme? 326
U. Krohs

Einleitung 326

Handlung und Akt 326

Expertensystem(ES)-interne Moral 327

Eigenverantwortung der Healthseeker? 327

Verantwortlichkeit der Entwickler 328

Verantwortlichkeit des Betreibers 328

Das Geschäftsverhältnis zwischen Betreiber und Entwicklern 329

Übernahme der Verantwortung durch Dritte 329

Partielle Nutzerverantwortung 330

Perspektiven 330

5.11 Angewandte Ethik e-Health 331
U. Krohs

Einleitung 331

Vier Felder moralischer Normen 332

Lösung von Normenkonflikten (1) 333

Lösung von Normenkonflikten (2) 334

Lösung von Normenkonflikten (3) 334

Perspektiven 335

Quellenverzeichnis 337

Nachwort 349
J. Weizenbaum

Autoren-Vitae 352

Autorenverzeichnis

Jörg Ansorg, Dr. med.
Berufsverband Deutscher Chirurgen
BDC Service GmbH, Berlin,
Luisenstraße 58/59, D-10117 Berlin,
E.: ansorg@bdc.de,
W.: http://www.bdc.de

Gerd Antes, Dr. rer. nat.
Leiter, Deutsches Cochrane Zentrum,
Institut für Medizinische Biometrie
und Medizinische Informatik,
Universitätsklinik Freiburg,
Stefan-Meier-Str. 26,
D-79104 Freiburg i. Br.,
E.: antes@cochrane.de
W.: http://www.cochrane.de

Jens Apermann
dsa.ag, Beratung für Direct Service
Apotheken, Nieuwstraat 16,
NL-6211 CS Maastricht,
E.: ccja@gmx.net

Rolf Badenhoop, Dr. med.
Vice President
im Bereich Life Sciences
bei Cap Gemini Ernst & Young
Zentraleuropa,
Cap Gemini Ernst & Young
Deutschland GmbH,
Am Limespark 2,
D-65843 Sulzbach/Ts.,
E.: rolf.badenhoop@cgey.com
W.: http://www.de.cgey.com

**Jürgen Beier, Dr.-Ing.
(Dipl.-Informatiker)**
Humboldt Universität / Charité,
Augustenburger Platz 1,
D-13353 Berlin
E.: juergenbeier@hotmail.com

Silke Blohm, Dipl.-Phys.
Partner,
HBK – the development network,
44 Bayer House,
Golden Lane Estate,
London EC1Y ORN,
E.: silke@4sciences.de

Uwe Breitenborn, Dr. phil.
Wissenschaftlicher Koordinator
beim Deutschen Rundfunkarchiv,
Babelsberg,
Wissenschaftlicher Mitarbeiter,
Institut für Medien-
und Kommunikationswissenschaft,
Universität Leipzig
E.: pdf@dra.de

Roland Brey, Dr. med.
Arzt für Öff. Gesundheitswesen/
Umwelt- und Sozialmedizin,
Webmaster „Internet-Suchhilfen
für den Öff. Gesundheitsdienst"
der Akademie für das Öff. Gesund-
heitswesen, Oberpfalz; Landratsamt/
Gesundheitsamt Amberg-Sulzbach,
Hockermühlstr. 53,
D-92224 Amberg,
E.: RBrey@amberg-sulzbach.de
W.: http://afoeg.bayern.de

Michael M. Brucksch, Prof. Dr.
Partner, Leiter Global e-Health
Competence Center,
Arthur D.Little Deutschland GmbH,
Duesseldorf Office,
Martin-Luther-Platz 26,
D 40212 Düsseldorf,
Steinbeis Hochschule Berlin,
IHCI Institute
of Healthcare Industries,
Gürtelstr. 29 A,
D-10247 Berlin,
E.: brucksch@ihci-mba.com

Florian Burg, Dipl.-Ges.-Ök.
Wissenschaftlicher Mitarbeiter,
Institut für Medizinmanagement
und Gesundheitswissenschaften,
Universität Bayreuth,
D-95440 Bayreuth,
E.: florian.burg@uni-bayreuth.de
W.: http://www.img.uni-bayreuth.de

Anja Daugs, Dipl. Ges.-Ök.
Projektleiterin e-Gesundheitsakte,
Institut für Medizinmanagement und
Gesundheitswissenschaften,
Universität Bayreuth,
Universitätsstr. 30 / FAN - D,
D-95440 Bayreuth,
E.: anja.daugs@web.de
W.: http://www.img.uni-bayreuth.de

Christian Dierks, PD Dr. iur Dr. med.
Präsident der Deutschen Gesellschaft
für Medizinrecht,
Anwaltskanzlei C. Dierks & T. Bohle,
Berlin,
Walter-Benjamin-Platz 6,
D-10629 Berlin,
E.: office@db-law.de

Manfred Dietel, Prof. Dr. med.
Ärztlicher Direktor,
Universitätsklinikum Charité,
Medizinische Fakultät
der Humboldt-Universität zu Berlin,
Institut für Pathologie,
Schumannstraße 20/21,
D-10117 Berlin,
E.: manfred.dietel@charite.de

Gottfried T. W. Dietzel LL. M., Dr.
Ministerialrat,
Referatsleiter Telematik
im Gesundheitswesen,
Informationsgesellschaft – Grundsatzfragen,
Bundesministerium für Gesundheit
und Soziale Sicherung,
Probsthof 78a Haus D,
D-53121 Bonn
E.: dietzel@bmg.bund.de,
W.: www.bmgesundheit.de,

Christian Elsner, Dr. med.
Projektbetreuer Rhön-Klinikum AG,
Russenstraße 19,
D-04289 Leipzig,
Kurator der Arbeitsgruppe
Medkonsult / Campus e.V.,
E.: ch.elsner@gmx.de
W.: http://www.medkonsult.de

Hamid A. Emminger, Dr. med.
Leiter Neue Geschäfte Vertrieb
Deutschland,
Roche Diagnostics GmbH,
Sandhofer Str. 116,
D-68305 Mannheim,
E.: hamid.emminger@roche.com
W.: http://www.roche.com

Yngve Falck-Ytter, Dr. med.
Stellvertretender Leiter,
Deutsches Cochrane Zentrum,
Institut für Medizinische Biometrie
und Medizinische Informatik,
Universitätsklinik Freiburg,
Stefan-Meier-Str. 26,
D-79104 Freiburg i. Br.,
E: falck-ytter@cochrane.de
W.: http://www.cochrane.de

Tobias D. Gantner, Arzt, Stud. phil.
Projektleiter Leitlinien in der Medizin,
Institut für Medizinmanagement
und Gesundheitswissenschaften,
Universität Bayreuth,
Universitätsstr. 30 / FAN-D,
D-95440 Bayreuth,
E.: tobias.gantner@uni-bayreuth.de
W.: http://www.img.uni-bayreuth.de

Dieter H. Graessle,
Dr. Dipl. math. oek.
WHO Collaboration Center for
Radiation Accident Management,
Forschungsinstitut für anwendungsorientierte Wissensverarbeitung an
der Universität Ulm,
Helmholtzstrasse 16,
D-89081 Ulm,
E.: Graessle@faw.uni-ulm.de

Jan Hacker, Dipl.-Kfm.
Geschäftsführender Partner,
Oberender & Partner,
Unternehmensberatung
im Gesundheitswesen,
Nürnberger Str. 38,
D-95448 Bayreuth,
E.: jan.hacker@oberender-online.de

Silke Haffner
Geschäftsführerin Portale und
Communities, NetDoktor.de GmbH,
Frauenplatz 11 (am Dom),
D-80331 München,
E.: silke.haffner@netdoktor.de
W.: http://www.netdoktor.de

Heinrich Hanika, Prof. Dr. iur.
Lehrgebiete internationales Recht,
Europarecht sowie Wirtschaftsrecht
an der Fachhochschule Ludwigshafen
am Rhein –
Hochschule für Wirtschaft,
Ludwigshafen,
E.: h.hanika@fh-ludwigshafen.de

Stefan Hebenstreit, Arzt
Universität Bielefeld,
Fakultät für Gesundheitswissenschaften,
AG 5: Management im
Gesundheitswesen
Postfach 100131,
D-33501 Bielefeld,
E: stefan.hebenstreit@uni-bielefeld.de

Robert Hirsch, Dr. med.
Partner,
HBK – the development network,
44 Bayer House, Golden Lane Estate,
London EC1Y 0RN, Grossbritannien,
E.: hirsch@hbk-info.de

Peter Hufnagl, Dr. med.
Universitätsklinikum Charité,
Medizinische Fakultät der Humboldt-
Universität zu Berlin,
Institut für Pathologie,
Schumannstraße 20/21,
D-10117 Berlin,
E.: peter.hufnagl@charite.de

Autorenverzeichnis

Karl H. Jähn, Dr. med.
Arbeitsgruppe e-Health
und Health Communication
Institut für Medizinmanagement
und Gesundheitswissenschaften,
Universität Bayreuth,
Universitätsstr. 30 / FAN-D,
D-95440 Bayreuth,
E.: kj@uni-bayreuth.de
W.: http://www.img.uni-bayreuth.de,
Partner, 3MED KG,
Dunckerstr. 32,
D-10439 Berlin,
E.: kj@3med.com
W.: http://www.3med.com

Achim Jäckel, Dr. med.
Gründer der Medizin Forum AG;
Hrsg. des „Telemedizinführers";
Seniorberater, HMC Healthcare
Management Consulting GmbH,
Boschstr. 3,
D-61239 Ober-Mörlen,
E.: jaeckel@healthcare-consulting.de

Roland H. Kaiser, Dr. med.
Landesärztekammer Hessen,
Im Vogelsang 3,
D-60488 Frankfurt,
E.: roland.kaiser@laekh.de

**Friedrich Kallinowski,
Priv.-Doz. Dr. med.**
Geschäftsführer,
Virtuelle Fakultät der Medizin e.V.,
Im Neuenheimer Feld 110,
D-69120 Heidelberg
E.: dvfmev@yahoo.com;
Chefarzt, Klinik für Viszeral-
und Gefäßchirurgie,
Westküstenklinikum,
Esmarchstraße 50,
D-25746 Heide,
E.: FKallinowski@WKK-Hei.de

Markus Kirchgeorg MBA, Dr. med.
Freier Berater,
vormals NetDoktor.de GmbH,
Frauenplatz 11 (am Dom),
D-80331 München,
E.: markus@kirchgeorg.net

Hugo Kitzinger, Dr.
Partner,
HBK – the development network,
Schlegelstr.4, D-04275 Leipzig,
E.: kitzinger@hbk-info.de,

Ralf Kleindiek, Dr.
Leiter der Projektgruppe
Bund Online 2005
Bundesministerium des Innern,
Alt-Moabit 101D,
D-10559 Berlin,
E.: ralf.kleindiek@bmi.bund.
25.11.01_134_04.03.03_

Ulrich Krohs, Dr.
Philosophisches Seminar
der Universität Hamburg,
Von-Melle-Park 6,
D-20146 Hamburg,
E.: ulrich.krohs@uni-hamburg.de

Britta Lang, Dr. phil.
Centre Coordinator,
Deutsches Cochrane Zentrum,
Institut für Medizinische Biometrie
und Medizinische Informatik,
Universitätsklinik Freiburg,
Stefan-Meier-Str 26,
D-79104 Freiburg i. Br.,
E.: lang@cochrane.de
W.: http://www.cochrane.de

Christian Lenz, Dr. med.
Outcomes Research Manager,
Pfizer GmbH, PF 49 49,
Pfizerstraße 1,
D-76032 Karlsruhe
E.: christian.lenz@pfizer.com

Julika Mayer, Dr. med.
Arbeitsgruppe Medizin und Bioethik,
Institut für Medizinmanagement
und Gesundheitswissenschaften,
Universität Bayreuth,
Universitätsstr. 30 / FAN-D,
D-95440 Bayreuth,
E.: julika.mayer@uni-bayreuth.de
W.: http://www.img.uni-bayreuth.de

Arianeb Mehrabi, Dr. med.
Virtuelle Fakultät der Medizin e.V.,
Im Neuenheimer Feld 110,
D-69120 Heidelberg,
E.: arianeb_mehrabi@med.uni-
heidelberg.de

Holger Mettler, M.A.
Scientific Consultant,
Forschungsinstitut für anwendungs-
orientierte Wissensverarbeitung
an der Universität Ulm,
Helmholtzstrasse 16,
D-89081 Ulm,
E.: mettler@faw.uni-ulm.de

Klaus Meyer-Lutterloh, Dr. med.
Vorstandsvorsitzender Bundesver-
band Managed Care e.V. (BMC),
Geschäftsstelle: Charitéstr. 4,
D-10117 Berlin,
E.: bmcev@bmcev.de;

W.1: http://www.bmcev.de
W.2: http://www.bvmanagedcare.de,
Privat:
Facharzt für Allgemeinmedizin,
Harthauser Str. 133,
D-81545 München,
E.: dr.meyer.lutterloh@t-online.de

Markus T. J. Mohr, Dr. med.

International Center
for Telemedicine,
Abteilung für Unfallchirurgie,
Klinikum der Universität
Regensburg,
Franz-Josef-Strauss-Allee 11,
D-93042 Regensburg,
E.: markus.mohr@klinik.uni-regensburg.de,
W.: http://www.ict-regensburg.de

Michael Nerlich, Prof. Dr. med.

Präsident der International Society
for Telemedicine,
Leiter des International Center
for Telemedicine,
Dekan der Medizinischen Fakultät,
Leiter der Abteilung
für Unfallchirurgie,
Klinikum der Universität
Regensburg,
Franz-Josef-Strauss-Allee 11,
D-93053 Regensburg,
E.1: helga.lautenschlager@klinik.uni-regensburg.de,
E.2: michael.nerlich@klinik.uni-regensburg.de,
W.: http://www.ict-regensburg.de

Marcus Oehlrich MSc, Dipl.-Kfm.

Unternehmensberater,
externer Doktorand
Universität Frankfurt am Main,
Präsident der Volker Karl
Oehlrich-Gesellschaft e.V.,
Eisenacher Strasse 8,
D-64560 Riedstadt,
E.: marcus.oehlrich@krebs-kompass.de,
W.: http://www.krebs-kompass.de

Volker Pfahlert, Dr.

Geschäftsführer des Vertrieb
Deutschland von Roche Diagnostics
GmbH in Mannheim,
Sandhofer Str. 116,
D-68305 Mannheim,
E.: volker.pfahlert@roche.com,
W.: http://www.roche.comita

Klaus-Jürgen Preuß, Dr. med.

Abteilungsleiter
Gesundheitsmanagement,
DKV Deutsche Krankenversicherung
AG, Köln,
Aachener Str. 300,
D-50933 Köln,
E.: dr.klaus.juergen.preuss@dkv.com

Marc-Andreas Prill, Dipl.-Kfm.

Wissenschaftlicher Assistent,
Lehrstuhl für Betriebswirtschafts-
lehre und Industriebetriebslehre,
Universität Bayreuth,
Universitätsstr. 30, Geb. RW,
D-95440 Bayreuth,
E.: marc.prill@uni-bayreuth.de
W.: http://www.uni-bayreuth.de/departments/rw/lehrstuehle/bwl5/mitarbeiter/prill.htm

Uwe Prümel-Philippsen, Dr.

Geschäftsführer der Bundes-
vereinigung für Gesundheit e.V.,
Heilsbachstr. 30,
D-53123 Bonn,
E.: bfge.pp@bfge-1.de

Joachim Ramming, Dipl.-Volkswirt

Klinikleiter,
Kliniken Harthausen GmbH & Co. KG,
Dr.-Wilhelm-Knarr-Weg 1-3,
D-83043 Bad Aibling,
E.: ramming@kliniken-harthausen.com,

Michael Reiher, Cand. rer. pol.

Studentischer Mitarbeiter,
Institut für Medizinmanagement
und Gesundheitswissenschaften,
Universität Bayreuth,
Universitätsstr. 30 / FAN-D,
E.: michael.reiher@web.de,
W.: http://www.img.uni-bayreuth.de

Roman Rittweger, Dr. med.

Freier Berater,
vormals Arztpartner Almeda,
München,
E.: roman.rittweger@arztpartner.com

Manuel Römer, Cand. rer. pol.

Studentischer Mitarbeiter,
Institut für Medizinmanagement
und Gesundheitswissenschaften,
Universität Bayreuth,
Universitätsstr. 30 / FAN-D,
E.: manuel.roemer@gmx.de
W.: http://www.img.uni-bayreuth.de

Thomas Rose, Dr.

Fraunhofer Institut für Angewandte
Informationstechnik FIT,
Schloss Birlinghoven,
D-53754 Sankt Augustin,
E.: thomas.rose@fit.fraunhofer.de

Hermann Rotermund, Dr. phil.

Unternehmensberater, Konzepte für
Digitale Medien,
Kleinaustraße 19,

D-14169 Berlin,
E.: h.rotermund@ard-digital.de
W.: http://www.ard-digital.de

Thomas Schall, Dr. med.
International Center
für Telemedicine,
Abteilung für Unfallchirurgie,
Klinikum der Universität
Regensburg,
Franz-Josef-Strauss-Allee 11,
D-93042 Regensburg,
E.: thomas.schall@klinik.uni-regensburg.de

Christian Sattlegger, Dr.
Managing Consultant im Bereich
Life Sciences bei Cap Gemini Ernst &
Young Zentraleuropa
Cap Gemini Ernst & Young
Deutschland GmbH,
Ingersheimer Str. 18 ,
D-70499 Stuttgart,
E.: christian.sattlegger@cgey.com
W.: http://www.de.cgey.com

Thomas Schlegel, Dr.
Geschäftsführer,
MedizinRecht.de GmbH,
Hohe Kreuzgasse 5,
D-63755 Alzenau,
E.: thomas.schlegel@medizinrecht.de

**Jörg Schlüchtermann,
Prof. Dr. rer. pol. Dipl. Kfm.**
Lehrstuhl für Produktionswirtschaft
und Industriebetriebslehre,
Universität Bayreuth,
Stellvertretender Geschäftsführer des
Instituts für Medizinmanagement
und Gesundheitswissenschaften,
Präsident des Betriebswirtschaftlichen Forschungszentrums für Fragen
der mittelständischen Wirtschaft e.V.
(BF/M), Universität Bayreuth.,
Universitätsstr. 30,
D-95440 Bayreuth,
E.: j.schluechtermann@uni-bayreuth.de

Rainer Schommer, Dipl.-Kfm.
Geschäftsführender Partner,
Oberender & Partner,
Unternehmensberatung
im Gesundheitswesen,
Emil-Warburg-Weg 26,
D-95447 Bayreuth,
E.: rainer.schommer@oberender-online.de

**Ingeborg Schramm-Wölk,
Dr. med. Inf. Dipl. Biol.**
Projektleiterin e-Gesundheitsakte,
Humboldt-Universität, Berlin,
E.: ingeborg.schramm@charite.de

Stephan H. Schug MPH, Dr. med.
Schatzmeister der IGD e.V.,
IQmed–Information+Qualität
im Gesundheitswesen,
Hammarskjöldring 103,
D-60439 Frankfurt am Main,
E.: schug@iqmed.de;
E.: schug@igdev.de

Uwe Schwenk, Dipl.-Oec.
Management-Berater, HMC Healthcare Management Consulting GmbH,
Boschstr. 3,
D-61239 Ober-Mörlen,
E.: schwenk@healthcare-consulting.de,

**Wolfgang Schwetlick, Dr. rer. pol.
Dipl.-Kfm, Chem. Ing.**
Mitglied des Advisory Board der
Medical Technology Transfer AG,
vormals TecomacAG,
CH-6318 Walchwill,
Hinterbergstr. 25, Schweiz,
E.: wschwetlick@geodur.info
20.03.01_132_27.02.03_

Martina Sender, Dr. med.
Systemanalytikerin,
Qualitätsmanagerin,
Information Logistics,
IVU Traffic Technologies AG,
Bundesallee 88,
D-12161 Berlin,
E.: sen@ivu.de
W.: http://www.ivu.de

**Rainer Sibbel,
Dr. rer. pol., Dipl.-Kfm.**
Dr. rer. pol.,
Wissenschaftlicher Assistent
am Lehrstuhl
für Produktionswirtschaft
und Industriebetriebslehre
der Universität Bayreuth,
Universitätsstr. 30, Geb. RW,
D-95440 Bayreuth,
E.: rainer.sibbel@uni-bayreuth.de
W.: http://www.uni-bayreuth.de/
departments/rw/lehrstuehle/bwl5/
mitarbeiter/prill.htm

Eiko Söhlke, Dr. med.
Senior Direktor,
Global Drug Safety and Surveillance,
Solvay Pharmaceuticals,
Hans-Böckler-Allee 20,
D-30173 Hannover,
E.: eiko.soehlke@solvay.com

Inga Strehlow, Dr. rer. nat.
Projektleiterin Redaktion Externe Plattformen,
Bertelsmann Springer
Medizin Online (BSMO),
Redaktion multimedica,
Johannesberger Straße 74,
D 14197 Berlin,
E.: inga.strehlow@bsmo.de

Nicole Stroh, Dipl.-Biol.
Vizepräsidentin der Volker Karl Oehlrich-Gesellschaft e.V.,
Eisenacher Strasse 8,
D-64560 Riedstadt,
E.: nicole.stroh@krebs-kompass.de
W.: http://www.krebs-kompass.de
18.08.02_132_27.02.03_

Wolfgang Wagner, Prof. Dr. med.
Vice President Global Drug Safety and Surveillance,
Solvay Pharmaceuticals,
Hans-Böckler-Allee 20,
D-30173 Hannover,
E.: wolfgang.wagner@solvay.com

Joseph Weizenbaum, Prof. Dr. Dr. h.c.
Emeritus Professor of Computer Science und Senior Lecturer,
Massachusetts Institute
of Technology (MIT,
Cambridge, USA).
Rathausstr. 25,
D-10178 Berlin,
E.: joseph@mit.edu

Jens Witte, Prof. Dr. med. (†)
Präsident des Berufsverbandes Deutscher Chirurgen,
Klinik für Allgemein- und Viszeralchirurgie,
II. Chirurgische Klinik,
Zentralklinikum Augsburg,
Stenglinstr. 1,
D-86156 Augsburg,
E.: Surgaugs@kzva.de,
W.: http://www.klinikum-augsburg.de

Brigitte Zypries
Bundesministerin der Justiz,
vormals Staatssekretärin,
Bundesministerium des Innern,
Alt-Moabit 101D,
D-10559 Berlin,
E.: brigitte.zypries@bmj.bund.de

Weitere Mitarbeiter:

Paul Burkhardt Braasch, Cand. Dipl.-Kfm. (Bildredaktion, IMG)
Studentischer Mitarbeiter,
Institut für Medizinmanagement und Gesundheitswissenschaften,
Universität Bayreuth,
Universitätsstr. 30 / FAN-D,
E.: paul-braasch@web.de
W.: http://www.img.uni-bayreuth.de

Jörg Engelbrecht (Planung Leitung Fachbuch Gesundheit Medizin)
Springer-Verlag,
Tiergartenstr. 17,
D-69121 Heidelberg,
E.: engelbrecht@springer.de
W.: http://www.springer.de

Judith Gehlert, Cand. Dipl. Ges.-Ök. (Redaktion Quellenverzeichnisse, IMG)
Studentische Mitarbeiterin, Institut für Medizinmanagement und Gesundheitswissenschaften,
Universität Bayreuth,
Universitätsstr. 30 / FAN-D,
E.: judith.gehlert@web.de,
W.: http://www.img.uni-bayreuth.de

Helga Hofstetter (Sekretariat IMG)
Institut für Medizinmanagement und Gesundheitswissenschaften,
Universität Bayreuth,
Universitätsstr. 30 / FAN-D,
E.: helga.hofstetter@uni-bayreuth.de
W.: http://www.img.uni-bayreuth.de

Michael Magercord, Dipl.-Ing. (Redaktion Text, 3MED)
Freier Journalist,
Na piskach 78,
CZ-160 00 Praha 6,
E.: mmagercord@volny.cz
Fachredaktion 3MED KG,
Dunckerstr. 32,
D-10439 Berlin,
E.: mm@3med.com
W.: http://www.3med.com

Tanya Schneider (Desk Editing Lektorat Fachbuch Gesundheit Medizin)
Springer-Verlag,
Tiergartenstr. 17,
D-69121 Heidelberg,
E.: tanya.schneider@springer.de
W.: http://www.springer.de

Annkatrin Teschke, Dipl.-Designerin (Graphik Consulting, 3MED)
Art Direktorin, 3MED KG,
Dunckerstr. 32,
D-10439 Berlin,
E.: at@3med.com,
W.: http://www.3med.com

Grundlagen und Standards

1.1 Auf dem Weg zur europäischen Gesundheitskarte und zum e-Rezept – 2
Gottfried T. W. Dietzel

1.2 Chancen für eine Telematikplattform – 7
Achim Jäckel

1.3 Telematik-Standards im Gesundheitswesen – 11
Stephan H. Schug und Ingeborg Schramm-Wölk

1.4 e-Patientenakte und e-Gesundheitsakte – 16
Ingeborg Schramm-Wölk und Stephan H. Schug

1.5 Digitale medizinische Bilderwelten – 23
Jürgen Beier

1.6 Intranets und virtuelle private Netzwerke (VPNs) – 30
Wolfgang Schwetlick

1.7 Telemedizin – 35
Markus T. J. Mohr, Thomas Schall und Michael Nerlich

1.8 Teleservice in der Praxis – 40
Markus T. J. Mohr, Thomas Schall und Michael Nerlich

1.9 Teleconsulting international – 48
Peter Hufnagl und Manfred Dietel

1.10 Computer-assistierte Chirurgie – 56
Jörg Ansorg und Jens Witte

1.11 Entscheidungsunterstützende Systeme (EUS) – 65
Dieter H. Gräßle und Florian Burg

Quellenverzeichnis – 71

Auf dem Weg zur europäischen Gesundheitskarte und zum e-Rezept

Gottfried T. W. Dietzel

Einleitung

Was ist mit IT im Gesundheitswesen erreichbar? Wohin wird sich unsere gesundheitliche Versorgung entwickeln, wenn von den Möglichkeiten der Telematik Gebrauch gemacht wird? Was regeln zurzeit Staat und Beteiligte, damit aus Möglichkeiten Chancen und Qualitätsverbesserungen werden?

Gesundheit gehört zu den Infrastruktur- und Dienstleistungsbereichen, die durch die Entwicklung und Verbreitung von Informations- und Kommunikationstechnologien beeinflusst und neu strukturiert werden, aber auch selbst Impulse für die technische, wirtschaftliche und gesellschaftliche Entwicklung zur Informations- und Wissensgesellschaft geben. Dadurch ergeben sich **Effizienzsteigerungen, Qualitätsverbesserungen** und **Kosteneinsparungen** (Dietzel G (2000)). Um sie zu ermöglichen, werden jetzt geeignete Rahmenbedingungen geschaffen und wichtige Schlüsselanwendungen entwickelt. In diesem Kontext lassen sich die folgenden vier Initiativlinien aufzeigen:

- auf europäischer Ebene den vor 3 Jahren in Feira beschlossenen Aktionsplan **eEurope 2002 – Eine Informationsgesellschaft für alle** (2003) (s. Abb. 1) mit seinen vier Aktionslinien zum Thema „Health online" und den auf dem Gipfel in Sevilla im Juni 2002 verabschiedeten Nachfolgeaktionsplan **eEurope 2005** (2003) der unter anderem eine europäische Gesundheitskarte vorsieht,
- in Deutschland das **Aktionsprogramm der Bundesregierung** Innovation und Arbeitsplätze in der Informationsgesellschaft des 21. Jahrhunderts mit seinem Fortschrittsbericht, dem jetzt das Regierungsprogramm **Informationsprogramm Deutschland bis 2006** folgt. (**Bundesministerium für Wirtschaft und Arbeit (BMWA)** (2003) und **Bundesministerium für Bildung und Forschung (BMBF)** (2003)),
- die Beschlüsse der Gesundheitsministerkonferenz vom Juni 2001 und 2002 mit der Bitte, an die Bund-Länder-Arbeitsgruppe Telematik, im Anschluss an den vorgelegten Telematikbericht eine nationale Telematikstrategie zu erarbeiten (**Gesundheitstelematik** (2003)),
- die **Gemeinsame Erklärung des Bundesministeriums für Gesundheit und der Spitzenorganisationen zum Einsatz von Telematik im Gesundheitswesen** (2002) und die Einrichtung einer gemeinsamen, alle Entscheidungsträger im deutschen Gesundheitswesen, Industrie und Wissenschaft verbindenden Steuerungsgruppe.

Möglichkeiten für die Gesundheitsversorgung

Das diagnostische und therapeutische Spektrum moderner medizinischer Versorgung ist immer komplexer geworden. Der präventionsorientierten Beratung schließen sich diffizile Diagnosemethoden und arbeitsteilig organisierte Behandlungsverfahren spezialisierter Behandlungsträger an. Das anzuwendende medizinische Wissen nimmt stetig zu. Es ergeben sich zwar Chancen der Qualitätssicherung, gleichzeitig steigen aber Probleme von **Intransparenz** und Kommunikationslücken. Von dem an sich vorhandenen Wissen wird nicht in dem Ausmaß Gebrauch gemacht, der an sich wünschenswert und organisierbar wäre. Der **Sachverständigenrat zur Konzertierten Aktion im Gesundheitswesen** (2003) hat daher in seinem Gutachten 2001/2002 das gleichzeitige Bestehen einer Unter-, Über- und Fehlversorgung bei vielen Krankheitsbildern konstatiert und hält ein Rationalisierungspotenzial von 20 % der Aufwendungen für möglich, ohne dass damit eine Verschlechterung in der gesundheitlichen Versorgung verbunden wäre. Dieser Bilanz unter Qualitätsgesichtspunkten, die auf erhebliche potentielle Leistungsverbesserungen und Kostenersparnisse verweist, entspricht die Erkenntnis, dass zwischen 20 und 40 %

1.1 · Auf dem Weg zur europäischen Gesundheitskarte und zum e-Rezept

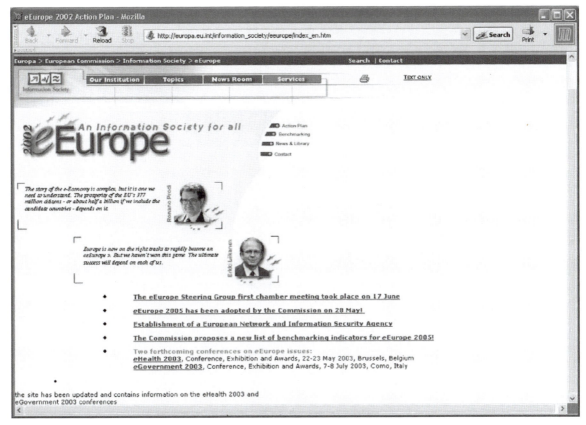

Abb. 1. Screenshot – Aktionsplan eEurope 2002 – Eine Informationsgesellschaft für alle (2003)

der Leistungen im Gesundheitswesen Datenerfassungs- und Kommunikationsleistungen sind. Durch den effizienteren Einsatz von modernen Informations- und Kommunikationstechnologien werden entsprechende Ersparnisse erwartet. Auf das Gesundheitswesen durch die demographische Entwicklung zukommende Belastungen können dadurch qualitativ und quantitativ kompensiert werden.

Hier liegt die inhaltliche und strategische Bedeutung von:
- **Gesundheitstelematik** als Anwendung moderner Telekommunikations- und Informationstechnologien auf das Gesundheitswesen und
- **e-Health** als Beschreibung für alle Leistungen, Qualitätsverbesserungen und Rationalisierungseffekte, die durch eine Digitalisierung von Datenerfassungs- und Kommunikationsprozessen im Gesundheitswesen erreichbar sind.

Diese Digitalisierung und elektronische Übertragung ermöglichen nicht nur eine schnellere und gesicherte Kommunikation im Gesundheitswesen, sondern auch durch die Verknüpfung von Daten die Rationalisierung und die qualitätsverbessernde Einführung neuer Diagnostik-, Therapie- und Nachsorgeverfahren:
- Umfassenderes Wissen kann verfügbar gemacht werden (verbesserte und rationellere Aus-, Fort- und Weiterbildung),
- Wissen kann leichter aktualisiert werden und Ärzten und Patienten online abrufbar zur Verfügung stehen (Patienten- und Gesundheitsinformationssysteme; evidenzbasierte Entscheidungsunterstützende Systeme (EUS)),
- Patientenakten können transparent und kommunizierbar aufgebaut und mit Datenbanken vernetzt werden.

Dem Potenzial der elektronisch unterstützten **integrierten Versorgung** stehen erhebliche **Einführungsprobleme** gegenüber:
- fehlende Standards,
- eine bisher fehlende Vernetzung von Arztpraxen und Krankenhäusern,
- Finanzierungs- und Investitionsprobleme,
- Haftungs- und Datenschutzfragen,
- Organisationsstrukturen, die es schwer machen, effiziente Kommunikationsprozesse einzuführen.

Deshalb müssen sowohl die **Infrastrukturbedingungen** für den Telematikeinsatz verbessert werden, als auch wichtige **Schlüsselanwendungen** wie das e-Rezept und die e-Gesundheitskarte forciert werden. Bisherige Insellösungen müssen in eine Telematikplattform integriert werden. Der Rechts- und Organisationsrahmen muss systematisiert werden (technische Telematikplattform, Abrechnungsregeln für Telemedizin). Die Infrastruktur für eine sichere Kommunikation, die Patientendatenschutzerfordernisse berücksichtigt, muss aufgebaut werden (regionale und sektorale Netze, Sicherheitsarchitektur, Sicherheitspolitik).

Die Rolle der e-Gesundheitskarte

Eine besondere Bedeutung bei der Verzahnung getrennt liegender Patientendaten kommt der **e-Gesundheitskarte** (früher auch: e-Gesundheitspass) zu, die an die Stelle der bisherigen Krankenversichertenkarte treten soll. Sie wird (über Speicher- oder Pointerfunktionen) eine patientenbezogene Arzneimitteldokumentation erschließen, den persönlichen Gesundheitsstatus und bisherige Diagnoseergebnisse wiedergeben, um unnötige Doppeluntersuchungen vermeiden zu helfen.

Die e-Gesundheitskarte verbessert in ihrer **Brückenfunktion zum e-Rezept und zur e-Patientenakte** nicht nur die Notfallversorgung und die Arznei- und Therapiesicherheit. Neue Telematikanwendungen werden erschlossen bzw. können entstehen, wie z. B. automatische Erinnerungsverfahren bei Ablauf des Impfschutzes. Die e-Gesundheitskarte stellt eine Kommunikationsschnittstelle zwischen den verschiedenen Trägern des deutschen Gesundheitswesens dar – **in der Hand des Patienten**, damit dessen Datenhoheit und dessen Selbstverantwortung für seine Gesundheit betonend. In der Verfügbarkeit des Patienten kommt eine wichtige Datensammlung, die ihm bisher rechtlich schon zusteht, jetzt aber bei richtiger Nutzung seinen Gesundheitsschutz optimiert und die Risiken unerwünschter Arzneimittelinteraktionen und Unverträglichkeiten herabsetzt.

Die e-Gesundheitskarte ist gemäß der **Gemeinsamen Erklärung des Bundesministeriums für Gesundheit und der Spitzenorganisationen zum Einsatz von Telematik im Gesundheitswesen** (2002) in die Entwicklung einer **Kommunikationsinfrastruktur** eingebettet, die gesicherte und vertrauliche Kommunikationsmöglichkeiten schafft. Diese wird auch von dem europäischen Aktionsplan **eEurope 2002 – eine Informationsgesellschaft für alle** (2003) vorgesehen, der die informationstechnische Verzahnung der ambulanten Versorgung mit der stationären fordert. Die Arbeiten an dieser Infrastruktur in Mitverantwortung der Selbstverwaltung des Gesundheitswesens laufen aufbauend auf den Vorarbeiten des **Forum INFO 2000** (2003) unter maßgeblicher Beteiligung des **Aktionsforums für Telematik im Gesundheitswesen (ATG)** (2003). Bisher ist bereits ein international anerkanntes Managementpapier zur Sicherheitsarchitektur der Kommunikationskomponenten erarbeitet worden. Unter seiner Berücksichtigung müssen jetzt Vereinbarungen getroffen und Gesetzgebungsschritte auf Landesebene ergriffen werden, um **elektronische Heilberufsausweise** (Health Professional Cards (HPC)) zu standardisieren und in regionalen und sektoralen Modellprojekten einzuführen, bevor sie später in Zusammenarbeit mit Ländern und Berufskammern ausgegeben werden. Die Bundesregierung hat hierzu bereits mit dem neuen Signaturgesetz und dem 3. Änderungsgesetz zum Verwaltungsverfahrensgesetz, das dem SGB I den neuen § 36a „Elektronische Kommunikation" einfügte, die elektronischen Signaturen selbst und ihre Rechtsfolgen geregelt. Dadurch wird die Verantwortung der Selbstverwaltung (Sozialversicherungsträger und Leistungserbringer) beim Aufbau und der Heranziehung bundeseinheitlicher Zertifizierungsdienste betont. Damit wurden wichtige Komponenten für eine **authentifizierbare elektronische Kommunikation** geschaffen. Besonderen Bedürfnissen des Gesundheitswesens ist durch die Ermöglichung von Attributzertifikaten Rechnung getragen worden.

Zu sonstigen Rechtsfragen im Kontext einer verschlüsselten Kommunikation wurden zurzeit in einem externen Gutachten sowohl der Stand gesicherten Wissens herausgearbeitet als auch noch offene Gesetzgebungsnotwendigkeiten diskutiert (Dierks et al.(2003)). Die genannte Steuerungsgruppe unter Moderation des **Bundesministeriums für Gesundheit und Soziale Sicherung (BMGS)** (2003) wird den Gesamtprozess beobachten, Arbeitsaufträge an bestehende Gruppierungen erteilen, gegebenenfalls neue Arbeitsgruppen einsetzen, Konflikte moderieren und nötigenfalls die Wahrnehmung von Verantwortlichkeiten anmahnen, um so aus den bisherigen Mosaiksteinen das Gesamtbild einer zukünftigen Kommunikationsstruktur für das deutsche Gesundheitswesen zu entwickeln.

e-Patientenakte und e-Rezept als Schlüsselanwendungen

Mittelfristig stellt die einrichtungsübergreifend organisierte e-Patientenakte ein wichtiges, patientenbezogenes Informationsbindeglied zwischen unterschiedlichen Trägern der Versorgung auf ambulanter, stationärer und rehabilitativer Ebene dar. Sie liefert den informatorischen Unterbau für integrierte Versorgung und für die Schaffung von Versorgungsketten. Noch sind wichtige Datenschutzaspekte zu lösen und die Zugriffslegitimationen gegenüber verteilt bleibenden, aber virtuell in die e-Patientenakte integrierten Patientendaten zu definieren. Dabei sind Freiheitsrechte der Patienten auf Schutz ihrer Daten abzugleichen mit ihren und ihrer ärztlichen Partner Rechte auf eine optimale Behandlung. Die Einführung der e-Gesundheitskarte stellt in diesem Zusammenhang einen pragmatischen Zwischenschritt dar. Denn es bleibt abzuwarten, wann die Ergebnisse der jetzt eingesetzten Arbeitsgruppe des Aktionsforums Telematik im Gesundheitswesen (ATG) (2003) zu den Fragen einer strukturierten e-Patientenakte im deutschen Gesundheitswesen umgesetzt sein werden. Bereits jetzt wird aber die Gesundheitsreform 2003 die modellhafte Einführung und Finanzierung von e-Patientenakten ermöglichen.

Das e-Rezept verbessert sowohl die Erstellung der ärztlichen Verordnung als auch die Verarbeitung der damit verbundenen Daten. Es verknüpft Arzneimittelinformationssysteme mit patientenbezogenen aktuellen Dokumentationen, die auf der e-Patientenakte niedergelegt bzw. durch die e-Gesundheitskarte erschlossen werden. Die Entwicklung und Verfolgung einer geeigneten Therapie wird erleichtert. Unerwünschte Wechselwirkungen können kontrolliert und individuelle Unverträglichkeiten berücksichtigt werden. Zugleich ermöglicht das e-Rezept eine effizientere und schnellere Kommunikation zwischen Ärzten, Apothekern und Krankenkassen, bei der Medienbrüche vermieden werden.

Durch die Einbeziehung aller an der gesundheitlichen Versorgung Beteiligten kommt Medication Management und dem e-Rezept eine Schlüsselrolle bei der Einführung digitaler Kommunikationsverfahren im Gesundheitswesen zu.

Evaluation, Transparenz und Patient Empowerment

Mit zunehmender Relevanz von IT-Anwendungen in der gesundheitlichen Versorgung müssen adäquate Rahmenbedingungen für die Einführung weiterer Telematikanwendungen entworfen und festgelegt werden. Vor der Selektion konkreter Telematikanwendungen und Systeme stellen sich Fragen ihrer Evaluation in einem technischen, ökonomischen und medizinischen Kontext (HTA). Überblicke über in der Praxis genutzte oder in der Entwicklung befindliche Verfahren müssen erarbeitet und einem systematisierten Bewertungsprozess zugeführt werden (Best Practice-Ermittlung). Als Basis hierfür wird zurzeit zusammen mit den Bundesländern und in Abstimmung mit den entsprechenden europäischen Aktivitäten im Rahmen von eEurope 2002 – Eine Informationsgesellschaft für alle (2003) ein Telematik-Atlas für das deutsche Gesundheitswesen erarbeitet (Projektdatenbank TELA). Er soll der Öffentlichkeit zur Verfügung stehen und die Entwicklung von Evaluationsverfahren für Telematik-Anwendungen begleiten.

Zusammen mit der Verbreitung des Internet können im Interesse verbesserter Gesundheitsförderung und Prävention Informationsschancen für Patienten bereitgestellt werden, die mit einem schnellen, einfachen und kostengünstigen Zugriff auf medizinisches Wissen verbunden sind. Gleichzeitig wachsen aber auch die Gefahren netzvermittelter Gesundheitsinformationen, denn ihre Qualität und Verlässlichkeit entziehen sich weitgehend regulierender Einflussnahme. Verlegerische Lektoren fehlen. Um so stärker ist die Bedeutung von Qualitätssicherungsverfahren, die zur Orientierung der Internet-Nutzer Gütesiegel zum Ziel haben. Der Aktionsplan eEurope 2002 – Eine Informationsgesellschaft für alle (2003) hat durch die Erarbeitung eines Kernsatzes gemeinsamer Qualitätskriterien einen europäischen Rahmen geschaffen. Im Interesse der Patienten muss sowohl die Herkunft der Empfehlungen transparent sein als auch deren medizinische Verlässlichkeit sichergestellt werden.

Parallel dazu hat die Bundesregierung das **Aktionsforum Gesundheitsinformationssystem (afgis)** (2003) initiiert, dem sich inzwischen über 250 Träger der gesundheitlichen Aufklärung angeschlossen haben, um einen **Qualitätsverbund** aufzubauen. Damit steht sowohl den Heilberufen als auch Patienten ein leichter Zugang zu verlässlichen Gesundheitsinformationen unterschiedlichen Inhalts zur Verfügung. Das bedeutet, dass auch die lowtech-Medizin (z. B. Naturheilverfahren und präventionsorientiertes Wissen) mittels neuer hightech-Kommunikationswege eine effektivere Verbreitung finden kann.

Telemedizinanwendungen wie Telediagnostik, Teleradiologie, Telekonsultationen, e-Homecare tragen dazu bei, dass Patienten nicht unnötig transportiert werden müssen und in ihrer häuslichen Umgebung bleiben beziehungsweise frühestmöglich in sie zurückkehren können. Dabei stellen sich schwierige Fragen der persönlichen Begegnung von Ärzten und Patienten, der Haftung im Verhältnis von Telemedizinern und unmittelbar behandelnden Ärzten, sowie hinsichtlich einer adäquaten Abrechnung. Diese Fragen müssen in den nächsten Jahren auf der Basis eines Rechtsgutachtens gemeinsam mit den Selbstverwaltungskörperschaften gelöst werden, um jene Effektivitätssteigerungen im Interesse von Versicherten und Patienten herbeizuführen, die mit Telediagnose- und Monitoringverfahren verbunden sind.

Perspektiven

Sowohl in systematischen als auch inkrementalen Schritten wird zurzeit das Gesundheitswesen modernisiert und reformiert. Durch zunehmende Einbeziehung von e-Health wird ein neuer Leistungsstand erreicht, der dem deutschen Gesundheitswesen auch im internationalen Vergleich wieder Stellenwert zuschreibt, der durch Qualitätsmanagement und durch forcierte Implementierung von Informations- und Kommunikationstechnologien erreichbar ist. Diese Entwicklung muss im Einklang mit der Implementierung anderer neuer medizinischer Technologien erfolgen. Die medizinischen, ethischen, ökonomischen und rechtlichen Parameter müssen dabei gleichermaßen in angemessenem Proporz handlungsleitend sein.

Chancen für eine Telematikplattform

Achim Jäckel

Einleitung

Zwei große Studien zur technologischen Vernetzung im Gesundheitswesen forderten eine eigene Plattform zur Datenübermittlung, die so genannte Telematikplattform (Roland Berger & Partner (1997), Goetz C F-J et al. (1998)). Diese Idee kam hauptsächlich dadurch auf, dass im Gesundheitswesen die Anforderungen an Datensicherheit und Datenschutz über die anfangs üblichen Internetstandards weit hinausgehen. Daher planten die großen ärztlichen Körperschaften vor einigen Jahren, mit dem Deutschen Gesundheitsnetz (DGN) (2003) ein bundesweites Intranet für die Ärzteschaft zu etablieren – eine Zielsetzung, die zwischenzeitlich in dieser Form nicht mehr weiter verfolgt wird (s. Abb. 1).

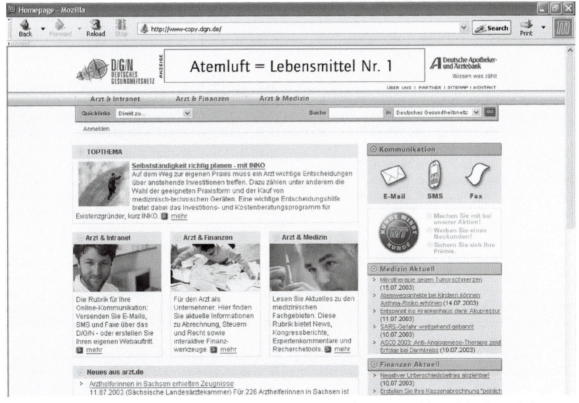

Abb. 1. Screenshot – Deutsches Gesundheitsnetz (DGN) (2003). Intranet und Informationsportal der ärztlichen Körperschaften (nunmehr: DGN Service GmbH)

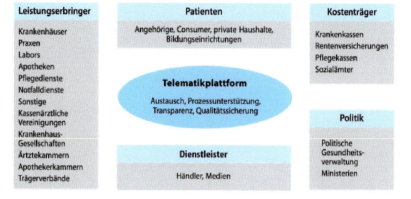

Abb. 2. Kommunikationspartner auf einer Telematikplattform

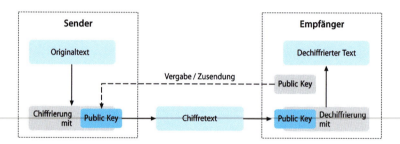

Abb. 3. Kryptographie nach dem Public-Key-Verfahren

Eine **Telematikplattform** bedarf der Beteiligung aller Akteure im Gesundheitswesen, insbesondere der Organe der Selbstverwaltung. Die aktuelle Diskussion zeigt, dass dabei nicht die technologische Beschaffenheit der Plattform, sondern die Art und der Umfang des Datentransfers zwischen Leistungserbringern und Kostenträgern erheblichen Diskussionsbedarf mit sich bringen (s. Abb. 2).

Das rasante Wachstum, mit dem sich das Internet entwickelt, macht es heute in vielen Bereichen zum Standard für vernetzte Anwendungen. Inzwischen wird auch nachweislich den besonderen Anforderungen an **Datenschutz und Datensicherheit von Sozialdaten** u.a. durch Einführung der digitalen Signatur und Kryptografie (Datenverschlüsselung) genüge getan. Auf Grundlage der Internettechnologie können modulare Bausteine eine sichere Vernetzung der EDV-Systeme im Gesundheitswesen leisten. Dafür ist eine breite Einführung einer so genannten **Public-Key-Infrastruktur (PKI)** notwendig, z. B. von Smartcards mit öffentlichen und privaten Schlüsseln, Trustcentern, Verschlüsselungssoftware und vielfältigen neuen Dienstleistungen (Third-Party-Services). Eine **Asymmetrische Verschlüsselung** und **digitale Signatur** stellt die Vertraulichkeit der Übermittlung und die Integrität der übermittelten Daten sicher. Zusätzlich kann in einem Berechtigungssystem die Identifikation, Authentifikation und die Autorisierung von Nutzern unterstützt werden. Manipulationen an gespeicherten Informationen sollen bemerkt werden und der Sender einer Nachricht soll sicher sein, dass eine Nachricht unverfälscht den richtigen Empfänger erreicht. Der Empfänger einer Nachricht möchte seinerseits die Unverfälschtheit einer Nachricht wie die Richtigkeit des Absenders verlässlich überprüfen können (s. Abb. 3).

Viele **juristische Rahmenbedingungen** müssen erfüllt werden: Bundesdatenschutzgesetz (BDSG), Landesdatenschutzverordnungen und -gesetze, Teledienstedatenschutzgesetz (TDDSG), Datenschutzverordnung für Telekommunikationsunternehmen (TDSV), berufsrechtliche Richtlinien der Kammern und Verbände, Signaturgesetz aber auch das Haftungsrecht. Die Telematik-Anwendung muss die Erfüllung der Vorschriften sicherstellen, auch wenn dies technisch extrem aufwendig erscheint. Eventuell sind sogar alle Systemkomponenten vom **Bundesamt für Sicherheit in der Informationstechnik (BSI)** (2003) zu zertifizieren, wie es beispielsweise bei einer mit dem Signaturgesetz konformen

Medizinische Information (MedWiss)		Patientendaten (Telemedizin)		Geschäftstransaktion (E-Commerce)	
Consumer	Professional	Consumer	Professional	B-to-C	B-to-B
e-Health • Gesundheitsportale • Verbraucherberatung • Selbsthilfegruppen • Patientenschutz • Portale und Callcenter der GKV u. PKV	Fortbildung und Entscheidungs-unterstützung • Datenbanken • Leitlinien • Journale • WBT / Web Based Training	Elektronische Patientenakte (EPA)	Ambulant • Praxisverwaltungs-software (PVS) Stationär • Krankenhausinforma-tionssyteme (KIS)	• Wellness • Beauty-Shops • Onlinedrogerie • Versandapotheke	Shops • Praxis- u. Sprech-stundenbedarf Handelsplattformen • Medikalprodukte • Pharma

Tabelle 1. Einordnung: „e-Health", „Telemedizin", „Portale"

Verschlüsselungstechnologie verlangt wird. Unumgänglich ist dafür auch die Zertifizierung und Zulassung von Trustcenterdienstleistungen durch die zuständige Regulierungsbehörde (RegTP) noch vor der Einführung einer Public-Key-Infrastruktur (PKI) mit entsprechenden Chipkarten (Smartcards).

Schließlich wird nach übereinstimmender Meinung der Experten bei der Telekommunikation von Patientendaten über Netzwerke eine erweiterte Einverständniserklärung der Patienten notwendig sein. Wie bisher auch, kann diese Einverständniserklärung allerdings nur bei einer umfangreichen vorherigen Aufklärung des Patienten gültig sein.

Wo immer möglich sollten **internationale Kommunikationsstandards** (Internetprotokollfamilie, DICOM, XML, EDI, HL7) gelten. Wo dies noch nicht möglich ist, können mit nachgeordneter Präferenz nationale Standards verwendet werden (xDT-Familie, VCS). Internationale Standards für Dokumentation sollten bei der Umsetzung eines DMS ebenso Berücksichtigung finden. So sind Definitionen (Electronic Health Record), Systeme und Architekturen (Electronic Health Record Architecture) einer elektronischen Patientenakte in verschiedenen internationalen Projekten entwickelt worden (EHCR, GEHR, HL7).

In den vergangenen Jahren sind umfangreiche Publikationen und **Regelwerke zur Sicherheitsinfrastruktur** bei der Übertragung von Patientendaten in EDV-Netzwerken entstanden. Eine orientierende Hilfestellung gibt der Kryptoreport (Goetz C F-J und Sembritzki J (2001)).

Vernetzte Anwendungen für Consumer und Healthcare-Professionals

Zunächst sei für begriffliche Klarheit gesorgt: Zur Erklärung der Begriffe e-Health, Telemedizin und Handelsplattformen unterscheidet man drei prinzipielle Gruppen von vernetzten Anwendungen (Jäckel A (2002)(s. Tab. 1)).

Die erste Art der Anwendungen handelt von wissenschaftlichen **medizinischen Informationen**, die keinen Datenschutzbestimmungen unterliegen. Hier gibt es Internetportale, die sich an den **Consumer bzw. potentiellen Patienten** richten. Diese so genannten e-Health-Portale oder Gesundheitsportale bieten medizinische Informationen, die laiengerecht aufgearbeitet wurden. Betrieben werden sie von Verbraucherberatungen, Selbsthilfegruppen, Patientenschutzvereinigungen und Anbietern aus dem Krankenversicherungsbereich. Manchmal sind Call-Center-Lösungen oder auch so genannte virtuelle Call-Center-Lösungen Teil eines e-Health-Portals.

Für die so genannten **Healthcare-Professionals**, insbesondere für die Ärzte, Zahnärzte und Apotheker, haben sich spezialisierte Internetdienste entwickelt. Die Informationen in diesen Professional-Portalen dienen der Fortbildung und Entscheidungsunterstützung. Darin werden wissenschaftliche Fachliteratur, Datenbanken, Leitlinien wie interaktive Trainingsmodule zur Fortbildung (Web-Based Training = WBT) angeboten.

Die Geschäftsmodelle in beiden Bereichen ähneln sich. Die Anbieter möchten wie ein elektronischer Verlag über hohe Zugriffszahlen eine entsprechende Werbereichweite in bestimmten Zielgruppen erreichen. Sie versprechen sich Werbeeinnahmen aus Anzeigenschaltungen. Zunehmend werden aber auch einfache Bestellmöglichkeiten aus angegliederten Shop-Systemen in die Geschäftsmodelle einbezogen. Spezialanwendungen aus der pharmazeutischen Industrie ermöglichen die internetgestützte Durchführung von pharmakologischen Studien.

Personenbezogene Patientendaten und Telemedizin

Eine andere Anwendung bezieht sich auf personenbezogene Patientendaten. Diese Daten sind durch vielfältige rechtliche und berufsrechtliche Grundlagen geschützt. Mit diesen Anwendungen und Datenschutzrichtlinien beschäftigt sich der Themenbereich der Telemedizin. Auch hier gibt es die Unterteilung in consumerorientierte-Dienste und Professional-Dienste. Die Consumer oder Patienten können selbstständig über internetbasierte Anwendungen ihre Patientendaten einsehen und verwalten. Sinnvoll ist dies häufig bei sehr mobilen Patienten, chronisch Erkrankten oder Risikopatienten. Entsprechende Lösungen werden z. B. mit Chipkarten-Technologie verbunden, um einen unberechtigten Datenzugriff zu vermeiden. Die Patienten sind somit orts- und zeitunabhängig in der Lage, ihren jeweilig behandelnden Arzt, ob im In- oder Ausland, auf ihre Daten zugreifen zu lassen. Wichtig ist bei dieser Anwendung, dass die Patienten die Herrschaft über ihre Daten nicht aus der Hand geben.

Im Professional-Bereich ist die Domäne der Telemedizin die Patientendatenübermittlung zwischen den Partnern im ambulanten und stationären Bereich. Telemedizin ist der Einsatz von Telematik zur Überwindung einer räumlichen Trennung zwischen Patient und Arzt oder zwischen mehreren behandelnden Ärzten. Telematik steht für die Verbindung von Telekommunikation und Informatik. Ein sehr heterogener Markt an Softwaresystemen für die Verwaltung der Arztpraxis (PVS) auf der einen Seite und Krankenhausinformations-Systemen (KIS) auf der anderen Seite verhindert eine schnelle technologische Vernetzung. In den letzten Jahren haben sich mehrere Arbeitsgruppen und Gremien mit der Schnittstellenproblematik und prinzipiellen sicherheitstechnologischen Fragen beschäftigt. Noch immer sind die vornehmlich eingesetzten Systeme lokal installierte proprietäre Systemumgebungen, die prinzipiell nicht für eine technologische Vernetzung gedacht waren. Umfangreiche und aufwendige Schnittstellenprogrammierungen sind vorzunehmen. Über diese Schnittstellen können dann Daten aus dem einen System exportiert und in ein anderes System importiert werden. Auf diesem Weg müssen die Daten sicher verschlüsselt über Netzwerke transportiert werden.

e-Commerce-Anwendungen

Datenübermittlung über wirklich vernetzte Anwendungen wird sich noch am ehesten in sogenannten EDI-Systemen für Geschäftstransaktionen realisieren lassen. Die Anwendungen im Bereich der Geschäftstransaktionen werden ebenfalls unterteilt in einen Consumer- und einen Professional-Bereich. Dafür haben sich die Bezeichnungen Business-to-Consumer (B2C) und Business-to-Business (B2B) durchgesetzt. Der B2C Bereich wird zurzeit durch unterschiedliche Online-Shopsysteme aus dem Wellness- und Beautybereich bestimmt. Auch Onlinedrogerien und Versandapotheken mit unterschiedlichen Geschäftsmodellen sind dabei sich zu etablieren. Der B2B-Bereich ist eine Domäne der Shop-Systeme und Handelsplattformen (Jäckel A (2002)). Shopsysteme für Professionals bieten Arzt- und Sprechstundenbedarf bzw. Medikalprodukte an. Aber in den B2B Bereich gehören ebenfalls die Handelsplattformen für Arzneien und für pharmazeutische Produkte. Diese Handelsplattformen wurden insbesondere für den Krankenhauseinkauf entwickelt.

Perspektiven

Bislang werden die neuen Möglichkeiten der Internettechnologie nur unzureichend im Gesundheitswesen genutzt. Doch durch den enormen Kostendruck im Gesundheitswesen werden die Kostenträger durch die Politik zu mehr Steuerung motiviert („Managed Care-Ansatz"). Außerdem wird immer öfter die Transparenz der Abläufe im Gesundheitswesen und ein koordiniertes Qualitätsmanagement gefordert. Für all diese Anforderungen sind noch zu etablierende Datenflüsse notwendig (Jäckel A (2002)). Diese Datenflüsse und völlig neue Controlling-Aufgaben erfordern professionelles Datenmanagement von Sozialdaten und Kompetenzen in der Massendatenverarbeitung, die sich in den gegebenen Geschäftskonzepten bislang nicht gebührend wieder finden. Die heutigen Anwendungen decken die Erfordernisse von integrierter Versorgung noch nicht ab. Wenn diese Dienstleistungen nicht schließlich durch neu zu gründende Behörden erbracht werden, haben nicht e-Health-Portaldienstleister, sondern etablierte IT-orientierte Unternehmensberatungshäuser die größten Chancen, diesen Markt zu erschließen.

Telematik-Standards für das Gesundheitswesen

Stephan H. Schug und Ingeborg Schramm-Wölk

Einleitung

E-Health basiert auf der Kommunikation unter allen beteiligten EDV-Systemen. Telematische Anwendungen wie e-Rezept, e-Arztbrief oder vernetzte e-Patientenakten bedürfen der Interoperabilität von allen innerhalb der Telematikinfrastruktur eingesetzten Komponenten - auch über die Landesgrenzen hinweg. Gemäß aktuellen Planungen auf europäischer Ebene sollen die e-Gesundheitskarten in Zukunft europaweit angewendet werden. Die Entwicklung und Anwendung europaweiter Normen und Standards ist deshalb notwendig. Für Chipkarten kann dabei immerhin bereits auf eine fortgeschrittene weltweite Standardisierung innerhalb von ISO TC 215 zurückgegriffen werden.

Für eine organisatorische, rechtliche und technische Plattform von Telematikanwendungen, die ein reibungsloses Zusammenwirken etlicher einzelner Dienste ermöglichen soll, gilt der Begriff Gesundheitstelematikplattform. Zurzeit werden dafür die Standards zu Sicherheit und Kommunikation entwickelt. Deren Anwendung stellt sicher, dass Gesundheitsdaten vor unberechtigter Einsicht und vor der Manipulation durch Dritte nachweisbar geschützt und verständlich übermittelt werden können. Darüber hinaus müssen weitere Normen und Standards entwickelt werden, um ein effizientes Zusammenwirken von Systemen zu ermöglichen und die Interoperabilität zu gewährleisten.

Interoperabilität

Der Begriff der Interoperabilität beschreibt ein weites Spektrum der Anwendung von Normen und Standards bei der Übermittlung von Daten zwischen verschiedenen EDV-Systemen:

- Verkabelungen, Netzwerkprotokolle, Sicherheitsmechanismen und Datenformate (z. B. ASCII, HTML, XML) unterliegen der technischen Interoperabilität für die sichere Übermittlung von Daten.
- Für die Übermittlung von e-Rezepten, e-Arztbriefen, Abrechnungen oder Überweisungen wird darüber hinaus eine syntaktische Interoperabilität für die übermittelten Daten benötigt.
- Für die Übermittlung von codierten Daten, wie z. B. der Angabe der Pharmazentralnummer (PZN) bei e-Rezepten oder von ICD-Diagnosen und Tumorklassifikationen bei e-Arztbriefen, muss zudem eine semantische Interoperabilität hergestellt werden.

Die Übermittlung komplexer medizinischer Sachverhalte zu einer kompletten Krankengeschichte eines stationären Aufenthalts macht einheitliche Datenmodelle notwendig, die bereits bei der Erfassung der medizinischen Dokumentation der Berücksichtigung von Normen, Nomenklaturen und Klassifikationssystemen bedürfen. Entsprechende Anforderungen finden ihren Niederschlag im Reference Information Model (RIM) von HL7.V3, beim openEHR-Projekt und bei der Fortentwicklung von prENV13606, der Europäischen Vornorm für die e-Patientenakte.

Nachhaltige Interoperabilität, also die verlässliche Fähigkeit zur Kommunikation und Interaktion, ist eine wichtige Voraussetzung für die Investitionssicherheit von Entwicklern und Herstellern sowie Anwendern und Kostenträgern. Ein herausragendes Beispiel für eine gelungene Standardisierung zeigt die Entwicklung des Internets, das – zumindest in seiner frühen Entwicklung – ausschließlich auf den akzeptierten Standards TCP/IP und HTML beruhte.

Standardisierungs-Prozess

Neue Entwicklungen werden zunächst oft in proprietären Technologien umgesetzt. Das liegt zwar mitunter im Interesse des Anbieters, selten aber im Interesse der Kunden. Gesamtwirtschaftliche Erwägungen führen häufig dazu, dass Vertreter aus Industrie, Hochschulen und Behörden zusammenwirken, um Normen festzulegen. Insgesamt ist die Entwicklung von Normen und Standards ein komplexer Prozess, der abhängig ist von der Interessenlage der Vertreter aus Wirtschaft, Politik und Forschung sowie vom Druck der Kunden und Anwender. Die Lösung kann manchmal auch in der Übernahme der Entwicklung von einzelnen Firmen oder Institutionen liegen.

In der ersten Phase der Entwicklung von Normen werden von Forschung und Entwicklung mögliche Lösungen für einen bestimmten Anwendungsfall identifiziert. Das ist ein alltäglicher Prozess in Firmen, Universitäten oder Konsortien. Findet ein Entwurf genug Resonanz, kann eine erste Spezifikation geschrieben werden. In Konsortien erarbeiten dann Firmenvertreter gemeinsam mit Vertretern universitärer Einrichtungen und Anwendern eine Dokumentation von Spezifikationen. In Testinstallationen oder Pilotprojekten werden die Spezifikationen umgesetzt, um Fehler zu entdecken. Mehrfach getestete und in einer Version möglichst abgeschlossene Spezifikationen werden von einem Standardisierungsgremium überprüft und überarbeitet. Die Entwicklung einer ersten Version (Draft) geschieht in einem offenen und einvernehmlichen Prozess, über das Ergebnis wird schließlich abgestimmt. Wenn eine Spezifikation anerkannt wird, erhält sie eine offizielle Zertifizierung durch die entsprechende Organisation. In einer Anfangsphase sind Neuentwicklungen insbesondere in der IT-Branche mit ihrer hohen Innovationsgeschwindigkeit häufig proprietär. Erfolgreiche und dauerhafte Konzepte müssen jedoch in offenen Standardisierungsprozessen entwickelt werden. Die Prozesse sollten theoretische Möglichkeiten und praktische Erwägungen in Einklang bringen und einfache Lösungen aufzeigen, die zukünftige Möglichkeiten nicht verbauen. Dieser Anspruch an den Normungsprozess ist sehr hoch und wird bislang nicht immer eingelöst.

Normungsgremien

Standardisierungsprozesse in der Gesundheitstelematik sind ungleich komplexer als für das World Wide Web. Viele Anwendungen bauen noch nicht auf Normen oder anderen allgemein akzeptierten Standards auf. Die Gesundheitstelematik bzw. health telematics gilt bislang nicht als eigenständiges Arbeitsgebiet der nationalen oder internationalen Normierungsgremien. Der überwiegende Teil der hierfür relevanten Normen wird in den Gremien zur Medizinischen Informatik (health informatics) erarbeitet. In Deutschland ist das der Normenausschuss Medizin (NAMed) (2003) des Deutschen Instituts für Normung (DIN). Weitere eher allgemeine Normen entstehen zum elektronischen Datenaustausch, zur Telekommunikation und Elektrotechnik. Daneben werden de facto-Standards von Anwendergruppen und Industriekonsortien definiert.

Neben der International Organization For Standardisation (ISO) (2003), der Entsprechung zum DIN auf weltweiter Ebene, bestehen noch drei weitere weltweite Normungsorganisationen, die für den Bereich Gesundheitstelematik relevant sind:

- The United Nations / Economic Commission for Europe (UN/ECE),
- The International Electrotechnical Commission (IEC),
- The International Telecommunication Union (ITU).

Bei der Arbeit dieser Organisationen kommt es zu Überlappungen der Zuständigkeiten insbesondere auf dem für die Übermittlung von medizinischen und administrativen wichtigen Feld der Nachrichtenformate für den elektronischen Datenaustausch. UN/ECE ist als Dachorganisation von United Nations Centre for Trade Facilitation and Electronic Business (UN/CEFACT) für die Entwicklung und die Pflege der United Nations Rules for Electronic Data Interchange for Administration, Commerce and Transport (UN/EDIFACT)-Nachrichten zuständig. Neben unabhängigen Organisationen wie HL7 hat die ISO Arbeiten zur Normung von Nachrichtenformaten geleistet. Reine EDIFACT-Nachrichten werden im deutschen Gesundheitswesen nicht eingesetzt, während sie im Ausland, z. B. in Dänemark, angewendet werden. Das IEC ist für spezielle Fragestellungen der Medizintechnik von Bedeutung, das ITU erarbeitet Normen für den Bereich der Telekommunikation.

Für Deutschland ist im Normenausschuss Medizin (NAMed) (2003) des Deutschen Instituts für Normung e.V. (DIN) im Bereich Medizinische Informatik der Fachbereich G „Medizinische Informatik" zuständig. Analoge Aufgaben obliegen auf europäischer Ebene dem Technical Committee 251 des Europäischen Komitees für Normung beziehungsweise des Comité Européen de Normalisation (CEN TC 251) und weltweit dem Technical Committee 215 der International Organization for Standardisation (ISO) (2003), deren Mitglieder die 130 nationalen Standardisierungsorganisationen sind. Die internationalen Normungsarbeiten sind auf Harmonisierung ausgerichtet, für sie hat die Entwicklung internationaler Normen Vorrang vor der Entwicklung nationaler Normen. Das Ziel des Fachbereichs G „Medizinische Informatik" innerhalb des DIN ist es deshalb, die internationale Normungsarbeit zu begleiten und mitzusteuern. Dafür wurden am DIN fünf Arbeitsausschüsse entsprechend den Working Groups des CEN TC 251 und des ISO TC 215 eingerichtet (s. Tab. 1).

Auf europäischer Ebene finden die Normungsarbeiten in der Task Force „Cards" und den vier Working Groups (WG) des Technical Committee 251 des CEN (CEN TC 251) statt:
- WG I: Information Models,
- WG II: Terminology and Knowledge Bases,
- WG III: Security, Safety and Quality,
- WG IV: Technology for Interoperability.

Eine interessante Entwicklung für die elektronische Kommunikation von Patientendaten sind die Europäischen Vornormen prENV 13606-1 – 4 zum Electronic Health Care Record (EHCR) und deren aktuelle Weiterentwicklung zur fünfstelligen Norm EN 13606, die in internationaler Kooperation entsteht. Diese Standardisierungen setzen auf den Vorarbeiten unter der Überschrift Distributed Health Environment (DHE) auf: prENV 12967-1 beschreibt mit der Healthcare Information System Architecture (HISA) einen so genannten Middleware Layer. Das ist eine informatische Basisarchitektur, die einheitliche Kommunikations- und Sicherheitsfunktionen für eine Vielzahl von Anwendungen bereitstellt.

Ein weiteres Arbeitsfeld ist die vertrauenswürdige Kommunikation von patientenbezogenen Daten. Die Normen befinden sich noch im Entwurfsstadium, in welchem sie auf der Website des CEN frei zugänglich sind (s. Abb. 1).

Wegen der kurzen Innovationszyklen der aktuellen Informationssysteme muss auch die Standardisierungs- und Normungsarbeit rascher und transparenter als in der Vergangenheit erfolgen. Ein wichtiger Schritt in diese Richtung ist die Gründung des CEN-Information Society Standardisation Systems (CEN-ISSS), das neben der klassischen Normung in Form von workshop agreements vorwiegend de facto-Standards im Vorfeld der eigentlichen Normungsarbeit einführt. In der Form eines „CEN-Workshop-Agreement (CWA)" können so sehr zügig konsensbasierte Spezifikationen erarbeitet werden.

Die Internationale Normung im Bereich „Health Informatics" ist seit 1998 zudem Aufgabe des Technical Committee 215 der International Standardisation Organisation (ISO TC 215) mit den fünf Arbeitsgruppen:
- WG1: Health Records and Modelling Coordination,
- WG2: Messaging and Communication,
- WG3: Health Concept Representation,
- WG4: Security,
- WG5: Health-Cards.

Grundsätzlich haben die internationalen ISO-Normen Vorrang vor den europäischen CEN-Normen („Wiener Abkommen"). Allerdings liegen derzeit noch sehr wenige ISO-Normen für die Gesundheitstelematik vor, in der Mehrzahl setzten sie aber inhaltlich auf den Arbeiten des CEN TC 251 auf, sodass die Kontinuität gewahrt bleibt. Von der DIN werden die ISO-Aktivitäten durch die Einrichtung der entspre-

Tabelle 1. Arbeitsausschüsse des deutschen Instituts für Normung e.V. (DIN) und entsprechende Working Groups (WG) der Comité Européen de Normalisation (CEN).

ISO/TC 215	DIN NAMed FB G	CEN/TC 251
Health Informatics	Medizinische Informatik	Health Informatics
WG 1	AA G 1	WG 1
Health Records and Modelling Coordination	Modellierung	Information Models
WG 2	AA G 2	WG IV
Messaging and Communication	Kommunikation	Technology for Interoperability
WG 3	AA G 3	WG III
Health Concept Representation	Terminologie	Terminology and Knowledge Bases
WG 4	AA G 4	WG III
Security	Sicherheit	Security, Safety and Quality
WG 5	AA G 5	Task Force Cards
Health Cards	Karten	WG III

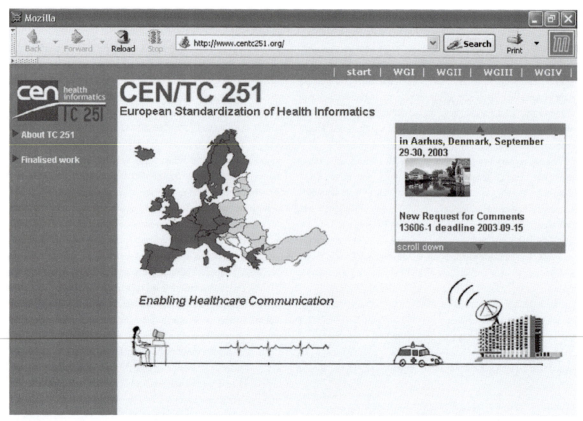

■ **Abb. 1.** Screenshot – CEN TC 251 Health Informatics (2003), Technical Comittee 251 des Comité Européen de Normalisation für Normen zur Kommunikation von patientenbezogenen Daten.

chenden Arbeitsausschüsse beim DIN NAMed (Fachbereich G) unterstützt.

Das Standardisierungsgremium **European Board of EDI Standardisation (EBES)** arbeitet als europäische Substruktur von UN/CEFACT an der **Entwicklung und Verbreitung der UN/EDIFACT-Normen**, die ursprünglich vorwiegend für den administrativen Datenaustausch vorgesehen waren. In der Arbeitsgruppe EBES Expert Group 9 (EEG 9) wurden basierend auf den Vorgaben des CEN TC 251 für Nachrichteninhalte eine Vielzahl von EDIFACT-Nachrichtenformaten für das Gesundheitswesen - MEDREF für Überweisungen, MEDDIS für Entlassungen, MEDPRE für das elektronische Rezept - entwickelt und zum Teil als internationale UN/CEFACT-Norm verabschiedet. Diese EDIFACT-Normen werden zwar in einigen Gesundheitssystemen wie in Dänemark, Norwegen oder Österreich eingesetzt, haben jedoch weder weltweit noch in Deutschland eine relevante Verbreitung erfahren.

Situation im deutschen Gesundheitswesen

Zumindest nach dem Sozialgesetzbuch V (§§ 294 ff. und §§ 301 ff.) beruht in Deutschland die Datenübermittlung auf der Verwendung von **EDIFACT** Formaten. Allerdings existieren neben offiziellen Normen de facto Standards wie **HL7** (USA, internationale und deutsche Nutzergruppe) und **xDT** (Deutschland, Kassenärztliche Bundesvereinigung – KBV – und Zentralinstitut für die kassenärztliche Versorgung – ZI), die völlig getrennt von der EDIFACT-Systematik entwickelt wurden. Mit dem Aufkommen des W3C-de-facto-Standards **Extended Mark-Up Language (XML)** ergibt sich die Möglichkeit zu einer gemeinsamen Plattform für EDIFACT, xDT und HL7. Die Verwendung von XML ist mittlerweile sowohl für EDIFACT, als auch für HL7 und für xDT beschlossen, allerdings beinhaltet dies noch nicht die gleichartige Definition von Datenelementen, Datenstrukturen oder Nachrichten. Neben der Anpassung der Informationsmodelle muss vor allem der Aufbau gemeinsamer Repositories (Aussehen, Inhalt und Bedeutung von Datenelementen) in den Mittelpunkt gestellt werden. Wichtige Arbeiten in dieser Richtung wurden inzwischen im Rahmen der SCIPHOX-Initiative geleistet, die auf der Basis der von der HL7-Organisation definierten, Clinical Document Architecture (CDA) eine Reihe von standardisierten Dokumenten entwickelt hat, wie z. B. einen einfachen e-Arztbrief. Eine weitere zukunftsweisende Entwicklung ist die Anwendung des für elektronische Geschäftsprozesse und Webservices entwickelten ebXML im Gesundheitswesen. Diese Aufgabe wurde sowohl bei HL7 International wie auch insbesondere bei der EBES Expert Group 9 aufgegriffen, was den Übergang für EDIFACT-Anwender erleichtern würde.

Perspektiven

Insgesamt besteht im deutschen Gesundheitswesen noch ein Wildwuchs von nicht-interoperablen Technologien. Obwohl ein Einsatz gesundheitstelematischer Anwendungen nur im Kontext internationaler Entwicklungen unter Anwendung der internationalen Standards sinnvoll sein kann, werden den Arbeiten und Ergebnissen internationaler Normungs- und Standardisierungsgremien in Deutschland zu wenig Beachtung geschenkt. Eine fehlende Mitwirkung bei der Entwicklung von Standards führt in der Konsequenz aber auch dazu, dass diese möglicherweise den deutschen Verhältnissen nicht ausreichend Rechnung tragen, wodurch sich der Aufwand einer Umsetzung von e-Health im deutschen Gesundheitswesen letztlich deutlich erhöhen würde. Bei denen im Herbst 2003 vom BMGS, der Selbstverwaltung im Gesundheitswesen und der Industrie gestarteten Projekten steht daher zu Recht die Festlegung einer Telematikrahmenarchitektur für das deutsche Gesundheitswesen an erster Stelle.

e-Patientenakte und e-Gesundheitsakte

Ingeborg Schramm-Wölk und Stephan H. Schug

Einleitung

Der Begriff Elektronische Patientenakte (EPA) stand bei seiner Einführung für die einrichtungsinterne Vorhaltung der zu einer Patientenbehandlung gehörigen klinischen und administrativen Daten in digitaler Form. In der Praxis des niedergelassenen Arztes war dafür auch die Bezeichnung „elektronische Karteikarte" üblich. Heute umfasst der Begriff e-Patientenakte die Erfassung und Zusammenführung aller medizinischen Daten eines Patienten auch über die einzelne Einrichtung und den einzelnen Behandlungsfall hinaus. Hierfür werden auch die Begriffe „einrichtungsübergreifende Behandlungsdokumentation" oder auch „Virtuelle elektronische Patientenakte" verwendet. Die e-Patientenakte ist als die „Multifunktionszentrale" des digitalen Patientenbehandlungs-Managements ein zentrales Element einer Telematik-Infrastruktur für das Gesundheitswesen.

Ohne die e-Patientenakte können die elektronischen Kommunikationsmittel wie e-Arztbrief, elektronische Überweisung oder auch e-Rezept nicht sinnvoll genutzt werden. In einer vernetzten Versorgungsinfrastruktur ist die EPA jederzeit schnell verfügbar und erlaubt damit rasches Handeln auf der Basis umfassender Informationen. Die Produktbezeichnung e-Patientenakte wird von der IT-Industrie sehr häufig verwendet, sollte aber nur Systemen vorbehalten sein, die:
- im unmittelbaren Ablauf der Patientenbetreuung eingesetzt werden können,
- den Workflow des klinischen Arbeitens unterstützen,
- die Eingabe und den Abruf medizinischer wie administrativer Patientendaten erlauben.

Digitale Patientendaten sind – geeignete Verfahren zur Anonymisierung oder Pseudonymisierung vorausgesetzt – die Grundlage für klinisch-epidemiologische und gesundheitsökonomische Auswertungen. Damit erhöhen sich beim Vorliegen von e-Patientenakten auch die Risiken des Datenmissbrauches und der Datenmanipulation. Die Landesdatenschutzbeauftragten haben entsprechende Maßnahmen gefordert, komplexe Sicherheitsmechanismen konnten bereits entwickelt werden.

Obwohl die e-Patientenakte schon seit dreißig Jahren ein zentrales Ziel der medizinischen Informatik ist, sind wir noch weit von ihrer vollständigen Einführung oder gar flächendeckenden Einsatz entfernt. Die EPA ist in erster Linie kein technologisches Produkt, ihrer technologischen Umsetzung stehen kaum Hemmnisse entgegen. Die Entwicklung und Einführung einer EPA ist vielmehr ein komplexer Vorgang, der sich innerhalb der vielfältig verflochtenen Prozesse zwischen Patienten, Versorgungseinrichtungen, Krankenkassen, dem Gesetzgeber und der Industrie vollzieht. Insbesondere die einrichtungsübergreifende Vernetzung kann nur über einen konzeptionellen Konsens und unter Berücksichtigung der begleitenden gesundheitspolitischen Entwicklungen sinnvoll umgesetzt werden. Die angestrebte Optimierung von Kommunikations- und Geschäftsprozessen im Spannungsfeld steigender Bedürfnisse und knapper Ressourcen kann der EPA zu einer besonderen strategischen Bedeutung verhelfen.

Evolution des Begriffes „e-Patientenakte"

Die Entwicklung der e-Patientenakte ist in den vergangenen Jahren enorm beschleunigt worden. Doch nach wie vor existiert eine Vielzahl von Definitionen für die EPA. Eine häufig zitierte Variante ist die des Medical Records Institute (MRI) (2003): "The electronic health record is a computer-stored collection of health information about one person linked by a person identifier". Waegemann CP (1995) ergänzt diese Beschreibung durch ein Modell mit fünf Stufen, die sich über organisatorische und strukturelle Kriterien sowie konkrete Anwendungsfälle deutlich voneinander abgrenzen lassen (◘ Tab. 1). Jedes dieser Level reflektiert einen bestimmten technologischen Entwicklungsstand und die Akzeptanz bestehender und zu definierender Standards.

- **Level 1 – Automated Medical Records:** Wichtigstes Kriterium zur Einstufung einer EPA auf dem Level 1 ist die Tatsache, dass eine Krankenakte in Papierform geführt wird, auch wenn bereits ein großer Anteil der Informationen durch EDV generiert ist. Dies beschreibt die gegenwärtige Situation vieler Krankenhäuser. Der Einsatz eines Krankenhausinformationssystems (KIS), Abteilungssystemen wie Radiologischen Informationssystem (RIS), Laborinformationssystemen (LIS), die Unterstützung der Befunddokumentation bis hin zum Einsatz von Bedside-Lösungen oder eines institutionsweiten Master Patient Indexes (MPI) bestehen **parallel zur Aktenhaltung in Papierform.**
- **Level 2 – Computerized Medical Records:** Die Struktur der Patientenakte auf Level 2 entspricht nach wie vor der Struktur einer konventionellen Akte, auch wenn die Krankenakte durch Einscannen digitalisiert wurde und über den Einsatz eines Dokumenten-Managementsystemes elektronisch verfügbar gemacht werden kann.
- **Level 3 – Electronic Medical Record:** Der Sprung von Level 2 zu Level 3 ist erheblich und bedarf einer umfassenden **Neuorganisation der verschiedenen institutsinternen Prozesse.** Es muss verifiziert werden, von wem welche Informationen des Patienten in welcher Struktur, Terminologie, Sicherheitsstufe für welchen Zeitraum zu dokumentieren sind und wie diese für wen zugreifbar sein sollen. Der Electronic Medical Record ist nicht mehr wie die herkömmliche Papierakte statisch organisiert und gegenüber assoziierten Anwendungen offen. Um zudem die gebotene Sicherheit gewährleisten zu können (angemessene Zugangskontrolle, Datenintegrität) bedarf es **umfangreicher Kontextinformationen,** um die komplexen Eingabe- und Abrufvorgänge bei Bedarf nachvollziehen zu können. Level 3 beschreibt das, was heutzutage als Ziel in den Krankenhäusern anvisiert werden sollte.
- **Level 4 – Electronic Patient Record** (Computer-Based Patient Record): Auf diesem Level wird die Einrichtung verlassen, der Patient steht im Mittelpunkt. Alle gesundheitsrelevanten Informationen einer Person werden dokumentiert, wie z.B. auch Daten des Zahnarztes oder eines Psychotherapeuten. Der Electronic Patient Record kombiniert mehrere Electronic Medical Records der Stufe 3. Mit diesem institutionsübergreifenden Ansatz besteht die Notwendigkeit, die auf Level 3 eingeübten Routinen wie die eindeutige **Identifizierung des Patienten,** syntaktische und semantische Integration sowie die entwickelten **Sicherheitsmechanismen** auf nationale,

◘ **Tabelle 1.** Integrationsstufen einer e-Patientenakte (EPA): "The five levels of electronic patient records" (WAEGEMANN CP (1995)).

Konventionelle Dokumentenakten	
Level 1	Computerunterstützte Erstellung einer papierenen Krankenakte.
Automated Medical Records	
Level 2	Digitalisierung der papierenen Krankenakte (in gleicher Strukturierung) durch Einscannen.
Computerized Medical Records (Document Imaging)	
Level 3	Ausschließlich EDV-generierte digitale Krankenakte mit Datenmanagement.
Electronic Medical Record	Innerhalb einer Institution.
Innovative Datensysteme	
Level 4	Mit über die Dokumentationspflicht hinausgehenden krankheitsrelevanten Informationen (longitudinale Fortschreibung).
Electronic Patient Record	Anknüpfung an Telemedizinische- oder Public Health Informationssysteme oder Forschungsnetze.
	Eventuell institutionsübergreifend.
Level 5	Webbasierte Gesundheitsakte mit allen relevanten Daten. (inkl. Wellness-Informationen).
Electronic Health Record	Mitwirkung des Patienten mit eingeschlossen.
	Institutionsübergreifend.

internationale bzw. weltweite Lösungsansätze zu übertragen. Erst auf diesem Level wird die Basis geschaffen, auf der telemedizinische Verfahren breite Anwendung finden können.

— **Level 5 – Electronic Health Record:** Die traditionelle Gesundheitsversorgung wird nun verlassen. Nicht mehr der Begriff einer Patientenakte greift zu kurz, hier spricht man von der Gesundheitsakte. Die Aktenführung besteht nicht mehr nur in der Dokumentation von Krankheit und Therapie, sondern die Förderung von Gesundheit und das Beibehalten der Gesundheit rücken in den Vordergrund. Der Stellenwert der Vorsorge wächst, der Patient ist aufgeklärter aktiver Partner des Leistungserbringers. Er führt Teile dieser Akte selbst, die möglicherweise auch Raum für Informationen von Eltern, Pflegestationen, Sporttrainern oder Wellness-Anbietern bietet.

Das Institute of Medicine (IOM) (2001) beschreibt ebenfalls verschiedene Ausbaustufen von Informations- und Dokumentationssystemen. Als Abgrenzungskriterium wird der Informationsfluss gewertet, bzw. Anwendungsfälle, die diesen bedingen.

Der britische National Health Service (NHS) (2003) hat die Begriffe Electronic Patient Record und Electronic Health Record geprägt. Der Electronic Patient Record ist eine Akte, deren Inhalte vorwiegend innerhalb einer Institution zusammengetragen wurden. Der Electronic Health Record kann als die institutionsübergreifende Verknüpfung der Electronic Patient Records verstanden werden. Sie ist eine Akte, die longitudinal, also fortwährend von der Wiege bis zur Bahre, den Krankheits- und Gesundheitsweg einer Person beschreibt.

Status Quo in Deutschland

In Deutschland haben sich zwei parallele Kommunikationswelten entwickelt. In der ambulanten Versorgung (Bereich der niedergelassenen Ärzte) werden die xDT-Kommunikationsprotokolle verwendet, in den Kliniken wird seit den 90er Jahren vor allem der in den USA entwickelte HL7 (Health Level Seven) -Standard eingesetzt. Investierten die Krankenhausverwaltungen zu Beginn vor allem in den Datenaustausch administrativer Daten, entwickelte sich bald auch die Kommunikation mit den Funktionsbereichen, wobei jene Abteilungen mit hohem Technisierungsgrad und industrieller Arbeitsweise zuerst erschlossen wurden. Mit der Clinical Document Architecture (CDA, HL7 / USA), die Inhalt, Strukturierung klinischer Dokumente und Datenaustausch beschreibt, wurde ein vielversprechender Ansatz entwickelt, um die administrativen und funktionalen Ebenen zu verbinden. Bislang sind die Systeme in Deutschland heterogen. Neben den Industrieprodukten sind zahlreiche Eigenentwicklungen im Einsatz. Diese Strukturen spiegeln den Aufbau der Versorgungseinrichtungen wieder, die auch heute noch mehrheitlich funktionsgebunden organisiert sind. Die proprietären Systeme können über HL7 miteinander kommunizieren, eine Integration auf der Ebene der Daten- und der Informationsmodelle existiert nicht.

Innerhalb einiger Pilotprojekte werden bereits neue Versorgungsmodelle (Praxisnetze, regionale Gesundheitsnetze) und der institutionsübergreifende Datenaustausch, teilweise auch eine Datenintegration in die Realität umgesetzt. Eine umfassende Reorganisation der medizinischen Prozesse ist jedoch noch nicht in Angriff genommen worden. Dafür müssen über eine technische Lösung hinaus auch neue Geschäfts- und Finanzierungsmodelle entwickelt werden.

Anforderungen

Neben den Anforderungen an den Entwicklungsprozess und den Einführungsprozess liegt eine große Herausforderung in der Aufgabe, die unterschiedlichen Interessen der beteiligten Akteure in diesem Entwicklungsprozess angemessen zu gewichten. Auf diesem Weg sind eine Fülle von Problemen in ganz unterschiedlichen Bereichen zu bewältigen, wie z. B.:

— dem Rechtswesen,
— dem Datenschutz,
— der Sicherheit,
— der Kommunikation,
— der Terminologie sowie der
— Aus- und Fortbildung.

Aus technischer Sicht sind die grundlegenden Anforderungen an eine e-Patientenakte identisch mit den Anforderungen an alle großen Systeme:

— Erfassen und Erstellen von Daten,
— Sammeln, Speichern und Archivieren von Daten,
— Suche, Abfrage und Präsentation von Daten,
— Auswerten und Versenden von Daten.

Aufgrund des Zeitdrucks, dem das Personal im Gesundheitswesen ausgesetzt ist, muss die EPA in allen Einsatzszenarien jederzeit verfügbar sein und in ihrer Bedienung mindestens ebenso komfortabel wie eine Papierakte. Sie sollte darüber hinaus ergonomisch gestaltet und intuitiv bedienbar sein, um den Dokumentationsaufwand für den Anwender zu minimieren. Das gilt besonders für das Erfassen strukturierter Informationen, die immer einen administrativen Mehraufwand mit sich bringen. Diese Daten müssen bei der Erstellung von Arztbriefen oder Befunden übernommen werden können, so dass eine redundante Dateneingabe weitgehend vermieden werden kann. Eine EPA muss alle im Versorgungsprozess anfallenden Daten und Dokumente visualisieren können (d. h. Textdokumente, Bilddaten, Biosignaldaten, Audio- und Videodaten) und sich vollständig in den medizinischen Arbeitsplatz integrieren.

Um eine optimale Integration auf Anwenderebene von der Datenübernahme, der Datenhaltung bis hin zur Anbindung an administrative-, Kommunikationssysteme, Webrouser und e-Mail-Systeme zu erreichen, muss eine EPA schnittstellenstark sein und alle gängigen Standards unterstützen. Auch Anmeldevorgänge müssen unter Berücksichtigung des Datenschutzes und der Datensicherheit in wenigen Sekunden durchführbar sein. Die Arbeitsprozesse in der Patientenversorgung sind meist arbeitsteilig organisiert, was ein komplexes rollenbasiertes Zugriffsrecht auf die Patientendaten erfordert, wobei die Systemsicherheit zudem über standardisierte Sicherheitsmechanismen gewährleistet werden muss (Firewalls, e-Signatur, Authentisierung, Verschlüsselung, Protokollierung).

Der Zugriff auf Patientendaten darf nur mit der Zustimmung des Patienten erfolgen. In Deutschland besteht das Recht auf eine freie Arztwahl. Die Infrastruktur muss also eine sichere Datenkommunikation gewährleisten, auch wenn ein Empfänger erst nach Verlassen einer Institution durch den Patienten bestimmt wird. Der Zugriff auf die Daten darf nur den dazu berechtigten Personen gewährt werden (Vertraulichkeit). Personenbezogene Daten müssen während der Verarbeitung unversehrt, vollständig und widerspruchsfrei bleiben (Integrität). Mit der digitalen Datenhaltung werden neue Berufsgruppen (Netzwerkbetreiber, Trustcenter) in die Prozesse der Datenhaltung eingebunden. Die Urheberschaft jeglicher Erfassung, Übermittlung und Veränderung personenbezogener Daten muss festgestellt werden können (Authentizität). Zudem müssen die Daten verfügbar sein und ordnungsgemäß verarbeitet werden können (Verfügbarkeit). Eine weitere Anforderung besteht in der Transparenz, d. h. die Verfahrensweisen bei der Verarbeitung der Daten müssen vollständig, aktuell und in einer Weise dokumentiert sein, dass sie nachvollzogen werden können. Eine mögliche Lösung muss also folgende Anforderungen erfüllen:

- Authentisierung (Stimmanalyse, Fingerprint, Irisscan...),
- digitale Signatur,
- Einsatz einer sicheren Netzwerkinfrastruktur,
- Verschlüsselung aller Daten, die kommuniziert werden,
- permanente Protokollierung aller Ereignisse, die im Zusammenhang mit der Visualisierung, Veränderung oder Kommunikation von Daten stehen.

Lösungsansätze

Um alle genannten Vorteile mithilfe einer e-Patientenakte auch tatsächlich ausnutzen zu können, müssen Informations-, Workflow-, Archivierungs- und Knowledge-Managementsysteme mit Fokussierung auf die eigentliche Patientenbehandlung zusammen arbeiten.

Die vorliegenden Anforderungen müssen in Abhängigkeit der gewählten Umsetzungslösung unterschiedlich spezifiziert werden. Liest man die Pflichtenhefte verschiedener Einrichtungen, stellt man fest, dass die Anforderungen auf abstrakter Ebene noch viele Gemeinsamkeiten aufweisen, mit zunehmender Präzisierung und Konkretheit aber wieder heterogen werden. Die eingesetzten Systeme müssen daher eine hohe Flexibilität im Customising aufweisen. Technisch sind nicht alle auf dem Markt angebotenen Lösungen sinnvoll, aber es werden mehrere Lösungsansätze für das Einstiegsszenario eingesetzt:

- Bei der einfachsten Form der Informationsübermittlung sehen die Szenarien ähnlich aus wie beim Versenden von Nachrichten per Post oder per Fax. Die IT-Kommunikationsinfrastruktur wird genutzt, um z. B. die Daten eines Patienten an den Überweiser (Arztbrief) oder eine weiterbehandelnde Stelle (Verdachtsdiagnose an Facharzt) zu übermitteln. Die Daten liegen redundant beim Sender und beim Empfänger vor und können in einer EPA, ebenso jedoch ausgedruckt und in einer Papierakte abgelegt werden. Für den Fall, dass der Empfänger dem Absender nicht bekannt ist und vom Patienten erst nach Verlassen einer Einrichtung bestimmt wird, besteht die

Möglichkeit, Daten auf Anfrage und nach Veranlassung durch den Patienten bereit zu stellen.
- Eine organisatorisch neue Lösung entsteht, wenn in einem Kommunikationsnetz bestimmte Informationen als **Kopien zentral gespeichert** werden. Es entsteht eine e-Patientenakte definierten Umfanges, auf die alle mitwirkenden Einrichtungen potentiell Zugriff haben. Hier könnten die Zugriffsrechte über eine Vereinbarung festgelegt werden oder aber der Patient erhält die Möglichkeit, den Zugriff auf bestimmte Daten in jedem Einzelfall zu erlauben.
- Eine **dezentrale Lösung** liegt vor, wenn in einem Gesundheitsnetz alle oder einige der beteiligten Einrichtungen eine EPA vorhalten, auf die nach Anfrage zugegriffen werden kann. Die Daten verbleiben an ihrem Entstehungsort, auf Nachfrage können Daten anderer Einrichtungen eingesehen werden. Um eine Gesamtsicht auf die Daten eines Patienten zu erhalten, müssen die Informationen bei allen beteiligten Einrichtungen einzeln abgefragt werden. In der weiteren Verfahrensweise gibt es verschiedene Möglichkeiten. Die Daten können an ihrem Entstehungsort verbleiben, der Anfragende speichert eine Referenz auf die Daten, die einen erneuten Zugriff erleichtern. Der Vorteil der dezentralen Organisation liegt darin, dass Daten in ihrem Kontext eingesehen werden können. Die Verwaltung der Zugriffsrechte wird jedoch komplizierter, auch ist es schwieriger, transparent zu halten, wo welche Daten vorliegen oder wer wann welche Daten eingesehen hat.
- Eine **einrichtungsübergreifende e-Patientenakte** stellt auf Anfrage eine Gesamtsicht auf die EPA eines Patienten dar. Über einen Master Patient Index wird der Patient bei allen beteiligten Einrichtungen eindeutig identifiziert und alle vorliegenden Informationen oder eine Referenz auf diese werden in einer Ansicht visualisiert.

Bei der zentralen Datenablage muss nur ein System eingesetzt werden. Alle anfallenden Anforderungen wie Hochverfügbarkeit, Fall-Back-Strategien, Zugriffsrechteverwaltung, Versionierung oder Archivierung werden darin umgesetzt. Form und Umfang der Daten werden für alle beteiligten Einrichtungen festgelegt und Regeln für das Einstellen und Abrufen der Daten vereinbart. Bei der zentralen Datenhaltung geben die einzelnen Einrichtungen jedoch ihre jeweilige Datenhoheit auf. Dazu existiert bislang noch keine rechtliche Grundlage.

Der Fernzugriff auf Daten anderer Einrichtungen hat den Nachteil, dass alle Einrichtungen die entsprechenden Systeme zur Datenhaltung vorhalten müssen. Werden Daten kopiert und in den beteiligten Einrichtungen abgelegt, ist die Redundanz sehr hoch. Werden nur Referenzen auf die Daten gehalten, muss allen Subsystemen und Archiven garantiert sein, dass diese auch verfügbar sind. Für beide Vorgehensweisen müssen Versionierungs- und Aktualisierungsverfahren vereinbart werden, die die Aktualität der Informationen garantieren.

Diese Anforderungen werden noch komplexer, wenn man unterscheidet zwischen einer dokumentenorientierten EPA, in der Dokumente lediglich gesammelt werden, und einer EPA, die aus Informationsobjekten besteht. Informationsobjekte können Bausteine von Dokumenten sein, die zu verschiedenen Sichten kombiniert werden können. Zur Optimierung der Arbeitsabläufe innerhalb einzelner Institutionen ist die Entwicklung auf der Basis von Informationsobjekten zur Vermeidung von Redundanz und zur Workflow-Unterstützung von großem Vorteil. Die einrichtungsübergreifende Arbeit erhält jedoch bei Einbeziehung von Informationsobjekten eine Komplexität, die kaum mehr zu regulieren ist.

Eine von ihrer Struktur her vollständig andere Lösung ist die Möglichkeit, eine **EPA auf einer Chipkarte** vorzuhalten. Der Patient trägt alle Informationen ständig bei sich. Bei jeder Behandlung wird die Karte aktualisiert. Eine Karte ist netzunabhängig, es besteht jedoch das Risiko, dass die Karte verlorengeht und von Unbefugten gelesen wird oder im Notfall nicht zur Verfügung steht.

Überlegt wird, ob die Karte in ihrer Funktion als Versichertenkarte weitere Aufgaben, wie die **Funktion eines Zugangsschlüssels** zur e-Patientenakte, erfüllen kann. Auch die Hinterlegung eines medizinischen Notfalldatensatzes mit der Angabe der Blutgruppe oder eventuell vorhandener Allergien wird erprobt. Ein weiterer Ansatz ist die Dokumentation der Arzneimittel und persönlicher Arzneimittelrisiken auf einer Chipkarte. Doch auch wenn dieser Entwicklung eine Art Türöffnerfunktion auf dem Weg zu einer telematischen Infrastruktur zugeschrieben wird, so bestehen datenschutzrechtliche Bedenken, die administrative Funktion der Karte um die Aufnahme von gesundheitsrelevanten Daten zu erweitern.

Spannungsfeld

Der Einsatz einer EPA verspricht eine höhere Effektivität und verbesserte Effizienz in der Gesundheitsversorgung. Den möglichen Vorteilen stehen jedoch auch Bedenken gegenüber:

- Der Datenübernahme auf allen Ebenen der Bearbeitungsprozesse und der Verkürzung der Bearbeitungszeiten durch die Automatisierung von Teilprozessen stehen die angesichts der Sicherheitsprozeduren unkomfortablen Dateneingaben und zu lange Antwortzeiten gegenüber.
- Eine EPA kann Zusatzwissen aktiv einbinden, z. B. mit Hinweisen auf Ausreißer oder Warnfunktionen bei Überschreitungen, unterliegt dabei jedoch den Limiterungen der bisherigen Expertensysteme.
- Die gut strukturierten und leicht zugänglichen Datensammlungen erlauben eine bessere wissenschaftliche Auswertung und Qualitätskontrolle – auch um mit der Datenauswertung nach wirtschaftlichen Aspekten eine verbesserte Prozesssteuerung zu erzielen. Die Transparenz, die durch diese Kontrollmöglichkeiten entsteht, kann jedoch auch den Leistungsdruck auf die Beschäftigten erhöhen und die Bewertung von Einzelaspekten des komplexen Behandlungsprozesses in den Hintergrund drängen.
- Der Arzt fällt seine Entscheidungen auf der Basis umfassender Informationen. Da in aktuellen Abwendungen der Patient häufig bestimmen kann, welche Daten eingesehen werden dürfen, muss dokumentiert werden, auf welcher Informationsgrundlage eine Entscheidung getroffen wird. Darüber hinaus sollten die Informationen in einer angemessenen Zeit aufgenommen werden können. Ob dabei die jeweilige Behandlungssituation durch den Arzt gebührend berücksichtigt wird oder ob die Entscheidungsfindung bzw. der Patient selbst angesichts der Datenfülle in den Hintergrund geraten wird, ist vollkommen offen – wie auch die Regelungen für das Löschen der personenbezogenen Daten.
- Große Befürchtungen verbinden sich mit der Sorge um den Verlust der informationellen Selbstbestimmung. Der Zugriff auf Patientendaten darf idealerweise nur mit Genehmigung des Empowered Patient erfolgen. Dafür bedarf es jedoch umfangreicher Schulung, Unterstützung und Aufklärung. Wo das nicht gelingt, kann es geschehen, dass der Patient mehr denn je alleine gelassen und in einem System verloren ist, welches sich für ihn nicht erschließt.
- Die Anforderungen an den Datenschutz und die Datensicherheit wachsen mit der digitalen Ablage der Daten – die wiederum in ihrer Gesamtheit gerade im Gesundheitsbereich Begehrlichkeiten wecken. Die Sorge vor dem Zugriff, der Einsichtnahme oder Manipulation Unbefugter, bereitet großes Unbehagen. Mit der digitalen Datenhaltung muss daher auch das Bewusstsein um diese Gefahren und die Verantwortung im Umgang mit den digitalen Patientendaten ausgebildet werden.

Insgesamt betrachtet bleiben noch viele Fragen über die Vor- und Nachteile einer EPA unbeantwortet. Denn unabhängig davon, ob eine zentrale oder dezentrale Datenhaltung vorliegt, führt die EPA zu veränderter Verantwortlichkeit und Verfügbarkeit für die Patientendaten. Wo wird die EPA verwaltet? Was geschieht, wenn Daten im Notfall nicht verfügbar sind? Muss die Nichtverfügbarkeit lokalisiert und nachgewiesen werden? Wird der Provider oder der Netzwerkbetreiber schadenersatzpflichtig? Hält der Patient den Schlüssel zu seinen Daten in der Hand, bestimmt er unter Umständen über sein Leben und seinen Tod, indem er wichtige Informationen nicht preisgibt? Wer trägt die Verantwortung dafür, dass Informationen nicht vertraulich behandelt wurden? Der Softwarehersteller, der Sicherheitsmechanismen nicht wirksam umgesetzt hat? Die Versorgungseinrichtung? Der behandelnde Arzt?

Gesellschaftliche Auswirkungen und Kosten

Die gesellschaftlichen Auswirkungen, die die e-Patientenakte haben wird, sind noch völlig unbekannt. Deshalb werden in der Studie „Computerbasierte Patientendossiers" die gesellschaftlichen Folgen der Realisierung von e-Patientenakten und deren Auswirkungen auf die Qualität der medizinischen Versorgung bearbeitet. Die Vorteile einer e-Patientenakte sind auch in dieser Studie unbestritten. Dort wird wie inzwischen weltweit eine e-Patientenakte diskutiert, in der die Daten an dem Ort ihrer Entstehung verbleiben und über das Internet abrufbar sind. Zudem wird die Möglichkeit untersucht, die Daten auf einem Mikrochip abzulegen, der in Form einer Chipkarte oder gar als Implantat bei Risikopatienten verwendet werden kann. Diese Variante wird jedoch auch von den Autoren als kaum durchsetzbar eingeschätzt.

Auch wird die Patientenkarte als Zugangsschlüssel diskutiert, wobei sie um die Möglichkeit der Ablage administrativer Daten oder Notfalldaten erweitert wird. Hier sieht Eckhard den Staat in der Rolle, die Grundlagen für die Vernetzung der Systeme zu schaffen. Die **Vorstellung des gläsernen Patienten** löst jedoch auch in der Schweiz Unbehagen aus. Die Notwendigkeit einer neuen Sicherheitskultur im Gesundheitswesen könnte über eine Präzisierung des Regelwerks erfolgen. Die beteiligten Personengruppen müssen für die Risiken sensibilisiert und zu einem verantwortungsvollen Umgang motiviert werden. Die Studie zeigt die möglichen Rollenverschiebungen auf, die sich mit einer e-Gesundheitsakte ergeben könnten. Auf der einen Seite erfolgt ein **Patienten Empowerment**. Der Patient hält die Rechte an seinen Daten und wird über Patienteninformationssysteme in der Selbstverwaltung und Selbstbestimmung gestärkt. Für die Ärzte hingegen steht die Befürchtung im Vordergrund, zunehmend zum Erbringer spezieller Dienstleistungen zu werden und die Arzt-Patienten-Bindung zu verlieren.

Die EPA basiert auf einem **einrichtungsübergreifenden Konzept**. Die häufig betonten Einsparungen – etwa durch das Vermeiden von Doppeluntersuchungen – sind nur kleine Bausteine in einem umfassenden Veränderungsprozess. Mit der Einführung einer EPA sind erhebliche Investitions- und Folgekosten für die einzelnen Versorgungseinrichtungen verbunden. Dennoch sind langfristig Einsparungen durch die verbesserte Transparenz durchaus denkbar.

Perspektiven

Die e-Gesundheitsakte ist ein integraler Bestandteil umfassender Veränderungen im Gesundheitswesen. Prinzipiell eröffnet ihre Umsetzung eine Vielzahl von Vorteilen. Mit ihr können die Grenzen zwischen ambulantem und stationärem Sektor überwunden und die episodenbezogene Versorgung durch eine kontinuierliche sektorübergreifende Versorgung abgelöst werden. Ob die anstehenden Veränderungen von Vorteil oder Nachteil für die betroffenen Personengruppen sind, hängt davon ab, wie die Rahmenbedingungen gestaltet werden. Ein solcher flächendeckender Gestaltungsprozess steht erst am Anfang obschon erste Entwicklungen den Weg in die Praxis gefunden haben.

Der hohe Kostendruck im Gesundheitswesen, die Ökonomiesierung und die damit verbundene Kommerzialisierung sind Motoren dieser Entwicklung, lösen jedoch auch die Sorge vor dem Verlust des Solidaritätsprinzips aus und die Furcht, dass der Patient und seine Bedürfnisse in den Hintergrund treten könnten. Dieser Sorge kann angemessen begegnet werden, indem alle beteiligten Akteure in den Entwicklungsprozess und die damit verbundenen Entscheidungen einbezogen werden und ein hohes Maß an Transparenz hergestellt wird.

Digitale medizinische Bilderwelten

Jürgen Beier

Einleitung

Die bildliche Darstellung ist in der Medizin eine der wichtigsten und anschaulichsten Arten der Informationsvermittlung. Neben Röntgen- oder Ultraschallbildern gibt es gerätetechnisch aufwendigere Diagnoseverfahren (so genannte bildgebende Modalitäten), etwa die (Röntgen-) Computertomographie (CT), die auf starken Magnetfeldern basierende Kernspintomographie (auch Magnetresonanz-Tomographie, MRT genannt) und nuklearmedizinische Untersuchungen wie z.B. die Szintigraphie, SPECT (Single Photon Emission Computed Tomography) und PET (Positronen Emissions Tomographie) zur Abbildung von Stoffwechselfunktionen.

Heutzutage produzieren die meisten Modalitäten ihre Bilder in digitaler Form. Selbst der großformatige Silberfilm der klassisch anmutenden Röntgenbilder ist zumeist nur eine Hardcopy, also das letzte Glied einer digitalen Verarbeitungskette. Auch moderne Ultraschallgeräte können ihre zwei- oder dreidimensionalen Bilddaten standardisiert in digitalem Format ablegen. Die tomographischen Untersuchungsverfahren (CT, MRT, SPECT, PET), bei denen aus vielen eindimensionalen Einzelansichten Schnittbilder berechnet werden, erzeugen diese bereits bei der Entstehung digital.

Rückblickend betrachtet ist die Entwicklung der Bildverarbeitung in der Medizin eng an die Entwicklung der Computerhardware gekoppelt und deutlich weniger an die Fortschritte im Softwarebereich. Um den hohen Anforderungen an Plattenkapazität, CPU-Power, Grafikkartendurchsatz und Netzwerkbandbreiten gerecht zu werden, war die technische Ausrüstung für Bildverarbeitung und Computergrafik lange auf Spezialhardware angewiesen. Binnen weniger Jahre haben sich neben den Grafikrechnern von Marktführer Silicon Graphics Inc. durch die Angleichung der Rechnerleistungen von PCs günstige Alternativen entwickelt (Tönnis KD, Lemke HU (1994)).

Heutzutage ist die digitale Repräsentation medizinischer Bilder fast selbstverständlich. Es gibt nun vielseitige Möglichkeiten zur computerbasierten Verarbeitung, Archivierung und Kommunikation der Originalbilder und ihrer Nachverarbeitungsprodukte (weitere Bilder, 3D-Modelle, Videos) in einer vernetzten medizinischen Community.

Grundlagen digitaler Bilder

Bei einem digitalen Bild werden einer mathematischen Funktion an Raumkoordinaten x, y, z die dazugehörenden Funktionswerte v eingetragen: $f(x,y,z,t) = v_{xyzt}$. Diese Funktion wird diskretisiert, d.h. sie wird auf ein Raster, die Bildmatrix, abgebildet. Deren kleinste Einheit ist ein Bildpunkt (engl. ‚Pixel', von Picture Element). Das Raster kann ein-, zwei- (planar), drei- (räumlich) oder sogar vierdimensional (über die Zeitachse t animiert) sein. Die Funktionswerte stellen die Messwerte der medizinischen Untersuchung dar, die als Grau-, bzw. Farbwerte für die Darstellung kodiert werden.

Zu den wesentlichen Eigenschaften von digitalen Bildern zählen ihre räumliche und zeitliche Auflösung sowie der verwendete Wertebereich (Grauwertdynamik und Grauwertauflösung), (Bähr HP, Vögtle T (1998)). Dies wird in den ◘ Abbildungen 2–4 verdeutlicht.

Arbeitsschritte der Bildverarbeitung und der Computergrafik

Die Bildverarbeitung, für medizinische wie für nicht-medizinische Anwendungen, gliedert sich schematisch in folgende Arbeitsschritte:

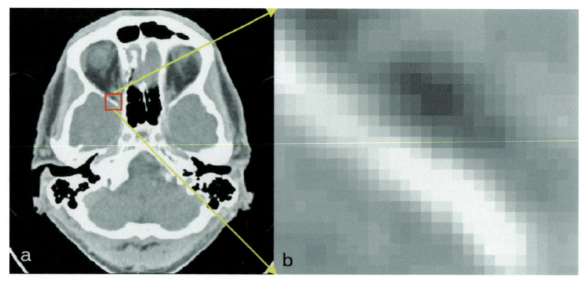

Abb. 1. Pixel, die Mosaiksteine eines digitalen Bildes. Links: Computertomografie eines Schädels (Matrix 512 x 512 = 262.144 Pixel). Die Ausschnittsvergrösserung (rechts) macht die einzelnen Bildpunkte sichtbar. Diese „Bauweise" digitaler Bilder zeigt sich bei starker Vergrösserung auch bei ungenügender räumlicher Bildauflösung.

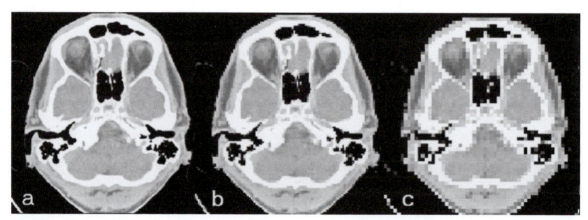

Abb. 2. Räumliche **Auflösung** eines Schichtbildes einer Computertomographie in drei Stufen. Bei konstantem Gesichtsfeld wurde die Bildmatrixgrösse reduziert (2a: 512 x 512 Pixel = 0.6 mm/pix, 2b: 128 x 128 Pixel = 2.4 mm/pix, 2c: 64 x 64 Pixel = 4.8 mm/pix).

— Bildaufnahme (Akquisition),
— Vorverarbeitung (Filterung, Rauschunterdrückung),
— Segmentierung,
— dreidimensionale Rekonstruktion und
— Analyse.

Dieser Weg **vom Bild zum Modell** wird bei der generativen Computergrafik umgekehrt:
— 3D-Modellierung,
— Verarbeitung,
— Visualisierung als Oberflächen- oder transparente Rendering-Darstellung und
— Interaktion (Virtuelle Realität, Computerspiele).

1.5 · Digitale medizinische Bilderwelten

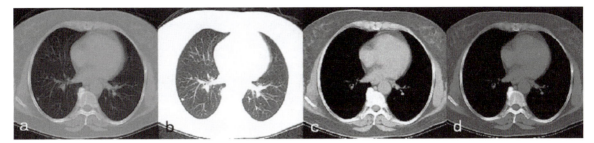

◘ **Abb. 3.** Einstellung unterschiedlicher Grauwert-Fenster einer Computertomographie. Das Originalbild der CT-Messung besitzt Funktionswerte von –1000 bis +1200 HU (Abb. 3a). Aus diesem großen Wertebereich werden bestimmte für die Diagnose relevante Grauwertbereiche ausgewählt (Fensterung), z.B. das „Lungenfenster" zur optimalen Darstellung des Lungengewebes (Abb. 3b, Fenster [–1000, -400] HU), analog das „Weichteilfenster" (Abb. 3c, [–200, +200]) und das „Knochenfenster" (Abb. 3d, [–200, +500] HU) zur bestmöglichen Repräsentation dieser Gewebetypen.

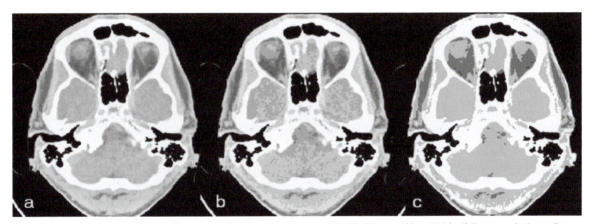

◘ **Abb. 4.** Verschiedene Grauwert-Auflösungen einer Computertomographie: Die hier gewählten Weichteil-Fenster reduzieren die Grauwert-Auflösungen auf 256 (Abb. 4a), 8 (Abb. 4b) und 4 Graustufen (Abb. 4c). Die „optische Qualität" wird durch diese drastische Vereinfachung nur wenig herabgesetzt, was an der Schwäche des menschlichen Wahrnehmungssystems liegt, das insgesamt nur etwa 30 - 40 Grautöne differenzieren kann.

Obwohl farbige 3D-Modelle und Animationen anatomischer Objekte im Fernsehen und den Print-Medien gerne als Exponat der modernen Medizin gezeigt werden, beschränkt sich die klinische Bildverarbeitung meist auf die oben beschriebene Grauwertfensterung mit anschließendem Ausdruck der Hardcopies. Der Aufwand an Gerätetechnik und personeller Arbeitszeit steht in keinem befriedigenden Verhältnis zu der damit erreichbaren Unterstützung der Sehgewohnheiten des Begutachters. Dieser Sachverhalt könnte auch der zögerlichen Verbreitung von den faszinierenden 3D-Darstellungsmöglichkeiten von Ultraschalldaten zugrunde liegen (s. ◘ Abb. 5). Insbesondere der für derartige Resultate notwendige Arbeitsschritt der Segmentierung, d. h. der Aufteilung des Bildes in unterschiedliche Regionen entsprechend den anatomischen Strukturen, ist zeit- und arbeitsintensiv, da eine automatische Segmentierung oft inakzeptable Resultate liefert.

Deshalb haben sich in der klinischen Praxis diejenigen Bildverarbeitungsszenarien etabliert, die schnell und ohne manuellen Segmentierungsaufwand durchzuführen sind:
— Messung von Distanzen und Flächen,
— Berechnung von neuen Schnittebenen durch einen 3D-Bilddatensatz (Multiplanare Reformatierung),
— schwellenwertbasierte 3D-Rekonstruktionen von Knochen (für CT) und Kontrastmittel (für CT, MRT),

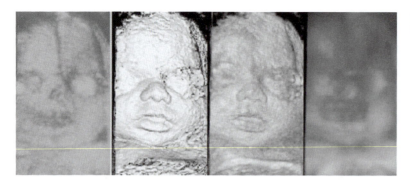

Abb. 5. 3D-Ultraschallbilder, Fraunhofer (IGD) Darmstadt (2003).

- Maximale-Intensitäts-Projektion für Kontrastmittel-Untersuchungen bei tomographischen Verfahren.

High-End Bildverarbeitung

Für Funktionen, die über solche Standardanwendungen hinausgehen, werden als Add-on von Geräteherstellern oder anderen spezialisierten Firmen separate Bildverarbeitungs-Workstations angeboten oder von Forschungsgruppen sogar Speziallösungen angefertigt. Die Palette ist weit gestreut:

- **3D-Visualisierungen:** Realitätsnahe, komplexere 3D-Darstellungen mit mehrfarbiger Abbildung unterschiedlicher anatomischer Strukturen als Oberflächen- oder Rendering-Modelle oder als Kombination beider Techniken (s. Abb. 5 und 6; Jähn K und Klenke T(1999a)).
- **Virtuelle Endoskopie:** Der computerberechnete Flug eines (nicht real vorhandenen) Endoskops entlang anatomischer Strukturen des konkreten Patienten, im Inneren von Blutgefäßen, Bronchien oder des Darms.
- **Virtuelle Operationsplanung:** Aus den aufgenommen Untersuchungsbildern wird ein patientenbezogenes 3D-Modell erstellt und an diesem ein chirurgischer Eingriff, konventionell oder per Roboter, simuliert. Neben dem Vergleich von Operationsvarianten wird diese Technik auch zur chirurgischen Ausbildung eingesetzt.
- **Multimodale Bildfusion:** Mit der Bildfusion werden unterschiedliche Untersuchungsdaten in eine gemeinsame Repräsentation überführt und zusammen visualisiert. Jedes bildgebende Verfahren hat spezifische Vorzüge bei der Darstellung bestimmter anatomischer Strukturen und ihrer Erkrankungen. Durch die Fusion lassen sich die jeweiligen Vorteile kombinieren und es kann so zusätzliche Information gewonnen werden. Ein Beispiel ist die Abbildung von Stoffwechselvorgängen aus nuklearmedizinischen Bildern vor dem Hintergrund anatomischer Bilder aus CT oder MRT, die zeigen, welche Lokalisation der nuklearmedizinische Befund genau einnimmt.
- **Kontrastmittelanalyse:** Aus der räumlichen und zeitlichen Verteilung eines injizierten Kontrastmittels (KM) in der Blutbahn und seiner Anreicherung in bestimmten Geweben (z.B. Tumoren) lassen sich diagnostische Schlüsse ziehen. Aus diversen Größen der Zeit/Intensitätsfunktion eines jeden Bildpunktes lassen sich unterschiedliche Parameterbilder berechnen, die Angaben zur Durchblutung bzw. KM-Anreicherung enthalten (Beier J et al. (1998)). Mit Hilfe der Bildfusion können Parameterbilder mit anatomischen Bildern kombiniert werden.

Archivierung digitaler Bilder

Die gesetzlichen Vorschriften zur medizinischen Dokumentation schreiben eine Aufbewahrungsdauer von zehn Jahren, in manchen Fällen sogar bis zu dreißig Jahren vor (§195 BGB). Obwohl der Gesetzgeber auch eine ausschließlich digitale Archivierung erlaubt, sind die meisten Archive konventionell mit Hardcopies organisiert, bzw. verwalten die Bilddaten auf beiden Wegen: einmal zentral im Papierarchiv (analog) und ein zweites Mal dezentral beim bildgebenden Gerät (digital). Bislang noch selten anzutreffen sind zentrale digitale Bildarchive, welche krankenhausweit die Bilddaten unterschiedlicher Modalitäten aufnehmen und zum Lesezugriff in einem Netzwerk zur Verfügung stellen. Solche Systeme werden als Picture Archiving and Communication System (PACS) bezeichnet.

Oft ist einzig das bilderzeugende Gerät in der Lage, die von ihm beschriebenen Speichermedien (häufig magneto-

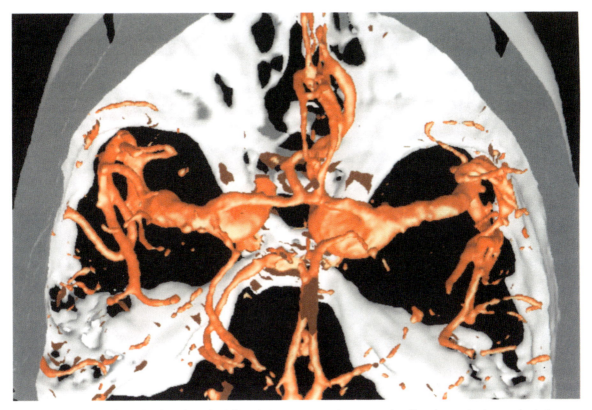

Abb. 6. 3D-Rekonstruktion der Blutgefässe des Gehirns (mit ausgeprägten Aneurysmata) und knöchernen Strukturen mittels Computertomografie.

optische Platten oder WORM-CDs mit mehreren Gigabyte Kapazität) auch wieder einzulesen. Exotische Hardware der Bildarchive und unterschiedliche Filesysteme und Dateiorganisationen erschweren den Datenaustausch. Immerhin haben sich beim Bilddatenformat und den beschreibenden Metadaten diverse Hersteller auf einen Standard geeinigt: DICOM – Digital Imaging and Communications in Medicine.

Multimedia Befunde

Die Untersuchungsbilder werden in den meisten Anwendungsprogrammen separat von den Befunden verwaltet. Dies ist ein deutlicher Nachteil, da jeder behandelnde Arzt die Beziehung zwischen der Aussage im Befund und ihrer Entsprechung im Bild erneut wieder herstellen muss. Die Integration von Bildern und Befunden ist allerdings bereits möglich:

- Die Befunde mancher Ultraschallsysteme enthalten ausgewählte Bilder der aktuellen Untersuchung (hier wird zumindest die logistische Trennung von Bild und Befund vermieden).
- Der Standard für medizinische Bilder erweitert (DICOM SR – Structured Reporting) und gestattet nun eine interaktive Markierung von Regions-of-Interest zur Kennzeichnung relevanter Bildareale und deren Verknüpfung mit Befundinformationen. Das Prinzip demonstriert das Unternehmen eDICT Systems Inc. (2002) mit seinem Produkt (s. Abb. 7).

Über die Integration von Bildern in textuelle Befunde hinaus ist auch die Einbeziehung weiterer Medien in die digitale Pa-

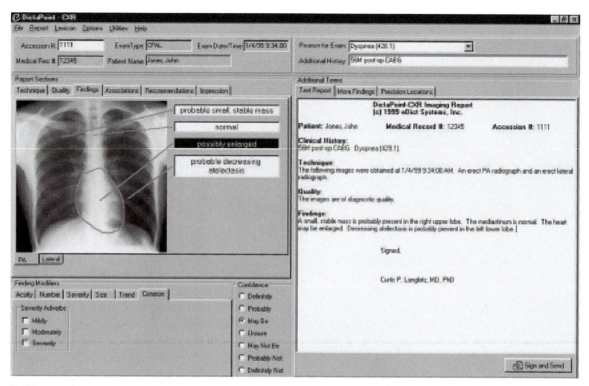

Abb. 7. Grafische Verknüpfung von Bild und dem dazugehörenden Befund (Quelle: eDICT Systems Inc.)

tientenakte möglich. Sinnvolle Anwendungen sind z.B. die Integration von:

- **Audio:** Herztöne, akustischer Anteil des Doppler-Ultraschalls, Logopädie.
- **Videosequenzen:** OP-Aufzeichnungen, Studien zur Motorik, Schlafbeobachtung.
- **Computeranimationen als Video:** Rotation einer anatomischen 3D-Visualisierung, Virtuelle Endoskopie.
- **Interaktive 3D-Modelle:** Computerbasierte 3D-Rekonstruktionen, deren Ansichten dynamisch vom Benutzer gewählt werden kann, z.B. mittels VRML in einem Web-Browser (Beier J et al. (1997)).

Perspektiven

Erfreulicherweise nimmt die Integration von Bilddaten und ihrer Verarbeitungsprodukte in umgebende Systeme zu. In den Bildverarbeitungsmethoden erlaubt die multimodale Bildfusion die gemeinsame Repräsentation von unterschiedlichen Bildarten. Dies kann sowohl zwei-dimensional mit farbig überlagerten Bildern als auch drei-dimensional mit der Darstellung von Objekten aus unterschiedlichen Aufnahmenverfahren erfolgen (z. B. Knochenstrukturen aus der Computertomografie, ein stoffwechselaktiver Tumor anhand einer PET-Untersuchung). Auch die Verwendung von fusionierten Bilddatensätzen für die Planung von Operationen und Strahlentherapien wird möglich (Beier et al. (1999)).

Beim Aspekt der Bildformate wird der DICOM-Standard seine Verbreitung weiter ausdehnen können. Die Initiative IHE (Integrating the Health-Care Enterprise), ein Bündnis der Amerikanischen Radiologischen Gesellschaft (RSNA) (2002) und zahlreicher Gerätehersteller, wird helfen den Datenaustausch zwischen Geräten unterschiedlicher Fabrikate weiter zu erleichtern.

Zur Archivierung und Verfügbarmachung von Bilddaten werden Archive in ihrer heutigen Form bald überflüssig sein. Durch die e-Patientenakte (EPA) wird eine stärkere

Vernetzung und Referenzierung eintreten. Ziel ist die Einführung einer digitalen Patientenakte „von der Wiege bis zur Bahre", also das kontinuierliche Aufzeichnen aller medizinischen Untersuchungen und Therapien für das ganze Leben.

Intranets und virtuelle private Netzwerke (VPNs)

Wolfgang Schwetlick

Einleitung

Für die Übertragung und den Zugriff auf Informationen im lokalen und interlokalen Bereich sind die Art der Netzwerkverbindung – also Internet, Extranet, Intranet – und die jeweilige Zugriffsform von entscheidender Bedeutung. Für die Verteilung und Nutzung von Informationen innerhalb festgelegter Benutzergruppen werden auf die jeweiligen Informationsobjekte und Anwendungen ausgelegte lokale und interlokale Netzwerke benötigt. Der Typ der Anwendungen beeinflusst diese Netzwerksysteme maßgeblich:

- **Typ I** sind Anwendungen, in denen einfach strukturierte Datenbestände (z. B. Patientendaten für Abrechnung und Anwendung) zwischen Benutzergruppen geteilt und ausgetauscht werden.
- **Typ II** beinhaltet Anwendungen, bei denen unterschiedliche Darstellungsformen von Informationen (z. B. CT-, MRI-Bilddaten und dazugehörige Beschreibungen) in Teilsystemen, wie z. B. Bildgebungs-, Bearbeitungs- und Archivierungssystem, miteinander kombiniert sind.
- **Typ III** beinhaltet integrierte Anwendungs-Systeme, bei denen die einzelnen Teilsysteme zu einem Gesamtsystem verknüpft und lokal bzw. interlokal von unterschiedlichen Benutzergruppen genutzt werden können.

Definitionen

Bei Intranets und Virtuellen Privaten Netzwerken handelt es sich wie beim Internet um TCP/IP und http-basierte Netzwerke. Im Gegensatz zum Internet ist der Zugang beim Intranet auf definierte Benutzer oder Benutzergruppen beschränkt. Virtuelle Private Netzwerke sind im Regelfall IP-basierte Netzwerke, die durch eine oder mehrere Firewalls geschützt sind. Da diese Netzwerke virtuell als umfassendes Dienstleistungsangebot der Telekommunikations- und Serviceprovider gestaltet werden, sind sie im Vergleich zu eigens eingerichteten Netzwerken billiger und einfacher zu handhaben. Es wird erwartet, dass VPNs mit dem Zugriff auf Internet-Services wegen des wesentlich höheren Sicherheitsniveaus in privaten und öffentlichen Organisationen in Zukunft vorherrschen werden. Je nach Auslegung wird bei beiden Formen zwischen lokalen und interlokalen Netzwerken unterschieden.

Zur Verdeutlichung der Anforderungen an Intranets und Private Netzwerke in e-Health-Systemen wird im Folgenden ein Anwendungssystem des Typ II beschrieben.

Informations- und Kommunikationsfunktionen

Die Netzwerke müssen in der täglichen Anwendung innerhalb einer Organisation - etwa einem Krankenhaus - über die allgemein üblichen Funktionen höheren Anforderungen gewachsen sein. Speziell in e-Health-Netzwerken sind etliche zusätzliche Informations- und Kommunikationsfunktionen denkbar. So ist ein gemeinsamer Zugriff auf Dokumente (resultierend aus der Textverarbeitung) und Datenbestände (z. B. Abrechnungsdaten) in e-Health Umgebungen eine sinnvolle Funktion. Der Zugriff auf Patienteninformationssysteme (PACS – Picture Archiving and Communication Systems) und Archivierungssysteme erlaubt die Ablage und das Auffinden aller Patienteninformationen für die Erfassung, Diagnose, Therapie und Abrechnung. Sie ist eine ideale Anwendung für Intranets und VPNs.

Bildgebungs- und Bildverarbeitungssysteme, wie das Medica 3-D-System, werden in e-Health Umgebungen künftig an Bedeutung gewinnen. Deren gemeinsame Nutzung über Netzwerke ist sowohl in Krankenhäusern als auch im Forschungsbereich besonders wichtig. Die Kernfunktionen des Medica-3D Bildverarbeitungssystems sind die Erfas-

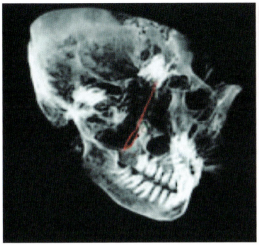 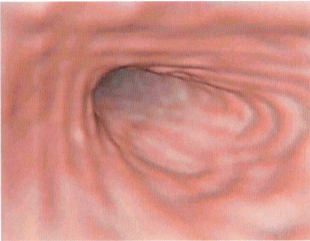

Abb. 1. Beispiele von Darstellungsmöglichkeiten in Bildgebungs- und Bildverarbeitungssystemen.

sung, Verarbeitung und Manipulation von Bildern aller Art, sowie die Berichterstellung und Anzeige der Informationen.

Die Imaging-Funktionen ermöglichen insbesondere die Echtzeit-Verarbeitung und -Wiedergabe von 3D Daten und 4D-Bilddaten in jedweder Form von gescannten Daten, insbesondere MRI, CT und Ultraschall-Daten. „4-D" umschreibt die Erweitung von 3-D-Bildern mit einer Zeitachse. Damit kann etwa ein schlagendes Herz dargestellt werden.

Die Informationsverarbeitungsfunktionen umfassen die Bearbeitung der Bilder, wie Vergrößerung, Erkennung, interaktive Farbanpassung, Segmentierung (automatische Objektdarstellung) und die weitere Verarbeitung von Bildausschnitten. Mittels Markierung durch Bezugspunkte wird die mehrdimensionale Vermessung ermöglicht. Zur Unterstützung der detaillierten Diagnose und der Planung von chirurgischen Eingriffen dienen der Vergleich unterschiedlicher Bildausschnitte, die 2- (Leuchtkasten) und 3-dimensionale Bearbeitung und -Darstellung, die Bildausschnittsvergrößerung und die Ansicht multipler Datensätze (s. Abb. 1).

Die Funktionen der Bildmanipulation erlauben ein interaktives Navigieren durch die Bilddaten (Fly-Through) und die interaktive Editierung und Manipulation der Daten mit virtuellen Werkzeugen. Diese Funktionen ermöglichen die Diagnose und die Planung der chirurgischen Eingriffe mit nicht-invasiven Techniken und realen Patientendaten. Berichte können alternativ mit Vorlagen und automatischen HTML-Reports, mit jeder anderen Form von Reportgeneratoren oder auch mit Thumbnails von Bildern erstellt werden. Die Integration von PACS-Systemen in das Bildgebungssystem ist Standard. Die Erweiterung mit Funktionen zur automatischen Indexierung, Archivierung und Informationssuche ist möglich.

Die Anschaffung dieses 3-D-Bildgebungssystem, das im Vergleich zu PC-Systemen wegen der Echtzeitverarbeitung großer Bilddatenmengen durch einen grafischen Hochleistungsrechner (SGI – Silicon Graphics) oder SUN Rechnersysteme (Archivrechner) relativ hohe Investitionskosten erfordert, ist wirtschaftlich nur dann sinnvoll, wenn das System von vielen Nutzern genutzt wird und zudem den Zugriff auf archivierte Bilddaten im lokalen und im interlokalen Bereich bietet.

Meetingplanungssysteme werden ebenfalls zum allgemeinen Bestandteil von e-Health Umgebungen. Sie unterstützen die Organisation und den Austausch von Informationen unter Teilnehmern aus verschiedenen Organisationseinheiten. Durch den zentralen Zugriff können Veränderungen an alle Teilnehmer kurzfristig übermittelt werden. Diese Funktionalitäten sind gerade in Krankenhäusern und Forschungseinrichtungen bei der Vielzahl der einbezogenen Personen und den unterschiedlichen Schicht- und Regelarbeitszeiten besonders nützlich. **Mitteilungssystem und Mitarbeiterforen** helfen, allgemeine Mitteilungen schnell und effizient zu verbreiten. Es ist dazu geeignet, die Grenzen zwischen den verschiedenen Abteilungen und

Bereichen zu verringern. Es ist gleichzeitig eine ideale Plattform für die Entwicklung, Kommunikation und Diskussion von Verbesserungsvorschlägen innerhalb der Organisation.

Ein **Adress- und Telefonverzeichnis** erleichtert Kunden, Lieferanten sowie Mitarbeitern die Kommunikation. Es ist zudem einfacher auf den letzten Stand zu bringen, und kann auch für die Kommunikation mit Benutzergruppen hilfreich sein. Einen **Zugriff auf Internet-Suchmaschinen**, den einige Intranets unter entsprechenden Sicherheitsmassnahmen zulassen, ist in e-Health Intranets und VPNs zweckmäßig für die Abfrage, Suche und den Zugriff auf Daten in öffentlichen Informationssystemen. **Time- und Task-Management** ist eine Systemlösung zur Planung und Organisation individueller Aktivitäten und zum Management von Projekten. Es ist in vielen Organisationen zur einer Standardanwendung geworden.

Gestaltungskriterien

Bestimmendes Merkmal von Intranets und VPNs sind der **kontrollierte und gesicherte Zugriff** auf Informationsinhalte. Es liegt daher nahe, dass eine Benutzerverwaltung die Zugangsberechtigungen der Nutzer für das Lesen, Ändern und Anlegen von Informationen im Detail regeln muss. Die Veränderungen müssen laufend angepasst und nachgetragen werden. Die Erfahrung zeigt, dass Verletzungen der Sicherheit wesentlich häufiger von derzeitigen oder ehemaligen Mitarbeitern verübt werden, als durch Externe.

Ein anderes wichtiges Gestaltungskriterium für Intranets und VPNs ist die **Flexibilität der Organisation**. Sie wird daran gemessen, wie sich die Netzwerkkonfiguration und -auslegung an veränderte Benutzerbedürfnisse und die Veränderung der Informations-Strukturen anpassen. Dies bedingt eine zeitnahe Analyse der Nutzung des Informationsangebots.

Die Wahl der richtigen **Geschwindigkeit des Netzwerks** ist ein besonders wichtiges Kriterium. Die Minimalanforderungen werden einerseits durch die Zahl der Benutzer, andererseits vor allem durch die Funktion der Informationsobjekte bestimmt, die über das Netz ausgetauscht werden sollen. In e-Health Umgebungen werden Geschwindigkeiten benötigt, die im Vergleich zu kommerziellen Anwendungsbedingungen extrem hoch sind. Umso wichtiger ist die sorgfältige Analyse der gegenwärtigen und zukünftigen Anforderungen, die insbesondere bei der Nutzung von Bildgebungs- und Bildbearbeitungssystemen stark ansteigen können.

Intranets und VPN müssen **erweiterungsfähige bzw. skalierbare Netzwerkarchitekturen** aufweisen, damit eine Anpassung an veränderte Anwendungen und zusätzliche Informationssysteme möglich ist. Eine stufenlose Erweiterung des Internet oder eines VPN bedingt eine Netzwerkarchitektur mit multiplen Netzwerkschnittstellen und eine Netzwerkproduktlinie, die grundsätzlich erweiterungsfähig ist. Zudem sollten die Kompatibilität mit jeder Art von Infrastrukturausstattung und der Ersatz für ausgefallene Ports gewährleistet sein. Die physikalische Infrastruktur des Netzwerks muss so ausgelegt sein, dass auf einer zentralisierten Infrastruktur mit virtuellen Netzwerkroutern mehrere virtuelle Local Area Networks (LAN) betrieben werden können. Zur flexiblen Anpassung der Kommunikationsplattform wird ein Management Interface benötigt, das diese Anpassung erlaubt. Alle Hardware und Softwarekomponenten des Netzwerks müssen ausfallsicher sein.

Das **Management von Intranets und VPNs** erfordert zentralisierte Managementlösungen, die neben der Überwachung der Nutzung der Anwendungen, die Kontrolle der Netzwerkauslastung, sowie das Aufzeigen von Störungen und unberechtigten Zugriffen lokal und interlokal ermöglichen. Diese Lösungen müssen einfach zu bedienen sein.

Das **Netzwerkinterface** muss **kundenspezifisch** ausgelegt sein, die typischen unternehmensspezifischen Benutzeroberflächen müssen sich durch Farbgebung, Layout und Logo jederzeit wieder erkennen lassen. Dies fördert die Vertrautheit der Anwender mit dem System.

Eine **Individualisierung der Interfaces für definierte Benutzergruppen** empfiehlt sich insbesondere in e-Health Intranets und VPNs angesichts der unterschiedlichen Erfahrungen der Nutzer mit IT-Systemen und den vielen unterschiedlichen Funktionen. Das oben erläuterte Bildgebungssystem ist ein typisches Beispiel für eine maßgeschneiderte Benutzeroberfläche und ein an die Nutzung durch die Ärzte angepasstes System. Die Visualisierung der Aufnahmen in 2D erfolgt in der vertrauten Oberfläche von Lichtboxen, die üblicherweise für das Studium der Röntgenaufnahmen eingesetzt werden. Die Simulation des chirurgischen Eingriffs erfolgt mittels Joysticks und unter Verwendung von taktilen Sensoren.

Informationsobjekte und Anforderungen an die Netzwerkkapazität

Die Darstellungsform der Informationsobjekte in e-Health-Lösungen, d. h. Text, Sprache, Bilder, Graphiken oder Video sind wegen der unterschiedlichen Durchsatzanforderungen an die Netzwerke von großer Bedeutung.

Das oben dargestellte System basiert auf 2-dimensionalen CT-, MRI- und Ultraschall Bilddaten als Informationsquellen. Diese Daten werden im System in Echtzeit in ein 3-D- und 4-D Darstellungsformat umgewandelt. Die Echtzeit Visualisierung in 3-D ermöglicht z. B. eine virtuelle nicht-invasive Endoskopie. Sie erlaubt eine verbesserte Diagnose sowie die Planung und Simulation des eigentlichen operativen Eingriffs. Mit einer 4-D Visualisierung lassen sich Anomalien z. B. beim Herzen oder im Gehirn erkennen. Dieses oder vergleichbare Systeme sind auch für die Ausbildung von Ärzten, Hilfskräften und Studenten geeignet.

Mit der computerunterstützten Chirurgie bahnt sich ein weiteres Anwendungsfeld an. Herausgearbeitete Bilddaten werden mit Text-Anmerkungen versehen und in einem angeschlossenen Archivierungssystem abgelegt. Die Auflösung eines 2-dimensionalen MRI- und CT-Bildes beträgt gewöhnlich 512 x 512 Bildpunkte mal 16 Bit oder 64.000 Grauwertstufen (bzw. Falschfarben zur besseren Visualisierung) oder 512 KByte pro Bild. Röntgenaufnahmen erreichen leicht viele Megabytes pro Bild (Großflächenaufnahmen). In lokalen Netzen sind die Kapazitätsanforderungen mit mindestens 100 MBits anzusetzen, in geschlossenen Netzen im Gigabit-Bereich.

Sinnvolle Bandbreiten in interlokalen Verbindungen beginnen für Endanwender bei mindestens 1 MBit Uplink und 8 bis 10 MBit Downlink. Im Vergleich zu Standardanwendungen im kommerziellen Bereich wird hier also ein Vielfaches an Bandbreite benötigt.

Sicherheitsanforderungen

Notwendige Bedingung für den erfolgreichen Einsatz von Intranets und VPNs ist die Sicherheit. Die Sicherheit in Netzwerken ist von folgenden Komponenten abhängig:

- Sicherheitspolitik und -konzept, Firewalls, Passwort-Schutz,
- Benutzerverwaltung,
- zusätzliche auf Hardware oder optischen Erkennungssystemen basierende Benutzeridentifikation,
- verschlüsselte Übertragung und Speicherung der Daten,
- Virenschutz.

Gerade in e-Health Umgebungen ist eine eindeutige Sicherheitspolitik unabdingbare Voraussetzung für die Sicherheit von Intranets und VPNs. Diese Sicherheitspolitik muss in klare, nach Benutzern, Anwendungen und Informationsinhalten differenzierte Richtlinien umgesetzt sein.

Als Firewalls werden aus Hard- und Software bestehende Systeme bezeichnet, die zur Überprüfung der Zugriffsberechtigung der Benutzer und des Kommunikationsaustausches zwischen den Benutzern sowie zur Abwehr unberechtigter Aktionen eingesetzt werden. Firewalls basieren auf Paketfiltern, d. h. Software, die Informationspakete auf der Transportebene nach vorgegebenen Regeln filtert. Ein anderes Konzept von Firewalls basiert auf Filtern, die auf der Anwendungsebene den Zugriff und Austausch von Informationen erlauben oder verbieten. Eine Firewall allein kann keine absolute Sicherheit garantieren. Eine ständige Anpassung an neue Angriffsformen ist unerlässlich.

Passwortschutz ist Standard für jedes Intranet und VPN. Ohne ein gut funktionierendes, zeitnah geführtes System der Benutzerverwaltung ist der Passwortschutz im Regelfall jedoch von geringer Effizienz. Durch Chipkarten oder Smart Cards kann das Sicherheitsniveau zusätzlich verbessert werden. Neben dem Passwortschutz werden damit zusätzliche Hürden für den Zugriff der Benutzer aufgebaut. Diese Chipkarte besteht aus einer Zentraleinheit, einem I/O-Kanal und einigen Kilobytes ROM. Ein Benutzer benötigt nicht nur die PIN (Persönliche Identifikationsnummer) sondern auch das entsprechende Gerät (Chipkarte) um sich als Benutzer zu identifizieren.

Bei der Biometrik werden Fingerabdrücke oder die Iris des Benutzers verwandt, um eine Identifikation durchzuführen. Der Vorteil von Biometriken ist, dass diese nicht verloren oder gestohlen werden können. Ein Nachteil dieses biometrischen Verfahrens ist jedoch, dass spezielle Hardware benötigt wird.

Als zusätzliche Sicherheitskomponente in Intranets und VPNs kann die Verschlüsselung der Informationen eingesetzt werden. Die ausgetauschten oder gespeicherten Informationen werden mit symmetrischen oder asymmetrischen Schlüsseln verschlüsselt. Die Informationen sind nur dann für Sender und Empfänger zugänglich, wenn sie beide über die gleichen Schlüssel verfügen. Der Einsatz eines Virusschutzes ist eine weitere unabdingbare Sicherheitskomponente. Ohne Virenschutz sind Intranet und VPN wegen der ansonsten schnellen Verbreitung eingeschleuster Viren nicht zu betreiben.

Trotz aller Sicherheitsmassnahmen, ist eine absolute Sicherheit der Information in Netzwerken nicht gegeben. Die laufende Überwachung des Netzes, der Anwendungsnutzung und der berechtigten und nicht berechtigten Zugriffe auf das Netz sind eine wichtige Voraussetzung, um das Sicherheitsniveau möglichst hoch zu halten.

Perspektiven

Die maßgeblichen Unterschiede von Intranets und VPNs in e-Health Umgebungen im Vergleich zu entsprechenden Netzwerken in kommerziellen Unternehmen und Netzwerken der öffentlichen Organisationen liegen in der Art der Informationsobjekte und der Unterschiedlichkeit der Benutzeranforderungen und Benutzergruppen.

Bei der Integration von Bildgebungs- und Bildbearbeitungssystemen – zukünftig auch zur Unterstützung von computergestützter Chirurgie – werden aufgrund der notwendigen Informationsobjekte und Echtzeit-Unterstützung im Vergleich zu kommerziellen Netzwerken extrem hohe Durchsatzraten benötigt. Zwar werden sich die zur Erfüllung dieser hohen Anforderung notwendigen finanziellen Aufwendungen auf lange Sicht als wirtschaftlich erweisen, doch deren Aufbringung wird angesichts des erheblichen Kostendrucks im Gesundheitswesen nicht leicht durchzusetzen sein.

Ein anderes Hemmnis zur Ausweitung von Intranets und VPNs ergibt sich aus der Vielzahl der Anforderungen und Bedürfnisse der Benutzer in e-Health Umgebungen. Dies erfordert einerseits eine enorme Flexibilität in der Gestaltung der Benutzeroberflächen, andererseits ein erhebliches Ausmaß an Vorbereitung und Begleitung der Systemeinführung, auch um den zukünftigen Nutzern die anfängliche Scheu vor dem Umgang mit der neuen Technik zu nehmen. Trotz dieser Beschränkungen wird der e-Health Bereich eines der ergiebigsten Anwendungsgebiete für Intranets und VPNs sein.

Telemedizin

Markus T. J. Mohr, Thomas Schall und Michael Nerlich

Einleitung

Die Kosten im Gesundheitswesen sollen auf einem steuerbaren Niveau gehalten werden. Dazu müssen neue Technologien entwickelt und eingesetzt werden, die helfen, die Ablaufprozesse zu reformieren oder – falls möglich – durch effizientere zu ersetzen.

Beispielsweise können unnötige und teuere Patiententransporte vermieden werden, wenn zwischen den an Diagnostik und Behandlung beteiligten Ärzten die entsprechenden Informationen ausgetauscht werden (Adam H et al. (1991), Crowe BL et al. (1992), Udvarhelyi S et al. (1992)). Dafür bedarf es allerdings nicht nur einer stringenten Organisation des Informationsaustausches. Auch das Bewusstsein zu ökonomischem Handeln muss entwickelt werden (Schulenburg JM et al. (2001)).

Aber auch in Krisenzeiten (Naturkatastrophen, militärische und terroristische Konflikte) funktioniert der Austausch medizinischer Daten über weitere Distanzen hinweg oft nur über telekommunikative Wege (Chandrashekhar AK (1998), Kovai L et al. (2000), Levine RM (1997), Moran DW (1998), Newmark J und France LO (1998), Takamura N et al. (2001), Teich JM et al. (2002)).

Der elektronische Austausch fallbezogener diagnostischer und therapeutischer Daten über eine Distanz hinweg wird als Telemedizin bezeichnet, der damit verbundene Kommunikationsprozess als Teleconsulting. Die formelle wie inhaltliche Kombination aus Telekommunikation und Informatik wird Telematik genannt.

Der Einsatz von Gesundheitstelematik und Telemedizin bedarf der Entwicklung und Nutzung von Applikationen, mit denen telemedizinische Dienste (Teleservices) erst möglich werden. Teleservices gehen über die Telekonsultation hinaus. Die telemedizinische Überwachung chronisch erkrankter oder frühzeitig aus der stationären Behandlung entlassener Patienten in deren häuslichem Umfeld ist das Telemonitoring oder die Telecare. Eine nicht mehr lokal begrenzte Fort- und Weiterbildung wird als Teleteaching bezeichnet. Notfalltelemedizin oder Teleemergency bzw. Telerescue beinhaltet eine dank schneller Datenerfassung und -dokumentation optimierte Unterbringung Verletzter in entsprechenden Krankenhäusern. Die Teletherapy wiederum ermöglicht etwa ein von Sprachtherapeuten gesteuertes Sprechtraining von Schlaganfallpatienten oder die überwachte und gesteuerte körperliche Beübung kardiologischer Patienten auf einem Hometrainer, ohne dass die Patienten ihre häusliche Umgebung verlassen müssen.

Einige medizinische Disziplinen haben schon begonnen, telekommunikative Verbindungen zu ihren „medizinischen Partnern" aufzubauen, um Untersuchungsergebnisse schneller über elektronische Kommunikationskanäle anbieten zu können, z. B.:

- Teledermatologie,
- Telegastroenterologie,
- Telekardiochirurgie,
- Teleonkologie,
- Teleophthalmologie,
- Telepathologie,
- Telepsychiatrie,
- Teleradiologie.

Potentiale der Telemedizin

Überhöhte Kosten im Gesundheitswesen entstehen z. B. durch überflüssige Doppeluntersuchungen oder Krankenhauseinweisungen, die durch mangelnden Informationsfluss zwischen den behandelnden Ärzten entstehen. Auch Leistungen im stationären Bereich (z. B. der Einsatz diagnostischer Großgeräte etwa bei Computertomographie, Kernspintomographie, Positronen-Emissionstomographie),

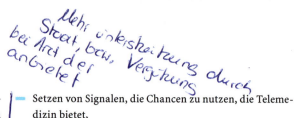

die Durchführung kleinerer Operationen oder zu lange Liegezeiten im Krankenhaus führen zu hohen Aufwendungen der Kostenträger für die Patientenversorgung.

Telemedizin besitzt eine Vielfalt an Potentialen:

- **Verbesserung des Informationsflusses** zwischen einzelnen medizinischen Einrichtungen (sog. interne Kunden im Krankenhaus, sog. externe Kunden zwischen Krankenhaus und Einweisern),
- ambulante und / oder stationäre **Fernüberwachung von Risikopatienten,**
- **Weiterbildungsangebote** für Patienten, Studenten und Ärzte,
- **Verbesserung von Qualitätssicherungsmaßnahmen und Versorgungsqualität,**
- **Etablieren eines wichtigen Wirtschaftsfaktors** in Deutschland durch Aufbau des Industriezweiges Telematik im Gesundheitswesen (Roland Berger & Partner GmbH (1997)),
- **Kostensenkung im deutschen Gesundheitswesen** um einen siebenstelligen Betrag pro Jahr.

Die Telemedizin, als **Enabling Technology** bezeichnet, hat das Potential, eine dramatische Änderung in der Medizin herbeizuführen. Forschung, Industrie und Politik sollten daher gemeinsame technische und inhaltliche Standards entwickeln, um die Integration bislang heterogener Systeme zu ermöglichen.

Durch Telemedizin wird die bisherige Definition ärztlich-lokaler Tätigkeit und deren Bild in der Gesellschaft eine neue Dimension erfahren:

- Der Arzt wird zum Dienstleister für das jederzeit erreich- und einsetzbare volkswirtschaftliche Gut „Gesundheit".
- Technologische Hilfsmittel werden alle Tätigkeiten im Gesundheitswesen mehr und mehr durchdringen.
- Die Veränderung der Grundsituation des ärztlichen Berufes wird voraussichtlich mit einer marktwirtschaftlichen Neuorientierung des Gesundheitsmarktes einhergehen, die auch nicht vor den Krankenkassen als Kostenträgern dieser Teleservices Halt machen wird.

Gerade das so erreichbare Einsparpotential müsste schon jetzt in einer überarbeiteten Gebührenordnung Anwendung finden (Roland Berger & Partner GmbH (1997)). **Politischer Handlungsbedarf** besteht in folgenden Feldern (Lauterbach K und Lindlar M (1999)):

- Setzen von Signalen, die Chancen zu nutzen, die Telemedizin bietet,
- Schaffen formaler und inhaltlicher Standards für die medizinische Informationsverarbeitung,
- Datensicherheit und Datenschutz durch angepasst geänderte rechtliche Vorschriften,
- Vorbereitung und Einführung einer elektronischen Patientenakte,
- Förderung von Informationstechnologien in der medizinischen Forschung,
- Telemedizin als kurrikuläre Disziplin bei der Ausbildung von Medizinstudenten,
- institutioneller Rahmen für Telemedizin in Deutschland.

Aus Sicht der Kostenträger von vorrangiger Bedeutung ist das **große ökonomische Potential** der Telemedizin zur Kostenkontrolle im Gesundheitswesen, vor allem in den Bereichen Notfalltelemedizin und Telemonitoring. Allein durch einen weit reichenden Einsatz von Telemonitoring könnten ca. 20 % der stationär verbrachten Behandlungstage wegfallen und durch ambulante häusliche Nachsorge ersetzt werden.

Die Einführung telemedizinischer Applikationen und entsprechender Schulungen würde sich trotz des anfänglich hohen Kostenaufwandes bereits nach wenigen Jahren vollständig amortisiert haben und zu einer deutlichen Kosteneinsparung führen.

Technologische Grundlagen

Viele unterschiedliche Technologien und Applikationen finden in der Telemedizin Anwendung. Prinzipiell unterscheidet man zwei Arten von Kommunikation (s. Tab. 1):

Tabelle 1. Differenzierung telemedizinischer Technologien nach ihrer Beantwortungszeit (synchron oder asynchron)

Synchronizität	Asynchronizität
Telefon	e-Mail
Video-Konferenz	Messaging
Chat	Datentransport im Internet (Transfer, Upload etc.)

- **Synchronizität:** Sender und Empfänger treten unmittelbar und zeitgleich miteinander in Verbindung,
- **Asynchronizität:** es besteht die Möglichkeit bzw. Notwendigkeit, Daten zu senden und auf eine spätere Beantwortung zu warten (Store-and-Forward-Lösung).

Das Telefon ist immer noch eine wichtige telemedizinisch einsetzbare Technologie. Es dient auch als Fallback-Lösung, d. h. es steht auch dann zur Verfügung, wenn alle anderen Kommunikationsmöglichkeiten versagen. Prinzipiell aber können Anfragen unter behandelnden Ärzten einschließlich des Versendens binärer multimedialer Daten (Bilder, Video, Audio etc.) auch per e-Mail erfolgen. Allerdings muss der e-Mail-Verkehr entsprechend rechtlicher Anforderungen zum Schutz personenbezogener Daten vor Zugriffen Dritter gesichert sein.

Videokonferenz-Schaltungen ermöglichen heutzutage nicht nur Video-Verbindungen der miteinander Kommunizierenden bzw. zu untersuchenden Patienten, sondern auch die Übertragung von Text und Bildern (z. B. Röntgenaufnahmen, digitale Aufnahmen veränderter Hautareale). Neue Entwicklungen nutzen dazu den Internet-gestützten Datentransport, der auch für das häufig verwendete Video-Live-Streaming beim Teleteaching zum Einsatz kommt.

In Anbetracht immer größer werdender Datenmengen ist es sinnvoll, auf möglichst schnelle Verbindungen zurückzugreifen. Analoge Telefonleitungen werden deshalb nicht mehr empfohlen, selbst wenn sie über höhere Geschwindigkeiten (z. B. 56 kbit/sec) verfügen, da die Leitungsstabilität starken Schwankungen unterliegen kann. Als minimale Übertragungsrate wird von den meisten telemedizinischen Dienstleistern heutzutage mindestens einfache ISDN-Bandbreite (64 kbit/sec) oder eine Verdoppelung dieser Bandbreite durch Channel-Bundling (128 kbit/sec) empfohlen (Udvarhelyi S et al. (1992)). Dieser Bandbreiten-Bereich ist auch für kleinere Praxen und Apotheken erschwinglich. Für diesen Benutzerkreis ergibt sich der Vorteil einer garantierten Bandbreite - zumindest auf der „letzten Meile".

Krankenhäuser, Gemeinschaftspraxen und größere Apotheken können neben der Nutzung von xDSL mit einer meist asymmetrischen Übertragungsrate von 768 kbit/sec zum Empfang (neuerdings auch bis 1.500 kbit/sec), aber nur 128 kbit/sec zum Versenden auch spezielle Übertragungsvarianten verwenden. Möglich sind hier z. B. T-InterConnect (symmetrisch, asymmetrisch und international angepasst), Satellitenverbindungen (2 bis 8 Mbit/sec), ATM, E1, E3, digitale Glasfasernetze (52 Mbit/sec bis 40 Gbit/sec). Die dabei anfallenden Kosten sind jedoch in der Regel sehr hoch.

Bei der Nutzung aller telekommunikativen Technologie gilt es, gesetzlich vorgeschriebene Datenschutzrichtlinien einzuhalten. Grundsätzlich muss – unabhängig vom angewandten Transportweg - immer sichergestellt sein, dass Dritte nicht in der Lage sein sollen, abgefangene Informationen klar lesbar zu machen (Laaser U et al. (1990)). Dies bezieht sich insbesondere auf personenbezogene Daten.

Die rechtlichen Rahmenbedingungen in Deutschland ergeben sich dabei aus den folgenden einschlägigen Gesetzen und Rahmenbedingungen:

- Strafgesetzbuch,
- Sozialgesetzbuch,
- Landesdatenschutzgesetz (bundeslandspezifisch),
- Landeskrankenhausgesetz (bundeslandspezifisch),
- Telekommunikationsgesetz,
- Gesetze und Verordnungen zur elektronischen Signatur,
- Verordnung zur elektronischen Unterschrift.

Prinzipiell gibt es zwei grundlegende Möglichkeiten, medizinische Daten bei deren digitalem Transport zu sichern:

- Absicherung der Datenleitung,
- Verschlüsselung der Daten auf Dateiebene.

Die Absicherung der Datenleitung kann auf effiziente Weise durch Virtual Private Networks (VPNs) bewerkstelligt werden. In VPNs kann mithilfe spezieller Protokolle annähernd eine Dienstqualität wie in dem ungesicherten Internet erreicht werden. Mit z. B. dem Point-to-Point Tunnelling Protocol (PPTP) oder dem Layer 2 Tunnelling Protocol (L2TP) können zwischen zwei definierten Endpunkten innerhalb des Internet sichere Kanäle errichtet werden. Hierbei kommen speziell gesicherte Gateways verschiedenster Hersteller zur Anwendung.

Die Verschlüsselung der Daten ist sowohl partiell (intrinsisch) wie übergreifend (extrinsisch) möglich. Partielle Verschlüsselungen kodieren medizinische Informationen und Dokumente. Die dafür geeignete Auszeichnungs-Metasprache eXtensible Markup Language (XML) erlaubt eine interne Sicherung und Beglaubigung dieser Dokumente in mehreren Schritten und Beglaubigungstiefen durch XML-Encryption, XML-Decryption und XML-Signature. Übergreifende Verschlüsselungen hingegen versehen die zu übertragenden Daten unabhängig von deren innerer Struktur. Dabei kommen zurzeit überwiegend personalisierte

Public-Key-Schlüsselverfahren zur Anwendung, wobei Verschlüsselung und Signatur asymmetrisch erfolgen. Bei korrekter Anwendung ist jede Methode für sich genommen ausreichend.

Der Aufwand für Dritte, ein durch Datenleitungssicherung, Datenverschlüsselung oder eine Kombination beider gesichertes medizinisches Dokument klar lesbar zu machen, also auch seine Bildinformationen wieder verwendbar zu extrahieren, ist enorm. Nahezu die gesamte Rechenkapazität eines Hochleistungs-Computers (so genannte Number Cruncher) wird dazu beansprucht. Die Entschlüsselung selbst bei hochleistungsfähiger Hard- und Software-Ausstattung kann mehrere Wochen bis Monate dauern. Insofern kann zurzeit davon ausgegangen werden, dass derart gesicherte medizinische Daten zum Transport über Datenleitungen hinweg ausreichend sicher sind. Durch eine Erhöhung der Schlüssellänge bei den verwendeten anerkannten Codierungsverfahren kann dies auch langfristig sichergestellt werden.

Probleme in der Praxis

Bei der Einrichtung und Verwendung telemedizinischer Anwendungen traten bislang immer wieder ähnliche Probleme auf (Lacroix A et al. (2000)):

- Nicht ausreichende rechtliche Grundlagen und Rahmenbedingungen (Aufklärungspflicht, Arzthaftung, Geschäftsführung ohne Auftrag, etc.) tragen bei zu psychologischen Hemmschwellen bei der Benutzung telemedizinischer Anwendungen, da Datenmissbrauch und ein Verlust der Beziehung zwischen Arzt und Patient befürchtet werden,
- die bislang nicht etablierte monetäre Vergütung in Form der Aufnahme von telekonsultativen Leistungen und anderer Teleservices in eine novellierte Gebührenordnung für Ärzte erweckt wenig Anreiz zur Anschaffung teurer Hard- und Software. Auch steuerlich ergeben sich dadurch keine adäquaten oder anerkannten Abschreibungsmöglichkeiten,
- aufgrund einer bisher nicht ausreichend erfolgten Evaluierung telemedizinischer Anwendungen, die den Nachweis eines Nutzens bei deren Verwendung erbringen soll, ist kein konkreter Nutzen dafür nachgewiesen, wodurch keine Anreize für Kaufentscheidungen gegeben sind,
- ein weiterer, damit einhergehender Grund für die nur mäßige Akzeptanz telemedizinischer Systeme ist auch die fehlende Definition von Anforderungen auf Seiten des medizinischen Personals und von Seiten der Patienten selbst.

Obwohl im Laufe der vergangenen Dekade genügend telemedizinische Anwendungen eingerichtet und in Feldversuchen erfolgreich angewandt wurden, haben sich Teleservices noch nicht weltweit durchsetzen können. Nur durch die Beseitigung der benannten Probleme wird es möglich sein, Telemedizin und ihre Anwendungen dauerhaft im Gebrauch von Arzt und Patient zu gegenseitigem Nutzen zu etablieren.

Perspektiven

Durch eine Homogenisierung der Technologie lassen sich mit telemedizinischen Applikationen weit reichende Einsparungen realisieren. XML als Auszeichnungs-Metasprache und speziell auf die Situation der medizinischen Dokumentation hin ausgerichtete strukturelle (HL7, CDA, SCIPHOX) (Laaser U et al. (1990)) und inhaltliche Standards (Adam H et al. (1991)) ermöglichen es, selbst zwanzig Jahre alte Arztbriefe in diese neuen Strukturen umzuwandeln und damit elektronisch verfügbar zu machen.

Zahlreiche nationale und internationale Initiativen befassen sich damit, Standards für den gesamten Health Care Sektor zu schaffen, die von Anwendern, Administration, Kostenträgern und Industrie akzeptiert und übernommen werden. Die Standards erstrecken sich auf Bereiche wie Datenformate für textuelle und binäre (Bilder, Video, Audio etc.) Daten und Dokumente, auf so genannte Nachrichten zwischen informationsverarbeitenden Systemen, auf Sicherheitsinfrastrukturen für Transportwege und Daten inkl. (Teil-) Datenstrukturen sowie auf Chipkarten (Smartcards) für Health Care Professionals und Patienten. Die Schaffung und Akzeptanz eines vollständigen Paktes derartiger Standards ist die Bedingung für ein bereichs- und institutionsübergreifendes und sicheres Kommunikationsnetzwerk für das Gesundheitswesen.

Aus der Integration derartiger Standards in bestehende Anwendungen kann sich in naher Zukunft eine Fülle von möglichen telemedizinischen Nutzungen in einem einheitlichen Gesundheitsnetzwerk entwickeln. Mittelfristig tragen sie zur Integration der verschiedenen Systeme bei, womit bestehende Barrieren der Datenkommunikation im Gesundheitswesen beseitigt werden können.

Unter Berücksichtigung der Ergebnisse moderner Trendforschung wird Telemedizin in den nächsten Jahren zunehmend an Bedeutung gewinnen und in den regelmäßigen Gebrauch der meisten Krankenhäuser und Praxen übernommen werden.

Teleservices in der Praxis

Markus T. J. Mohr, Thomas Schall und Michael Nerlich

Einleitung

Mit der angestrebten frühzeitigen Entlassung von Patienten aus der stationären in die ambulante Nachbehandlung werden die Anforderungen im ambulanten Bereich steigen. Die entsprechende Umgestaltung des Gesundheitssystems ist aber nur dann möglich, wenn eine ambulante Betreuung durch niedergelassene Ärzte und nachgeordnete Institutionen wie Sozialdienst oder ambulante Physiotherapie weiterhin sichergestellt werden kann.

Inzwischen bieten verschiedene klinische Disziplinen ihre Untersuchungsergebnisse über spezielle Online-Applikationen an. Zwar geschieht dies bislang nur für Vertragspartner wie Krankenhäuser und Praxen, die in einem gesicherten Datennetz miteinander verbunden sind. Doch darüber hinaus ist auch eine interaktive Nutzung dieser Dienstleistung möglich. Ein ratsuchender Arzt kann beispielsweise ein vom Pathologen aufbereitetes und „online gestelltes" Präparat via Internet (genauer: Extranet) selbst nach Auffälligkeiten durchsuchen (Teleconsulting).

Teledermatologie

Ein gutes Beispiel für den Einsatz der Telemedizin ist die Teledermatologie. In den letzten fünfzehn Jahren hat sich die Anzahl maligner Melanome in nahezu allen Teilen der Welt verdoppelt. In Deutschland liegt die Zahl der Neuerkrankungen bei 13 bis 16 auf 100.000 Einwohner, damit erkranken daran ca. 12.000 Personen im Jahr. Die jährliche Steigerungsrate liegt bei 5 bis 10 %.

Die Prognose zur Überlebenszeit bei einem Patienten mit malignem Melanom hängt besonders von Tumordicke und Mitoserate ab. Bei frühzeitiger Erkennung ist die Heilungschance sehr hoch. Mehr als vierzig verschiedene Hautveränderungen sind vom malignen Melanom zu unterscheiden, weswegen die diagnostische Treffsicherheit durch dermatologische Experten bei nur 75 % liegt.

Neben der so genannten ABCD-Regel mit den vier Kriterien Asymmetrie, unregelmäßige Begrenzung, unterschiedliche Farbtöne und Durchmesser über 6 mm (Stolz W et al. (1994)) wurden in den letzten 20 Jahren unterschiedliche Auflichtmikroskope (Dermatoskope) entwickelt, woraus eine deutliche Verbesserung der diagnostischen Sicherheit resultiert. Erste Handdermatoskope wurden von Prof. O. Braun-Falco aus München 1994 eingeführt (Horsch A et al. (1996), Pompl R et al. (2000)), durch Hinzunahme interdisziplinärer Spezialisten aus Dermatologie, Physik und Informatik sowie Statistikern kommen Ende der 90er Jahre erstmals digitale Hochpräzisionsgeräte zum Einsatz (s. Abb. 1).

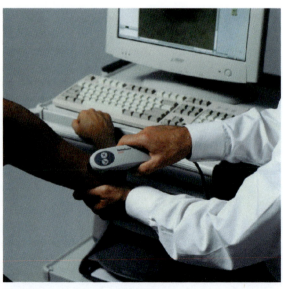

Abb. 1. DermoGenius® ultra (2003), Beispiel für ein Digitaldermatoskop (LINOS Photonics GmbH & Co. KG).

Die Teledermatoskopie ist eine konsequente Weiterentwicklung dieses Prinzips. Sie nutzt farbnormierte, digitale Auflichtmikroskope zur Früherkennung des malignen Melanoms, aber auch zur Erkennung anderer pigmentierter Hautveränderungen. Dadurch wird es auch für Dermatologen möglich, problematische Fälle aus der Distanz von einem Experten in speziellen Fachzentren beurteilen zu lassen, womit das Einholen einer Zweitmeinung in die Behandlungsplanung eingehen kann.

Telegastroenterologie

Die Möglichkeit zur vergleichenden Einsichtnahme in gastroenterologische Befunde (Gastroskopie, Duodenoskopie, Koloskopie und Rektoskopie) und damit Erhöhung der diagnostischen Treffsicherheit beim Nachweis maligner Tumore ist Grundlage der Telegastroenterologie.

Aus vielen Studien ist bekannt, dass die alleinige visuelle Untersuchung einer bösartig erscheinenden Veränderung an Magen und Darm keine ausreichende diagnostische Sicherheit bietet (z.B. Abate L et al. (1989)). Deswegen sind nicht nur weiterführende diagnostische Untersuchungen (z.B. Biopsien) wichtig, sondern auch zum Zweck des eigenen Feedbacks andere Befunde zu sehen und diese mit Experten zu besprechen.

Ein Beispiel für eine derartige Vergleichsmöglichkeit bietet das im Rahmen der High-Tech-Offensive der Bayerischen Staatsregierung (HTO) (2003) geförderte Projekt Endoskopie-Teledienste (ENDOTEL) (2003) der Technischen Universität München. Es ist mehrstufig konzipiert (Sussmann H et al. (2001)) (s. Abb. 2):

– ENDOTEL Video-Telekonsultationsdienst (EVT),
– ENDOTEL store-and-forward Telekonsultationsdienst (EST),
– Endoskopie-Informationssystem (EIS).

EVT ermöglicht eine direkte synchrone Videokonferenz zwischen den Projektpartnern. Dabei kommen verschiedene digitale Videoformate mit unterschiedlichen Netzwerktechnologien zur Anwendung (Nätscher C et al. (2002), Tobmann M et al. (2002)).

Das EST ist der Kern des Projektes. Ärzte in den beteiligten Krankenhäusern und Praxen können endoskopische Untersuchungsbefunde (Videos, Bilder, Voiceclips, Texte) an Kollegen über sichere Internetverbindungen zur Verfügung stellen und um dessen konsiliarische Meinung bitten. Alle

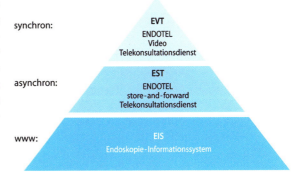

Abb. 2. Konzept der Endoskopie-Teledienste (ENDOTEL) (2003), Technische Universität München.

für eine derartige Anfrage benötigten Bestandteile können mittels eines Editors hinzugefügt werden. Da der Dienst asynchron arbeitet, kann der antwortende Arzt die eingegangene Anfrage zu einem von ihm gewählten Zeitpunkt bearbeiten. Im Gegensatz zu einem Telefonat liegt ihm zudem das relevante Befundmaterial sofort vor.

Das im Internet bereitgestellte EIS wiederum hat Studenten und Ärzte gleichermaßen zur Zielgruppe. Es umfasst zahlreiche Bilder und Videos mit entsprechenden Tonaufnahmen, meist aus der Endoskopie, aber auch aus der Endosonographie oder dem Röntgen (s. Abb. 3).

Eine Organsystematik erleichtert das Auffinden spezifischer Erkrankungen des Gastrointestinaltrakts. Zu jedem Organ existiert ein einführender Lehrtext, worin die Untersuchungsmethoden und die wichtigsten Krankheiten erklärt werden. Auf einer Expert Guided Tour wird man vom Experten durch eine Untersuchung mit hilfreichen Kommentaren begleitet. Das Besondere an diesem Informationssystem ist das Authoring. Mit einem Passwort gelangt der registrierte Endoskopiker in die Autorenseiten und kann das Informationssystem aktiv mitgestalten bzw. weiter ausbauen. Er kann die Lehrtexte ergänzen, fügt eine Expert Guided Tour hinzu oder stellt aktuelles Bild- und Filmmaterial online zur Verfügung. So wird das Informationssystem immer auf dem neuesten Stand gehalten und mit einer Fülle von interessantem Material bereichert.

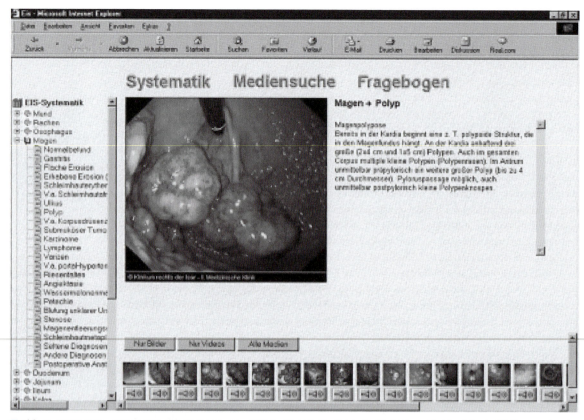

◘ **Abb. 3.** Screenshot – Endoskopie-Informationssystem (EIS), Institut für Medizinische Statistik und Epidemiologie, Klinikum rechts der Isar der Universität München.

Telekardiochirurgie

Bei Angina pectoris, Verdacht auf Herzinfarkt, Herzrhythmusstörungen, aber auch bei Herzklappenveränderungen kommt die **Koronarangiographie** zur Anwendung. Sie ermöglicht die ideale Kombination aus funktionell-visueller Kontrolle und exakter Lokalisation von Stenosen.

Der befundende Arzt kann sich über diesen Dienst sowohl in der Klinik oder vom PC zu Hause selbst noch kurz vor dem Operationstermin einen raschen Überblick über die verengten (stenotischen) Herzkranzgefäße verschaffen.

Koronarangiographie-Filme werden heutzutage meist als digitale Filmdaten auf eine CD-ROM gebrannt. Wegen der Verlustrate und zeitlichen Verzögerung auf postalischem Wege hat sich ein Markt für die direkte Versendung der Filme von der herstellenden Institution (Kardiologie) zur verwendenden Institution (Kardiochirurgie) ergeben. Bei Koronarangiographien werden nicht selten kardiologische Notfälle diagnostiziert, die einer raschen operativen Versorgung bedürfen.

Diese Filme umfassen ein beträchtliches Datenvolumen (oft mehrere 100 MB). Zu ihrer Übertragung sind sowohl technische Anforderungen zu beachten, wie jene des Datenschutzes:

- **Verschlüsselung** auf der Transportebene mittels gesicherter Internet-Tunnel (IPsec),
- **Bandbreite** von mindestens 1 Mbit/sec zur Gewährleistung akzeptabler Übertragungsraten und eine
- automatisierte und festgelegte **Benachrichtigung** von Beginn und Abschluss einer Übertragung.

Teleonkologie

Bei der Bekämpfung maligner Tumoren ist es hilfreich, wenn viele Spezialisten sich die oft langdauernde Behandlung mit unterschiedlichen Modalitäten teilen. Neben der operativen Therapie ist oft eine Bestrahlung, eine Chemotherapie oder als Kombination eine Radio-Chemotherapie notwendig.

Idealerweise setzen sich die an einer derartigen Therapie-Sequenz Beteiligten zur genauen Besprechung der Details zusammen (so genanntes Onkologisches Kolloquium). Darin werden nicht nur Termine aufeinander abgestimmt, sondern auch eine Verlaufskontrolle möglich, bei der alle Behandelnden gleichermaßen informiert werden können. Eventuell notwendige Therapieunterbrechungen, die von der ursprünglichen Planung abweichen, können schnell und einfach übermittelt werden.

Zur Verbesserung der Situation der onkologischen Patienten in der Oberpfalz findet beispielsweise im **Tumorzentrum Regensburg e. V.** (2003) an der Universität Regensburg alle 14 Tage ein telemedizinisch unterstütztes **Teleonkologisches Kolloquium** statt, welches nicht nur aktuelle Fälle im zeitlichen Verlauf bespricht, sondern mit Fachvorträgen und mittels Videoübertragung auch auswärtigen Ärzten die Möglichkeit bietet, mit Kollegen über Diagnose und Therapie zu diskutieren (s. Abb. 4).

Teleophthalmologie

In der Augenheilkunde dient die Teleophthalmologie auf drei Feldern zur Entscheidungshilfe bzw. der Situationsbeurteilung:

- **Triage von Erkrankungen der vorderen und hinteren Augenabschnitte,**
- **Traumata** (Einteilung in perforierende bzw. nicht perforierende Verletzung, stumpfe Bulbustraumata ohne Perforation),
- **laufende Kontrolle einer diabetischen Retinopathie** (Gomez-Ulla F et al. (2002)).

Es ergeben sich etliche Vorteile für derartig überwachte Patienten:

- Betroffene Patienten können lokal im eigenen Krankenhaus oder in der Praxis niedergelassener Ophthalmologen behandelt und kontrolliert werden,
- unnötige Krankentransporte entfallen,

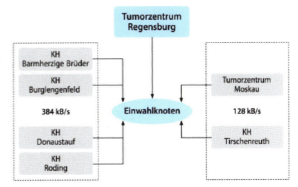

Abb. 4. Aufbau des Teleonkologischen Kolloquiums, **Tumorzentrums Regensburg e. V.** (2003).

- auffällige Befunde können unverzüglich bei kritischen Situationen, welche nicht eindeutig eingeschätzt werden können und evtl. eine Einleitung weiterführender organisatorischer Notwendigkeiten erfordern (z. B. sofortige Druckentlastung im Augeninneren), an ein ophthalmologisches Zentrum weitergeleitet werden.

Durch diesen Dienst wird eine Entscheidung über die Notwendigkeit zum Transfer an eine Augenklinik getroffen. Zudem besteht die Möglichkeit in der Zeit, bis der Transport erfolgt, einen Therapievorschlag zur Überbrückung zu erteilen.

In der **pädiatrischen Ophthalmologie** ist die Früherkennung von Augenveränderungen bei Frühgeborenen zur Verhütung von Blindheit von großer Bedeutung (Clemens S (1999)). Die Frühgeborenen-Retinopathie (RPM) ist das Hauptrisiko für eine bleibende Seheinschränkung, die zur Erblindung führen kann. Ohne Therapie beträgt das Risiko für eine Netzhautablösung mit nachfolgender Erblindung im Stadium 3+ ca. 50 %, mit zeitgerechter Lasertherapie jedoch nur wenige Prozent. Die Erkennung und Beurteilung der kritischen Netzhautveränderungen erfordern ein hohes Maß an Erfahrung. Mit dem üblichen Screening-Programm werden nicht alle behandlungsbedürftigen Fälle rechtzeitig erkannt.

Abhilfe wird durch den Einsatz eines neu entwickelten digitalen Weitwinkelkamerasystems geschaffen. Dabei wird der Augenhintergrund (Fundus) auf entsprechende Veränderungen hin abgesucht. Die dabei erhobenen Befunde können dann via Internet an ein ophthalmologisches Zentrum übertragen werden (Gonzalez F et al. (2001)). Zudem können

Studenten und Augenärzte durch den Einsatz dieses Systems effizienter aus- bzw. weitergebildet werden.

Mit den Grundlagen der Telekonsultation in der Augenheilkunde befassen sich vier Projekte des **Multimedialen Lehrangebotes der bayerischen Medizinischen Fakultäten** (2003):

- Das **ophthalmologische Frühgeborenenscreening** (Telescreening, Universität Regensburg) (Lorenz B (1999)),
- **BAY-OPHTEL – Telekonsultation in der Augenheilkunde** (Telekonferenz – TU München),
- **Virtuelle Poliklinik** (Falldarstellung und interaktives Lernen für Studenten als Teil der Virtuellen Hochschule Bayern – TU München),
- **Teleopthalmologie Bayern – Slowenien** (Telekonferenz – TU München, Universität Ljubljana, Augenklinik Maribor).

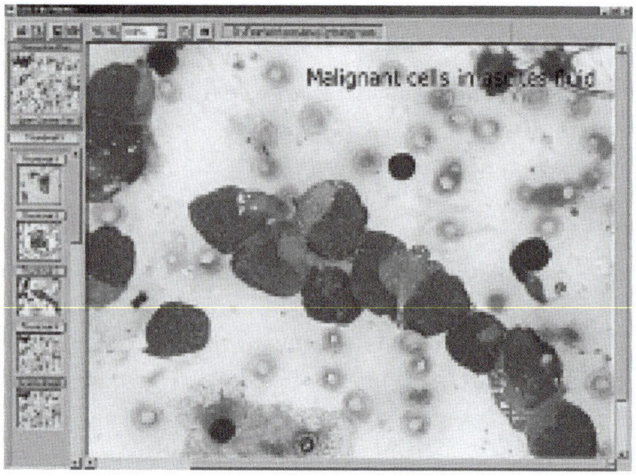

Telepathologie

Achtzig Prozent aller Krankenhäuser in Deutschland haben keinen eigenen Pathologen. Manchmal vergehen bis zu zwei Stunden, bis ein entfernter Pathologe das Gewebe z. B. auf maligne Entartung hin untersucht hat. In dieser Zeit muss der Patient entweder in Narkose gehalten oder zu einem anderen Zeitpunkt erneut operiert werden, sollte das Resultat negativ ausfallen, der Pathologe also bösartige Zellen gefunden haben.

Zur Verkürzung dieses Prozesses dient die **Telemikroskopie**. Dabei wird ein Lichtmikroskop über das Internet ferngesteuert, und das Präparat kann sowohl für den Pathologen als auch den Einsender in Echtzeit angezeigt werden (s. ◘ Abb. 5), was bei schwierigen Differentialdiagnosen als weltweit verfügbare Konsultationsmöglichkeit von Referenzzentren großen diagnostischen Nutzen bringt.

Diese Form der Darstellung untersuchter Bilder gibt dem nachfragenden Arzt zudem die Möglichkeit, in direkter Interaktion mit dem Pathologen fragwürdige oder unklare Befunde durch „gemeinsames Hinsehen" erneut zu bewerten, wodurch sich die diagnostische Treffsicherheit erhöhen kann. Eine konsequente Weiterentwicklung ist die **klinisch-pathologische Telekonferenz**, bei welcher mehrere Praxen und Krankenhäuser an ein telepathologisches Zentrum angeschlossen sind und gemeinsam Befunde und weitere Vorgehensweisen diskutieren.

Ein Beispiel zur praktischen Umsetzung telepathologischer Anwendungen ist das von der Deutschen Telekom und

◘ **Abb. 5.** Screenshot – Telemikroskopie am Präparat (Beurteilung maligner Zellen in aszitoider Flüssigkeit), **HISTKOM** (2003), Institut für Physikalische Elektronik, Universität Stuttgart.

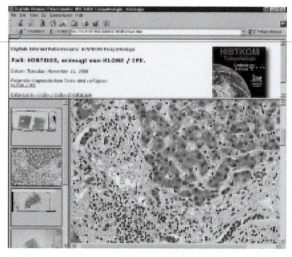

◘ **Abb. 6.** Screenshot – Klinisch-pathologische Telekonferenz (Ausschnittzone aus einem histopathologischen Präparat), **HISTKOM** (2003), Institut für Physikalische Elektronik, Universität Stuttgart.

der Robert-Bosch-Stiftung mitfinanzierte Projekt **HISTKOM** (2003) (Schwarzmann P et al. (2001)) (s. ◘ Abb. 6). HISTKOM wurde am Institut für Physikalische Elektronik der Universität Stuttgart entwickelt. Das Haupteinsatzgebiet ist die kooperative Befundung **(Telemikroskopie)** histopathologischer Schnitte im Arbeitsfeld Chirurgie – Pathologie.

Telepsychiatrie

Psychiatrische – insbesondere gerontopsychiatrische – Patienten, die eine medikamentöse Neueinstellung oder Änderung erfahren haben, bedürfen einer persönlichen Verlaufskontrolle. Bislang war das nur durch die Präsenz eines Arztes möglich. Durch den Einsatz telemedizinischer Applikationen, insbesondere der Video-Konferenz, gelingt es nun, diese Aufgaben von der Klinik oder sogar von zu Hause aus zu bewerkstelligen.

Das Ausmaß psychischer Wesensveränderungen kann im zeitlichen Verlauf beobachtet oder auch konsiliarisch begutachtet werden (z. B. Morbus Alzheimer). Somit ist dieser Teleservice eine Mischform aus Telekonsultation (akuter Charakter) und Telemonitoring (chronischer Charakter).

Allerdings gibt es auch kritische Studienergebnisse: Eine japanische Arbeitsgruppe hat die Zuverlässigkeit psychiatrischer Gespräche untersucht, die über das Internet vorgenommen wurden. Sie erfasste dabei auch die Einflüsse, die ältere und moderne Internet-Technologien ausüben (Yoshino A et al. (2001)).

Psychiatrische Sitzungen mit 42 Patienten, die sich mit chronischer Schizophrenie in stationärer Behandlung befanden, wurden über das Internet mit zwei Bandbreiten (128 kbit/sec und mit 2 Kbit/sec) vorgenommen und jeweils mit persönlichen Vier-Augen-Gesprächen verglichen. Die psychiatrischen Symptome wurden anhand der „Brief Psychiatric Rating"-Skala bewertet, die Übereinstimmungen zwischen Video- und Vier-Augen-Gesprächen mit Hilfe eines Korrelationskoeffizienten geschätzt. Es zeigte sich, dass der Korrelationskoeffizient bei 128 kbit/sec signifikant niedriger war als bei 2 Kbit/sec. Daraus schlossen die Wissenschaftler, dass psychiatrische Fernsitzungen über das derzeit gebräuchliche Internet nicht möglich sind.

Andere Autoren sehen in der Telepsychiatrie hingegen ein wertvolles Instrument, wenngleich sie sich hinsichtlich der Validität noch beweisen müsse. Trotzdem regen sie eine intensive Nutzung aufgrund der in anderen medizinischen Disziplinen gewonnenen positiven Erfahrungen an (Frueh BC et al. (2000)).

Weitere Anwendungen der Telepsychiatrie sind noch in der Modellphase. Das Institute of Applied Sciences in Medicine (ISM) (2003) in Salzburg berichtet online über eine laufende Modellstudie zur telepsychiatrischen Krisenintervention bei 2 Patientengruppen:

- bei der einen Gruppe erhält der praktische Arzt oder Pfleger eine mobile Videotelefon-Einrichtung, welche eingesetzt wird bei einer psychiatrischen Krise des Patienten, den der Praktiker zu Hause besucht;
- in der zweiten Gruppe erhalten die Patienten bei einer interventionsbedürftigen Krisensituation ein Videotelefon für das häusliche Umfeld, von wo aus sie mehrmals täglich psychiatrisch betreut werden können.

Teleradiologie

Teleservices in der Radiologie beinhalten die Ferndiagnostik und zentrale Befundung von Röntgenbildern zu Bereitschaftszeiten (z. B. Notfallbefundung in der Nacht) sowie die Konsultationen.

An vielen deutschen Kliniken sind keine Fachärzte für Radiologie vorhanden. Der Arzt, der eine radiologische Untersuchung veranlassen möchte, muss über einen Fachkunde-Nachweis verfügen und die Untersuchung persönlich oder mit Hilfe einer radiologisch-technischen Angestellten (RTA) durchführen. In manchen Kliniken und Praxen sind die entsprechenden Apparaturen nicht vorhanden. Durch die Teleradiologie besteht jedoch die Möglichkeit, dass der Überweiser sich mit dem radiologischen Diagnostiker direkt über den PC über das Untersuchungsergebnis unterhalten kann (Teleradiologie (2003)).

Dadurch ergeben sich etliche Vorteile:
- Fachärzte für Radiologie können jederzeit zu radiologischen Befunden befragt werden, auch wenn sie nicht vor Ort sind,
- in schwach besiedelten Regionen können Ärzte einen entsprechenden Teleradiologie-Dienst vorhalten. So lassen sich Krankentransporte deutlich reduzieren,
- auch dort, wo kein Radiologe vor Ort ist, kann eine radiologische Fort- und Weiterbildung abgehalten werden, insbesondere die zweimal jährlich stattfindenden radiologischen Belehrungen (Umgang mit Röntgenquellen etc.).

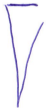

PACS-Systeme (Picture Archiving and Communication System), die das weltweit anerkannte Kommunikationsprotokoll DICOM (Digital Imaging and COmmunications in Medicine) verwenden, ermöglichen die Verteilung und Übertragung digitaler Bildbefunde in höchster Bildqualität und eignen sich hervorragend zur Diagnostik am Rechner

(Kontrast- und Schärfe-Änderung, Herauszoomen, Nachbearbeitung etc.). Der DICOM-Standard wurde nach dem OSI-Modell (Open System Interconnection) entworfen, das die Kommunikation zwischen heterogenen Systemen erlaubt. Damit können Bilder und Daten von unterschiedlichen bildgebenden und bildverarbeitenden Geräten untereinander ausgetauscht werden. Im DICOM-Standard sind folgende Definitionen berücksichtigt:
— Spezielle Protokolle, Syntax und Semantik von Kommandos und Nachrichten, die mit den DICOM-Protokollen verschickt werden,
— Publikationszwang für die exakte Beschreibung der Systemfähigkeit DICOM-kompatibler Geräte.

DICOM ist zum Datenaustausch zwischen medizinisch-radiologischen Informationssystemen konzipiert. Es kann zudem Daten (Nachrichten bzw. Messages) mit anderen Informationssystemen (z. B. Krankenhausinformationssystemen) auszutauschen. Während noch vor einigen Jahren überwiegend so genannte Store-and-Forward-Systeme Anwendung fanden, besitzen neuere Systeme die Eigenschaft der kooperativen Befundungsmöglichkeit: Auftraggeber und Untersucher verfolgen bei Bedarf nicht nur den gesamten Untersuchungsgang, sondern beurteilen das Untersuchungsergebnis synchron über Telekonferenz verbundene Rechner.

Ein städteübergreifendes Teleradiologie-Projekt ist das Landespilotprojekt für Telemedizin der Tiroler Landesregierung. Darin sind seit 1998 die Klinische Abteilung für Radiologie 2 der Universität Innsbruck mit dem Bezirkskrankenhaus Reutte verbunden. Ziel ist es, die Teleradiologie zusammen mit der radiologischen Abteilung des Bezirkskrankenhauses Reutte für den Gesundheitsmarkt so zu gestalten, dass sie in Zukunft technisch umsetzbar, rechtlich erlaubt, medizinisch indiziert und wirtschaftlich betreibbar sein wird.

Bereits in über fünfzehn medizinischen Einrichtungen wird das Teleradiologie-System Kooperatives Arbeiten und medizinische Diagnostik auf Innovativen Netzen (KAMEDIN) (2003) angewendet. Das von der Deutschen Telekom geförderte Projekt ermöglicht mit einem ISDN-basierten Transfer die kooperative Bearbeitung medizinischer Bilder für Telekonsultationen (Busch C et al. (1996)). Das System bietet den Vorzug der kooperativen Diagnose und gleicht die Nachteile der zentralisierten Verfügbarkeit durch moderne Bildakquisitionstechnologie aus. Bilddaten werden unter Nutzung des Schmalband-ISDN übertragen. Bei der Entwicklung des KAMEDIN-Systems wurde bewusst auf die Nutzung von kostenintensiven Breitbandnetzen verzichtet, um die Einsatzmöglichkeit auch für niedergelassene Ärzte offen zu halten (s. a. INI-GraphicsNET (2003)).

Der Anwender dieses Systems wird bei der Diagnose durch zwei Aspekte des computerunterstützten Arbeitens unterstützt:
— Telekonferenzen von räumlich getrennten Radiologen, Neurochirurgen oder anderen klinischen Anwendern durch Nutzung von effizienten Techniken des Computer Supported Cooperative Work (CSCW) unter Einsatz moderner, allgemein verfügbarer Rechner- und Kommunikationstechnologie,
— automatische Segmentierung von medizinischen Bilddaten durch Bildanalyse. Die Segmentierung liefert dabei eine Separierung der Anwenderdaten in einzelne Gewebetypen unter Nutzung von künstlichen neuronalen Netzen.

Notfalltelemedizin

Zeitverluste bei der Informationsübermittlung sind vor allem bei zeitsensitiven Notfällen ein Problem. Ein Beispiel für die Notfalltelemedizin ist die mobile Notfall Organisations- und Arbeits-Hilfe (NOAH) (2003). Alle wichtigen Informationen stehen im Rettungsmittel, in der Rettungsleitstelle und in den Notaufnahmen schnell, übersichtlich und strukturiert zur Verfügung. Mit den am Einsatzort erhobenen Daten kann die Rettungsleitstelle während der Patientenerstversorgung und des Transportes die für den entsprechenden Fall optimale Klinik auswählen und den Notfallpatienten dort voranmelden. Die aufnehmende Klinik wiederum kann frühzeitig vorbereitende Maßnahmen zur Weiterversorgung des Notfallpatienten treffen. Gleichzeitig wird die Notfalldokumentation (Notarzteinsatzprotokoll) nach den Vorgaben der Deutschen Interdisziplinären Vereinigung für Intensiv- und Notfallmedizin (DIVI) (2003) erledigt.

Perspektiven

Telemedizin, ihre Applikationen und schon eingeführte Teleservices bereichern das Spektrum diagnostischer und therapeutischer Optionen in der Medizin beträchtlich. Aber nicht nur die technologische Machbarkeit und die supportive Komponente bei der Patientenbetreuung bestimmen diese

Entwicklung, sondern und vor allem auch die Notwendigkeit, die Kosten im Gesundheitswesen zu kontrollieren.

Zudem wird die Telemedizin eine Verbesserung kooperativer Strukturen unter einzelnen Ärzten oder Arztdisziplinen ermöglichen, wie die Beispiele der Teledermatologie oder Telepathologie bereits zeigen konnten.

Teleconsulting international

Peter Hufnagl und Manfred Dietel

Einleitung

Am 10. April 1995 sandte ein Student der Peking-Universität in China eine SOS-e-Mail über das Internet – bekannt geworden als ZHU Lingling's Case (1995), dem ersten telemedizinischen Fall Chinas:

„Hi, This is Peking University in China, a place of those dreams of freedom and democracy. However, a young, 21-year old student has become very sick and is dying. The illness is very rare. Though they have tried, doctors at the best hospitals in Beijing cannot cure her; many do not even know what illness it is. So now we are asking the world – can somebody help us?
Here is a description of the illness: …This is the first time that Chinese try to find help from Internet, please send back E-mail to us. We will send more crystal description of her illness to you. Our email is: caiqq@mccuxo.mech.pku.edu.cn. Thank you very much, Peking University."

Diese e-Mail wurde weit verbreitet und binnen kurzer Zeit gingen über 2.000 Antworten aus achtzehn Ländern ein. Noch am 10. April erreichte den Absender die erste korrekte Diagnose, bis zum 28. April weitere 83. Es handelte sich um eine Thallium-Vergiftung, wie im Labortest vor Ort bestätigt werden konnte. Im Gefolge kam es zur Beteiligung verschiedener internationaler Ärzte an der weiteren Diagnostik und Therapie, die schließlich bis zur Bereitstellung von Medikamenten sowie Besuchen vor Ort führte.

Ein Fall wie dieser ist keine Seltenheit. Er zeigt, dass internationales Teleconsulting trotz politischer, kultureller, sprachlicher, und finanzieller Barrieren Menschen in Not entscheidend helfen kann. Neben diesen spontanen Hilfeleistungen gibt es nun auch Ansätze, um ständige Konsultationsmöglichkeiten auf internationaler Ebene zu ermöglichen.

Situation

Unter Teleconsulting versteht man die fallbezogene Beratung mit einem Fachkollegen mittels elektronischer Medien. Sie basiert auf der elektronischen Bereitstellung medizinischer Daten und telemedizinischer Untersuchungsmethoden. Im Mittelpunkt einer solchen Beratung steht ein konkreter medizinischer Problemfall, zu dessen Behandlung um eine zweite Meinung (second opinion) gebeten wird. Das Einholen einer Zweiten Meinung ist alltägliche ärztliche Praxis. Von Teleconsulting spricht man erst, wenn zumindest Untersuchungsbefunde wie Röntgenbilder oder ein EKG elektronisch übertragen werden.

Telekonsultationen sind in Deutschland bislang selten. Die Gründe dafür liegen in Schwierigkeiten bei der Abrechnung, juristischen Problemen, Datenschutzbedenken und fehlenden Standards. Diese Probleme bestehen besonders beim grenzüberschreitenden Teleconsulting. Die Anzahl derartiger Konsultationen ist bisher unerheblich. Neben den oben genannten Ursachen sind hierfür Sprachbarrieren und die Unterschiede in den Gesundheitssystemen verantwortlich.

Im Beispiel aus Peking führte privates Engagement und der Verzicht auf finanzielle Vergütung zur erfolgreichen Beratung. Doch diese spontane Konsultation ist eher die Ausnahme. Das internationale Teleconsulting beschränkt sich vornehmlich auf die wissenschaftlich aktiven Ärzte. Der entscheidende Faktor, die Konsultation eines internationalen Kollegen in Betracht zu ziehen, ist das notwendige Vertrauen zu dessen Fachkompetenz, von der man sich auf internationalen Veranstaltungen persönlich überzeugen konnte. Über derartige Kontakte verfügt die große Mehrheit der Mediziner jedoch nicht.

Die Grundlage einer sicheren Konsultation bilden eine solide technische Lösung und eine zuverlässige Organisationsstruktur, die eine angefragte Dienstleistung in geforderter Qualität und Geschwindigkeit bereitstellen kann.

Systemanforderungen

Teleconsulting erfordert korrektes und zuverlässiges Management der medizinischen und technischen Daten. Optimale Systeme zum Teleconsulting müssen:
- fall-orientiert arbeiten,
- höchste medizinische Qualität erlauben,
- Antwortzeiten garantieren,
- kosten-effektiv sein,
- verknüpfbar mit bestehenden HIS, PACS u. a. Datenbanken sein,
- synchrone und asynchrone Kommunikation unterstützen,
- auf unterschiedlichen Plattformen laufen,
- international etablierte Standards nutzen,
- die Daten vor unberechtigtem Zugriff sichern,
- ein nutzerfreundliches Interface besitzen,
- den optimalen Workflow verdeutlichen,
- selbsterklärend sein,
- einfach zu installieren, zu nutzen und zu pflegen sein.

Derartige Systeme befinden sich bereits im nationalen Einsatz und werden daraufhin getestet, ob sie die diagnostische Sicherheit erhöhen und die diagnostischen und therapeutischen Prozesse beschleunigen können (Demichelis F et al. (2000), Quinzio L et al. (2001), Otto C und Weber T (2002)).

Ein Nachteil vieler Systeme besteht darin, dass sie proprietäre Software und Standards nutzen und so nicht überall verfügbar sind. Den einzig wirklichen Ausweg bietet das Internet. Als Beispiele deutscher internet-basierter Systeme sind TELEMIC zur Telemikroskopie (Wolf G et al. (1998)) und Endoskopie-Teledienste (ENDOTEL) (2003) zur gastroenterologischen Endoskopie zu nennen (Sußmann H et al. (2002)).

Teleconsulting in der Pathologie

Der hohe Spezialisierungsgrad im Fachgebiet Pathologie erfordert in zunehmendem Maße die konsiliarische Befundung durch einen Fachkollegen mit besonderem Wissen in einem Spezialgebiet. Das ist für kleine und mittlere Einrichtungen mit nur einem oder wenigen Pathologen ein besonderes Problem, welches aber durch die Nutzung der Telepathologie gelöst werden kann.

Im Zentrum steht dabei die mikroskopische Diagnostik am histologischen Schnitt. Die Mikroskopbilder werden entweder statisch (asynchrone Kommunikation) (s. Abb. 1) oder per Videokonferenz dynamisch (synchrone Kommunikation) (s. Abb. 1) übertragen. Bei der synchronen Kommunikation können Audiokommunikation, Mikroskopfernsteuerung und Interaktionen zwischen den Partnern hinzukommen.

Neben der Übertragung der Mikroskopbilder kommt es vor allem auf die Übermittlung der klinischen Informationen an. Synchrone und asynchrone Kommunikation lassen sich über das Internet realisieren. Allerdings erfordert die synchrone Kommunikation höhere Bandbreiten (Schwarzmann P et al. (2000)).

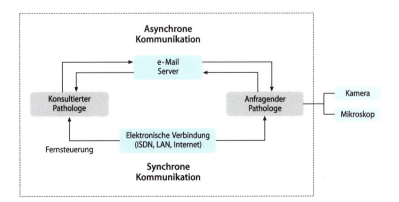

Abb. 1. Asynchrone und synchrone Kommunikation in der Telepathologie.

Folgende **Kommunikationsformen, Organisationsstrukturen und Nutzergruppen** gibt es zurzeit in der Telepathologie (s. Tab. 1):

- **Newsgroups** werden in der Regel eingerichtet, um unter Insidern Informationen auszutauschen (z. B. SCI.MED.PATHOLOGY (2003)) Sie werden aber gleichzeitig von Neueinsteigern oder kurzzeitig Interessierten genutzt, um an relevante Informationen zu kommen oder die richtigen Ansprechpartner zu finden. Im eingangs geschilderten Fall aus Peking spielten Newsgroups eine wichtige Rolle (hier waren es SCI.MED.INFORMATICS (2003) und SCI.MED.TELEMEDICINE (2003)).

- **Interessierte Pioniere** entwickeln und betreiben neue Kommunikationsplattformen. Hohe fachliche Kompetenz paaren sich mit technischer Expertise und Enthusiasmus für moderne Technologien. Ein Beispiel ist das iPath Project (2003) (Brauchli K et al. (2002)), eine offene Plattform, in der sich Interessierte eigene Foren

Tabelle 1. Anforderungen an Organisationsstrukturen für Teleconsulting und deren Umsetzung

Anforderung	Newsgroup	Plattform	Priv. TP-Service	Konsultationszentrum	Internationales Konsultationszentrum
Fallorientiert	Ja	Ja	Ja	Ja	Ja
Höchste medizinische Qualität	Bedingt	Bedingt	Bedingt	Ja	Ja
Garantieren Antwortzeiten	Nein	Nein	Ja	Ja	Ja
Kostenpflichtigkeit	Kostenlos	Kostenlos	Kostenpflichtig	Für Private Kostenpflichtig	Kostenlos
Verknüpfbar mit HIS, PACS u. a. Datenbanken	Nein	Ja	Nein	Ja	Ja
Synchrone u. Asynchrone Kommunikation	Asynchron	Beides	Asynchron	Asynchron	Asynchron
Auf unterschiedlichen Plattformen lauffähig	Ja	Ja	Ja	Ja	Ja
Nutzen international etablierte Standards	Ja	Ja	Bedingt	Ja	Ja
Mehrsprachig, minimal Englisch	Ja	Ja	Ja	Ja	Ja
Sichern der Daten vor unberechtigtem Zugriff	Nein	Möglich	Ja	Ja	Ja
Nutzerfreundliches Interface	Bedingt	Ja	Ja	Ja	Ja
Verdeutlichung des optimalen Workflows	Nein	Ja	Nein	Ja	Ja
Selbsterklärend	Ja	Ja	Ja	Ja	Ja
Einfache Anwendung	Ja	Ja	Bedingt	Ja	Ja

1.9 · Teleconsulting international

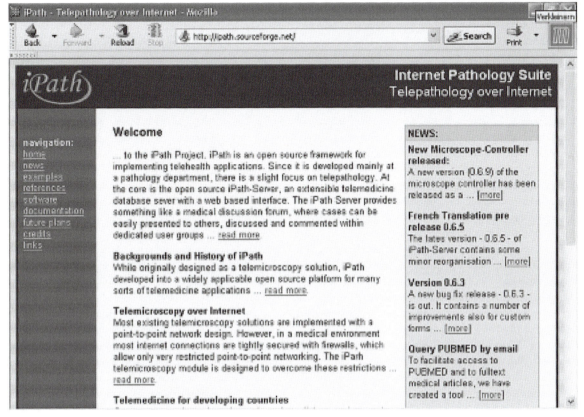

Abb. 2. Screenshot – **iPath Project** (2003), offene Plattform für die Errichtung von Telehealth-Applikationen.

für Studien und Kooperationen schaffen können (s. Abb. 2).
- Bei **Privaten Einrichtungen mit Telepathologieservice** stehen oft kommerzielle Interessen im Vordergrund. Entweder soll für die eigene Institution geworben werden oder der Dienst wird kommerziell angeboten. In der Pathologie ist dies meist mit der Forderung nach einer zusätzlichen Versendung von histologischen Schnittpräparaten per Post verbunden, wenn der Dienstleister die Haftung für seine zweite Meinung übernehmen soll.
- **International anerkannte Einrichtungen mit Konsultationszentrum** verfügen über die entsprechende Expertise, z. B. das Institut für Pathologie der amerikanischen Streitkräfte (**Armed Force Institute of Pathology (AFIP)** (2003)) die mit ca. 140 Pathologen weltweit führende Einrichtung auf dem Gebiet der Pathologie. Es gibt eine ständig aktualisierte Serie von hervorragenden Fachbüchern heraus und betreibt seit 1995 ein Telepathologiekonsultationszentrum über das Internet (Williams BH et al. (1998)).
- **Internationale Organisationen mit Konsultationszentren internationaler Experten**, z. B. die **Union Internationale Contre le Cancer (UICC)** (2003). Die internationale Dachorganisation der nationalen Krebsgesellschaften bemüht sich um die weltweite Optimierung und Standardisierung der Diagnostik und Therapie von Krebserkrankungen. Die auch in Deutschland einheitlich verwendete TNM-Klassifikation von Tumoren ist das bekannteste Ergebnis ihres Bemühens. Die UICC sieht in der Telepathologie eine Möglichkeit, Pathologen mit schwierigen Fällen auf einfache Weise eine Zweite Meinung zukommen zu lassen und damit die TNM-Klassifikation auch in Ländern zu etablieren, wo sie noch nicht genutzt wird. Seit dem Jahr 2000 wird zur Erhöhung der

Qualität der Tumordiagnostik das UICC-Telepathology Consultation Center (UICC-TPCC) (2003) betrieben.

Grundsätzlich kann man feststellen, dass mit dem Internet erstmals ein Medium zur Verfügung steht, das Teleconsulting für fast jedermann möglich macht. Das Internet fördert den Einsatz internationaler Standards, um die zur Konsultation notwendigen Unterlagen auszutauschen. Was über das Internet nicht genutzt werden kann, wird gar nicht erst benutzt.

Es gibt eine Reihe weiterer Teleconsultingmöglichkeiten, die jedoch nur bestimmten Organisationen zur Verfügung stehen (z. B. der European Organization for Research and Treatment of Cancer (EORTC) (2003)) oder nur mit spezieller Technik nutzbar sind (Generic Advanced Low-cost trans-European Network Over Satellite (GALENOS) (2003)).

**Praxisbeispiel
Telepathologie-Konsultationszentrum**

Eine besondere Bedeutung kommt den Konsultationszentren zu. Sie sind die wichtigste Form des zukünftigen internationalen Teleconsulting über das Internet. Eines dieser Zentren ist das obig bereits kurz skizzierte UICC-Telepathology Consultation Center (UICC-TPCC) (2003).

Die Mannigfaltigkeit der morphologischen Erscheinungsbilder von Tumoren und die Komplexität der diagnostischen Standards tragen in fünf bis zehn Prozent der Tumorfälle dazu bei, dass eine gewisse Unsicherheit bei der Diagnosestellung besteht. Dies gilt in besonderem Maße für Länder der Dritten Welt, in denen es nur relativ wenige Pathologen gibt, die insbesondere in der Tumorpathologie über ausreichende Erfahrungen verfügen. Doch selbst erfahrene Pathologen greifen in schwierigen Fällen auf die Zweite Meinung eines Spezialisten zurück, z. B. bei seltenen Kindertumoren oder seltenen Sarkomen.

Die telepathologische Konsultation bietet für Pathologen weltweit eine schnelle und kostengünstige Möglichkeit zum Einholen einer Zweiten Meinung in schwierigen Tumorfällen und ist damit eine Alternative zur konventionellen Konsultationstätigkeit (Dietel et al. (2000)). Der anfragende Pathologe und der Experte kommunizieren unabhängig von der geographischen Entfernung.

Der kostenlose Service des TPCC ist ausschließlich für Pathologen gedacht. Für die Inanspruchnahme des UICC-Telepathologie-Konsultationszentrums muss die Möglichkeit bestehen, histologische Bilder in digitaler Form abzuspeichern. Dies kann z. B. über eine Videokamera mit einem Framegrabber oder über eine digitale Kamera erfolgen. Es können auch konventionell erstellte Mikrophotographien durch Verwendung eines Scanners digitalisiert werden.

Der den geschlossenen Service konsultierende Pathologe muss sich vorab registrieren und gegebenenfalls authentifizieren. Im Anschluss können beliebig viele Fälle kostenfrei an das TPCC eingesandt werden. Die dafür notwendige Fallanforderung besteht dabei aus:
- klinischen Informationen,
- der Fragestellung bzw. Verdachtsdiagnose und
- histologischen Bildern in digitaler Form (s. ◘ Abb. 3).

Die histologischen und makroskopischen Bilder sollten aus Gründen der Zeitersparnis bereits vor der Kontaktaufnahme zum TPCC digital im JPEG- oder GIF-Format auf dem Computer gespeichert sein.

Der anfragende Pathologe verwendet die ihm übermittelte Zweite Meinung auf eigene Verantwortung und Risiko. Weder die UICC noch die Charité einschließlich der zugezogenen internationalen Experten übernehmen Verantwortung oder Haftung für Folgen, die durch die Nutzung des TPCC-Services entstanden sind.

Die über sechzig ausgesuchten Experten der UICC arbeiten ehrenhalber und diagnostizieren zwischen einem und fünf Fällen pro Woche. Die UICC finanziert den TPCC-Administrator. Die Charité stellt die Infrastruktur kostenlos bereit und finanziert Internet- und Telefonanschluß. Das Institut für Pathologie der Charité erbringt die diagnostischen Leistungen im Rahmen der Cito-Diagnostik. Die Siemens AG, Bereich Medizinische Technik, Erlangen hat die Erstellung der ersten Version des Service und den Betrieb der ersten eineinhalb Jahre finanziert.

Die Sicherheit der Daten auf dem Server wird durch Verwendung von Secure Socket Layer (SSL) gewährleistet. Es werden keinerlei persönliche oder identifizierende Patientendaten angefordert, die Bildbefunde können natürlichen Personen nicht zugeordnet werden. Die Fälle erhalten eine laufende Fallnummer, die tracking number. Zur Fallkennzeichnung dient zudem die Eingangsnummer des anfragenden Pathologen.

Bei Unklarheiten, Widersprüchen oder Fragen nach zusätzlichen Informationen wenden sich der Experte oder der TPCC-Pathologe per e-Mail an den anfragenden Pathologen. Neben der direkten Kommunikation mit dem WWW-Server

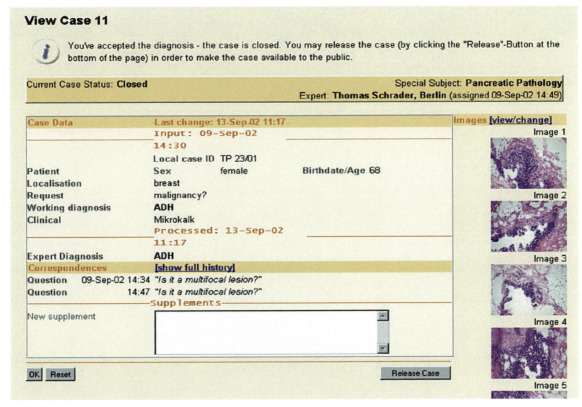

Abb. 3. Fallüberblick bei dem UICC-Telepathology Consultation Center (UICC-TPCC) (2003).

kann ein Fall auch per e-Mail abgeschickt werden. Dabei werden die Bilder als Attachments an die e-Mail angehängt.

Die Zahl der Anfragen liegt im zweiten Jahr des Betriebs bei zwischen zwei und fünf pro Woche. Die anfragenden Pathologen kommen aus allen Erdteilen (Abb. 4). Die Anfragen betreffen die gesamte Bandbreite der Tumordiagnostik. Die angestrebte Antwortzeit von drei Tagen konnte bei 55 % der Fälle eingehalten werden. Ein Problem dabei war die Erreichbarkeit der Experten (Hufnagl P und Schrader T (2002)). In der ersten Realisierung des Service blieben Experten und anfragende Pathologen gegenseitig anonym, um die Experten vor Anfragen ohne vorherige Begutachtung des TPCC zu schützen. Es hat sich allerdings herausgestellt, dass sowohl Experten als auch anfragende Pathologen diese Anonymität als kontraproduktiv empfanden.

Eine Reihe technischer Grenzen der ersten Phase des Service insbesondere bei der Übertragung der Bilder führte zu der im Jahr 2002 neu eingeführten Plattform, die auch

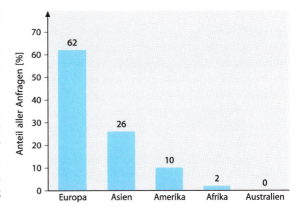

Abb. 4. Herkunft der telepathologischen Anfragen an das **UICC-Telepathology Consultation Center (UICC-TPCC)** (2003).

einen Cito-Service für die Beantwortung binnen eines Tages anbietet.

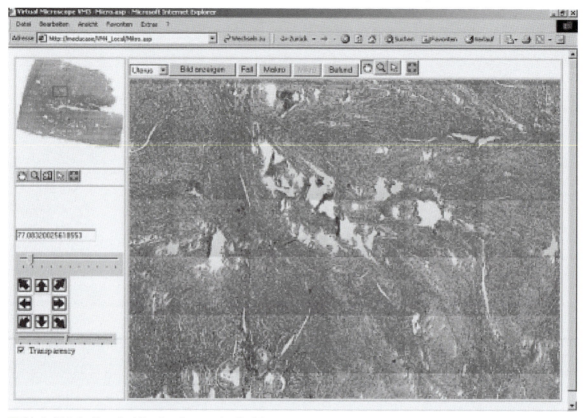

◘ **Abb. 5.** Digitales Virtuelles Mikroskop, Prototyp der Charité

Perspektiven

Technologische Innovationen ermöglichen zukünftig neuartige Strukturen. Bislang ergaben sich mit dem klassischen Lichtmikroskop – dem Hauptarbeitsinstrument des Pathologen eine Reihe von Nachteilen:

— Das Gerät kann in der Regel von einem Nutzer genutzt werden,
— es sind nur objektiv-abhängige Vergrößerungen einstellbar,
— auf der mikroskopischen Ebene sind keine Markierungen möglich,
— der Bildausschnitt ist durch die Optik begrenzt,
— die mit verschiedenen Verfahren gefärbten Schnitte sind nicht gleichzeitig mikroskopierbar.

Alle diese Probleme lösen der **Virtuelle Schnitt (VS)** und das **Digitale Virtuelle Mikroskop (DVM)**. Scannt man ein histologisches Präparat mit maximaler Vergrößerung ein, wird die dadurch entstehende Datei als Virtueller Schnitt bezeichnet (Demichaelis F et al. (2002)). Er wird auf einem Server gespeichert und kann über einen PC betrachtet werden. Die dafür notwendige Software nennt man ein Digitales Virtuelles Mikroskop (◘ Abb. 5).

Der Zugriff auf virtuelle Schnitte kann über das Internet sehr schnell erfolgen (**Webslide** (2003)), da vom Digitalen Virtuellen Mikroskop (DVM) immer nur die Daten vom Server geladen werden müssen, die zur Darstellung des gerade mikroskopierten Areals in der aktuell gewünschten Vergrößerung notwendig sind. Diese Datenmenge ist für jeden Ausschnitt gleich groß, egal ob es sich um das gesamte Präparat oder nur um einen Ausschnitt handelt. Damit ist Telepathologie die Übermittlung einer Anfrage mit einem

Link auf einen Virtuellen Schnitt (VS) auf einem Server, verbunden mit der Erlaubnis, diesen Schnitt anzusehen.

Konsultationszentren könnten auf dieser Grundlage telepathologische Anfragen als Link an Interessenten weltweit vermitteln und die Abrechnung als Service übernehmen.

Die entscheidenden Vorteile von Konsultationszentren im Internet liegen in:
- ihrer Verlässlichkeit,
- einem klaren Leistungsangebot,
- einer garantierten Qualität und Antwortzeit,
- der gebotenen diagnostischen Breite,
- und der einfachen und direkten Zugangsmöglichkeit über Internet.

Als Betreiber von Konsultationszentren werden neben internationalen Organisationen und Hochschulen zunehmend private Anbieter wie etwa Krankenhausketten auftreten. Die angebotene Serviceleistung des Teleconsulting wird eine unter vielen telemedizinischen Dienstleistungen sein. Den heute meist speziellen und fachspezifischen Konsultationszentren werden sich universelle, alle Fachgebiete umfassende Telemedizinzentren hinzugesellen.

Computer-assistierte Chirurgie

Jörg Ansorg und Jens Witte

Einleitung

Bedingt durch ihre enorme Innovationskraft hat die Informationstechnologie in den vergangenen Jahren nicht nur die administrativen Bereiche der chirurgischen Arbeit, sondern das chirurgische Handwerk selbst erfasst. So können heute Operationen am Computer simuliert und digitalisierte Befunde während einer Operation sprachgesteuert abgerufen werden. Roboter führen Instrumente und können bei klarer Zieldefinition Teile eines Eingriffs selbstständig ausführen. Die vielfältigen aktuellen Entwicklungen werfen jedoch auch Fragen nach der Effizienz und der Effektivität auf, deren Beantwortungen die Grenzen einer flächendeckenden Verbreitung der Computer Aided Surgery (CAS) aufzeigen.

Minimalinvasive Chirurgie (MIC) als Basisinnovation

Die Minimalinvasive Chirurgie (MIC) fand ihren Ursprung in Deutschland. Die erste laparoskopische Appendektomie durch den Kieler Gynäkologen Senn war ein Meilenstein in der Entwicklung moderner minimalinvasiver Operationsverfahren. Gleichzeitig mit dem Aufschrei des Entsetzens in der etablierten Chirurgie begann eine rasante und fruchtbare Forschungsphase, deren Ende noch nicht abzusehen ist. Minimalinvasive Operationsverfahren kommen heute bei den klassischen Eingriffen im Bauchraum (Blinddarm- und Gallenblasenentfernung, Dickdarmresektionen und Leistenbruchversorgung) und in vielen anderen chirurgischen Disziplinen zur Anwendung, etwa in der Herz- und Thoraxchirurgie sowie in der Unfallchirurgie (Wirbelsäule, Arthroskopie).

Manipulationen werden über immer kleinere Instrumente und minimale Zugänge durchgeführt. In den vergangenen Jahren wurden immer komplexere Eingriffe mit dieser Technik möglich. Die visuelle Kontrolle erfolgt über ein Videosystem. Ungewohnt für den Chirurgen sind neben der Arbeit mit den neuen Instrumenten der Wegfall des Großteils der haptischen Wahrnehmung sowie die Reduktion des dreidimensionalen Situs auf ein zweidimensionales Videobild. Für den Operateur sind bislang eingehende Kenntnisse der konventionellen Verfahren unabdingbar, um jederzeit auf das offene OP-Verfahren umsteigen zu können.

Für bestimmte Eingriffe (Gallenblasenentfernung, Leistenbruchversorgung, Blinddarmentfernung) haben MIC Verfahren die konventionellen Operationsmethoden bereits abgelöst oder sind ihnen ebenbürtig. Nach Durchlaufen einer individuell variablen Lernkurve können diese Eingriffe auch von jüngeren Chirurgen durchgeführt werden. Für spezielle Eingriffe am Magen (z. B. Fundoplicatio, Gastric banding), an Dickdarm, Milz, Leber und den Nebennieren etablieren sich mit der Weiterentwicklung der Instrumentarien zunehmend laparoskopische Techniken. In der Unfallchirurgie gehört die Arthroskopie zum Standard bei der Behandlung von Kniebinnenschäden.

Die Entkopplung des Operateurs vom direkten Patientenkontakt war Grundlage für die Entwicklung der Telechirurgie. Durch den Einsatz robotergestützer Systeme kann der Operateur den Eingriff über große Entfernungen hinweg durchführen.

Telemedizin und Teleconsulting

Die Telemedizin und insbesondere das Teleconsulting haben sich in den vergangenen Jahren in einigen Fachrichtungen der Chirurgie etabliert und zur Entwicklung der Computerassistierten Chirurgie beigetragen. Unterstützt wurde die Einführung durch die einfache und kostengünstige Verfügbarkeit moderner Kommunikationstechnologien wie ISDN, Secure e-Mail, Internet und ATM-Standleitungen.

Neurochirurgische Konsile via ISDN-Leitung sind Alltag in vielen Kliniken ohne neurochirurgische Abteilung. Z. B. können Schädel-CT-Bilder mit dem Neurochirurgen in einem Zentrum diskutiert und eine Verlegung indiziert werden. Weitere Anwendungen sind die Konsultation von Experten durch Bild- und Befundübermittlung in der Radiologie, Kardiologie und Onkologie (MEDICUS (2003)).

Weitere Impulse erfährt die Telechirurgie durch die Digitalisierung prä- und intraoperativer Befunde. Der Chirurg kann rascher über die optimale Therapie entscheiden und Operationen virtuell planen. Die digitale Verfügbarkeit von Befunden und Planungsdaten im OP sowie die sprachgestützte Datenabfrage und Steuerung von Instrumenten erweitert die Entscheidungs- und Bewegungsfreiheit des Chirurgen während der Operation (HERMES (1998)).

In der Telepathologie können in Krankenhäusern ohne pathologisches Institut intraoperative Schnellschnittbefunde erhoben werden, indem das OP-Präparat vor Ort aufbereitet wird und ein Pathologe in einem entfernten Zentrum via ferngesteuertem Videomikroskop die Diagnose stellt UICC-Telepathology Consultation Center (UICC-TPCC) (2003). Durch Erhöhung der Rate an Schnellschnittuntersuchungen kann z. B. in der Chirurgie der Schilddrüse die Rate der Zweiteingriffe bei präoperativ nicht bekanntem malignem Befund reduziert werden.

Teleconsulting reduziert die Krankentransportkosten und verbessert die Versorgungsqualität in strukturschwachen Regionen. Der virtuelle Transport des Experten zum Patienten (Telepräsenz) ist die eigentliche Innovation dieser Technologie. Diese neue Denkweise in der Patientenversorgung hat die Entwicklung der Telechirurgie maßgeblich beeinflusst.

Chirurgische Weiterbildung und Continuing Medical Education (CME)

Die chirurgische Weiter- und Fortbildung wurde durch die Verbreitung der laparoskopischen Chirurgie positiv beeinflusst. Durch die Videoprojektion haben Operateur und Assistenten während des Eingriffs dieselbe Sicht auf den Situs. Jeder Handgriff des Operators könnte zu didaktischen Zwecken auch als Live-Übertragung von einem großen Auditorium mitverfolgt werden.

Praktische Erfahrung und manuelle Fähigkeiten muss der angehende Chirurg jedoch nach wie vor selbst sammeln. Das Handling laparoskopischer Instrumente und die Orientierung im dreidimensionalen Raum anhand eines zweidimensionalen Videobildes bedürfen eines zusätzlichen Trainings. Unterstützt von der medizintechnischen Industrie haben sich dafür spezielle Fortbildungsinstitute etabliert (European Surgical Institute (ESI) (2003), Aesculap Akademie (2003) (s. Abb. 1), EITS (2003)). Für Einsteiger kann das Handling der Instrumente an Simulatoren heute ebenso gut nachvollzogen werden wie der Ablauf einzelner Operationsschritte mittels 3D-Computergrafik. Durch den Einsatz von Force-Feedback-Technologien vermitteln moderne Simulatoren sogar haptische Eindrücke, z. B. das Fühlen des Gewebewiderstandes während einer Operation (LAP Mentor (2003) (s. Abb. 2)). Mit Techniken der virtuellen Realität können laparoskopische und konventionelle Operationen simuliert werden (OP 2000 (2003), Virtual Surgery Table (2003)), allerdings steht hier der Aufwand noch in keinem vernünftigen Verhältnis zum Nutzen.

Fortgeschrittene Chirurgen, denen laparoskopische Operationen vertraut sind, trainieren komplexere Eingriffe nach wie vor an Versuchspräparaten oder Versuchstieren. Die Fortbildungsinstitute halten komplett ausgestattete Operationssäle bereit. Schwierige konventionelle Operationstechniken werden auch heute noch „am Tisch" von Chirurg zu Chirurg weitergegeben. Kooperation und Hospitation werden auch künftig zur chirurgischen Weiter- und Fortbildung gehören, allerdings bietet die CAS neue Möglichkeiten: Eine Operation kann von einem entfernt zugeschalteten Experten mitverfolgt und durch Telemanipulation sogar übernommen werden („Expert on demand", SOCRATES (2003)).

Auch die kontinuierliche medizinische Fortbildung des Chirurgen (Continuing Medical Education (CME)) kann durch die Nutzung Neuer Medien wirksam unterstützt werden. E-Learning und (Live-) OP-Übertragungen reduzieren die Weiterbildungskosten und die investierte Zeit. Sie können zeit- und ortsunabhängig organisiert werden. Die wissenschaftlichen Fachgesellschaften sind dabei ebenso in der Verantwortung wie die Krankenhausträger. Erstere in der Empfehlung aktueller Themen und der Wahrung hoher fachlicher Qualität, letztere bei der Integration von CME in den klinischen Alltag.

Die kontinuierliche Fortbildung ärztlichen Personals wird zukünftig einen höheren Stellenwert erlangen (Jähn K und Klenke T (1999b)) und vom Eigeninteresse des Arztes zur Firmenphilosophie des Krankenhauses avancieren. Hier kann das e-Learning einen wichtigen Beitrag leisten. Kos-

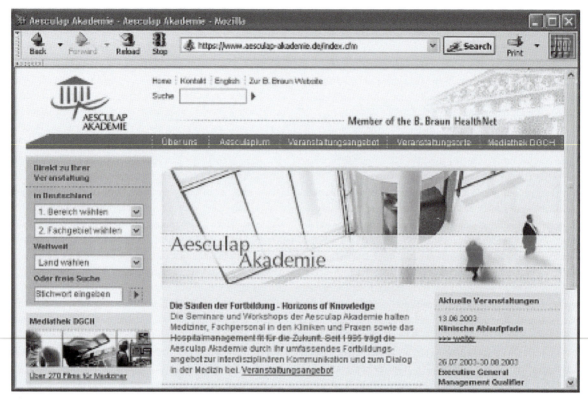

Abb. 1. Screenshot – Aesculap Akademie (2003) mit Zugang zur Mediathek der Deutschen Gesellschaft für Chirurgie (DGCH) (2003).

tengünstig können Vorlesungen und Kurse renommierter Spezialisten abgerufen werden. E-Learning kann Präsenzveranstaltungen nicht ersetzen, aber ergänzen und erweitern. Zukünftig werden integrierte Weiterbildungskonzepte mit einer optimierten Mischung aus e-Learning und Präsenztraining (so genanntes „blended" bzw. b-Learning) verstärkt nachgefragt (eCME-Center (2003)). Zusätzlich kann der Klinikbetreiber nichtmedizinisches Wissen für den Arbeitsalltag vermitteln, z. B. Kodierung, Dokumentation, PC- und Sprachkurse, um Workflow und Dokumentationsqualität im Haus zu optimieren.

Einsatzgebiete der Computer Aided Surgery (CAS)

Die 3D-Visualisierung von präoperativen CT- und MRT-Befunden ermöglicht eine exakte OP-Planung. Die Implantation von Endoprothesen (Hüfte, Knie), Osteosynthesen an Wirbelsäule und Becken sowie Umstellungsosteotomien können mit bisher unerreichter Präzision am räumlichen Computermodell geplant werden. Der Eingriff kann am Computer simuliert, die geeignete OP-Taktik festgelegt und das korrekte Implantat gewählt werden – bis hin zu der computerunterstützten Konstruktion einer Individual-Prothese (Fraunhofer (IGD) Darmstadt (2003)). Simulation und virtuelle Realität sind auch bei Leberresektionen und neurochirurgischen Eingriffen zur Schonung des gesunden Umgebungsgewebes bei einer Tumorresektion sinnvoll einsetzbar und bieten dem Patienten ein Höchstmaß an Sicherheit. Durch Überspielen der Planungsdaten an Navigations- und Robotersysteme werden diese Informationen intraoperativ nutzbar.

Navigationssysteme unterstützen den Operateur vor allem bei der Implantation von Prothesen und Osteosynthesematerial. Die intraoperative Navigation verknüpft die Patientenanatomie mit dem chirurgischen Instrumentarium

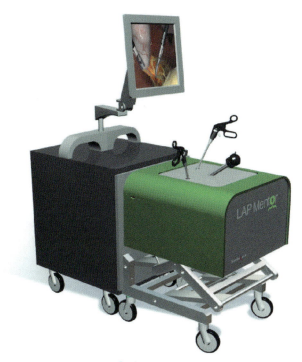 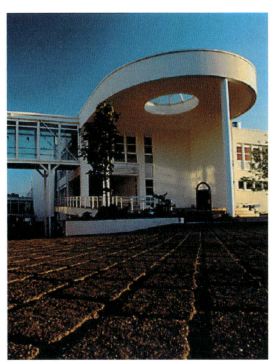

Abb. 2. OP-Simulator LAP-Mentor (2003) für das Training laparoskopischer Operationen. Rechts: European Surgical Institute (ESI) (2003), Norderstedt

und wird damit zum Bindeglied zwischen der virtuellen OP-Planung und der realen Durchführung (OrthoPilot (2003)). Bezugspunkte im Raum sind präoperativ fixierte Markierungen am Knochen des Patienten sowie Markierungen an den benutzten Instrumenten, insbesondere Bohrern und Schrauben. Das System ermittelt während der Operation die Position der Instrumente zum Patientenknochen und korreliert diese Informationen mit den OP-Planungsdaten. Ist- und Sollposition werden auf einem Monitor farbkodiert visualisiert, z. B. grün bei korrekter und rot bei inkorrekter Lage des Bohrers bzw. der Schraube. Die Instrumente selbst werden vom Chirurgen geführt, der die vollständige Kontrolle über die Operation behält und bei Bedarf von der präoperativen Planung abweichen kann. Durch den Einsatz von Navigationssystemen kann z. B. die Schraubenfehllage in der Wirbelsäulenchirurgie auf fast Null reduziert werden.

Bei der Implantation von Hüft- und Knieendoprothesen, übernimmt ein OP-Roboter in Kombination mit einem Navigationssystem das Ausfräsen des Knochenschaftes komplett (ROBODOC (2003), CASPAR (2003). Die simulierten Planungsdaten werden vom Roboter präzise umgesetzt, die Prothese passt exakt in den gefertigten Schaft („press fit"). Insbesondere bei Knieprothesen kann durch die präoperative 3D-Planung die für das Langzeitergebnis entscheidende Achsstellung zwischen Oberschenkelknochen und Schienbein optimal eingestellt werden. Varus-Valgus-Fehlstellungen größer 3 % führen beim konventionellen Eingriff bei einem Viertel der Patienten zu einer Lockerung der Prothese nach 8 Jahren, bei einer Abweichung kleiner 3 % beträgt die Lockerungsrate lediglich 3 %. Die Kombination aus virtueller OP-Planung und CASPAR erzielt im Durchschnitt eine Varus-Valgus-Fehlstellung von 0,8 %. Obwohl noch keine Langzeitergebnisse vorliegen, erwartet man, dass roboterassistiert eingebrachte Prothesen sich durch besondere Langlebigkeit auszeichnen. Nachteilig in der Anwendung von OP-Robotern in der Endoprothetik sind die erforderliche rigide Fixation der operierten Extremität sowie die großen Zugangswege und die langen Operationszeiten.

AESOP ist ein sprachgesteuerter Roboter zur Steuerung der Kamera bei laparoskopischen Operationen. Der Chirurg gibt über ein leichtes Headset (Kopfhörer und Mikrofon) einfache Befehle wie „move up" oder „move in" an AESOP und steuert so die Kameraposition. AESOP ersetzt – wenn Komplikationen ausbleiben, die zum Umstieg auf das offene OP-Verfahren zwingen – am Operationstisch nicht nur den Kamera führenden Assistenten, sondern arbeitet ermüdungsfrei mit gleich bleibend hoher Qualität. Das Videobild ist absolut wackelfrei und scharf (AESOP (2003)).

Gleichermaßen praktisch erprobt ist die Robotically Assisted Neurosurgery (RANS). Die Notwendigkeit einer größtmöglichen Präzision bei stereotaktischen Operationen im Interesse einer Schonung des gesunden Nervengewebes eröffnet viel versprechende Perspektiven für den Einsatz von OP-Robotern.

Ein weiteres Einsatzgebiet für OP-Roboter ist die Herzchirurgie. Bei der endoskopisch durchgeführten Bypassimplantation werden die Bewegungen des Herzens durch ein EKG-getriggertes Computersystem aus dem Videobild „herausgerechnet" und in die Bewegung von Kamera und Instrumenten „hineingerechnet". Es entsteht am Videomonitor der Eindruck eines nicht schlagenden Herzens, an dem der Chirurg mit endoskopischen Instrumenten am vermeintlich ruhigen Objekt seine Gefäßnähte setzen kann. Diese Technologie ermöglicht den Einsatz von MIC-Techniken in der Herzchirurgie unter Umgehung der Herz-Lungen-Maschine, was die OP-Zeit deutlich verringert (daVinci (2003)).

Manipulatoren wie das System ZEUS entkoppeln den Operator vollständig vom Patienten. Er arbeitet mit Blickkontakt zu Patient und Assistent an einer im OP installierten Konsole (ZEUS (2003)). Diese ist mit handlichen Manipulatoren ausgerüstet, die die Bewegungen des Operateurs auf die robotergesteuerten OP-Instrumente übertragen. In den Arbeitsplatz ist ein 3D-Monitor zur Darstellung des OP-Feldes integriert. Über die Konsole können präoperativ erhobene Befunde abgerufen und Planungsdaten über das aktuelle OP-Bild gelegt werden (daVinci (2003)). Am Tisch selbst steht ein Assistent, der den Instrumentenwechsel vornimmt und bei Komplikationen eingreifen kann. Das Zusatzmodul SOCRATES gestattet die Zuschaltung eines entfernten Experten (Telekonsil) und kann zur Live-Übertragung (Fortbildung) genutzt werden. Einem Kollegen kann bei Nutzung gleicher Manipulatoren die OP übergeben werden, Eingriffe über große Entfernungen werden möglich.

Mit der Einführung der digitalisierten Befund- und Verlaufsdokumentation (e-Patientenakte) stehen Patientendaten an jedem Ort im Krankenhaus gleichzeitig zur Verfügung. Die digitale Dokumentation prä-, intra- und postoperativer CT- und MRT-Befunde bildet die Grundlage für eine vierdimensionale Verlaufskontrolle, wobei als 4. Dimension die Zeit eingeführt wird. Dieses Verfahren ist derzeit Forschungsgegenstand und wird zur Evaluation von chirurgischen und interventionellen Therapieverfahren (z. B. bei Lebertumoren) herangezogen.

Die elektronische Befunddokumentation führt über optimierte klinikinterne Prozessketten zur Reduktion des präoperativen Krankenhausaufenthaltes und zu raschen Therapieentscheidungen. Zum intraoperativen Abrufen digitalisierter Befunde wie Röntgen, CT, MRT sowie von 3D-Planungsdaten stehen sprachgesteuerte Systeme für ein steriles Umfeld zur Verfügung (z. B. HERMES (2003)). Der Operateur kommuniziert über ein Headset (Kopfhörer und Mikrofon) mit dem Computersystem, die angeforderten Daten werden auf Displays über dem OP-Feld angezeigt. Diese erweiterte intraoperative Realität trägt den immer komplexeren Krankheiten und Therapieverfahren Rechnung. Zusätzlich erlauben diese Systeme die Steuerung von Geräten im Operationssaal, z. B. des OP-Lichtes sowie die Steuerung von Saugern und Koagulatoren.

Die digitale Aufzeichnung intraoperativer Befunde, Röntgenkontrollen oder der gesamten Operation dient sowohl der Dokumentation als auch der internen Qualitätskontrolle. Diese Aufzeichnungen können für die chirurgische Fort- und Weiterbildung nutzbar gemacht werden.

Grenzen der Computer Aided Surgery (CAS)

Innovation bedeutet Investition. Die hohen Kosten für die Einführung telechirurgischer Arbeitsplätze müssen deshalb mit dem zu erwartenden Nutzen in Relation gesetzt werden, um eine Entscheidung zu treffen. Die Ziele sollten genau abgesteckt und eine realistische Bedarfsplanung entwickelt werden. Spezialisierte Kliniken mit einem hohen Aufkommen identischer Eingriffe werden sich bei der Entscheidung zur Einführung eines CAS-Systems leichter tun als Häuser mit einem breit gefächerten Leistungsspektrum.

Die hohen Kosten für CAS-Systeme werden durch die erforderliche Integration in Krankenhausinformations- und Radiologie-Systeme weiter erhöht. Dies ist der Fall beim Einsatz von Navigationssystemen, virtueller OP-Planung sowie bei der Einführung einer elektronischen Patientenakte generell. Schnittstellenprobleme bei der Integration vorhandener Insellösungen können im schlimmsten Fall zum Scheitern des Gesamtprojektes führen. Weitere Kosten entstehen bei

Anbindung externer Krankenhäuser via Hochgeschwindigkeitsverbindungen.

Die immer wieder beschworene Kostenreduktion scheint vor diesem Hintergrund kaum nachvollziehbar und wird mit der Einführung des DRG-Abrechnungssystems in weite Ferne rücken. Im DRG-System ist die Abrechnung diagnostischer und therapeutischer Innovationen prinzipbedingt nicht möglich, da ihm eine retrospektive Kalkulation zugrunde liegt. Zuschläge für den Einsatz Innovationen werden diskutiert, die bisherigen Anätze sind aber unzureichend. Eine Innovationsvergütung außerhalb der Fallpauschalen, wie z. B. in Australien, ist in Deutschland nicht vorgesehen.

Eine Einsparung von Personal ist nicht zu erwarten. Bei intraoperativen Komplikationen (Verwachsungen, massive Blutung o. ä.) muss ein OP-Team für den Umstieg auf konventionelle OP-Techniken abrufbar, wenn nicht sogar im OP präsent sein. Roboter führen nur einen definierten Schritt einer Operation aus und müssen von erfahren Operateuren programmiert und überwacht werden. Zur Bedienung komplexer Geräte (z. B. intraoperatives CT) ist sogar zusätzliches medizinisch-technisches Personal erforderlich. Dennoch kann die Einführung von OP-Robotern in Kombination mit einem flexiblen Arbeitszeitmodell für hochspezialisierte Anbieter durchaus wirtschaftlich interessant sein

Der Einsatz von CAS-Technologien führt in der Regel zu einer Verlängerung der OP-Zeiten und einem Mehraufwand für präoperative OP-Planung und Simulation. Aus Sicht eines Krankenhausbetreibers müssen die positiven Effekte der CAS, insbesondere die Verbesserung der Prozess- und Ergebnisqualität, den Verlust an OP-Kapazität zumindest ausgleichen. So kann durch minimalinvasive Techniken die postoperative Verweildauer im Krankenhaus deutlich gesenkt werden. Die Behandlungskosten werden aber nur dann reduziert, wenn die eingesparten Mittel nicht durch die erheblichen Mehrausgaben für laparoskopisches Verbrauchsmaterial aufgezehrt werden. Durch die Einführung von Fallpauschalen (Diagnosis Related Groups (DRGs)) könnte es sogar zu einer Renaissance konventioneller Operationstechniken kommen, falls die Materialkosten für die MIC nicht adäquat verrechnet werden. In den aktuellen Fallpauschalendefinitionen wird die Nutzung von Robotern und anderen CAS-Technologien noch nicht berücksichtigt.

Multimorbide Patienten profitieren nicht würden von der Einführung dieser Techniken, da die längeren OP-Zeiten für sie nicht vertretbar sind. Zum Beispiel können multipel verkalkte Herzkranzarterien via endoskopischer Technik deutlich schlechter als konventionell operiert werden. Deshalb muss vor der Einführung von teuren High-Tech-Geräten das real zu erwartende Patientenaufkommen, das mit dem neuen Verfahren überhaupt operiert werden kann, genau kalkuliert werden.

Nicht zu unterschätzen ist der Schulungsaufwand des eigenen Personals. Neben teils erheblichen Einarbeitungsphasen (ZEUS ca. 3 Monate) ist eine permanente Schulung und Betreuung durch den Hersteller erforderlich. Ein entsprechend ausgebildeter Chirurg ist für andere Aufgaben überqualifiziert. Dies führt zwangsläufig zur Spezialisierung sowie in die Abhängigkeit von Hersteller und Schulungszentren.

Telekonsile und Telemedizin können zu einer Reduktion der Krankentransportkosten führen. Das kommt allerdings ausschließlich den Krankenkassen zu Gute. Die Investitionen für die eingesetzte Technologie werden jedoch nicht von den Kassen, sondern von den beteiligten Krankenhäusern getragen. Sie werden nur in Ausnahmefällen an den Einsparungen der Kassen beteiligt. Wirtschaftlich sinnvoll ist der Einsatz der Telemedizin deshalb vor allem innerhalb von Krankenhausverbünden: Durch optimierte Diagnostik, umfassende Kommunikation mit einweisenden Praxen und Krankenhäusern und Digitalisierung der Befunde kann das Intervall bis zur Diagnosestellung und Therapieplanung deutlich verkürzt werden und das Wissen von Experten an mehreren Kliniken genutzt werden. Durch Telekonsil und Telemedizin (z. B. Telepathologie) kann die Versorgungsqualität bei speziellen Fragestellungen in peripheren Krankenhäusern verbessert werden, für die Routineversorgung sind diese Technologien jedoch nur selten erforderlich.

Demgegenüber findet sich bisher im Krankenhaus-Alltag für die Telemanipulation kein Anwendungsszenario. Bei laparoskopischen Routineeingriffen besteht ohnehin keine Notwendigkeit zur Verlegung in ein Zentrum, da diese Operationen auch in Häusern der Grund- und Regelversorgung in guter Qualität durchgeführt werden. In begründeten Einzelfällen werden die Kassen wie bisher den Transport des Patienten zum Experten eher in Kauf nehmen, als die Investition für den „virtuellen" Transport des Experten zum Patienten.

Auch etliche juristische Fragen zum Einsatz von Telemedizin sind noch ungeklärt: Wer trägt die Verantwortung für einen telechirurgischen Eingriff oder ein Telekonsil? Der Operateur in der Ferne oder jener vor Ort? Bisher geht die Rechtssprechung davon aus, dass der behandelnde Arzt vor Ort die Verantwortung trägt. Konsultationen, ob in der Klinik oder via Satellit, sind in diesem Kontext lediglich „Empfehlungen" anderer Kollegen, deren Befolgung dem behandelnden Arzt frei steht. Und wie kann die unterschiedliche nationale Rechtssprechung bei internationalen Konsultationen und Eingriffen harmonisiert werden? Gilt das Recht am Ort der Operation oder am Sitz des Operateurs?

Schließlich ist unklar, wer für die Fehlfunktion von Geräten und Robotern haftet, die zu einer Verletzung des Patienten geführt haben. Der behandelnde Arzt, der die OP nach bestem Wissen und Gewissen geplant und bis zum Einsatz des Roboters selbst durchgeführt hat? Oder die Firma, die den Roboter hergestellt hat? Wer wird überhaupt noch in der Lage sein, eine Schuldfrage zu klären?

Perspektiven

Long-Distance-Operationen wie die Operation Lindbergh (2001) gelten als Paradebeispiel für die Anwendung der Telechirurgie und Telemanipulation. Unter erheblichem technischen Aufwand wurde mittels Manipulatorsystem (ZEUS (2003)) über den Atlantik hinweg eine Gallenblase entfernt. Die Chirurgen bedienten in New York ein Telesurgery-System, die Patientin wurde von Roboterarmen in Paris operiert.

Es handelte sich um eine eindrucksvolle Machbarkeitsstudie, da die laparoskopische Cholezystektomie in jedem Krankenhaus der Grund- und Regelversorgung in guter Qualität durchgeführt werden kann. Es stellt sich die Frage, unter welchen Bedingungen diese und ähnliche Eingriffe über weite Entfernungen Sinn machen. Hier werden gern die medizinische Versorgung auf Kreuzfahrtschiffen und von Soldaten in Krisengebieten als praxisnahe Beispiele herangezogen. Entwicklungen der NASA und der US-Army zur operativen Selbstversorgung gehen in dieselbe Richtung: Eingriffe werden vor Ort, also im Weltraum oder Krisengebiet, durch einen Sanitäter oder den Patienten selbst assistiert und von einem weit entfernt agierenden Operateur mit telechirurgischen Techniken ausgeführt.

Die aktuelle technologische Entwicklung bei Navigationssystemen versucht die Vorteile der CT-Navigation (3D-Rekonstruktion) mit denen der C-Arm-Navigation (intraoperatives Update) zu verschmelzen. Ergebnis ist z. B. das ISO-C3d-System, ein auf der C-Arm-Technolgie basierendes Gerät, mit dem 3D-Modelle unter Realtime-Bedingungen intraoperativ erstellt werden können.

Mit Einführung der Gastrokamera wurde die Nano-Diagnostik bereits in den klinischen Alltag integriert. Dabei schluckt der Patient eine Kapsel mit integrierter Mikrokamera, die den gesamten Gastrointestinaltrakt inspiziert und schließlich wieder ausgeschieden wird. Die gewonnenen Bilder gleichen denen der Endoskopie. In Erweiterung der Gastroskopie und Koloskopie eröffnet die Gastrokamera erstmals den gesamten Dünndarm der Videodiagnostik. Noch nicht gelöst ist die sonst bei der Endoskopie übliche Probenentnahme, sodass die Diagnostik bisher auf makroskopische Befunde beschränkt bleibt. Der therapeutische Einsatz der Nanotechnologie befindet sich noch in einem frühen Forschungsstadium.

Die 3D-Superimposition von präoperativ erhobenen Befunden (z. B. CT, MRT) auf den intraoperativen Situs kann durch Einsatz von Techniken der virtuellen Realität erreicht werden. So könnten Planungsdaten eingespielt, die Orientierung im OP-Feld verbessert und das Ausmaß der Schädigung von gesundem Gewebe auf ein absolutes Mindestmaß beschränkt werden. Potentiellen Einsatz findet dieses Verfahren der Augmented Reality (AR) bei der Resektion von Leber- und Hirntumoren oder Herzoperationen. Erste Anwendungen findet AR in der interventionellen Therapie (MEDical Augmented Reality for PAtients (MEDARPA) (2003)). Ziel ist die optimale intraoperative Synthese des realen OP-Situs und der „virtuellen" bzw. computergenerierten Daten.

Unabhängig vom Einsatz moderner High-Tech-Verfahren in der Chirurgie sei darauf hingewiesen, dass eine Reihe chirurgischer Eingriffe durch Weiterentwicklung anderer Technologien in Zukunft zurückgedrängt oder gar nicht mehr erforderlich sein werden. So stellten in der Vor-Endoskopie-Ära Dickdarmpolypen ab einer Größe von 2 cm eine Indikation zur Operation dar. Heute verschiebt sich mit der Verfeinerung der Abtragungstechniken diese Grenze weiter nach oben. In der Onkologie könnte sich die Indikation zur Operation weiter nach oben verschieben. Aussichtsreiche Beispiele sind die photodynamische Therapie bei frühen Speiseröhren- und Magenkarzinomen sowie die MRT-gesteuerte Radiofrequenz- und Thermoablation von Lebermetastasen. In fernerer Zukunft könnte durch Gentherapie die Inzidenz operationspflichtiger Karzinome des Gastrointestinaltraktes reduziert werden. Während diese Entwicklung der Viszeralchirurgie noch bevor steht, ist der Ersatz chirur-

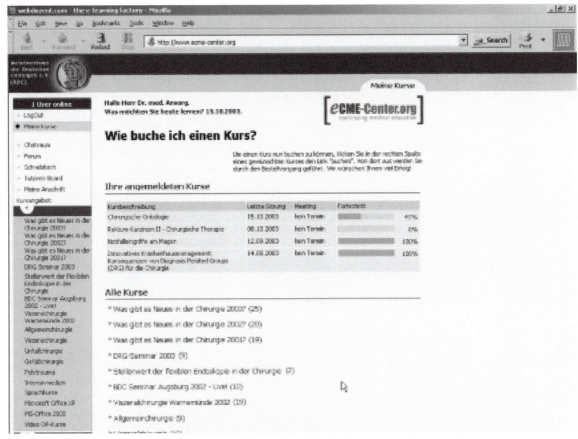

Abb. 3. Screenshot – eCME-Center.org. (2003), e-Learning System des Berufsverbandes der Deutschen Chirurgen (BDC) (2003)

gischer Techniken durch interventionelle Verfahren in der Gefäßchirurgie bereits in vollem Gange.

Als *Fazit* lässt sich festhalten, dass durch den Einsatz computerunterstützter Chirurgie bereits heute wesentliche Fortschritte sowohl bei der Operationsplanung, der Durchführung sowie der Qualitätskontrolle von chirurgischen Eingriffen erreicht werden können. Durch Digitalisierung prä- und intraoperativ erhobener Befunde werden die erhobenen Daten für das chirurgische Training, wissenschaftliche Untersuchungen und das Qualitätsmangement nutzbar.

Die erhofften Kosteneinsparungen werden angesichts der hohen Investitionen und der ungeklärten Vergütungssituation nur schwer zu realisieren sein. Zu beachten ist auch, dass nicht jeder Patient für den Einsatz von CAS in Frage kommt. Die Telechirurgie, namentlich die Telemanipulation, steckt noch im Entwicklungsstadium. Erste Demonstrationen wie die Lindbergh-OP unterstreichen die grundsätzliche technische Machbarkeit, konkrete Anwendungsfälle stehen aber derzeit noch aus.

Wichtigster Erfolgsfaktor in der Chirurgie ist und bleibt der erfahrene und kontinuierlich weitergebildete Operateur. In seiner Hand kann durch den Einsatz von CAS-Systemen die Ergebnisqualität gehoben werden. Trotz der genannten Chancen bildet eine solide chirurgische Ausbildung die Grundlage für eine erfolgreiche Therapie. Konventionelle Eingriffe sind deshalb weiterhin wichtiger Bestandteil der chirurgischen Weiterbildung und müssen „am Tisch" trainiert werden. E-Learning und Simulatoren können sinnvoll in die praktische chirurgische Weiterbildung eingebunden werden (vgl. Abb. 3 und 4).

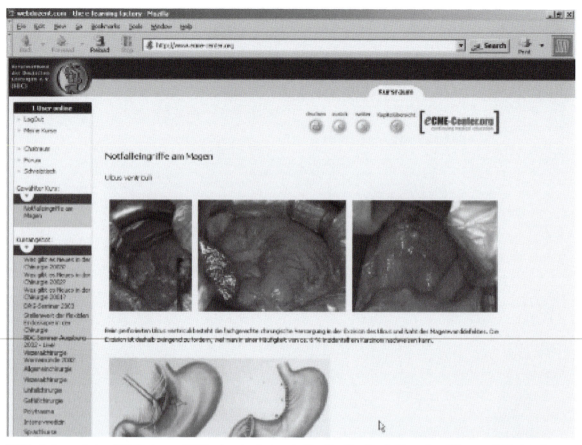

Abb. 4. Screenshot – eCME-Center.org (2003), e-learning System des Berufsverbandes der Deutschen Chirurgen (BDC) (2003)

Durch den Transport des Experten zum Patienten via Telekonsil entsteht eine neue Qualität in der Patientenversorgung, die insbesondere peripheren Häusern in einem Verbund neue Perspektiven eröffnet.

Entscheidungsunterstützende Systeme

Dieter H. Grässle und Florian Burg

Einleitung

Das Wissen, das vom Arzt für das klinische Management von Patienten benötigt wird, ist umfangreich, komplex und einer stetigen Erneuerung unterworfen. Im gesamten Prozess des Patientenmanagements, der sowohl die Diagnostik als auch die daraus resultierende Behandlung umfasst, sind in der Regel viele unterschiedliche Entscheidungen zu treffen.

Ökonomische und qualitätssichernde Aspekte und das sich immer mehr durchsetzende Prinzip der Evidenzbasierten Medizin (EbM) gewinnen zunehmend an Bedeutung und stellen weitere Faktoren dar, die auf Behandlungen Einfluss nehmen können und die Komplexität der Entscheidungsfindungen erhöhen. Computersysteme können unter diesen Rahmenbedingungen für das klinische Personal eine wertvolle Entscheidungsunterstützung darstellen.

In der Medizin wird moderne Informationstechnologie auf vielfältige Weise eingesetzt. Bekannte Beispiele sind bildgebende Verfahren wie die Computertomographie und die Ultraschallsonographie, e-Patientenakten, Kommunikationstechnologien, die bei telemedizinischen Konsultationen eingesetzt werden oder die Anwendung von numerischen Simulationen und pharmakologischen biomathematischen Modellen zur genaueren Dosierung von Medikamenten. Obwohl alle diese Technologien die Entscheidungen des Arztes unterstützen, stellen sie eher Werkzeuge zur Bereitstellung von Informationen dar und sind vom Begriff Entscheidungsunterstützende Systeme (EUS) abzugrenzen. Unter diesem versteht man im Umfeld der medizinischen Informatik zumeist Computersysteme, die dem medizinischen Personal direkt bei der Auswahl von Diagnose- oder Behandlungsalternativen helfen können. Bekannt geworden sind Computerbasierte Entscheidungsunterstützende Systeme (CEUS) vor allem in Form der Expertensysteme (Schill K (1990), Harmon P und King D (1987), Höpken A (1992)).

Entwicklung

Seit der Geburt der Computerwissenschaften in den fünfziger Jahren gehört die Entwicklung von „intelligenten" Systemen, die ähnlich dem menschlichen Gehirn zu denken und entscheiden vermögen, zu den ehrgeizigsten Zielen der Informatik. Begriffe wie Künstliche Intelligenz (KI) oder Expertensystem (ES) vermitteln einen Eindruck von den Vorstellungen, die damit verbunden waren. Die Entwicklung von wissensbasierten Systemen, einer Technologie, die über die Verarbeitung primitiver Daten hinausgeht, schuf die Möglichkeit der computerbasierten Anwendung von speziell formalisiertem Wissen auf verschiedenartige Bereiche von Forschung und Technik.

Die zunehmende Erkenntnis, dass Computersysteme nur selten einen Experten wirklich ersetzen können, und die gezieltere Erforschung der Leistungsfähigkeit, des Bedarfs und der Anwendungsmöglichkeiten verursachten einen Paradigmenwechsel in den Zielen der Entwicklung entscheidungsunterstützender Computersysteme. Die heute zunehmend als Assistenzsysteme verstandenen Konstruktionen sollen nunmehr eine reine Hilfestellung für bestimmte Problembereiche anbieten, ohne sich die Kompetenzen des medizinischen Experten aneignen zu wollen.

Bedarf und Anforderungen in der Medizin

Der erste und wichtigste Schritt in der Entwicklung von entscheidungsunterstützenden Systemen ist eine umfassende Bedarfsanalyse. Diese sollte nicht nur den direkten Bedarf nach Entscheidungsunterstützung umfassen, sondern auch das Umfeld des geplanten Einsatzes und die Arbeitsweise des klinischen Personals. Beispiele für Situationen, in denen ein Bedarf an Entscheidungsunterstützung entstehen kann, sind:

- **Seltene Krankheiten**, für die das medizinische Personal im Allgemeinen kaum Wissen bereit hat, können einen Bedarf signalisieren (z. B. Diagnose und Behandlung des Akuten Strahlensyndromes). Hier können CEUS vor allem auch als Ratgeber bei der Sicherung wichtiger klinisch relevanter Untersuchungsergebnisse wertvolle Dienste leisten.
- **Information Overload** kann entstehen, wenn die zu berücksichtigende oder zu überwachende Informationsmenge, die über einen Patienten zur Verfügung steht, die Kapazitäten des medizinischen Personals übersteigt.

Zeigt sich ein entscheidungsunterstützendes System während der Entwicklung oftmals durch Simulationen der Benutzung als relativ brauchbar, können sich bei seiner Anwendung im klinischen Alltag doch andere Resultate zeigen. Deshalb sollte nicht nur auf Leistungsfähigkeit bezüglich der während der Entwicklung getroffenen Entscheidungen Wert gelegt werden, sondern auch auf die **klinische Nutzbarkeit** insgesamt.

In den meisten Anwendungsbereichen benötigen entscheidungsunterstützende Systeme einen Arzt, der in der Lage ist, die geforderten Informationen in der benötigten Qualität bereitzustellen. Ein Expertensystem kann bei Informationsbedarf zum Beispiel nicht selbst eine palpatorische Untersuchung durchführen. Oftmals liegt der Großteil des diagnostischen Aufwandes nicht in der Entscheidungsfindung, sondern in der Anamnese und der körperlichen Untersuchung am Patienten. Deshalb sollte die Kommunikation von Mensch und Maschine selbsterklärend und zielorientiert sein. In einer Krankenhauswelt, die von Leistungsdruck, dem Ziel möglichst hoher Effizienz und Geschwindigkeit geprägt ist, würde ein unergonomisches System nur schwer Akzeptanz finden (Herczeg M (1994)).

Weitere Forderungen an entscheidungsunterstützende Systeme sind, dass sie mögliche Diagnosen möglichst frühzeitig und kostengünstig ermitteln können (Warner HR et al. (1997)). In Anlehnung an Weidenhaupt TM (1991) lassen sich folgende Anforderungen an ein medizinisches entscheidungsunterstützendes System formulieren: Das System sollte in der Lage sein, Probleme zu lösen und den Lösungsweg in einer nachvollziehbaren Weise darzustellen. Die Wissensbasis muss so flexibel sein, dass sie durch ständige Aktualisierungen und Umstrukturierungen in der Lage ist, mit der medizinischen Entwicklung Schritt halten zu können. Dabei ist auch eine gewisse **Lernfähigkeit** des Systems durchaus erwünscht. Des Weiteren sollten medizinische Assistenzsysteme in der Lage sein, die **Grenzen ihrer Kompetenz** beurteilen zu können, um Überschreitungen ihrer Fähigkeiten selbständig zu verhindern.

Bei diagnostikunterstützenden Systemen ist es wünschenswert, dass sie ein **breites Wissensgebiet** abdecken und auch mit uneinheitlichen Terminologien umgehen können. Sie sollen nicht vom Patienten ablenken, die Arzt-Patienten Beziehung nicht belasten oder womöglich ersetzen, sondern eine Erweiterung des Entscheidungsfindungsprozesses des Arztes sein. Darüber hinaus sollten sie gleichzeitig die **Patientenverwaltung** und die **medizinische Dokumentation** übernehmen oder zu bestehenden Systemen kompatibel sein (Ridderikhoff J und Van Herk E (1997)). Schweregrade von Symptomen und Krankheiten, Unsicherheiten und zeitliche Einflüssen sollten berücksichtigt werden (Warner HR et al. (1997)). Die eingegebenen Daten und Ausgaben des Systems müssen routinemäßig einer **Plausibilitätskontrolle** (z. B. auf Mehrfachdiagnosen und Widersprüche) unterzogen werden (Puppe F (1991)).

Systematik

Die Aufteilung von entscheidungsunterstützenden Systemen nach dem Kriterium der angeforderten oder unaufgeforderten Aktivität liefert eine grobe Klassifikation der Systeme:

Im Falle der **angeforderten Entscheidungsunterstützung** wählt der Arzt die Option, ein computergestütztes System zu Rate zu ziehen. Das System eröffnet beim Starten des Programms einen Dialog, bei dem durch Frage- und Antwort-Interaktion zwischen Mensch und Maschine die vom System benötigten Informationen eingegeben werden. Der bei der Problemlösung verwendete Lösungsweg kann in vielen Fällen vom System erklärt werden.

Systeme mit **unaufgeforderter Entscheidungsunterstützung** geben ohne explizite Aufforderung des Personals Ratschläge. Im Idealfall sind solche Systeme an e-Patientenakten koppelbar, aus denen sie Patientendaten extrahieren und verarbeiten können. Somit eröffnen sie zum Beispiel in Form von so genannten **Watchdog-Systemen** Möglichkeiten für die automatisierte Kontrolle der Medikation eines Patienten. Sind eventuelle Wechselwirkungen von verschiedenen Medikamenten oder frühere allergische Reaktionen des Patienten bekannt, ist so ein System in der Lage, selbständig Warnungen auszugeben. Weitere Anwendungen sind Bed-Side Assistenten zur Überwachung und Steuerung von physiologischen Systemen des Patienten (Coiera EW (1993)).

Technik

Entscheidungsunterstützende Systeme haben meist eine ähnliche Struktur, die bestimmte Komponenten umfasst:

Die Benutzeroberfläche ist die Interaktionsschnittstelle und für den Anwender sichtbare Komponente des Systems und dient der Kommunikation von Mensch und Maschine. Über sie werden interaktiv Informationen vom System angefordert und vom Benutzer eingegeben. Sie ist ein limitierender Faktor für die Ergonomie eines computerbasierten Systems. Ein wesentlicher Gesichtspunkt für die Gestaltung von Benutzeroberflächen ist die Funktions- und Rollenaufteilung zwischen Anwender und System. Dies umfasst die Vorgabe von Dialogschritten und damit die Führung des Benutzers durch die Interaktion mit dem System. Hierbei ist insbesondere der ergonomische Einsatz von Interaktionsmedien (Maus, Tastatur, Mikrofon) und Interaktionsmodi (vorgegebenes Vokabular, „natural language processing", Pictogramme) für die Anwendungsfreundlichkeit von Bedeutung. Beachtung finden sollte auch die Norm DIN EN ISO 9241 (Friedrich G und Stary C (1990), International Organization for Standardization (ISO) (2001)).

Die Wissensbasis beinhaltet bei wissensbasierten Systemen das für die Weiterverarbeitung durch den Inferenzmechanismus zur Verfügung stehende Wissen. Dieses Wissen kann unterteilt werden in generisches Wissen, das unabhängig vom jeweiligen Fall existiert, und fallspezifisches Wissen, das für die Anwendung des generischen Wissens auf einen speziellen Fall eingegeben wird. In einem medizinischen Anwendungsbereich umfasst das generische Wissen z. B. das Vorgehen bei Diagnose und Behandlung von Krankheiten. Es ist aus der Sicht des Benutzers ein bereits vorhandener Baustein des Systems. Das fallspezifische Wissen besteht aus den erfassten Informationen über den Patienten, wie Anamnese, Untersuchungsergebnisse und Behandlungsresultate. Es wird vom Benutzer in der Interaktion mit dem System bereitgestellt und über die Benutzerschnittstelle in die Wissensbasis eingegeben (Warner HR et al. (1997)). Weitere Informationen können auch aus bestehenden Patienteninformationssystemen extrahiert werden.

Der Inferenzmechanismus ist der „Wissensverarbeitungsapparat" eines wissensbasierten entscheidungsunterstützenden Systems. Mittels bestimmter Strategien erarbeiten Problemlösungsmechanismen aus den generischen und fallspezifischen Inhalten der Wissensbasis Schlussfolgerungen, die wiederum eine Entscheidung z. B. für eine weitere Abfrage fallspezifischen Wissens oder für eine Therapieempfehlung beinhalten können. Nach Durchlaufen des gesamten Schlussfolgerungsprozesses werden die erarbeiteten Ergebnisse über die Benutzerschnittstelle ausgegeben (Friedrich G und Stumptner M (1990)).

Die Wissensakquisitions- und Lernmechanismen dienen der stetigen Erweiterung der Wissensbasis des Systems. Hierbei sind grundlegend verschiedene Methoden zu unterscheiden:

- Die Erweiterung der Wissensbasis kann durch die direkte Eingabe von formalisiertem Wissen erfolgen. Dies ist durch die direkte Interaktion von Experte und System oder mit Hilfe eines speziell für den Wissenstransfer von Mensch auf Maschine ausgebildeten Wissensingenieurs möglich.
- Die Erweiterung der Wissensbasis kann auch durch „Lernen" des Systems erfolgen. Dies ist möglich, wenn das System durch ein Anwachsen seiner fallspezifischen Datenbasis ein größer werdendes Erfahrungswissen bereitstellen kann. Durch die Erkennung ähnlicher Fälle kann dann zum Beispiel die regelbasierte Problemwissensbasis durch die Fallwissensbasis ergänzt werden. Es gibt verschiedene Ansätze für lernende Systeme, wie zum Beispiel neuronale Netze (Van Bemmel JH und Musen MA (1997)).

Der Transparenzmechanismus hat die Aufgabe, dem Benutzer den Weg der Entscheidungsfindung verständlich zu machen. Dies kann eine äußerst schwierige Aufgabe sein, stellt jedoch einen wesentlichen Faktor für die Akzeptanz der erarbeiteten Entscheidung dar. Eine direkte Verkettung von logischen Schlussfolgerungen ist eventuell für den Benutzer noch mit geringem Aufwand nachvollziehbar. Im Falle von quantitativen Entscheidungsfindungsmethoden, die komplexe Berechnungen wie Bayes-Methoden verwenden, ist diese einfache Nachvollziehbarkeit nicht mehr gewährleistet. Es stellt eine eventuell utopische Herausforderung an die Entwickler dar, die Entscheidungsfindung in derartigen Systemen für den einzelnen Anwendungsfall in allgemein verständlicher und transparenter Form darzustellen.

Die interessanteste und auch schwierigste Aufgabe im Zusammenhang mit entscheidungsunterstützenden Systemen in der Medizin ist zweifellos die der Entscheidungsfindung. Die Leistungsfähigkeit eines entscheidungsunterstützenden Systems liegt im Inferenzmechanismus, dem in der Regel mathematische Methoden zur Entscheidungsermittlung zu Grunde liegen. Diese Methoden können in verschiedene Modelle der Entscheidungsunterstützung unterteilt werden. Die gröbste Unterteilung ist die Kategorisierung in qualitative und quantitative Verfahren. Als quantitative Verfahren werden solche bezeichnet, die auf statistischen Grundlagen wie der Theorie der Bayes-Schätzer beruhen. Sie arbeiten mit Wahrscheinlichkeitsmodellen, mit denen aus Informationen Rückschlüsse berechnet werden können. Qualitative Verfahren arbeiten dagegen zumeist mit Methoden der symbolischen Logik. Beispiele sind wissensbasierte Systeme, die mit „wenn... dann..."-Regeln, Entscheidungstabellen und Entscheidungsbäumen arbeiten. An dieser Stelle soll auf die grundlegende Problematik der Beweisbarkeit der zuverlässigen Lösungsfindung hingewiesen werden. Diese ist bei größeren Regelbasen oftmals nicht mehr gegeben, und somit kann ein CEUS kaum mehr hinsichtlich der Sicherheit der Qualität seiner Entscheidungen überprüft werden (Van Bemmel JH und Musen MA (1997), Puppe F et al. (1991)).

Es sind in der Vergangenheit verschiedene Werkzeuge für die Konstruktion von entscheidungsunterstützenden Systemen, speziell von wissensbasierten Systemen, entwickelt worden. Sie arbeiten mit z. B. mit graphischen Benutzeroberflächen, auf der unter Verwendung von Modulen wissensbasierte Systeme zusammengebaut werden können. Beispiele sind die Expertsystem-Shells Clips von der Nasa (CLIPS (2003)) und D3 (2003).

Transparenz und Verantwortung

Die Entscheidungsfindung eines CEUS ist oftmals nicht transparent und nachvollziehbar genug für den behandelnden Arzt. Einerseits kann dies durch die explanatorische Qualität des Transparenzmechanismus bedingt sein, andererseits sind je nach Algorithmik und Komplexität des verwendeten Inferenzmechanismus natürliche Grenzen für eine einfach und schnell zu verstehende Nachvollziehbarkeit der Entscheidungsfindung gesetzt. Auch eine qualitativ hochwertige Entscheidungsfindung kann dadurch auf mangelnde Akzeptanz stoßen, da letztendlich immer der behandelnde Arzt der Verantwortungsträger für die getroffenen Entscheidungen ist. Sind für diesen – aus welchen Gründen auch immer – die Entscheidungen des Systems nicht oder nur schwer verständlich, kann ihm keine Übernahme der Verantwortung zugemutet werden.

Qualitätspotentiale

Die Gesundheit wird oft als das höchste Gut des Menschen bezeichnet. Deshalb ist in medizinischen Anwendungsbereichen ein bestmöglicher Standard in Bezug auf die Qualität der getroffenen Entscheidungen oberstes Gebot. Die mit CEUS erreichten Trefferquoten richtiger Entscheidungen sind zum Teil beträchtlich. So testeten zum Beispiel De Dombal F et al. (1972) bereits in den 70er Jahren ein Programm zur Differentialdiagnose von akuten Bauchschmerzen und fanden dabei heraus, dass dieses Programm in einem einjährigen klinischen Test eine Trefferquote von 90 % erzielte, verglichen mit einer Quote von 65-80 % bei den Ärzten. Ridderikhoff J und Van Herk E (1997) geben die Trefferquote von Ärzten mit 43 % an, wohingegen das computerbasierte System in 96 % der Fälle die richtige Differentialdiagnose in der Trefferliste der möglichen Differentialdiagnosen anzeigte. Schließlich soll noch die Studie von Elstein AS et al. (1996) erwähnt werden, bei der die korrekte Diagnose vom Expertensystem in nur 38 % angezeigt wurde, im Vergleich zu Trefferquoten von unter 50 % bei den Ärzten, die in einigen anderen Studien ermittelt wurden (Ridderikhoff J und Van Herk E (1997)) und die dort angegebene Literatur). Bei der Bewertung derartiger Testergebnisse sollte jedoch immer genau auf den Kontext der Testsituation Rücksicht genommen werden.

Herausforderungen

Eine große Herausforderung für die Entwicklung von entscheidungsunterstützenden Systemen sind Komplexität und Größe der nötigen Wissensbasen. Derzeit ist zu beobachten, dass viele derartige Systeme für den Bereich, für den sie konzipiert sind, eine gute Leistung erbringen, diese Leistung aber außerhalb dieses Bereiches rapide nachlässt (Puppe F et al. (1991)). Dieses Verhalten wird oft als Kliff-und-Plateau-Effekt bezeichnet.

Die Datenaquise sollte dem klinischen Alltag gerecht werden. Für diese Herausforderung müssen Methoden gefunden werden, die die Anforderung übermäßig vieler Informationen verhindern, aber das Vorhandensein der notwendigen Informationen garantieren. Interaktionsvereinfachungen durch umfassendes Standardvokabular und Integration existierender Informations- und Datenquellen sind zu erwartende Verbesserungen.

Weitere Herausforderungen können auch in der Algorithmik von wissensverarbeitenden Systemen gefunden werden. Zukünftige Entwicklungen könnten verschiedene Probleme, wie z. B. fälschliche Nichtnutzung von Informationen oder Zirkelschlüsse in der logischen Abarbeitung identifizieren und lösen (Shahsavar N et al. (1995)).

Ein sehr weites und wenig bearbeitetes Gebiet umfasst die Verknüpfung von physiologischen bzw. pathophysiologischen Zusammenhängen mit daraus resultierenden diagnostischen und klinischen Maßnahmen. Dazu gehören Probleme wie die schwierige Modellbildung bei Interdependenzen und Multimorbiditäten, insbesondere bei der Verwendung mathematischer Modelle (Mazoué JG (1990)).

Die Erklärungsfähigkeit medizinischer Assistenzsysteme lässt derzeit oftmals zu wünschen übrig. Auch hier ist weitere Forschungsarbeit über Erklärungs- und Transparenztechniken und unterstützende Werkzeuge angebracht.

Für die ökonomische Beurteilung von entscheidungsunterstützenden Systemen sollten geeignete Methoden bereitgehalten werden. Dies umfasst betriebswirtschaftliche Aspekte wie Entwicklungskosten und Kosten für Einführung, Wartung und Pflege („total costs of ownership"), qualitative Aspekte für die Patienten und darauf beruhende gesundheitsökonomische Evaluationen.

Trotz der bei verschiedenen Systemen nachgewiesenen hohen Qualität der getroffenen Entscheidungen konnten sich entscheidungsunterstützende Systeme bisher nicht auf breiter Front in der Klinik durchsetzen. Als ein gravierendes Problem wird die mangelnde Akzeptanz der Ärzte gesehen. Hierzu existieren zwar verschiedene Studien, allerdings erlauben diese keine eindeutigen Rückschlüsse.

Abschließend ist zu bemerken, dass viele der genannten Probleme möglicherweise angesichts der immer größer werdenden ökonomischen Zwänge in der Gesundheitsversorgung gelöst werden oder auch in den Hintergrund treten können.

Praxisbeispiele

Heute befinden sich Expertensysteme z. B. im Bereich der EKG-Interpretation, der Blutuntersuchung oder zur Unterstützung bei Lungenfunktionstests im Einsatz. Weitere Anwendungsgebiete sind der Arzneimitteleinsatz und die Vermeidung von unerwünschten Arzneimittelnebenwirkungen, pulmonale, neurologische und kardiologische Probleme und Chemotherapiebehandlung ebenso wie DNA- und RNA-Analysen, psychologische Analysen und die intensivmedizinische Überwachung (Schoen S und Wendell S (1990)).

MYCIN (Davis R et al. (1985)), wahrscheinlich das bekannteste Beispiel für entscheidungsunterstützende Systeme in der Medizin, wurde zur Diagnose und Therapie von Infektionskrankheiten entwickelt. Das Wissen des Systems wurde mit Hilfe einer Menge von Produktionsregeln («wenn ... dann ...»-Regeln) manifestiert. MYCIN gehört somit zu den regelbasierten Expertensystemen. Das System INTERNIST/CADUCEUS (Miller RA et al (1985)) wurde als umfangreiches medizinisches Expertensystem zur Abbildung der inneren Medizin geplant. Es arbeitet mit einer hierarchischen Wissensbasis.

Aktuelle Systeme in klinischer Benutzung sind zum Beispiel SETH, ein Expertensystem für das klinische Management von akuten Vergiftungen (Darmoni SJ et al (1994)) und PUFF (Aikins JS et al (1983)) ein System zur Auswertung von Lungenfunktionstests, das unter dem Produktnamen „Pulmonary Consult" vertrieben wird. Eine Sammlung aktueller Systeme findet sich auf Artificial Intelligence Systems in Routine Clinical Use (2003).

Iliad ist ein System, das in amerikanischen Medizinfakultäten als Lehrinstrument eingesetzt wird. Mit Hilfe einer Studie konnte gezeigt werden, dass Studierende, die mit diesem System ausgebildet worden sind, mit geringeren Kosten zu besseren Diagnosen gelangen (Lincoln MJ et al. (1991)). Das System wird darüber hinaus dazu verwendet, eine Kostenübernahme durch die entsprechenden Kostenträger zu genehmigen. Weitere Beispiele für Diagnose- und Trainingssysteme aus verschiedenen medizinischen Fachrichtungen, finden sich auf der Website D3 (2003)).

Perspektiven

Computerbasierte entscheidungsunterstützende Systeme bergen zweifellos ein erhebliches Potential in der klinischen Medizin. Durch die Möglichkeit, beliebige Mengen an Informationen und Wissen zu archivieren und zu verarbeiten, sind sie in der Lage, die klinische Erfahrung aus beliebig vielen Fallgeschichten bereit zu halten. Diese akkumulierte Erfahrung kann durch die Anwendung von verteilten Systemen mit minimalem Aufwand ständig aktualisiert und dezentral verfügbar gemacht werden. Weiteres Potential liegt in der Möglichkeit, das klinische Wissen von CEUS von zentraler Stelle aus immer auf dem neuesten Stand zu halten (z. B. über das Internet) und ständig in den lokalen Systemen zu aktualisieren. Ein Beispiel wäre die automatische Aktualisierung von nachgewiesenen Medikamentenwechselwirkungen, auf die das klinische Personal von computerbasierten Systemen aufmerksam gemacht wird.

Die Nutzung dieses Potentials ist allerdings von bestimmten Voraussetzungen, wie z. B. einer standardisierten Datenerfassung abhängig. Im Zuge des Fortschrittes in der Ausbreitung von e-Patientenakten, dem zunehmenden Druck auf die medizinischen Versorgungssysteme hinsichtlich Qualitätskontrolle, evidenzbasierter Medizin, protokollbasierter Behandlungen und gesundheits-ökonomischer Aspekte ist zu erwarten, dass viele der Voraussetzungen für die einfachere Einbindung von CEUS in den klinischen Alltag in näherer Zukunft erfüllt werden. In Folge könnte eine Ausweitung der praktischen Anwendungsmöglichkeiten von verschiedenen CEUS wie z. B. Watchdog-Systemen eintreten. Im Bereich der interaktiven CEUS ist vorstellbar, dass Techniken, wie z. B. die verbale Spracheingabe die Nutzung erheblich vereinfachen und den Interaktionsprozess beschleunigen.

Abschließend lässt sich sagen, dass sich computerbasierte entscheidungsunterstützende Systeme durch ihre spezifischen Potentiale mit Sicherheit immer stärker als wertvolle Hilfsmittel im Gesundheitswesen etablieren werden. In Kombination mit dem menschlichen Experten, der bei der Betrachtung des Patienten und seiner Erkrankung aus einer ganzheitlichen Sicht alle Aspekte der Geschichte und Persönlichkeit des Menschen in das Krankheitsbild integriert, ist zukünftig eine erhebliche Steigerung von Qualität und Effizienz in der Krankenversorgung möglich.

Quellenverzeichnis

Abate L, Croci F, Francesconi L, Bayeli PF (1989): A retrospective clinico-endoscopic study of colorectal cancer. Personal case histories. Minerva Med. (1989); 80, 249-253

Adam H, Behrens C, Henke KD (1991): Modellüberlegungen zur Kosten-Effektivitäts-Analyse einer Senkung des Cholesterinspiegels durch medikamentöse Therapie. In: Gäfgen G, Oberender P (Hrsg.): Evaluation gesundheitspolitischer Massnahmen. Nomos Verlagsgesellschaft, Baden-Baden 1991

Aesculap-Akademie (2003): Forum für Training und Fortbildung in der Medizin unter dem Dach des B. Braun HealthNet, Aesculap Akademie GmbH, Tuttlingen. Hier: Mediathek der Deutschen Gesellschaft für Chirurgie (Chirurgische Arbeitsgemeinschaft Medien (CAM)) mit über 270 Filmen, http://www.aesculap-akademie.de/index.cfm?9C467EE13F904EFB9EC7093AFABE0D61, Abfrage: 15.09.2003

AESOP 3000 (2003): Sprachgesteuerter Roboter zur Steuerung der Kamera bei laparoskopischen Operationen, Computer Motion Inc., Santa Barbara, California, USA, http://www.computermotion.com/productsandsolutions/products/aesop/index.cfm, Abfrage: 15.09.2003

Aikins JS, Kunz JC, Shortliffe EH, Fallat RJ (1983): PUFF, an expert system for interpretation of pulmonary function data. Comput Biomed Res (1983); 16, 3, 199-208

Aktionsforum Telematik im Gesundheitswesen (ATG) (2003): Von dem BMGS, dem BMBF und einer Vielzahl von Personen und Institutionen der Selbstverwaltung gegründete Konsensplattform unter dem Dach der Gesellschaft für Versicherungswissenschaft und -Gestaltung e.V. (GVG), http://atg.gvg-koeln.de/, Abfrage: 15.09.2003

Amerikanische Radiologische Gesellschaft (RSNA) (2002): Radiological Society of North America, http://www.rsna.org/IHE/index.shtml, Abfrage: 15.09.2003

Armed Force Institute of Pathology (AFIP) (2003): Weltweit führendes Institut für Pathologie mit einem seit 1995 bestehenden Online-Telepathologiekonsultationszentrum, http://www.afip.org, Abfrage: 15.09.2003

Artificial Intelligence Systems in Routine Clinical Use (2003): AIM Systems in Routine Use, http://www.coiera.com/ailist/list-main.html, Abfrage: 15.09.2003

Bähr HP, Vögtle T (1998): Digitale Bildverarbeitung - Anwendung in Photogrammetrie und Fernerkundung, Wichmann Verlag, Heidelberg, 1998, 15-28

Beier J, Sell C, Hosten N, Fleck E, Felix R (1997): Multimediale Repräsentation von radiologischen Bilddaten mittels Internet. Radiologe (1997); 37, 98-103

Beier J, Büge T, Stroszczynski C, Oellinger H, Fleck E, Felix R (1998): 2D- und 3D-Parameterbilder zur Analyse der Kontrastmittelverteilung bei dynamischen CT-und MR-Untersuchungen. Radiologe (1998); 38, 832-840

Beier J, Rohlfing T, Wust P, Muller FH, Graf R, Felix R (1999): Integration of fusionated PET/CT and MRI/CT images into radiation planning systems to improve object demarcation. 85th Scientific Assembly and Annual Meeting of the Radiological Society of North America, 1999, 456

Brauchli K, Christen H, Haroske G, Meyer W, Kunze KD, Oberholzer M (2002): Telemicroscopy by the Internet revisited. J Pathol (2002); 196, 2, 238-243

Berufsverband der Deutschen Chirurgen (BDC) (2003): Internetseite des Berufsverband Deutscher Chirurgen (BDC), http://www.bdc.de/derbdc.htm, Abfrage: 15.09.2003

Bundesamt für Sicherheit in der Informationstechnologie (BSI) (2003): Unabhängige Behörde für Fragen zur IT-Sicherheit in der Informationsgesellschaft, http://bdi.de, Abfrage: 15.09.2003

Bundesministerium für Bildung und Forschung (BMBF) (2003): Informationen des BM zu Arbeitsfeldern, Förder- und Regierungsprogrammen, Servicezentrum u.v.m., http://www.bmbf.de, Abfrage: 15.09.2003

Bundesministerium für Gesundheit und Soziale Sicherung (BMGS) (2003): Informationen des BMGS zu Arbeitsfeldern, Veröffentlichungen, Rechtsvorschriften, Gesundheitsreform, Gesetzgebung zur Gesundheitstelematik, http://www.bmgs.de, Abfrage: 15.09.2003

Bundesministerium für Wirtschaft und Arbeit (BMWA) (2003): Informationen des BM zu Arbeitsfeldern, Förder- und Regierungsprogrammen, Existenzgründungen, Wettbewerben, Veranstaltungen, http://www.bmwi.de, Abfrage: 15.09.2003

Busch C, Hebestreit HP, Kühn V, Seibert F (1996): Praktische Erfahrungen mit Teleradiologiesystemen. In: Glowalla U, Schoop E (Hrsg.): Deutscher Multimedia-Kongreß ,96 : Perspektiven multimedialer Kommunikation, Leipzig, 12. - 14. Mai 1996. Tagungsband, 4, Springer Verlag, Berlin, 1996, 178-191

CASPAR (2003): Robotersystem für Knochen- und Gelenkchirurgie, URS Ortho GmbH & Co. KG, 76437 Rastatt, http://www.buergerhospital.de/aerzte_forum/chirurgie_caspar.htm, Abfrage: 15.09.2003

CEN/TC 251 Health Informatics (2003): Health Informatics (2003), Technical Comittee 251 des Comité Européen de Normalisation für Normen zur Kommunikation von patientenbezogenen Daten, http://www.centc251.org, Abfrage: 15.09.2003

Chandrashekhar AK (1998): Telemedicine in Gulf War. Aviat Space Environ Med. (1998); 69, 918

Clemens S, Eckardt C, Gerding H, Grote A, Jandeck C, Kellner U, Lorenz B, Petersen J, Seiberth V, Stark N, Ulbig MW, Zubcov A, Jorch G,

Pohlandt F (1999): Augenärztliche Screening-Untersuchung von Frühgeborenen. Ophthalmologe (1999); 96, 257-263
CLIPS, NASA (2003): C Language Integrated Production System (CLIPS), Informationsseite, Download Area, Support, Forum und FAQ, http://www.ghgcorp.com/clips/CLIPS.html, Abfrage: 15.09.2003
Coiera EW (1990): Monitoring Diseases with Empirical and Model Generated Histories, Artificial Intelligence. Medicine (1990); 2, 135-147
Coiera EW (1993): Intelligent monitoring and control of dynamic physiological systems, Artificial Intelligence. Medicine (1993), 5, 1-8
Coiera EW (1994): Question the Assumptions. In: Barahona P, Christensen JP (Hrsg): Knowledge and Decisions in Health Telematics – The Next Decade, IOS Press, Amsterdam, 1994, 61-66
Coiera EW (1996): Artificial intelligence in medicine: the challenges ahead. Journal of the American Medical Informatics Association (1996); 3, 363-366
Coiera EW (1997): Guide to Medical Informatics, The Internet and Telemedicine, Chapman & Hall, London, 1997
Crowe BL, Hailey DM, Carter R (1992): Assessment of Costs and Benefits in the Introduction of Digital Radiology Systems. Int J Biomed Comp (1992); 30, 17-25
D3 (2003): Lehrstuhl für Informatik VI, Universität Würzburg: Entwicklung wissensbasierter Informationssysteme, Überblick, Support, Download von D3, http://d3.informatik.uni-wuerzburg.de/index_dt.html, Abfrage: 15.09.2003
DaVinci (2003): Telemanipulationssystem für die Herzchirurgie. Intuitive Surgical Inc., Sunnyvale, California, USA, http://www.intuitivesurgical.com/products/da_vinci.html, Abfrage: 15.09.2003
Darmoni SJ, Massari P, Droy JM, Mahe N, Blanc T, Moirot E, Leroy J (1994): SETH, an expert system for the management on acute drug poisoning in adults. Comput Methods Programs Biomed (1994); 171-176
Davis R, Buchanan B, Shortliffe E (1985): Production rules as a respresentation for a knowledge-based consultation program. In: Reggia JA, Tuhrim S (Hrsg.): Computer-Assisted Medical Decision Making, Vol. 2, Springer Verlag, New York, 1985, 3-35
De Dombal F, Leaper D, Horrocks J, Staniland J, McCann A (1972): Computer-Aided Diagnosis of Acute Abdominal Pain. BMJ (1972); 2, 9-13
Demichelis F, Barbareschi M, Dalla Palma P, Forti S (2002): The virtual case: a new method to completely digitize cytological and histological slides. Virchows Arch (2002); 441, 2, 159-164
Demichelis F, Berloffa F, Eccher C, Larcher B, Galvagni M, Sboner M, Sboner A, Graiff A, Forti S (2000): Design and initial implementation of a regional tele-oncology project. J Telemed Telecare (2000), 6 Suppl 1, 71-73
DermoGenius®ultra (2003): Beispiel für ein Digitaldermatoskop (LINOS Photonics GmbH & Co. KG). http://www.dermogenius.de, Abfrage: 15.09.2003
Deutsche Gesellschaft Chirurgie (DGCH) (2003): Gesellschaft zur Förderung der wissenschaftlichen und praktischen Belange in der Chirurgie: http://www.dgch.de, Abfrage 15.09.2003
Deutsches Gesundheitsnetz (DGN) (2003): Online Lösungen für Ärzte, DGN Service GmbH, inkl. Intranet für medizinassoziierte Professionen, http://www.dgn.de, Abfrage: 15.09.2003 Deutsche Interdisziplinäre Vereinigung für Intensiv- und Notfallmedizin (DIVI) (2003): Zusammenschluß von medizinischen Fachgesellschaften und Berufsverbänden zur Förderung der Intensiv- und Notfallmedizin in Wissenschaft und Praxis, http://www.divi-org.de, Abfrage: 15.09.2003

Dierks C, Nitz G, Grau U (2003): Gesundheitstelematik und Recht - Rechtliche Rahmenbedingungen und legislativer Anpassungsbedarf, Frankfurter Schriften, Band 2, MedizinRecht.de Verlag, Frankfurt, 2003
Dietel M, Ngyuyen-Dobinsky TN, Hufnagel P (2000): The UICC-Telepathology Consultation Center. Cancer (2000); 89, 187-191
Dietzel G (2000): Gesundheitstelematik, Telemedizin & eHealth – Deutsche und Europäische Perspektiven. In: Telemedizinführer Deutschland 2001, Bad Nauheim 2000, S.14
eCME-Center (2003): Online Learning System des Berufsverbandes der Deutschen Chirurgen, Berlin, http://www.ecme-center.org, Abfrage: 15.09.2003
eDICT Systems Inc. (2002): Software-Anbieter für den Fachbereich Radiologie, http://www.edictation.com, Abfrage: 15.09.2003
eEurope 2002 – Eine Informationsgesellschaft für alle (2003): Umfassende Informationsseite zu dem europäischen Aktionsprogramm, http://europa.eu.int/information_society/eeurope/index_en.htm, Abfrage: 15.09.2003
eEurope 2005 (2003): http://europa.eu.int/information_society/eeurope/news_library/documents/eeurope2005/eeurope2005_de.pdf, Abfrage: 15.09.2003
Elstein AS, Friedman CP, Wolf FM, Murphy G, Miller J, Fine P, Heckerling P, Miller T, Sisson J, Barlas S, Biolsi K, Ng M, Mei X, Franz T, Capitano A (1999): Effects of a decision support system on the diagnostic accuracy of users: a preliminary report. J Am Med Inform Assoc (1996); 3, 6, 422-428
Endoskopie-Teledienste (ENDOTEL) (2003): Anmeldepflichtiges Endoskopie-Informationssystem für Studenten und Ärzte, Kooperationsprojekt des Instituts für Medizinische Statistik und Epidemiologie und der II. Medizinischen Klinik und Poliklinik des Klinikums rechts der Isar, TU München, der Telehaus Dienstleistungs GmbH und des International Center for Telemedicine (ICT) Regensburg, http://www.endotel.de, Abfrage: 15.09.2003
European Organization for Research and Treatment of Cancer (EORTC) (2003): Organisation zur Förderung der Forschung zur Verbesserung der Behandlung von Krebserkrankungen, http://www.eortc.be/, Abfrage: 15.09.2003
European Surgical Institute (ESI) (2003): Trainingscenter für Continuous Medical Education mit Schwerpunkt auf dem Gebiet der videoskopischen Chirurgie, Norderstedt, http://www.esi-online.de, Abfrage: 15.09.2003
Forum INFO 2000 (2003): Aktionsbündnis zugunsten der Informationsgesellschaft (Erstes Handlungsprogramm für e-Health), BMGS (Hrsg): Telematikanwendungen im Gesundheitswesen. Nomos Verlagsgesellschaft, 1998, http://www.forum-informationsgesellschaft.de/fig/extern/VorlagenDownload/gesundheitswesen.pdf, Abfrage: 15.09.2003
Fraunhofer (IGD) Darmstadt (2003): Fraunhofer Institut Graphische Datenverarbeitung, Entwicklung von Konzepten, Umsetzungslösungen, sowie Soft- und Hardware-Produkten für Augmented Reality, Mobile Computing, Sicherheitstechnologien, http://www.igd.fhg.de Kerninstitut des INI-GraphicsNet, http://www.inigraphics.net/, Abfrage: 15.09.2003;
Friedrich G, Stumptner M (1990): Einführung. In: Gottlob G, Frühwirth T, Horn W: Expertensysteme, Springer Verlag, Wien, 1990, 1-19
Friedrich G, Stary C (1990): Interaktion mit Expertensystemen. In: Gottlob G, Frühwirth T, Horn W: Expertensysteme, Springer Verlag, Wien, 1990, 173-201

Quellenverzeichnis

Frueh BC, Deitsch SE, Santos AB, Gold PB, Johnson MR, Meisler N, Magruder KM, Ballenger JC (2000): Procedural and methodological issues in telepsychiratry research and program developement. Psychatric Services (2000); 51, 1522-1527

Gemeinsame Erklärung des Bundesministerium für Gesundheit und der Spitzenorganisationen zum Einsatz von Telematik im Gesundheitswesen (2002): Initiative unter der Schirmherrschaft des Bundesministeriums für Gesundheit und soziale Sicherung (BMGS), http://www.bundesregierung.de/Anlage259591/Erkl%E4rung+zur +Einigung+%FCber+Ausbau+der+Telematik+im+Gesundheitswesen.doc, Abfrage: 15.09.2003

Generic Advanced Low-cost trans-European Network Over Satellite (GALENOS) (2003): Satellitenunterstütztes Kompetenznetzwerk zur Unterstützung telemedizinischer Anwendungen, Projekt der Surgical Research Unit OP 2000, Robert Rössle Klinik, Universitätsklinikum Charité und Max-Delbrück-Centrum für molekulare Medizin Berlin-Buch (MDC), http://www.rrk-berlin.de/op2000/Deutsch/ projekte/galenos.html, Abfrage: 15.09.2003

Goetz CFJ, Blobel B, Dudeck J, Jäckel A, Matties H, Post C, Sembritzki J (1998): Integrierte Gesundheitsnetze: Beschreibung der notwendigen Systemkomponenten. In: Bundesminister für Gesundheit (Hrsg.): Telematik-Anwendungen im Gesundheitswesen, Forum Info 2000. Nomos Verlagsgesellschaft, Baden-Baden, 1998

Goetz C F-J, Sembritzki J (2001): Kryptographische Verfahren im Gesundheits- und Sozialwesen in Deutschland – Kryptoreport. In: Jäckel A (Hrsg.): Telemedizinführer Deutschland, Medizin Forum AG, Ober-Mörlen, 2001; 76-107

Gomez-Ulla F, Fernandez MI, Gonzalez F, Rey P, Rodriguez M, Rodriguez-Cid MJ, Casanueva FF, Tome MA, Garcia-Tobio J, Gude F (2002): Digital retinal images and teleophthalmology for detecting and grading of diabetic retinopathy. Diabetes Care (2002); 25, 1384-389

Gonzalez F, Iglesias R, Suarez A, Gomez-Ulla F, Perez F (2001): Teleophthalmology link between a primary health care centre and a reference hospital. Med Inform Internet Med (2001); 26, 251-263

HERMES (2003): HERMES Control Center, Computer Motion Inc., Santa Barbara, California, USA, http://www.computermotion.com/ productsandsolutions/products/hermes, Abfrage: 15.09.2003

Harmon P, King D (1987): Expertensysteme in der Praxis, Oldenbourg Verlag, München, 1987

Herczeg M (1994): Software-Ergonomie, Addison -Wesley, Bonn, 1994

High-Tec-Offensive der Bayerischen Staatsregierung (2003): Programm der Offensive „Zukunft Bayern" http://www.bayern.de/ Wirtschaftsstandort/High-Tech-Offensive/HTO/, Abfrage: 15.09.2003

HISTKOM (2003): Online-Projekt für Telepathologie, Telekonsultation, Teleendoskopie, Telesonographie und Teledermatologie, Institut für Physikalische Elektronik, Universität Stuttgart, http://www.ipe.uni-stuttgart.de/res/ip/histkom.html, Abfrage: 15.09.2003

Höpken A (1992): Künstliche Intelligenz, Expertensysteme und die Folgen, Leuchtturm Verlag, Alsbach, 1992

Horsch A, Stolz W, Neiß A, Abmayr W, Pompl R, Bernklau A, Bunk W, Dersch DR, A. GläSSl, Schiffner R, Schoner W, Morfill G (1996): Verbesserung der Hautkrebsfrüherkennung durch digitale Bildanalyse in der Dermatoskopie mit Methoden der Nichtlinearen Dynamik. In: Dudeck J, Gell G, Tolxdorff T (Hrsg.): Medizinische Informatik. Proceedings-Reihe Informatik'96, Band 8, Klagenfurt, 1996, 43-58

Hufnagl P, Schrader T (2002): UICC-Telepathologie-Konsultationszentrum. Management und Krankenhaus (2002); 4, 6

INI-GraphicsNET (2003): International Network of Institutions for advanced education, training and R&D in Computer Graphics technology, systems and applications, div. Fraunhofer-Institute/Zentren, Universitäten und Zentren für graphische Datenverarbeitungen, http://www.inigraphics.net, Abfrage: 15.09.2003

Institute of Applied Sciences in Medicine (ISM) (2003): Non-profit organisation for the promotion of technologies for advanced quality and safety of patient care, http://www.ism-austria.at, Abfrage: 15.09.2003

Institute of Medicine (IOM) (2003): Berichte des Institute of Medicine, Washington, USA, http://www.iom.edu, Abfrage: 15.09.2003

International Organization for Standardization (ISO) (2003): Schweizer Seite der International Organization for Standardization in Englisch und Französisch, http://www.iso.ch, Abfrage: 15.09.2003

iPath Project (2003): Offene Plattform für die Errichtung von Telehealth-Applikationen mit Focus auf Telepathologie, http://ipath.sourceforge.net, Abfrage: 15.09.2003

Jäckel A (2002): Qualität medizinischer und gesundheitsbezogener Informationen im Internet. In: Jäckel A (Hrsg.): Telemedizinführer Deutschland, Medizin Forum AG, Ober-Mörlen, 2002; 20-25

Jäckel A (2002): Handelsplattformen im Internet. In: Drauschke S, Pieper U (Hrsg.): Beschaffungslogistik und Einkauf im Gesundheitswesen, Luchterhand Verlag, Neuwied, 2002

Jäckel A (2002): Rahmenbedingungen und Anforderungen für Disease Management Systeme (DMS). In: Jäckel A (Hrsg.): Telemedizinführer Deutschland, Medizin Forum AG, Ober-Mörlen, 2002; 50-52

Jähn K, Klenke T (1999a): Spannende Bilder aus dem Internet – Embryo-Entwicklung per Mausklick. MMW-Fortschr Med (1999); 12, 43, http://www.mmw.de (Rubrik „Medizin Online/Recherche"), Abfrage: 15.09.2003

Jähn K, Klenke T (1999b): Zertifizierte Fortbildung online – Die Fortbildung kommt ins Haus. MMW-Fortschr Med (1999); 14, 47, http://www.mmw.de (Rubrik „Medizin Online/Recherche"), Abfrage: 15.09.2003

Kooperatives Arbeiten und medizinische Diagnostik auf Innovativen Netzen (KAMEDIN) (2003): Praxiserprobtes ISDN-basiertes Teleradiologie-System, Zentrum für graphische Datenverarbeitung e.V. Rostock / Darmstadt, http://www.egd.igd.fhg.de/ZGDV/Abteilungen/ zr1/Projekte/KAMEDIN, Abfrage: 15.09.2003

Kovai L, Lonari S, Paladino J, Kern J (2000): The Croatian telemedicine. Stud Health Technol Inform. (2000); 77, 1146-1150

LAP Mentor (2003): OP-Simulator für endoskopische Operationen, Simbionix, Cleveland, http://www.simbionix.com/LAP_Mentor.html, Abfrage: 15.09.2003

Laaser U, Roccella EJ, Rosenfeld JB, Wenzel H (1990): Costs and Benefits in Health Care and Prevention. An International Approach to Priorities in Medicine. Springer Verlag, Berlin, 1990

Lacroix A, Lareng L, Padeken D (2000): International concerted action on collaboration in telemedicine. Final Report and Recommendations of the G-8 Global healthcare Applications Project-4. Université de Montréal, Québec, 2000

Lauterbach K, Lindlar M (1999): Informationstechnologien im Gesundheitswesen - Telemedizin in Deutschland, Gutachten im Auftrag der Friedrich-Ebert-Stiftung, Bonn, 1999

Levine RM (1997): Telemedicine in support of peacekeeping operations. Telemed J. (1997); 3, 299

Lincoln MJ, Turner CW, Haug PJ, Warner HR, Williamson JW, Bouhaddou O, Jessen SG, Sorenson D, Cundick RC, Grant M (1991): Iliad training enhances medical students' diagnostic skills. J Med Syst (1991); 14, 93-110

Lorenz B, Bock M , Müller HM, Massie NA (1999): Telemedicine based screening of infants at risk for retinopathy of prematurity. Stud Health Technol Inform (1999); 64, 155-163

Mazoué JG (1990): Diagnosis without doctors. The Journal of Medicine and Philosophy (1990); 15, 1, 559-579

Medical Records Institute (MRI) (2003): Marktstudien des MRI, Newton, MA, USA, http://www.medrecinst.com, Abfrage: 15.09.2003

MEDical Augmented Reality for PAtients (MEDARPA) (2003): Unterstützung eines interventionellen medizinischen Arbeitsplatzes durch den Einsatz neuartiger Visualisierungs- und Interaktionsverfahren sowie durch die Realisierung eines „AR-Fensters" zum Patienten, http://www.medarpa.de, Abfrage: 15.09.2003

MEDICUS (2003): Teleradiologiesystem des Deutschen Krebsforschungszentrums Heidelberg (DKFZ) in Zusammenarbeit mit dem Steinbeis Transferzentrum Medizinische Informatik, http://mbi.dkfz-heidelberg.de/mbi/TR/TR94/Teleradiologiesystem_MEDICUS.doc.html, Abfrage: 15.09.2003

Miller RA, Pople Jr. HE, Myers JD (1985): INTERNIST-1, an experimental computer-based diagnostic consultant for general internal medicine. In: Reggia JA, Tuhrim S (Hrsg.): Computer-Assisted Medical Decision Making, Vol.2, Springer Verlag, New York, 1985, 139-158

Moran DW (1998): Health information policy: on preparing for the next war. Health Aff (Millwood) (1998); 17, 9-22

Nätscher C, Mehammed H, Sussmann H, Horsch A (2002): Ergonomisches Ondine-Authoring – Aufrechterhaltung der Effizienz und Aktualität eines Endoscopie-Informationssystems im Internet. In: Telemedizinführer Deutschland, Ausgabe 2003, Medizin-Forum AG, Ober-Mörlen 2002, 169-171

National Health Service (NHS) (2003): Homepage mit Gateway zu den Patienteninformationen des NHS Direct Online, http://www.nhs.uk, Abfrage: 15.09.2003

Newmark J, France LO (1998): Use of medical specialties in medical operations other than war: lessons from Saudi Arabia. Mil Med. (1998); 163, 278-282

Normenausschuss Medizin (NAMed) (2003): Einer von über 80 Normenausschüssen des Deutschen Instituts für Normung e.V. (DIN), Berlin, http://www.normung.din.de/sixcms/list.php?page=zbnormung_redirect&alias=nas, Abfrage: 15.09.2003

Notfall-Organisations- und -Arbeits-Hilfe (NOAH) (2003): Von dem Rettungswesen Regensburg e.V. koordiniertes innovatives Kommunikationskonzept für das Rettungswesen, http://www.uni-regensburg.de/Fakultaeten/Medizin/Uch/noah/, Abfrage:15.09.2003

OP 2000 (2003): Surgical Research Unit OP 2000, Robert-Rössle-Klinik am Max-Delbrück-Centrum für Molekulare Medizin, Universitätsklinikum Charité - Medizinische Fakultät der Humboldt-Universität zu Berlin, http://www.rrk-berlin.de/op2000, Abfrage: 15.09.2003

Operation Lindbergh (2001): „Transatlantische" computerunterstützte Cholezystektomie, http://www.medpoint.ch/other/Pressekonf%20Telesurg.pdf, Abfrage: 15.09.2003

OrthoPilot (2003): Das CT-freie Navigationssystem. AESCULAP AG & CO. KG, Tuttlingen, http://www.orthopilot.de/, Abfrage: 15.09.2003

Otto T, Weber OC (2002): Das Telemedizprojekt des Sanitätsdienstes der Bundeswehr. In: Jäckel A (Hrsg), Telemedizinführer Deutschland, Medizin Forum AG, Ober-Mörlen, 2002, 74-79

Pompl R, Bunk W, Horsch A, Stolz W, Abmayr W, Brauer W, GlÄSSl A, Morfill G (2000): MELDOQ: Ein System zur Unterstützung der Früherkennung des malignen Melanoms durch digitale Bildverarbeitung. In: Horsch A, Lehmann T (Hrsg.): Bildverarbeitung für die Medizin 2000, Reihe Informatik aktuell. Springer Verlag, Berlin, 2000, 234-238

Puppe F, Gappa U, Poeck K, Bamberger S (1991): Wissensbasierte Diagnose- und Informationssysteme, Springer Verlag, Berlin, 1991

Puppe F (1998): Einführung in Expertensysteme, Springer Verlag, Berlin, 1988

Quinzio L, Benson M, Junger A, Fuchs C, Sciuk G, Michel A, Marquardt K (2001): Telekonsile in Anästhesie und Intensivmedizin. In: Jäckel A (Hrsg): Telemedizinführer Deutschland, Medizin Forum AG, Ober-Mörlen, 2001, 126-128

Ridderikhoff J, van Herk E (1997): A diagnostic support system in general practice: is it feasible?. International Journal of Medical Informatics (1997); 45, 133-143

ROBODOC (2003): OP-Roboter zur Implantation von Hüft- und Knieendoprothesen, Integrated Surgical Systems (ISS), Davis, California, USA, http://www.robodoc.com/eng/robodoc.html, Abfrage: 15.09.2003

Roland Berger & Partner (1997): Telematik im Gesundheitswesen - Perspektiven der Telemedizin in Deutschland. Bundesministerium für Bildung, Wissenschaft, Forschung und Technologie und Bundesministerium für Gesundheit. München, August 1997

Sachverständigenrat für die Konzertierte Aktion im Gesundheitswesen (2003): Gutachten 2000/2001 „Bedarfsgerechtigkeit und Wirtschaftlichkeit", Bd. III Über-, Unter- und Fehlversorgung, http://www.svr-gesundheit.de, Abfrage: 15.09.2003

Schill K (1990): Medizinische Expertensysteme, Oldenbourg Verlag, München, 1990

Schmitt V, Striebel W, Hufnagl P, Michelson G, Shanit D (2001): MedStage – eine Internet basierte Plattform für telemedizinische Anwendungen. In: Jäckel A (Hrsg): Telemedizinführer Deutschland, Medizin Forum AG, Ober-Mörlen, 2001, 352-355

Schoen S, Wendell S (1990): KI-Expertensysteme: Konzepte, Entwicklung, Anwendung, Sybex Verlag, Düsseldorf, 1990

Schulenburg JM Graf Von der, Schöffski O (1993): Kosten-Nutzen-Analysen im Gesundheitswesen. In: Nagel E, Fuchs C (Hrsg.): Soziale Gerechtigkeit im Gesundheitswesen. Ökonomische, ethische und rechtliche Fragen am Beispiel der Transplantationsmedizin. Springer Verlag, Berlin, 1993

Schwarzmann P, Bültmann B, Nathrath W, Fritz P, Knolle J, Schenck U (2001): Feldtests in der Pathologie mit HISTKOM – Ergebnisse und Erfahrungen. In: Telemedizinführer Deutschland - Ausgabe 2001. Medizin-Forum AG. Ober-Mörlen 2000, 201-217

SCI.MED.INFORMATICS (2003): Newsgroup für Medizininformatik – z.B. über http://www.google.de (Newsgroups), Abfrage: 15.09.2003

SCI.MED.PATHOLOGY (2003): Newsgroup für Pathologie – z.B. über http://www.google.de (Newsgroups). Auflistung einiger Teilnehmer unter: http://members1.chello.nl/~j.visser03/scipath.htm, Abfrage: 15.09.2003

SCI.MED.TELEMEDICINE (2003): Newsgroup für Telemedizin – z.B. über http://www.google.de (Newsgroups), Abfrage: 15.09.2003

Shahsavar N, Ludwigs U, Blomqvist H, Gill H, Wigertz O, Matell G (1995): Evaluation of a knowledge-based decision-support system for ventilator therapy management, Artificial Intelligence. Medicine, (1995); 7, 37-52

SOCRATES (2003): SOCRATES Telecollaborative System der Computer Motion Inc., Santa Barbara, California, USA, http://www.computermotion.com/productsandsolutions/products/socrates/, Abfrage: 15.09.2003

Quellenverzeichnis

Stolz W, Riemann A, Cognetta AB, Pillet L, Abmayr W, Hölzel D, Bilek P, Nachbar F, Landthaler M, Braun-Falco O (1994): ABCD rule of dermatoscopy: a new practical method for early recognition of malignant melanoma. Eur J Dermatol (1994); 7, 521-528

Sussmann H, Allescher HD, Horsch A (2002): ENDOTEL – Zweitmeinung per Internet. In: Jäckel A (Hrsg), Telemedizinführer Deutschland, Medizin Forum AG, Ober-Mörlen, 2002, 80-81

Sussmann H, Horsch A, Allescher HD (2001): Zweitmeinung per Internet – das Telemedizinprojekt ENDOTEL. Biomed J (2001); 57, 12-13

Takamura N, Nakashima M, Ito M, Shibata Y, Ashizawa K, Yamashita S (2001): A new century of international telemedicine for radiation-exposed victims in the world. J Clin Endocrinol Metab. (2001); 86, 4000

Teich JM, Wagner MM, Mackenzie CF, Schafer KO (2002): The informatics response in disaster, terrorism, and war. J Am Med Inform Assoc. (2002); 9, 97-104

Teleradiologie.de (2003): Kurzinfo zu Teleradiologie, DICOM inkl. Glossar, acyan Digitalsysteme GmbH, Würzburg, http://teleradiologie.de, Abfrage: 15.09.2003

Tobman M (2002): Concept and Realisation of the Telemedicine Project ENDOTEL. 7th International Conference on the Medical Aspects of Telemedicine, Integration of Health Telematics into Medical Practice, 22. - 25.09.2002, Regensburg. Eur J Med Res (2002); 7, Suppl I, 85

Tobman M, Nätscher C, Sussmann H, Horsch A (2002): A New Approach for Integration of Telemedicine Applications into Existing Information Systems in Healthcare. In: Surjan G, Engelbrecht R, McNair P (Hrsg.): Health Data in the Information Society. Proceedings of MIE 2002, 25. - 29.08.2002, Budapest. IOS Press, Amsterdam 2002, 152-155

Tönnis KD, Lemke HU (1994): 3D-Computergrafische Darstellungen, Handbuch der Informatik. Oldenbourg, München, Wien, 1994

Tumorzentrum Regensburg e. V. (2003): Universität Regensburg – u. a. Koordinator eines Teleonkologischen Kolloquiums, http://www.tumorzentrum-regensburg.de, Abfrage: 15.09.2003

Udvarhelyi S, Colditz G, Rai A, Epstein AM (1992): Cost-Effectiveness and Cost-Benefit Analyses in the Medical Literature. Are the Methods Being Used Correct? Ann Intern Med (1992); 116, 238-244

UICC-Telepathology Consultation Center (UICC-TPCC) (2003): Telepathologie Konsultationszentrum der Union Internationale Contre le Cancer mit Sitz am Institut für Pathologie der Charité Berlin, http://www.uicc-tpcc.org, Abfrage: 15.09.2003

Union Internationale Contre le Cancer (UICC) (2003): International Union Against Cancer – Globale Dachorganisation fast aller Krebsgesellschaften, http://www.uicc.org, Abfrage: 15.09.2003

UMTS-Forum (2003): The UMTS-Forum...shaping the mobile future. A Market Representation Partner in the 3rd Generation Partnership Project (3GPP) for the development of technical specifications for the International Telecommunication Union's (ITU). http://www.umts-forum.org, Abfrage: 15.09.2003

Yoshino A, Shigemura J, Kobayashi Y, Nomura S, Shishikura K, Den R, Wakisaka H, Kamata S, Ashida H (2001): Telepsychiatry: assessment of televideo psychiatric interview reliability with present- and next-generation internet infrastructures. Acta Psychiatr Scand (2001); 104, 223- 226

Van Bemmel JH, Musen MA (1997): Handbook of Medical Informatics, Springer Verlag, New York, 1997

Virtual Surgery Table (2003): Anwendung für Virtual & Augmented Reality in der chirurgischen Ausbildung, BARCO N.V., Headquarters in Kortrijk, Belgium, http://www.barco.com/projection_systems/virtual_and_augmented_reality/content/products/product.asp?Element=523, Abfrage: 15.09.2003

Waegemann CP (1995): The five levels of the ultimate electronic health record. Healthcare Informatics. 1995;12(11):26,28,32,35

Warner HR, Sorenson DK, Bouhaddou O (1997): Knowledge Engineering in Health Informatics, Springer Verlag, New York, 1997

Webslide (2003): A Virtual Microscope Slide, Software der Firma Bacus Laboratories Inc, um Mikroskopbilder zu digitalisieren und im Web bereitzustellen, http://www.bacuslabs.com/WebSlideOverview.html, Abfrage: 15.09.2003

Weidenhaupt TM (1991): Grundlagen von Expertensystemen. In: Biethahn J, Hoppe U (Hrsg.): Entwicklung von Expertensystemen - eine Einführung, Gabler Verlag, Wiesbaden, 1991

Wolf G, Petersen D, Dietel M (1998): Telemicroscopy via the internet. Nature (1998); 5, 391, 6667, 613-614

ZEUS (2003): ZEUS Robotic Surgical System, Computer Motion Inc., Santa Barbara, California, USA, http://www.computermotion.com/productsandsolutions/products/zeus/, Abfrage: 15.09.2003

ZHU Lingling's Case (2003): The First International Telemedicine Trial to China. UCLA Medical Center's Department of Radiological Sciences website, http://www.radsci.ucla.edu/telemed/zhuling/, Abfrage: 15.09.2003

Informationen und Inhalte

2.1 Informationsmanagement und -Recherche – 78
Jürgen Beier

2.2 Internet und Medizininformation – 85
Karl Jähn und Inga Strehlow

2.3 Qualitätssicherung im WWW – 91
Stefan Hebenstreit und Uwe Prümel-Philippsen

2.4 Cancerfacts.com – 99
Christian Lenz

2.5 Computer- und Web Based Training (CBT/WBT) – 104
Holger Mettler und Thomas Rose

2.6 Virtual Faculty of Medicine – 110
Friedrich Kallinowski und Arianeb Mehrabi

2.7 Genese und Perspektiven der Medienkanäle – 114
Hermann Rotermund

2.8 Dimension Content – 119
Martina Sender

2.9 Contentmanagement – 127
Martina Sender

Quellenverzeichnis – 134

Informationsmanagement und -Recherche

Jürgen Beier

Einleitung

Eine der größten Herausforderungen im Zeitalter der elektronischen Dienstleistungsgesellschaft ist die sinnvolle Verwaltung von Informationen. Fragen wie „Wo finde ich die Information zu … ?" oder „Wer kann mir sagen, …?" bleiben im medizinischen Umfeld immer häufiger unbeantwortet bzw. resultieren in einer aufwendigen Suche mit mehr oder weniger zufrieden stellenden Ergebnissen. Im Gesundheitswesen haben verschiedenste Personengruppen ein großes Bedürfnis nach „der passenden Information zur rechten Zeit":

- Ärzte auf der Suche nach den aktuellen Patientendaten, medizinischer Fach- und Spezialliteratur für Diagnostik, Therapie und Forschung, ärztlichen Behandlungs-Leitlinien, evidenzbasierter Medizin oder Medikamentenbeschreibungen,
- Krankenpflegepersonal nach Behandlungs- und Pflegerichtlinien,
- Patienten und Angehörige nach laiengerecht aufgearbeiteten Darstellungen,
- Krankenhausverwaltungen und Krankenkassen nach Leistungsstatistiken und Kosten/Nutzen-Analysen.

Der Informationsbedarf stellt sich sowohl auf lokaler Ebene, wie z. B. in einer Arztpraxis, aber auch in verstärktem Maße für größere Organisationen wie Krankenhäuser oder dem Zusammenschluss von mehreren Einrichtungen des Gesundheitswesens zu medizinischen Netzgemeinschaften (Kaltenborn KFC (1999), Paparoditis D (1997), Luz C (1997)).

Die explosionsartige Verbreitung von digitalen informationsverarbeitenden Systemen in allen Gesellschaftsbereichen lässt die Menge an online zugreifbaren Daten, Texten und multimedialen Dokumenten immer rasanter wachsen. Die enorme Informationsmenge ist zugleich ihr größtes Problem. Diese **Informations-Flut** kann nur vernünftig genutzt werden, wenn sie inhaltlich erschlossen ist, d.h. die Suchenden eine Struktur vorfinden, in der sie sich – persönlich, mit ihrem individuellen Kenntnisstand – zurechtfinden. Die meisten Internet-Nutzer dürften das Phänomen des „Lost-in-Cyberspace" kennen: Viele Suchtreffer bzw. gesichtete Seiten enthalten nicht die gewünschte Information, die Abfolge der aktivierten Links wird zusehends unübersichtlicher und die „Back"-Taste verliert je nach Aufbau der Seite ihre Bedeutung.

Früher war die Menge der zugreifbaren Informationen für den Sucherfolg entscheidend, heute ist es die Qualität des Datenpools und der Zugriffstechnik. Das **rasche Filtern** und **kontextbezogene Auswählen** der wirklich relevanten Informationen wird hier zum Schlüsselfaktor einer effizienten Recherche.

Kategorien medizinischer Information

Generell wird die medizinische Information in **patientenspezifische Informationen** und in **Fachwissen** gegliedert (Hersh WR (1996)). Letzteres gliedert sich in drei weitere Kategorien:

- **Primärinformation**, dies sind direkte Forschungsergebnisse zu aktuellen und im allgemeinen hochspezialisierten Themen, die als Originalarbeiten nach dem Begutachtungsprozess des Peer-Reviewings durch eine Redaktion oder ein externes Expertengremium in Fachzeitschriften, Kongressbeiträgen oder Reports publiziert werden.
- Die **Sekundärinformation** sammelt und stellt die Primärinformation in Form von Katalogen und Bibliographien zusammen. Der am weitesten verbreitete medizinische Katalog ist der Index Medicus der **US National Library of Medicine (NLM)** (2003). In seiner elektronischen Form ist „MedLine" über die Suchmaske **PubMed** (2003) seit

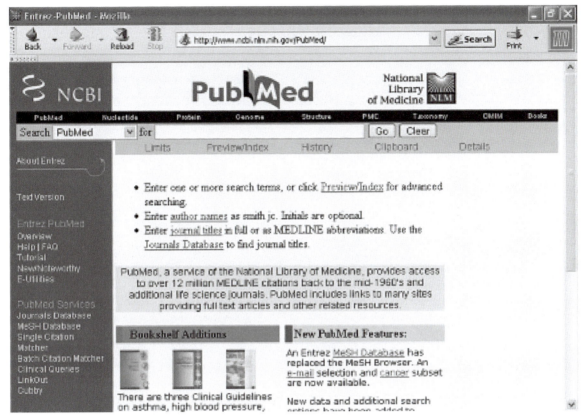

Abb.1. Screenshot – PubMed (2003), Online-Suchmaske des US National Institute of Health für die Literaturdatenbank MedLine der US National Library of Medicine

einigen Jahren auch im Internet öffentlich zugänglich (s. Abb. 1).

— Die **Tertiärinformation** stellt die Primärinformation neu zusammen, kritisiert, bewertet, synthetisiert und kondensiert sie in Form von Fach- und Lehrbüchern, Unterrichtsmaterialien, Editorials, Übersichtsartikeln und Leitlinien. Für behandelnde Ärzte stellen Tertiärinformationen die wichtigste, da geprüfte und validierte, Informationsquelle dar.

Vorgehensweisen zur Informationssuche

Um die benötigte Information zu einem medizinischen Thema zu finden, existiert eine Vielzahl möglicher Herangehensweisen. Man kann z. B.:

— Die Hilfe eines **Fachexperten**, Kollegen oder Bibliotheksmitarbeiters in Anspruch nehmen,
— **Fachbücher** suchen, die eine Einführung in das jeweilige Thema geben oder über ein gutes Quellenverzeichnis verfügen,
— Inhaltsverzeichnisse von **Konferenzbänden** (Proceedings) bzw. Jahresindizes einschlägiger Fachzeitschriften sichten,
— **Fachartikel** wissenschaftlicher Zeitschriften und deren Literaturverweise studieren,
— den Stichwortkatalog, die nach Sachgruppen geordnete Bibliographie oder die Abstractsammlung einer **Bibliothek** einsehen,
— in elektronischen **Literaturdatenbanken** suchen und den teils assoziierten

- professionellen Liefer- bzw. **Recherchedienst** in Anspruch nehmen,
- in **Internetkatalogen oder Linklisten** nach sinnreichen Internetadressen suchen oder
- **Internet-Suchmaschinen** verwenden.

Jede dieser Herangehensweisen hat spezifische Vor- und Nachteile:
- Es ist u.U. nicht einfach, den richtigen **Fachexperten** zu finden, der zudem noch die Zeit hat, sich mit der Fragestellung zu befassen. Die Antworten erfolgen subjektiv, in der Sichtweise und nach dem nicht sicher beurteilbaren Kenntnisstand der jeweiligen Person.
- **Fachbücher** erscheinen mit einer teils erheblichen zeitlichen Verzögerung, wenn sich neue Erkenntnisse zu einem Fachgebiet etabliert haben können und kondensieren die Erkenntnisse aus anderen Quellen – zumeist aus dem Bereich der Primärinformation.
- **Konferenzbände** enthalten Artikel zu Vorträgen, die auf wissenschaftlichen Kongressen gehalten wurden. In der Medizin werden oft nur die auf wenige Hundert Worte reduzierten Abstracts der Vorträge publiziert. Konferenzbände enthalten in thematischer Hinsicht mehr oder weniger lose zusammengestellte Beiträge zu eng umgrenzten Fragestellungen. Ihr großer Vorteil liegt in ihrer Aktualität und ihrer hohen thematischen Spezialisierung. Sie bieten allerdings keine geschlossene und systematische Übersichtsdarstellung eines Gebiets, da sich die Beiträge nicht aufeinander beziehen und keine einheitliche redaktionelle Bearbeitung stattfindet.
- Die zunehmende Anzahl und die Spezifität von **Fachartikeln** machen den Einstieg für eine Recherche mitunter nicht einfach. Hilfreich sind hier Übersichtsarbeiten mit umfassenden Literaturverweisen.
- Die Recherche vor Ort in einer **Bibliothek** ist zwar weiterhin oft unumgänglich, ein Bestellvorgang jedoch vergleichsweise umständlich und zeitaufwendig. Stichwortkataloge und Inhaltsklassifikationen sind hierarchisch nach Sachgruppen gegliedert. Eine ausreichende Kenntnis dieser domänspezifischen Gliederung und der (medizinischen) Fachterminologie seitens des Benutzers ist hier obligatorisch. Ansonsten können die Suchanfragen nur schwerlich auf die gegebene Sachgruppenhierarchie abgebildet werden.
- Elektronische **Literaturdatenbanken**, wie z.B. die Angebote von **PubMed** (2003), von dem **Deutschen Institut für medizinische Dokumentation und Information (DIMDI)** (2003) oder dem **Fachinformationszentrum Karlsruhe (FIZ)** (2003) bieten Zugang über Sachgruppen, Schlüsselwörter und Freitextsuche. Die Online-Angebote stellen im allgemeinen nur bibliographische Angaben und Abstracts zur Verfügung – der Volltext muss weiterhin direkt oder anderweitig über Bibliotheken oder Lieferdienste bestellt werden (z.B. **Institute for Scientific Information (ISI)** (2003)).
- Seit einigen Jahren existieren auch kommerzielle **Recherchedienste**, die Kopien per Fax, Post oder e-Mail versenden und so den Bestellvorgang deutlich vereinfachen und beschleunigen (z.B. **Deutsche Zentralbibliothek für Medizin (ZBmed)** (2003)(s. ◘ Abb. 2)). Für beide Methoden gilt: Da vor der Bestellung oft nur der Titel der bestellten Publikation bekannt ist, ist schwer einzuschätzen, ob durch dessen Inhalt die Fragestellung abgedeckt sein wird.
- **Internet-Kataloge** und **Linklisten** auf andere Internetquellen werden von Einzelpersonen oder Redaktionen thematisch zusammengestellt. Obschon gerade Linklisten von Fachportalen oder von Webseiten universitärer Herkunft sehr hilfreich sein können, handelt es sich oft um händisch betreute statische HTML-Seiten, so dass viele Einträge schnell veralten und in „toten Links" münden.
- Typische **Internet-Suchmaschinen** verwenden zum großen Teil nur die Volltextsuche nach Wörtern und Wortgruppen. Die vielen Synonyme der medizinischen Terminologie und Mehrsprachigkeiten (Deutsch / Englisch) bleiben unberücksichtigt. Suchmaschinen indizieren meistens nur HTML-Dokumente, andere Dateiformate wie MS-Word oder Postscript, bzw. Dateien in Datenbanken werden nicht erfasst. Die Richtigkeit, Qualität und Aktualität der Angaben im Internet ist schwer zu prüfen. Anders als bei Zeitschriften- und Buchpublikationen finden hier abgesehen von wenigen Ausnahmen keinerlei Review- oder Zertifizierungsprozesse statt.

Information Retrieval (IR)

Seit den Anfängen der elektronischen Datenverarbeitung wird versucht, textuelle Inhalte digital zu speichern und mittels adäquater Software wieder verfügbar zu machen. Dieser als **Information Retrieval (IR)** bezeichnete Prozess zeichnet sich durch vage Anfragen aus, deren Antwort a priori nicht

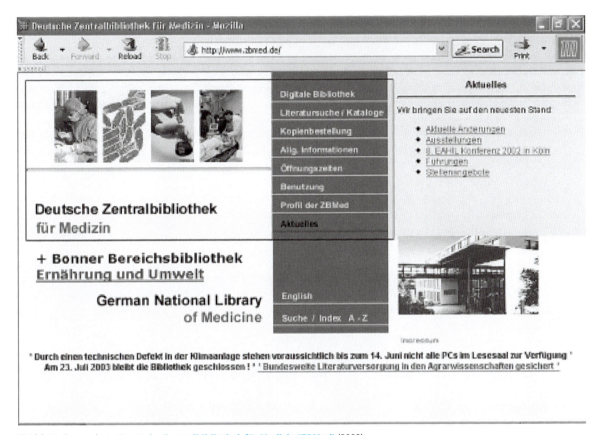

◘ **Abb. 2.** Screenshot – **Deutsche Zentralbibliothek für Medizin (ZBMed)** (2003).

eindeutig definiert ist und erst durch iterative Neuformulierung der Suchanfrage beantwortet werden kann. Häufig müssen zur Bearbeitung gleich mehrere Datenbanken nach Fakten, Texten und multimedialen Dokumenten durchsucht werden. Zu den beim IR verwendeten Techniken zählen z. B.:

— **Bool'sches Retrieval:** Die Recherchierenden geben Wörter ein, die in den gesuchten Dokumenten bzw. ihren Metadaten vorkommen sollen und verknüpfen diese mit den **Bool'schen Operatoren** „und" („+"), „oder" („|") und „nicht" („-"). Zur optimierten Suche legen IR-Systeme dazu einen Index (eine sog. Invertierte Liste) an, die – wie bei einem ausführlichen Stichwortverzeichnis – zu jedem Term auflistet, in welchen Dokumenten und an welcher Position dieser Begriff auftritt. Die Invertierte Liste kann im schlechtesten Fall genau soviel Speicher benötigen wie die Summe aller ihrer Dokumente (Richtwerte sind 30 - 50%); durch ihre alphabetische Ordnung erlaubt sie einen schnellen Zugriff für den Computer. Nachteilig an dieser Suchmethode ist die ungeordnete Ergebnismenge, die bei zu allgemein formulierten Suchanfragen zu groß und damit unübersichtlich wird.

— **Computer-Linguistik:** Hier werden Wörter in Texten nicht als pure Zeichenketten verstanden, sondern als **Wortformen** betrachtet (engl. stemming). So werden verschiedene Flexionsformen eines Wortes als zusammengehörig erkannt oder sogar gleichgesetzt (z.B. „gehe", „geh", „ging", „gehend", der „Gang", „gehen"). Unterschieden werden die Grundformreduktion (bei Substantiven auf den Nominativ Singular, bei Verben auf den Infinitiv) und die Stammformreduktion, die Wortformen auf ihren Stamm zurückführt. In der englischen Sprache ist dies mit einer Reihe von Regeln relativ gut möglich, im Deutschen muss häufig explizite, lexikali-

sche Information integriert werden. Die Zusammenfassung von unterschiedlichen Termen zu einem Begriff (Konzept) stellt eine Verallgemeinerung der Termbedeutung dar und führt zu einer grösseren Treffermenge bei der Suche.
- **Thesauri:** Ein Thesaurus erfasst alle relevanten Wörter und (Fach-) Ausdrücke eines Sachgebietes und stellt Beziehungen zwischen ihnen her (DIN 1463). Der Wortschatz eines Thesaurus wird als Kontrolliertes Vokabular bezeichnet. Ein Thesaurus listet zu jedem Wort eine kurze Definition sowie seine Relationen zu anderen Worten (Synonyme, Antonyme, verwandte Wörter, Oberbegriffe, speziellere Begriffe) auf. Wird ein Thesaurus in ein IR-System integriert, so stehen hier die Beschreibung eines Wissensgebiets und die möglichst eindeutige Verschlagwortung der Dokumente des Suchraumes im Vordergrund. Darüber hinaus kann über die Wortbeziehungen des Thesaurus der „Suchstring" der Anfrage um weitere Terme (z.B. Synonyme) erweitert werden. Den bedeutendsten Thesaurus für die medizinische Literatur stellt der Medical Subject Heading (MeSH) (2003) der US National Library of Medicine (NLM) (2003) dar.
- **Semantische Netze:** Über die Prinzipien eines Thesaurus hinaus werden hier die Beziehungen zwischen den Begriffen allgemeiner gefasst – mögliche Relationen sind Klasse/Instanz (Beispiel: „BMW" ist-Instanz-der-Klasse „Auto"), Subklasse- („Auto" ist-Subklasse-der-Klasse „Fahrzeug"), und Teil-von-Beziehungen („Lenkrad" ist-Teil-von „Auto"). Aufgrund dieser Relationen ist es möglich, Eigenschaften einer Klasse auf Unterklassen zu vererben sowie logische Schlüsse zu ziehen.
- **Bewertung der Ähnlichkeit (Ranking):** Die heute verfügbare Größe des Datenpools macht eine Sortierung der Trefferliste gemäß ihrer Übereinstimmung mit der Suchanfrage unabdingbar. Das so genannte Vektorraummodell stellt hierzu jedes Dokument als eine Liste von Wörtern dar, die mit Wichtungsfaktoren versehen sind: Worte, die in einem Dokument häufig auftreten, werden stärker gewichtet; zum anderen werden Worte, die in vielen Dokumenten vorkommen, schwächer gewichtet. Häufige Worte, die wenig Information tragen (z. B.: „der", „die", „das", „ein", „ist", „und"), werden über so genannte Stoppwortlisten ignoriert. Aus den Gewichtungen berechnet das IR-System eine Ähnlichkeitszahl zum Grad der Übereinstimmung mit den Worten der Suchanfrage und ordnet die Dokumente der Treffermenge dementsprechend.
- Beim Verfahren des Relevance-Feedback werden Dokumente, die von vielen Benutzern aus der Trefferliste ausgewählt wurden, bzw. durch ein Punktesystem positiv bewertet wurden, beim Ranking höher eingestuft (z. B. die ausgewählten Dokumente der Trefferliste; Buchempfehlungen bei Amazon (2003)). Beim Query-by-Example wünscht sich der Benutzer zu einem gefundenen Dokument, das seine Anforderungen gut erfüllt hat, mehr in dieser Art. Das IR-System analysiert das Referenzdokument (z. B. nach Worthäufigkeiten im Titel und im ersten Absatz) und formuliert daraus selbsttätig eine neue Suchanfrage.

Weitere Möglichkeiten bieten Intelligente Agenten-Systeme, die die Interessenprofile von Anwendern verwalten und ihnen mittels Push-Technologie automatisch entsprechende Dokumente zustellen (Caglayan AK (1998)).

Metadaten

Ein Information Retrieval allein anhand der im Dokumententext enthaltenen Worte reicht in den meisten Fällen nicht aus. Aus diesem Grunde werden zu einem Dokument so genannte Metadaten (Daten über Daten) vergeben, die neben typischen bibliographischen Informationen zusätzlich stichwortartige Angaben zu Inhalt und Fachgebiet enthalten. Für Angaben zu Metadaten im Internet stellt der Dublin-Core-Standard (2003) das Mittel der Wahl dar und erlaubt eine Integration in die Meta-Tags des HTML-Headers.

Zur Verschlagwortung medizinischer Publikationen in Zeitschriften und Büchern wird von den Bibliotheken der genannte MeSH-Standard (2003) verwendet. Der Thesaurus enthält über 19.000 Schlagwörter (Main Headings), wird jährlich von der NLM aktualisiert und in hierzulande vom Deutschen Institut für medizinische Dokumentation und Information (DIMDI) (2003) übersetzt und herausgegeben. Bei der NLM verschlagworten professionelle medizinische Dokumentare mit Hilfe des kontrollierten Vokabulars des MeSH die aktuelle Literatur und vergeben pro Publikation zwischen 5 und 12 MeSH-Deskriptoren.

Bei der Auswahl zwischen Synonymen legt der MeSH einen preferred term (Vorzugsbegriff) fest: Beispielsweise könnte man für Publikationen zum Thema „Krebs" mit folgenden Begriffen indizieren: „tumor", „tumour", „neoplasma" oder „cancer. In einem kontrollierten Vokabular ist aber nur eines dieser Synonyme als Schlüsselwort zugelassen. Schlägt die Indizierungsfachkraft im MeSH (in Unkenntnis des Vorzugsbegriffes) unter einem Synonym nach, so wird sie beispielsweise durch „Tumor" see „Neoplasms" auf den zu verwendenden Vorzugsbegriff verwiesen. Beim IR hat sich die Kombination aus Metadaten- und Volltextsuche als außerordentlich effizient erwiesen.

MedLine

Die Literaturdatenbank MedLine der US National Library of Medicine (2003) ist wegen der Größe des Datenpools und ihrer Vollständigkeit aus der medizinischen Recherche nicht mehr wegzudenken. MedLine enthält sämtliche bibliographischen Verweise aus über 4000 biomedizinischen Zeitschriften mit über 11 Mio. Einträgen aus mehr als 70 Ländern seit Mitte der sechziger Jahre. Über das Internet ist sie über PubMed (2003) kostenlos und ohne Anmeldung für jedermann zugreifbar. Alle Literatureinträge sind mit Hilfe des MeSH-Thesaurus verschlagwortet. Über das Internet-Suchinterface können Metadaten und Bool'sche Verknüpfungen von Freitext eingegeben werden (s. ◘ Abb. 1). Zur Trefferliste können Abstracts der Publikation in verschiedenen Formaten angezeigt und heruntergeladen werden. Über die Funktion „Related Articles" steht eine Query-by-Example-Suche zur Verfügung. Zusätzlich zum Abstract wird jeder Artikel in die Sachgruppenhierarchie einer Linkliste namens MedLine Plus (2003) einsortiert. Diese schafft somit – leider noch auf einer zu allgemeinen Ebene – die Anbindung der Zeitschriftenpublikationen an externe Ressourcen im Internet.

Stellenwert der Publikationsformen

Bei der Primärinformation besitzen in der Medizin die Zeitschriften (und hier insbesondere die renommierten Journale) mit Abstand den höchsten Stellenwert. Zur vergleichenden Bewertung der Qualität von Zeitschriften wurde vom Institute for Scientific Information (ISI) (2003) der Impact-Faktor (Science Citation Index - Journal Citation Reports (SCI-JCR) (2003)) eingeführt. Auf Basis der Zitathäufigkeiten in anderen Zeitschriften wird jährlich für über 5000 biomedizinische Zeitschriften ein individueller Impact-Faktor ermittelt.

Einzelne Forscher, Forschungseinrichtungen oder Krankenhäuser werden heutzutage hinsichtlich des Outputs nach ihrem Impact-Faktor bewertet. Für Publikationen in Buchform geschweige in die einzig online veröffentlichten so genannten e-Journals werden keine Impact-Faktoren vergeben. Aus diesem Grund hat das Internet noch keine Relevanz als Publikationsmedium für die medizinische Forschung erreichen können. Die großen naturwissenschaftlichen Verlage wie Springer und Elsevier haben zwar parallel zur Papier-Ausgabe ihre Publikationen auch im Internet such- und zugreifbar umgesetzt, sind aber auch hier auf kommerzielle Verwertungsmöglichkeiten angewiesen, die eine limitierte Zugänglichkeit zu aktuellen Fachinhalten mit sich bringt.

Medizinische Suchmaschinen

Einige Suchmaschinen des Internets haben sich auf Sites mit medizinischen Themen spezialisiert:
— Dr. Antonius (2003),
— Health on the Net Foundation (HON) (2003),
— Organising Medical Networked Information (OMNI) (2003).

Hier wird nicht versucht, das gesamte Internet mit allen seinen Dokumenten zu erfassen, sondern der suchbare Datenpool wird auf einen Teil der Internet-Sites mit medizinischem Inhalt beschränkt. Die Indexierung erfolgt über eine Anmeldemöglichkeit via e-Mail oder über einen automatischen so genannten Such-Spider, der gegebenenfalls auf HTML-Seiten stößt, die einen definierten Schwellenwert zur Häufigkeit medizinischer Fachtermini überschreiten. Bei medizinischen Suchmaschinen sind häufig auch Thesauri integriert, die die Sucheingaben kontrollieren und automatisch um weitere Suchbegriffe (Synonyme, Sprachvarianten) erweitern.

Perspektiven

Wissen kann durch reine Informationen nicht ersetzt werden. Neues Wissen entsteht jedoch oft aus Informationen unterschiedlicher Herkunft und setzt die Erfahrung voraus, wo und mit welchen Hilfsmitteln die Informationen zu finden sind. Hier setzt das Information Retrieval (IR) an und stellt Techniken mit dem Anliegen zur Verfügung, große

Datenmengen übersichtlich zu verwalten, heterogene und räumlich verteilte Datenpools zu vereinigen und Wichtiges von Unrelevantem zu trennen.

In Zukunft wird die **Logistik der Informationen** auch in der Medizin weiter an Bedeutung gewinnen. Intelligente IR-Systeme werden nicht nur ad-hoc nach aktiver Sucheingabe des Nutzers eine Recherche beginnen, sondern autonom agieren und Suchresultate zeitunabhängig und individuell zustellen (Lucas R (2001)). Die heute bereits existierenden Interessenprofile der Anwender werden ihre Allgemeinheit verlieren und in den konkreten Tagesablauf mit seinen anstehenden Aufgaben und Aktivitäten eingebunden werden.

Heutzutage sieht ein personalisiertes Interessenprofil z.B. wie folgt aus: „Dr. Meier interessiert sich für Laserinduzierte Thermotherapie"; immer wenn das IR-System Dokumente zu diesem Thema findet, wird es diese Dr. Meier z.B. per e-Mail zusenden. Ein IR-System der Zukunft hingegen wird die aktuelle Tagesplanung von medizinischen Fachkräften berücksichtigen: Dr. Meier hat morgen um 8.00 Uhr eine Leberoperation – ein intelligentes System würde dementsprechend am Abend vorher zur Vorbereitung dieses Eingriffs relevante Dokumente zu aktuellen Techniken, Leitlinien der „Best-Practise" und Komplikationsrisiken speziell für Dr. Meier zusammenstellen. Sinnvollerweise sollten dabei auch der Aufenthaltsort des Empfängers und der Weg der Benachrichtigung berücksichtigt werden: Z.B. tagsüber PDF-Dokumente per e-Mail an die Klinikadresse, nach Dienstende per Fax an die Privatadresse oder bei Abwesenheit eine SMS-Benachrichtigung zum Handy (Unified Messaging). Ziel ist hier, entgegen des „Information-overflow" eine gezielte effektive Integration der Versorgung mit Information in den „Workflow" eines jeden Mitarbeiters: Die Vermittlung der zweckgerichteten Information zur rechten Zeit, in einem angemessenen Präsentationsformat, über einen adäquaten Informationskanal, an den gewünschten Ort.

Internet und Medizininformation

Karl Jähn und Inga Strehlow

Einleitung

Wie in vielen Bereichen des täglichen Lebens spielt auch im medizinischen Bereich das Internet eine zunehmend größere Rolle: Mediziner wie Laien nutzen dieses Medium als Informations- und Kommunikationsquelle. Die offen zugängliche Informationsvielfalt wird dazu beitragen, bestehende Informationsasymmetrien zu beseitigen und die Transparenz auch im Gesundheitswesen zu erhöhen (Tautz F (2002)). Während die Mediziner im Vergleich zur Normalbevölkerung dem Internet zunächst eher zurückhaltend gegenüberstanden, steigt auch die Nutzung im klinischen Bereich seit wenigen Jahren stetig an.

Hervorzuheben ist, dass die in zunehmendem Maße offen zugänglichen Inhalte von medizinischen Fachonlinediensten für Ärzte vermehrt auch von Laien genutzt werden. Während viele Ärzte und Angehörige medizinassoziierter Berufe die neuen Informationstechnologien bereits in ihrer täglichen Arbeit nutzen, werden Sie auch gerade durch die Internet-Nutzung ihrer Patienten dazu angehalten, sich mit dem neuen Medium zu befassen (Eysenbach G et al. (1999)). Darüber hinaus konsultierten zwei Drittel aller amerikanischen Internet-Nutzer im Jahr 2002 lieber das Internet als ihren Hausarzt, wenn es um die Auswahl diagnostischer oder therapeutischer Verfahren ging (Cap Gemini Ernst & Young U.S. (2003)).

Gemäß §11 des Heilmittelwerbegesetzes (Gesetz über die Werbung auf dem Gebiete des Heilwesens (2003) (BGBl. I S. 3068)) darf außerhalb der Fachkreise für Arzneimittel, Verfahren, Behandlungen, Gegenstände oder andere Mittel nicht geworben werden. Da z. B. für verschreibungspflichtige Arzneimittel nicht direkt beim Patienten geworben werden darf, sind ganze Bereiche von Fachportalen, wie auch von Websites der Life Science Industrie durch ein – oft nahe liegendes – Passwort geschützt. Als besonders hilfreich für den Anwender haben sich in diesem Zusammenhang die Dienstleistungen von Doccheck (2003) oder medsin (2003) erwiesen, die unter anderem ein einheitliches Anmeldeverfahren mit einer einzelnen ID- und Passwort-Kombination für den Zugang zu allen kooperierenden Website-Betreibern von login-pflichtigen Informationsangeboten ermöglichen.

Kommerzielle Website-Betreiber

Mit der Entwicklung des WWW zu einem Massenmedium haben sich eine Vielzahl von Onlinedienst-Betreibern etabliert, die es sich zur Aufgabe gemacht haben, vorhandene Medienprodukte auch online darzubieten und/oder angesichts der unüberschaubaren Informationsfülle im Internet eine Navigationshilfe anzubieten. Während Onlinedienst-Betreiber von seiten bestehender Fachverlage ihren Content auf eine crossmediale Verwertung ausrichten, hat es sich für andere Anbieter nicht bewährt, medizinische Inhalte kostenintensiv neu zu erstellen. Ein wertvoller Ansatz ist es, die im WWW bestehenden Inhalte redaktionell zu bewerten und den eigenen Nutzern in strukturierter Form zugänglich zu machen. Der Mehrwert, der sich für den Nutzer bei einem solchen Vorgehen erzielen lassen kann, zeigt sich eindrucksvoll bei der Nutzung des bereits seit 1995 existierenden Deutschen Medizin Forums (2003). Die mediengerechte Entwicklung des ältesten der heute noch existierenden deutschsprachigen medizinischen Onlinedienste bietet die weltweit erste medizinische Suchmaschine, zahlreiche Diskussionsforen (Newsgroups) sowie umfangreiche Linklisten und Newsletter (s. Abb. 1).

1996 kam der Onlinedienst für Ärzte und Angehörige medizinassoziierter Berufe multimedica (2003) hinzu, dessen teilweise abonnementpflichtige Inhalte übergreifend oder nach 11 Fachgebieten selektiert zugänglich sind. Den Nutzern werden u. a. Neuigkeiten aus ihrem Fachgebiet

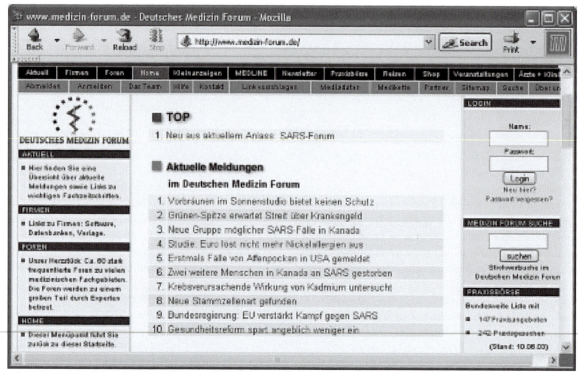

Abb. 1. Screenshot – **Deutsches Medizin Forum** (2003)

sowie zu gesundheitspolitischen Themen, Tipps für rechtliche Belange, Abrechnungshilfen, Literaturdienste, ein Kongresskatalog und eine aus dem Bestand der partizipierenden Fachverlage zusammengestellte Online-Bibliothek angeboten. Ein weiteres, auch in anderen Onlinediensten oft integriertes Angebot sind (Hyper-)**Link-Kataloge** (Beim Beispiel Deutsches Medizin Forum gesondert als **Medizinindex Deutschland** (2003) oder auch **Medivista** (2003)). Diese aufwendig zu pflegenden Recherchehilfen können zwar angesichts der Kurzlebigkeit vieler Internetadressen auch schnell veralten sein, sind aber gerade auf Websites von Universitäten oder Fachgesellschaften oft kompetent zusammengestellt und damit von einem besonderen Wert für die Recherche, der den Einsatz von Suchmaschinen sogar überbieten kann.

Andere so genannte **Online-Gesundheitsdienste** zielen zwar vornehmlich auf die Information für **Patienten** ab, sind aber teilweise allein schon aufgrund der zunehmenden Verpflichtung des Arztes, den Patienten bei seiner Internetrecherche zu beraten, auch für Fachkreise nicht uninteressant:

— **Almeda** (2003),
— **GesundheitScout24** (2003),
— **Gesundheitspilot** (2003),
— **G-netz** (2003),
— **Lifeline** (2003),
— **Medicine-Worldwide** (2003),
— **NetDoktor** (2003),
— **Qualimedic** (2003).

Parallel gibt es verschiedene, für Patienten respektive Hausärzte, interessante Internet-Angebote, die auf bevorstehende Ausstrahlungen mit gesundheitsrelevanten Themen in den konventionellen Massenmedien hinweisen (Jähn K und Klenke T (2000)).

Finanziert werden solche Dienste weniger über Mitgliedsbeiträge, sondern zusehends über **Werbepartner**, die auf den Seiten Werbebanner schalten oder bestimmte

Themenbereiche finanzieren. Die Industrie hat diese Werbemöglichkeit inzwischen vermehrt in ihre Standard-Marketingmaßnahmen eingebunden. Über Online-Banner, redaktionelle Beiträge oder Anzeigen in Newslettern wird der Nutzer Arzt auf die Webseiten der entsprechenden Firma geleitet, wo er weitere Informationen zu dem beworbenen Produkt findet. Da sich eine alleinige Refinanzierung über Werbung und Sponsored Content teilweise als nicht ausreichend herausgestellt hat, haben viele Portalbetreiber ihre Geschäftsfelder ausgeweitet. Häufig sind dies das Angebot ihrer Kompetenz als Internet-Agentur oder verschiedenste Dienstleistungen für Krankenkassen (telefonische und/oder internetbasierte Callcenter, interaktive Online-Applikationen für Disease Management oder Mobile Health).

Eine große Zahl von nicht direkt kommerziell ausgerichteten Fach- oder Themenportalen wird von der Pharmaindustrie betrieben. Im Interesse einer Bindung des Arztes an ihr Portal werden vermehrt auch produktunabhängige Patienteninformationen und medizinisches Fachwissen für Ärzte online angeboten, wobei der Zugang zu der unübersichtlichen Anzahl von Themenportalen oft auch über die Firmenhomepage sinnreich ist, wie z.B.:

- Abbott (2003),
- Aventis Pharma (2003),
- Bayer Vital (2003),
- Bristol-Myers Squibb (2003),
- GlaxoSmithKline (2003),
- Medworld (2003),
- ratiopharm (2003).

Während Anwendungsbeobachtungen von Ärzten für die Industrie seit einigen Jahren auch mit Online-Unterstützung erprobt werden, entwickelt sich erst in jüngster Zeit das so genannte e-Detailing zur Optimierung des Außendienstes im klassischen pharmazeutischen Marketing- und Vertriebsmix: Im Sinne eines virtuellen Außendienstes unterstützen personalisierbare und regionalisierbare Internet-Portale (mit Produkt-Lernmodulen oder Musterbestellmöglichkeiten) z.B. den Pharma-Außendienst (Bsp.: Novartis-Interaktiv (2003)). Inwieweit das e-Detailing als digitales Äquivalent zum Besuch des Außendienstmitarbeiters beim praktizierenden Arzt die Tätigkeit eines ganzen Berufszweiges nicht nur optimieren, sondern auch ersetzen wird, bleibt abzuwarten.

Institutionen

Die zahlreichen medizinischen Fachgesellschaften verfügen zum Teil über umfangreiche Websites mit umfassenden Informationen von Abstract-Sammlungen stattgehabter Kongresse bis hin zu e-Learning-Anwendungen (Bsp.: e-Continuing Medical Education: eCME-Center des Berufsverband Deutscher Chirurgen (BDC) (2003)). Eine Auflistung von über 140 Fachgesellschaften findet sich auf der vielbesuchten Website der Arbeitsgemeinschaft der Wissenschaftlichen Medizinischen Fachgesellschaften (AWMF) (2003). Die von der AWMF online zur Verfügung gestellten wissensbasierten Leitlinien für Diagnostik und Therapie werden teilweise auch in einer kurz gefassten und für Laien verständlichen Form angeboten. Darüber hinaus betreibt die Universität Düsseldorf eine Guideline Search Engine (GSE) (2003), die über Angabe des Krankheitsnamens oder der -Ziffer gemäß der International Classification of Diseases (ICD-10) (s. a. ICD-10 Informationsseite (2003)) einen schnellen Zugang zu den genannten Leitlinien ermöglicht. Eine Anbindung an anderweitige ICD-basierte Indexierungen und die Implementierung in Krankenhausinformationssysteme ist vorgesehen.

Als Beispiel seien die Praxisleitlinien der Deutschen Diabetes Gesellschaft (DDG) genannt, die in der Version für Spezialisten bereits seit 2000 online erreichbar sind und ab 2001 sukzessive auch in der aufgearbeiteten Form für Praktiker (Scherbaum WA und Landgraf R (2002)). Gerade bei der Vielzahl von Leitlinien bietet sich das Internet als Verbreitungsmedium an: Gibt es nachträglich Änderungen, so können diese unmittelbar an den Nutzer weitergegeben werden. Ein weiteres Beispiel von fachgesellschaftlich unterstützter Medizininformation sowohl für Ärzte als auch für Laien ist das Informations- und Kommunikationssystem des Berufsverbandes der Deutschen Dermatologen DermInform (2003). Das Internet-Projekt fasst dermatologisch relevante Aspekte zusammen, bietet Gesundheitstipps z.B. zu Allergologie, Ästhetische Dermatologie oder Umweltmedizin, beinhaltet einen Journalistenservice für Ärzte und Laien und ein Kommunikationssystem für Dermatologen untereinander.

Eine profunde Informationsquelle besteht auch in dem vom Bundesministerium für Bildung und Forschung geförderten Informationsdienst Wissenschaft (2003) – leider gibt es hier keine Möglichkeit, sein Informationsprofil zu spezifizieren. So mischen sich e-Mail-Meldungen zu Naturwissenschaften mit geistes- oder sozialwissenschaftlichen Nachrichten oder solchen zur Hochschulpolitik. Verfasst werden diese aktuellen Meldungen zumeist von den jeweils zuständigen Pressestellen der Universitäten.

Eine Übersicht über die Ärztekammern, Kassenärztliche Vereinigungen und andere Organisationen sowie zahlreiche weiterführende Informationen bieten das von der Bundesärztekammer (BÄK) (2003) betriebene Deutsche Ärztenetz (2003) sowie das Deutsche Gesundheitsnetz (DGN) (2003), das u. a. auch als Provider tätig ist.

Fachzeitschriften

Bis vor wenigen Jahren hatten nur wenige Fachzeitschriften einen Internet-Auftritt, in dem mehr als das Inhaltsverzeichnis (Table of Content (TOC)) und die Abstracts frei zugänglich waren. Wenn überhaupt Volltexte online verfügbar waren, so nur für Abonnenten oder über ein gesondertes gebührenpflichtiges Bestellverfahren für einzelne Artikel zum Herunterladen oder via e-Mail (Pay-Per-View). Dieses Prinzip wird von Fachverlagen auch genutzt, um einen thematisch oder alphabetisch sortierten Zugang zu Online-Datenbanken ausgesuchter Fachartikel zu ermöglichen, siehe z. B. Thieme-connect (2003)). Ein besonders umfassendes Angebot bietet auch das Projekt SpringerLink (2003) von dem wissenschaftlichen Springer Verlag. Die Website enthält sämtliche Titel der Springer-Fachzeitschriften und bietet dem Nicht-Abonnenten Inhaltsverzeichnisse per e-Mail frei Haus sowie online einsehbare Abstracts, während den Abonnenten ein unbeschränkter Zugriff zu den Volltext-Artikeln möglich ist. Online-Archive bzw. Volltextsuchen erleichtern auch den Zugang zu den Beiträgen gesammelter medizinischer Zeitschriften, wie z. B.:

- Ärztezeitung Online (2003),
- British Medical Journal (BMJ) (2003),
- Deutsches Ärzteblatt (2003) (s. ◘ Abb. 2),
- MMW-Fortschritte der Medizin (2003),
- DMW aktiv (2003),
- The Journal of Clinical Investigation (2003).

Die zunehmende Anzahl ausschließlich online publizierter Fachzeitschriften (e-Journals) hat zu einem signifikanten Rückgang der Nutzung von Print-Versionen geführt (DeGroote SL und Dorsch L (2001)). Ein aktuelles Problem vieler e-Journals ist es, dass sie noch nicht von dem Impact-Faktor des Institute for Scientific Information (ISI) (2003) erfasst werden. Vorreiter war daher der englischsprachige Onlinedienst Medscape (2003), der 1999 mit dem Medscape General Medicine e-Journal das erste peer-reviewed Journal herausgegeben hat, das ausschließlich online publiziert und in der US-amerikanischen Datenbank MedLine geführt wird (siehe PubMed (2003)). Angesichts der partiellen Nachteile des etablierten Peer-Reviewing Verfahrens ist es vorstellbar, dass die Scientific Community dereinst ein weniger zeit- und kostenintensives Online Open Review für wissenschaftliche (Vorab-/)Publikationen entwickelt, das ergänzend auch ein Bewertungssystem – nicht nur über Page Impressions – beinhalten könnte. Für eine derartige Entwicklung könnte die Verbreitung der e-Journals als eine maßgebliche Grundvoraussetzung angesehen werden. Durch sie ist der Bedarf an neuen Revenue-Modellen verdeutlicht und einer fortlaufenden Aktualisierung und Umstrukturierung der wissenschaftlichen Primärliteratur der Weg gebahnt. Übersichten zu den aktuell verfügbaren e-Journals finden sich auch unter:

- PubMed Central (2003),
- Free Medical Journals (2003),
- Stanford-Sammlung (2003),
- eMedicine (2003).

Bedeutung von Suchmaschinen

Eine besondere Bedeutung haben medizinische Suchmaschinen (Robots), die allerdings durch den nichtmedizinischen Suchserver von Google (2003) eine ernsthafte Konkurrenz bekommen haben. Das Konzept dieser meistgenutzten Suchmaschine, vorhandene Querverweise (Hyperlinks) auf die gefundenen Adressen als Parameter für das Ranking (bzw. Positionierung eines Treffers innerhalb des gewöhnlich in Listenform angegebenen Suchergebnisses) zu nutzen, ist so schlicht wie effizient. Die Zusatzoptionen, gesondert nach PDFs, Bildern, Diskussionsforen oder News suchen zu können, haben die vergleichsweise spät in den Markt eingetretene Suchmaschinenbetreiber in die bemerkenswerte Situation gebracht, von dereinst autark etablierten Suchmaschinen im Rahmen von Lizenzverträgen genutzt zu werden. Die Verwendung auch von spezialisierten Suchmaschinen bleibt dennoch bei vielerlei Fragestellungen sinnvoll, z. B. wenn es sich um eine regional ausgerichtete oder eine mehrsprachige Suchanfrage handelt (Jähn K (1999c)).

Da auch die beste Suchmaschine bei weitem nicht alle Internet-Quellen erfassen kann (Jähn K (1999a)) empfiehlt

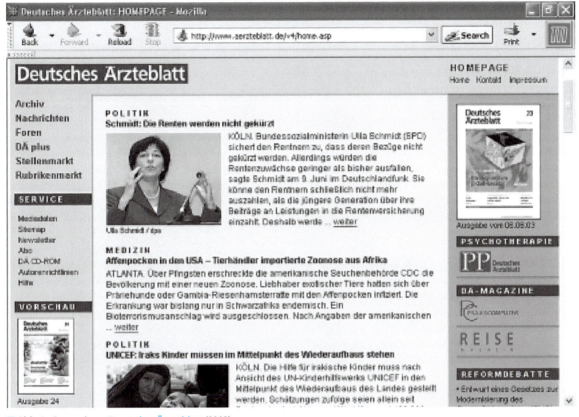

Abb. 2. Screenshot – **Deutsches Ärzteblatt** (2003)

sich die zusätzliche Nutzung von Meta-Suchmaschinen, mit denen der gleichzeitige Zugriff auf mehrere Suchserver möglich ist (Jähn K (1999b)). Als Klassiker ist hier MetaGer (2003) von der Universität Hannover zu nennen, mit der über 20 deutschsprachige Suchmaschinen mit einer einzelnen Eingabemaske genutzt werden können. Überboten wird diese praktikable Anwendung bestenfalls von der in ihrer Basisversion kostenlos herunterladbaren Meta-Suchmaschine Copernic (2003), die zwar nicht medizinspezifisch ist, aber ein Treffer-Matching und eine persönliche Link-Verwaltung erlaubt. Offen bleibt, wie die Abfolge der Treffer in der Suchergebnisanzeige angesichts ihrer zentralen Funktion einer Qualitätsprüfung unterzogen werden könnten.

In Bezug auf Zusatzfunktionen und -dienstleistungen von Recherchehilfen im Internet ist auch die Literatur-Metasuche Gallileus (2003) von besonderem Interesse: Die Site bietet nicht nur spezielle Diskussionsforen und Recherche-Dienstleistungen für Unternehmen, Dozenten und Studenten an, sondern ermöglicht auch Lehrveranstaltungsmanagement online, die Abwicklung von Fallstudien oder das eigene Publizieren auf dem Portal.

Perspektiven

Gemäß einer klassischen Definition umschreibt e-Health „die Gesamtheit aller Dokumentations-, Kommunikations- und Behandlungschancen, die sich aus der Online-Präsenz gesundheitsbezogener Informationen ergeben" (Dietzel GTW (2000)). Während der potentielle Wert des Internet als Informationsquelle für alle Partizipanten im Gesundheitswesen unbestritten ist, bleiben folgende Fragen offen:

— Wie werden sich die vieldiskutierten Qualitätssicherungsmaßnahmen für die Inhalte dieses interaktiven Mediums etablieren können?

- Wie lässt sich die Medienkompetenz der verschiedenen Nutzergruppen stärken, ohne dass einzelne Gruppierungen in der Gesellschaft von der Internetnutzung ausgeschlossen bleiben?
- Wie wird sich die Rolle aller Interessens- und Nutzergruppen zueinander durch die neuen Informations- und Kommunikationsmöglichkeiten wandeln?

Wie heute bereits in Ansätzen zu beobachten ist, werden Informationsquellen im Internet vermehrt von Patienten und Ärzten gleichermaßen genutzt. Zeitgleich richtet sich das Augenmerk der Anwendungsentwickler von z. B. e-Learning- oder Entscheidungsunterstützenden Systemen nicht mehr ausschließlich auf Studierende oder Fachkräfte. Abzuwarten bleibt, inwieweit sich die Informationsangebote mit den interaktiven Anwendungen verknüpfen und die verschiedenen Zielgruppen in Forschung und Lehre, Öffentlichkeit, Wirtschaft und Klinik gemeinsam angesprochen werden. Dabei werden sich Informations- und Gesundheitsdienstleister künftig auch in Deutschland den folgenden Entwicklungen verstärkt zuwenden:

- **Integration von Computer und Telephon** (Computer-Telephony Integration (CTI)), Interactive Voice Response (IVR),
- Callcenter,
- **Data Warehousing** und Auswertungstools,
- Moderierte **Diskussionsforen** und Expertenräte,
- Expertenunterstützende Systeme,
- e-Learning-Systeme,
- **Portal Technology** (Software für den Kontakt zwischen Nutzer und Site-Betreiber).

Von besonderer Bedeutung bleibt dabei, wer im Einzelfall für die Generierung und vor allem Selektion und Darbietung der Information verantwortlich ist bzw. diese einer Qualitätssicherung unterzieht. Die verschiedenen Sichtweisen und Interessenslagen von Fachwelt, Peer-Groups, Nutzerschaft oder Sponsoren könnten dabei mit künftigen Informations- und Kommunikationstechnologien in einer dem Anwender transparenten Form in Einklang gebracht werden.

Qualitätssicherung im WWW

Stefan Hebenstreit und Uwe Prümel-Philippsen

Einleitung

Digitale Gesundheitsinformationen, insbesondere im Internet, sind mittlerweile auch in der gesundheitlichen Versorgung ein wichtiger Bestandteil geworden. Das Angebot reicht dabei von hochwertigen wissenschaftlichen Publikationen bis hin zu purer Quacksalberei, Privatpersonen publizieren Gesundheitsinformationen ebenso wie kommerzielle Anbieter oder Forschungseinrichtungen, so dass es allen Beteiligten schwer fällt, sich in der Informationsflut zu orientieren und die Spreu vom Weizen zu trennen.

Dutzende von Studien haben dabei in der Vergangenheit die Qualität von Gesundheitsinformationen im Internet untersucht und immer wieder Mängel aufgezeigt – das tatsächliche Gefährdungspotential falscher oder irreführender Informationen ist jedoch nach wie vor unklar (Eysenbach G et al. (2002)). So sind beispielsweise erst wenige Fälle tatsächlicher Schäden oder Beeinträchtigungen durch die Nutzung von Gesundheitsinformationen im Internet in der Fachliteratur dokumentiert (Crocco AG et al. (2002)).

Während Quacksalberei oder extreme Außenseitermeinungen auch für Laien vielfach relativ leicht zu erkennen sind, existiert nicht selten eine Grauzone zwischen noch gesetzes-konformem und bereits ethisch fragwürdigem Verhalten, die weit weniger offensichtlich sind, wie z. B.:
- mangelnde Trennung von Werbung und redaktionellem Inhalt oder anderweitige
- nicht veröffentlichte finanzielle Bindungen zur Industrie.

In der Vergangenheit haben eine Reihe von Organisationen Handlungsmaßstäbe, z. B. als Verhaltenskodex, Prinzipien, Ethik-Kodex oder Leitlinien entwickelt. Unabhängig von ihrer Bezeichnung sollen sie Website-Betreibern wie Nutzern Orientierung darüber bieten, was als Good Practice in diesem Bereich anzusehen ist. Die verschiedenen Ansätze variieren zum Teil deutlich in Umfang, Anspruch und Reichweite.

Health on the Net Foundation (HON): Code of Conduct

Der wohl bekannteste Ansatz dieser Art ist der HON Code of Conduct der 1995 gegründeten und in der Schweiz ansässigen Health on the Net Foundation (HON) (2003). Der Code of Conduct wurde erstmals 1996 publiziert und ist seit 1997 unverändert – es existieren aktuell Übersetzungen in 23 Sprachen, seine Einhaltung ist freiwillig. Nach Angaben der Stiftung auf ihrer Homepage haben über 3.000 Websites den aus den folgenden Grundprinzipien beruhenden Kodex übernommen:
- Ratschläge werden nur von qualifizierten Fachleuten erteilt (Authority);
- die Arzt-Patienten-Beziehung wird unterstützt, nicht ersetzt (Complementarity);
- die Vertraulichkeit der Daten wird respektiert und garantiert (Confidentiality);
- alle Informationen auf der Webseite sind mit Referenzen auf die Quelle oder entsprechende HTML-Links versehen, das Datum der letzten Änderung ist angegeben (Attribution);
- alle Angaben zur Wirksamkeit einer bestimmten Therapie, eines Produktes oder eines Dienstes werden durch geeignete, ausgewogene wissenschaftliche Beweise gestützt (Justifiability);
- klare Gestaltung und Angabe von Kontaktadressen (Transparency of Authorship);
- Sponsoren der Webseite werden klar genannt (Transparency of Sponsorship);

- klare Trennung zwischen Werbung und originalem Inhalt (Honesty in Advertising & Editorial Policy).

Das Review-Verfahren nach dem HON-Code verläuft folgendermaßen:
- Selbsttest mithilfe des HON-Site-Checkers (2003);
- Mitgliedsantrag;
- Prüfung der Information durch HON und Rückmeldung;
- Veröffentlichung des HON-Logos und des Nachweises der Prüfung auf den eigenen Webseiten.

Im Hinblick auf die Einhaltung des Codes setzt HON nach der Initialprüfung vor allem auf die (Mit-) Kontrolle aufmerksamer Site-Besucher "Alert" und empfiehlt/erwartet bei Verstößen die Aussendung einer entsprechenden Mitteilung an den Betreiber der Seite wie (in Kopie) an HON. Bei Nichtbeachtung dieser Mitteilung sehen die nächsten Sanktionsstufen eine Warnung "Warning", sodann die Aufforderung zur Entfernung des HON-Logos "Removal", schließlich den "Cut-off 'des Logos durch HON selbst vor. Die Probleme des HON-Ansatzes könnten wie folgt dargestellt werden:
- Das Überprüfungsverfahren ist nicht transparent und lässt keine Systematik erkennen;
- die Überprüfung sieht keine Skalierung/Graduierung vor;
- die Problematik unterschiedlicher Zielgruppen wird nicht genügend berücksichtigt;
- gegen die missbräuchliche Nutzung des HON-Logos besteht kein ausreichender Schutz.

Insgesamt wird der HON-Code in der aktuellen Qualitätssicherungsdiskussion als zu „weich" und als nicht transparent genug gewertet.

Health Internet (HI-) Ethics: Ethical Principles For Offering Internet Health Services to Consumers

Health Internet (HI-) Ethics (2003) ist ein Konsortium von derzeit 11 US-basierten, kommerziellen Anbietern. Ihre Ethical Principles For Offering Internet Health Services to Consumers sind an Bestandteile eines Akkreditierungsverfahrens gebunden, das auch Nicht-Mitgliedern zur Verfügung steht:

- Richtlinien zum Datenschutz;
- besonderer Schutz von gesundheitsbezogenen persönlichen Daten;
- Sicherstellung des Datenschutzes in Beziehungen zu Dritten;
- Offenlegung von Besitzverhältnissen und finanzieller Unterstützung;
- Kenntlichmachung von Werbung und gesundheitsbezogenen Inhalten, die von Dritten (mit-)finanziert sind;
- Werbeangebote, Rabatte und kostenfreie Angebote;
- Qualität von Gesundheitsinformationen;
- Autorenschaft und Verantwortlichkeit;
- Offenlegung von Quelle und Überprüfung von Selbstbewertungsinstrumenten;
- Berufsausübung im Internet;
- berufliche Qualifikationen der Verantwortlichen;
- Transparenz von Interaktionen, Offenheit und Ehrlichkeit;
- Offenlegung von Grenzen in der Online-Gesundheitskommunikation;
- Möglichkeiten der Rückmeldung für Nutzer.

Die Grundsätze berücksichtigen in besonderer Weise die kommerzielle Orientierung der Mitglieder von HI-Ethics, was beispielsweise in den Regelungen zu Werbung und Sponsoring zum Ausdruck kommt. Hier sind konkrete Grenzen festgelegt, ab denen Anteilseigner oder Sponsoren zu nennen sind: Beteiligungen von 10% oder mehr am Unternehmen und Zuwendungen, die 10% oder mehr des Jahresumsatzes ausmachen, müssen demnach offen gelegt werden. Besondere Erwähnung verdienen auch die Grundsätze zu so genannten Selbsttests, wie sie z. B. zur (Selbst-) Diagnose von Krankheiten oder zur Risikoabschätzung im Internet zuhauf angeboten und u. a. von interessierten Pharmafirmen oder Hilfsmittelherstellern (mit-)finanziert oder bereitgestellt werden. Demnach müssen Herkunft, wissenschaftliche Grundlage, Weiterentwicklung und Prüfverfahren derartiger Tests offen gelegt werden. Vergleichbare Regelungen finden sich bei den anderen Ansätzen in dieser Form bislang nicht.

Internet Healthcare Coalition: e-Health Code of Ethics

Der e-Health Code of Ethics wurde von einer Gruppe von rund 100 internationalen Experten unter maßgeblicher Be-

◻ **Tabelle 1.** Grundsätze des eHealth Code of Ethics

Prinzip	Imperativ Organisationen und Einzelpersonen, die Gesundheitsinformationen, -produkte oder Dienstleistungen online anbieten, sollen …
Offenheit	… Informationen veröffentlichen, die, wenn sie Verbrauchern bekannt wären, wahrscheinlich ihr Verständnis von oder die Nutzung der Webseite, oder den Kauf oder die Nutzung eines Produktes oder einer Dienstleistung beeinflussen würden.
Ehrlichkeit	… wahrhaftig und nicht betrügerisch …
Qualität	… Gesundheitsinformationen anbieten, die sorgfältig und genau, einfach zu verstehen und aktuell sind. Die Informationen anbieten, welche die Nutzer brauchen, um sich ihr eigenes Urteil über die von der Webseite angebotenen Gesundheitsinformationen, Produkte oder Dienstleistungen zu bilden.
informiertes Einverständnis	… das Recht der Nutzer respektieren, selbst zu entscheiden, ob oder wie ihre persönlichen Daten gesammelt, genutzt oder weitergegeben werden.
Datenschutz	… die Verpflichtung, die Privatsphäre der Nutzer zu schützen, respektieren.
Berufsausübung im Internet	… die grundlegenden ethischen Verpflichtungen gegenüber Patienten und Klienten respektieren. Patienten über die Beschränkungen der Online-Gesundheitsversorgung informieren und schulen.
verantwortungsvolle Partnerschaften	… gewährleisten, dass Organisationen und Webseiten, mit denen sie sich zusammenschließen, vertrauenswürdig sind.
Verantwortlichkeit	… den Nutzern geeignete Gelegenheit bieten, der Webseite Rückmeldungen zu geben. Ihre Einhaltung des eHealth Code of Ethics überwachen.

teiligung der Internet Healthcare Coalition (IHC) (2003) entwickelt. Der Code erhebt den Anspruch, allen Interessenten als Maßstab ethischen Verhaltens dienen zu können (Mack J (2001)). Er ist mittlerweile in sechs Sprachen, darunter auch in Deutsch, verfügbar und beruht auf 8 Grundprinzipien, die zugleich als ethische Imperative formuliert sind (s. ◻ Tab. 1).

Die Grundprinzipien sind jeweils näher erläutert und anhand von Beispielen konkretisiert. Im Vergleich zu den ethischen Prinzipien von HI-Ethics ist der Code weniger spezifisch im Hinblick auf die o. g. „Self-Assessment Tools", geht in anderen Bereichen aber deutlich weiter. So sollten sich etwa eHealth Websites „… redlich bemühen, alle angebotenen Informationen streng und fair zu bewerten …" und „…klar darstellen, ob Informationen auf wissenschaftlichen Studien, Expertenkonsens oder beruflicher oder persönlicher Erfahrung beruhen …". Wie andere Ethik-Kodizes ist der eHealth Code of Ethics verhältnismäßig allgemein formuliert und bedarf der Interpretation in der täglichen Praxis (Crigger B-J (2001)). Er ist jedoch bereits deutlich umfassender als der HONCode und setzt andere Schwerpunkte als HI-Ethics.

Leitlinien amerikanischer und europäischer Standesorganisationen

Sowohl die amerikanische (American Medical Association (AMA) (2003)) als auch die europäische Ärzteschaft (Comité Permanent des Médecins Européens (CPME) (2003)) haben Richtlinien zum Umgang mit den Neuen Medien verabschiedet. In Europa hinkt man sowohl zeitlich als auch inhaltlich der Entwicklung jenseits des Atlantik eher hinterher. Die auf europäischer Ebene verzögert verabschiedeten Leitlinien beziehen sich bislang nur auf zwei Bereiche: Marketing von medizinischen Dienstleitungen über das Internet und Nut-

zung von e-Mail in der Patienten-Arzt-Kommmunikation. Zu weiteren Bereichen sind Empfehlungen ausgearbeitet, beispielsweise im Hinblick auf die Erbringung und Vergütung grenzüberschreitender Dienstleistungen. Sie lassen jedoch im Gegensatz zu den AMA Guidelines den spezifischen Bezug zum Medium Internet häufig vermissen. In den AMA Guidelines finden sich Grundsätze zu vier großen Bereichen:
- Finanzierung und Qualität der Inhalte, Verlinkung (Content);
- Werbung und Sponsorenschaft (Advertising and Sponsorship);
- Datenschutz (Privacy and Confidentiality);
- kommerzielle Produkte und Dienstleistungen (e-Commerce).

Die Leitlinien lassen in einigen Punkten deutlich den Bezug zu etablierten Grundsätzen des wissenschaftlichen Fachverlagswesens erkennen und sind für die Websites der AMA verbindlich.

Discern

Ursprünglich handelt es sich bei Discern (2003) um ein in den Jahren 1996/97 in Großbritannien durchgeführtes Projekt zur Entwicklung eines Instrumentes zur Bewertung von gedruckten Patienteninformationen, das später zu einem Instrument der Online-Bewertung von Gesundheitsinformationen weiterentwickelt worden ist.

Das Discern-Instrument selbst besteht aus einem Fragebogen mit 15 Schlüsselfragen, die auf einer fünfstufigen Skala mit „Nein" (1), „Teilweise" und „Ja" (5) beantwortet werden können (Lerch M (2000)), entspricht einem eigenen Qualitätskriterium. Die Bewertung der analog kategorisierten Gesamtqualität ergibt sich demnach aus Fragen, wie:
- Sind die Ziele der Publikation klar?
- Ist die Publikation für Sie bedeutsam?
- Existieren klare Angaben zu den Informationsquellen, die zur Erstellung der Publikation herangezogen wurden?
- Ist die Publikation ausgewogen und unbeeinflusst geschrieben?
- Beschreibt die Publikation die Wirkungsweise jedes Behandlungsverfahrens?
- Ist klargestellt, dass mehr als ein mögliches Behandlungsverfahren existieren kann?
- Ist die Publikation eine Hilfe für eine „partnerschaftliche Entscheidungsfindung" (Shared Decision-Making)?

In der Zwischenzeit hat ein Projekt der Ärztlichen Zentralstelle Qualitätssicherung (ÄZQ) (2003) ein Angebot unter Anwendung dieses Fragebogens aufgebaut, in der die einzelnen Ratings gesammelt und der Öffentlichkeit zugänglich gemacht werden. In einer entsprechenden Veröffentlichung wird außerdem noch die Vergabe eines Gütesiegels für medizinische Laieninformationen in Aussicht gestellt (Sänger S et al. (2001)). Der Ansatz von Discern ist einer der wenigen, die mit der Forderung nach Kompetenzsteigerung der Patientinnen und Patienten Ernst machen und konsequent den Blickwinkel und die Bedürfnisse bzw. Interessen der potentiellen Nutzer in eine methodische Herangehensweise im weiten Feld der medizinischen Information zu transformieren suchen. Jedoch liegt gerade darin auch eine Reihe von Beschränkungen und Problemen:
- Es geht ganz offensichtlich ausschließlich um i. e. S. medizinische Informationen;
- nur solche medizinischen Fachinformationen werden bewertet, die sich an Laien als Adressaten richten;
- die Operationalisierung zentraler Begriffe bleibt teilweise unklar (was heißt z.B. „ausgewogen und unbeeinflusst geschrieben");
- der DISCERN-Fragebogen ist erklärtermaßen ein „Befähigungs"-, und kein Qualitätssicherungsinstrument;
- die Auswahl der bewerteten Publikationen (und damit: Themen) bleibt zufällig;
- ein öffentliches Angebot dieser Art fordert die Betreiber der bewerteten Internetangebote u. U. zu juristischen Schritten auf („üble Nachrede", „Geschäftsschädigung" etc.);
- das Modell ist bisher nur als befristetes Projekt ausgelegt.

Trotz dieser kritischen Punkte verdient der Ansatz große Beachtung und gegebenenfalls verständige Integration in ein umfassendes System der Qualitätssicherung von gesundheitlichen Informationen im Netz – z. B. als Patienten-Befähigungs-Modul eines dann insgesamt breiter und tiefer ausgelegten Qualitätssicherungsmodells.

MedCERTAIN/MedCIRCLE

In dem Anliegen, die Nutzbarkeit des Internets sicherer zu machen, hatte das von der EU geförderte Projekt MedCERTAIN die Entwicklung einer technischen und organisatorischen Infrastruktur für ein System zum Ziel, mit dem Internetnutzer auf Meta-Informationen (Informationen über Informationen) über Websites und deren Betreiber zugreifen können (Eysenbach G et al. (2001)). Im Rahmen des Projektes wurde u. a. ein umfangreiches Metadatenvokabular (Health Information Disclosure, Description and Evaluation Language (HIDDEL) (2003)) entwickelt, dass im Folgeprojekt MedCIRCLE (2003) bei den Projektpartnern implementiert werden soll. Mit Hilfe dieses Metadatenvokabulars können Bewertungen von Gesundheitswebsites vorgenommen und in maschinenlesbarer Weise verfügbar gemacht werden. Hierzu wurde neben HIDDEL ein dreistufiges Qualitätsmodell entwickelt:

— In der ersten Stufe des Verfahrens ist noch keine externe Bewertung vorgesehen. Hier müssen Verbraucher den Angaben der Anbieter vertrauen, die über einen Klick auf ein Logo (Transparency Mark) abgerufen werden können. Bis hierher verfolgt das Modell den Transparenzgedanken, wie er sich vom Grundsatz her bei anderen Ansätzen auch findet.
— In der zweiten Stufe sollen diese Angaben dann durch einen externen nicht-medizinischen Experten geprüft werden.
— In der dritten Stufe sollen unabhängige medizinische Experten oder Fachgesellschaften ein Gutachten über die inhaltliche Qualität der Website erstellen; es ist einmal jährlich ein so genanntes Level-3-Audit vorgesehen. Bei positivem Gutachten und Audit wird ein Vertrauenssiegel (Trustmark) verliehen.

Insbesondere in dieser dritten Stufe wird der Bezug zu dem im medizinisch-wissenschaftlichen Bereich verbreiteten Peer Review-Verfahren wissenschaftlicher Zeitschriften deutlich. Das Verfahren wird seit mindestens 200 Jahren praktiziert und bezeichnet, ganz allgemein formuliert, die Bewertung einer Leistung durch Berufskollegen. Wissenschaftliche Untersuchungen dieses Verfahrens sind überwiegend neueren Datums und kommen z. T. zu denkwürdigen Ergebnissen: Das Peer Review-Verfahren sei wissenschaftlich unzureichend untersucht und im Ergebnis unsicher (Jefferson T et al. (2002)). Dennoch gilt es im wissenschaftlichen Bereich als etabliert und weitgehend akzeptiert. Inwieweit allerdings tatsächlich Qualitätsbewertungen auf der Grundlage des dargestellten dreistufigen Modells durchgeführt werden, ist mit Abschluss des MedCertain-Projektes unklar. Derzeit sieht es so aus, als ob im Nachfolgeprojekt der Schwerpunkt auf einer möglichst breiten Implementierung des Metadatenvokabulars liegt und eine mögliche Bewertung von Gesundheitswebsites den implementierenden Organisationen überlassen bleibt (Eysenbach G (2002)).

TNO Organization Prevention and Health: TNO QMIC®

In den Niederlanden ist ein Zertifizierungsverfahren auf der Basis der ISO-Normen für Gesundheitswebsites entwickelt worden (Van Melick RGM et al. (2001)). Vor dem Hintergrund der Dynamik des Internet und den mit einer externen Prüfung von Gesundheitswebsites verbundenen Kosten hat man sich dazu entschlossen, die Prüfung der Internetangebote in die Verantwortung der Anbieter zu geben. The Netherlands Organization (TNO) Prevention and Health (2003) als unabhängige Organisation prüft und bescheinigt die normenkonforme Arbeitsweise der internen Qualitätssicherung (Notified Body Function (NBF)) des Anbieters. Die erst kürzlich eingeführte Zertifizierung berechtigt den Anbieter, seine Inhalte bei einem Gesundheitsportal (2003) automatisiert zu registrieren und das Symbol Quality for Medical Information & Communication (QMIC®) auf der Website zu führen. Verbraucher können über dieses Portal auf geprüfte Informationen zugreifen, sie erhalten durch einen Klick auf das Symbol Informationen über den Zulassungsstatus des Anbieters.

Der unabhängige Ausschuss Independent Requirements Reference Committee (IRCC) soll als nationale Plattform aller interessierten Parteien die Anforderungen an die Qualität von Gesundheitsinformationen, -kommunikation und -transaktionen im Internet formulieren. Diese zwangsläufig eher allgemein gehaltenen Anforderungen muss jede Organisation in einem Qualitätsplan für sich konkretisieren und umsetzen. Diese interne Qualitätskontrolle ist dann u. a. Gegenstand der externen Prüfung. Als weiteres Merkmal externer Kontrolle sind Beschwerdemöglichkeiten für Verbraucher vorgesehen (s. Abb. 1).

Bei diesem Modell werden demnach nicht ganze Organisationen mit allen ihren Einheiten zertifiziert, es steht vielmehr der Publikationsprouess im Mittelpunkt. Der

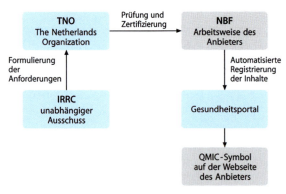

Abb. 1. TNO QMIC®-Zertifizierung nach ISO-Vorbild

Erfolg des Verfahrens wird von mindestens drei Faktoren abhängen:
- der Qualität der formulierten Anforderungen und ihrer Umsetzung in der Praxis,
- der Wirksamkeit der externen Kontrolle, und nicht zuletzt der
- Motivation der Nutzer, durch qualifiziertes Feedback zu einer wirkungsvollen Qualitätssicherung beizutragen.

American Accreditation HealthCare Commission (URAC)

Die American Accreditation HealthCare Commission (vormals: URAC) (2003) bietet seit einigen Jahren Akkreditierungsprogramme im amerikanischen Gesundheitswesen, insbesondere im Managed Care-Bereich, an. Seit dem Jahr 2001 wird ein kostenpflichtiges Verfahren zur Akkreditierung von Gesundheitswebsites angeboten, die Grundlage hierfür bilden 53 Health Web Site Standards (2003). Ausgehend von ähnlichen Überlegungen wie die der niederländischen Entwickler hinsichtlich der Dynamik des Mediums steht weniger die Publikation als solche im Mittelpunkt, sondern die Bewertung der internen Publikationsprozesse des Anbieters (D'Andrea BG (2001)) (s. Abb. 2). Die URAC weist Verbraucher sogar ausdrücklich darauf hin, dass keine inhaltliche Prüfung durchgeführt wird.

Gemäß den Empfehlungen eines Akkreditierungsausschusses obliegt dem Executive Committee die Entscheidung über 3 mögliche Ergebnisse:
- Volle Akkreditierung für 1 Jahr mit der Möglichkeit, ein entsprechendes Siegel zu führen,
- bedingte Akkreditierung mit der Maßgabe von Korrekturmaßnahmen oder
- keine Akkreditierung.

Aktionsforum Gesundheitsinformationssystem (afgis)

Das Aktionsforum Gesundheitsinformationssystem (afgis) (2003) hat sich im Jahr 1999 auf Initiative und mit Förderung des damaligen Bundesministeriums für Gesundheit gebildet. Darin haben sich inzwischen über 170 Organisationen, Verbände, Körperschaften, Unternehmen u. a. zusammengeschlossen, die sich aktiv am Aufbau eines den Grundsätzen der Qualitätssicherung verpflichteten Gesundheitsinformationssystems für die Bürgerinnen und Bürger in Deutschland beteiligen wollen. Afgis ist vom Ansatz her gleichermaßen ein Qualitäts- wie ein Qualifizierungsnetzwerk: neben den im Konsens erarbeiteten Qualitätskriterien und den Instrumenten zu ihrer Überprüfung werden ebenso ein Qualitäts-Handbuch entwickelt sowie Fortbildungsmaßnahmen und regelmäßige Informationsmaterialien angeboten, durch die die Mitgliedsorganisationen und Kooperationspartner praktische Unterstützung beim jeweiligen Aufbau und der Pflege ihres Qualitätssicherungssystems erhalten. Die jeweiligen Themen- und Problemfelder werden derzeit in verschiedenen Arbeitsgruppen bearbeitet, die – je nach Bedarf – Unterarbeitsgruppen bilden, Workshops initiieren oder fachliche Stellungnahmen auf den Weg bringen. Derzeit bestehen die Arbeitsgruppen Organisation, Recht & Finanzen, Qualitätssicherung, Technik, Kommunikation & Didaktik sowie Öffentlichkeitsarbeit.

Ein Planungsrat gewährleistet die notwendige Koordination der Arbeitsgruppen untereinander und mit den anderen afgis-Gremien. Die ersten Arbeitsergebnisse sind die Verabschiedung von 10 Transparenzkriterien:
- Transparenz über den Anbieter,
- Transparenz über Ziel/Zweck und angesprochene Zielgruppen der Information,
- Transparenz über die Autoren und Datenquellen der Information,
- Transparenz über die Aktualität der Daten,
- Transparenz über die Möglichkeit für Rückmeldungen seitens der Nutzer,
- Transparenz über Verfahren der Qualitätssicherung,
- Transparente Trennung von Werbung und redaktionellem Beitrag,

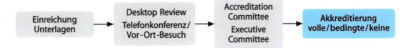

Abb. 2. Akkreditierungsverfahren der American Healthcare Comission (vormals: URAC) (2003)

- Transparenz über Finanzierung und Sponsoren,
- Transparenz über Kooperationen und Vernetzung,
- Transparenz über Datenverwendung und Datenschutz.

Die entsprechenden Informationen über die Mitglieder von afgis werden in einer Datenbank geführt. Die afgis-Mitglieder haben – ähnlich wie beim HON-Ansatz – auf ihrer Homepage das afgis-Logo platziert, das per Mausklick mit Angaben zum Anbieter und dessen Angebot aus dieser Datenbank verlinkt ist. Nächste Schritte des Aktionsforums sind die Entwicklung von entsprechenden Überprüfungsinstrumenten und -routinen sowie die Erarbeitung von Kriterien für Vermittlungsqualität (Usability, Accessibility, Didaktik) – auch eine Expertise zum Datenschutz ist in Arbeit. Afgis arbeitet mit anderen nationalen und internationalen Initiativen im Bereich der Telematik eng zusammen und ist u. a. nationaler Vertreter bei den entsprechenden Arbeitsprozessen der eEurope-Initiative.

Als noch offene Probleme werden derzeit u. a. diskutiert,
- inwieweit Nutzerbedürfnisse und -interessen noch besser berücksichtigt werden können,
- inwieweit bzgl. gesetzlicher Vorgaben deren Einhaltung durch die afgis-Mitglieder vorausgesetzt werden kann oder nicht doch von afgis im Sinne einer Service-Leistung mitüberwacht werden sollte,
- inwieweit neue Technologien (z. B. HIDDEL) integriert werden können,
- inwieweit neben „Transparenz" und „Vermittlung" auch der „Wahrheitsgehalt" einer Information geprüft werden soll/muss/kann,
- inwieweit auch jenseits von Siegel-Vergabe, Zertifizierungs- oder Akkreditierungsverfahren der Öffentlichkeit noch deutlicher als bisher sichtbar gemacht werden kann, dass es sich bei den Informationsangeboten der afgis-Mitglieder um „geprüfte Qualität" handelt und
- inwieweit Qualitätsmanagement-Aspekte eine noch stärkere Berücksichtigung finden können.

Die Vielfalt und die Unterschiedlichkeit der in afgis vertretenden Kooperationspartner sind für die gemeinsamen Konsensfindungs- und Entscheidungsprozesse nicht immer die einfachste Voraussetzung; für den Transport in die Öffentlichkeit, die Repräsentativität der Themen und ihrer Anbieter sowie für die wichtigen Prozesse der Inspiration und Innovation hinsichtlich Problemlösungen und Weiterentwicklungen sind sie allerdings von unschätzbarem Vorteil in einem Arbeitsbereich, der von Schnelllebigkeit und hoher Komplexität zugleich geprägt ist.

Perspektiven

Durch die Synopse der unterschiedlichen Ansätze nationaler und internationaler Qualitätssicherung digitaler Gesundheitsinformationen können u. a. zunächst vier Schlussfolgerungen gezogen werden:
- die klassischen Verfahren zur externen Bewertung von Qualität (hier: Peer Review, Zertifizierung und Akkreditierung) sind den letzten Jahren für den Bereich digitaler Informationen in den Neuen Medien adaptiert worden;
- die dargestellten Ansätze bilden eine Bandbreite von unterschiedlichen Problemlösungsansätzen ab: von Ethik-Kodizes bis zur Akkreditierung, von der harten Überprüfung bis zur freiwilligen Selbstverpflichtung, von der Bürger- oder Patienten-Sicht bis zur medizinimmanenten Fachperspektive;
- die europäischen Bemühungen um die Qualitätssicherung digitaler Gesundheitsinformationen haben mittlerweile – wenn auch nicht gänzlich – den Anschluss an die internationale Diskussion gefunden,
- mit Ausnahme des HON-Verfahrens ist bislang kein Ansatz auf hinreichend breiter Basis implementiert, und
- die deutschen Aktivitäten hierzu hinterlassen im internationalen wie europäischen Vergleich im Prinzip einen guten Eindruck, insbesondere aufgrund des bislang auf breiter Basis erreichten Konsenses.

Nicht nur beim Peer Review, auch bei den anderen Verfahren der externen Bewertung von Qualität sind gesicherte Erkenntnisse über die Validität der Standards, der Verlässlichkeit der Bewertungen oder ihre Fähigkeit, zu tatsächlichen Verbesserungen der Qualität beizutragen, eher dünn (Shaw C (2001)). Idealerweise sollten erfolgreiche Ansätze der externen Bewertung:
- klare Wertvorstellungen vermitteln,
- validierte Standards verwenden,
- den Nutzer in den Mittelpunkt stellen,
- Prozesse und Ergebnisse berücksichtigen,
- zur kritischen Selbstbewertung ermutigen,
- die Bewerter schulen,
- systematisch bewerten,
- Anreize setzen,
- andere Ansätze angemessen berücksichtigen,
- Verbesserungen im Zeitverlauf quantifizieren und
- Standards, Bewertungsverfahren und Ergebnisse der Öffentlichkeit verfügbar machen.

Neben den konzeptionellen Überlegungen um theoretisch und methodisch angemessene Herangehensweisen an das Problem sind es letztlich auch pragmatische Argumente, die den Ausschlag für breit akzeptierte, tatsächlich realisierte und ergebnisorientierte Umsetzungen bieten. Die entsprechenden Verfahren sollten daher:
- für Nutzer wie Anbieter einfach zu verstehen und anzuwenden, technisch unaufwendig und kostengünstig sein,
- ihrem Gegenstand angemessen sein, d. h. beispielsweise einerseits so hinreichend allgemein konzipiert sein, dass sehr unterschiedliche Arten von Gesundheitsinformationsanbietern geprüft werden können (Laien/Selbsthilfe/Fachsysteme etc.) und
- es dennoch erlauben, die Spreu vom Weizen zu trennen sowie
- offen sein für Weiterentwicklungen, z. B. im Hinblick auf die Maschinenlesbarkeit von Qualitätsbewertungen oder die Veränderung von Nutzerbedürfnissen.

Für den Erfolg dieser Ansätze entscheidend ist vermutlich eher, was den Bedürfnissen ihrer Nutzer, und nicht, was den Möglichkeiten der technischen und fachlichen Umsetzung entspricht.

Im Hinblick auf nationale Initiativen muss sich insbesondere für die Zukunft des **Aktionsforum Gesundheitsinformationssystem (afgis)** noch zeigen, ob eine Institutionalisierung unter wirtschaftlichen Aspekten gelingt. Insofern ist auch die Zukunft der Qualitätssicherung in diesem Bereich in Deutschland noch nicht abschließend geklärt. Die Chancen für eine Implementierung eines breit konsentierten Verfahrens waren jedoch noch niemals zuvor so gut wie jetzt.

Schließlich sei noch darauf hingewiesen, dass trotz aller berechtigten nationalen Ansätze bislang ein international harmonisierter Kernkriteriensatz für die Qualität gesundheitsbezogener Informationen noch aussteht. In dieser Hinsicht ist ein wichtiger Schritt von der Europäischen Kommission ausgegangen, die im Jahr 2000 in dem Aktionsplan **eEurope 2002 – eine Informationsgesellschaft für alle** im Kapitel **Health Online** u. a. folgende Aufgabe vorsah:
- "Establish a set of quality criteria for health related websites".

In der Folge wurden 2001 in Brüssel die **Draft Guidelines on Quality Criteria for Health Related Websites** (2003) erarbeitet "which may be used to guide Member States in possible implementation of quality assurance measures for the health related Internet":
- **Transparency and Honesty:** transparency of provider of site, of purpose and objective of the site, of sources of funding for site; target audience clearly defined,
- **Authority:** sources and date of publication,
- **Privacy:** privacy, security and confidentiality policy,
- **Currency:** clear and regular updating of the site,
- **Accountability:** user feedback, responsible partnering, editorial policy,
- **Accessibility:** attention to guidelines on physical accessibility as well as general findability, searchability, readability, usability, etc..

Diese Qualitätskriterien sind nicht präskriptiv konzipiert, sondern als Anregung, in diesem Rahmen bzw. auf dieser Basis ähnliche oder weitere Bemühungen um Qualitätssicherung von gesundheitsbezogenen Information im World Wide Web in den Mitgliedsstaaten in Gang zu setzen.

Die Initiative der EU-Kommission ist grundsätzlich zu begrüßen. Die Umsetzung der Empfehlungen in den Mitgliedsstaaten der EU ist allerdings offen und keineswegs gesichert. Angesichts der Reichweite des Internet bedarf es daher weiterer Initiativen, die sich um einen internationalen (Minimal-)Konsens in diesem Bereich bemühen.

Cancerfacts.com

Christian Lenz

Einleitung

Auch wenn Erwartungen, die mit der Einführung des Internets im Gesundheitswesen verknüpft waren, oft übertrieben hoch waren, so hat sich doch das weltumfassende Computer-Netzwerk – insbesondere in den U.S.A, aber auch zunehmend in Europa – als bedeutsame Informationsquelle für Patienten etabliert. Laut Aussage der Marktforschungsagentur Fittkau und Maaß besuchen mehr als vierzig Prozent der deutschen Internet-Surfer gelegentlich Seiten zu Gesundheitsthemen (s. a. 13. Benutzer-Analyse der W3B (2003)). Für die meisten Patienten ist es jedoch schwer, sich in der Fülle an Informationen zurechtzufinden, zumal die Qualität und Verlässlichkeit der einzelnen Online-Angebote stark schwankt (Adelhard K (2000)). Jede Information aus dem Internet, die für therapeutische Zwecke genutzt werden soll, sollte daher einer Qualitätsbeurteilung unterzogen werden. Das EU-geförderte Projekt MedCERTAIN.org (2003) soll künftig diese Kontrolle medizinischer Online-Inhalte ermöglichen (Eysenbach G et al. (2000)).

Laut einer Erhebung von Cyber Dialogue in den USA suchen mehr als ein Drittel der Nutzer von medizinischen Websites Informationen zu Krebs (Reents S und Miller TE (1998)). In diesem Bereich werden neben spezifischen Informationen auch Online-Selbsthilfegruppen angeboten, in denen sich chronisch Kranke austauschen. Durch die Kommunikation mit anderen Erkrankten in Online Communities" werden Hilfe und emotionale Unterstützung angeboten. Die Forschung hat gezeigt, dass soziale Unterstützung tief greifende psychologische Vorteile vor allem für chronisch kranke Patienten hat (Ferguson T (2000)). Zudem kann der Nutzer via e-Mail an moderierten Diskussionen z. B. über bestimmte Therapien teilnehmen. Mailing-Services für Betroffene und deren Angehörige ergänzen das Leistungsspektrum der Portale.

Personalisierte Information für Krebspatienten

Einer der Vorreiter im Bereich der Internet-Informationsanbieter für Krebspatienten ist das US-Unternehmen Cancerfacts.com (2003), das im November 1999 online ging. Anfangs gab es Informationen nur zu Prostatakrebs, mittlerweile auch für circa zwanzig weitere Krebsarten. Dieser Dienst wird rege genutzt und stößt sowohl bei Patienten als auch bei Ärzten auf immer größeres Interesse. Jährlich registrieren sich mehr als 100.000 Patienten bei cancerfacts.com (s. Abb. 1).

Im Gegensatz zu bisherigen Angeboten wird hier erstmals ein wirklich personalisierter Service angeboten: Mit so genannten Health Profilers gibt der Patient seine eigenen Krankheitsdaten ein, z. B. Ergebnisse von Gewebeproben, Laborwerte und Daten von weiteren diagnostischen Untersuchungen. Online werden die Daten innerhalb von Sekunden einer virtuellen Studie zugeordnet. Die Software evaluiert automatisch, in Abhängigkeit der eingegebenen Daten, welche aktuellen Therapiemöglichkeiten im individuellen Fall zur Auswahl stehen und welche Vor- und Nachteile diese Therapien für den Patienten haben könnten. So genannte what-if-Szenarien ermöglichen zudem ein breites Spektrum von zusätzlichen und umfassenden Informationen zu erhalten. Ein Therapievorschlag kann sogar danach ausgerichtet werden, welche einzelnen Nebenwirkungen der Patient vermeiden möchte.

Grundlage für die Online-Antworten des Gesundheitsdienstes sind spezielle Datenbanken. Diese basieren auf den Daten einer Vielzahl von Studien, die in anerkannten Fachmagazinen publiziert wurden. Im Monatsrhythmus wird die Datenbasis von einem international renommierten wissenschaftlichen Beirat ergänzt und aktualisiert.

Die Nutzung des Online-Dienstes ist prinzipiell für jedermann nach Anmeldung und der Vergabe eines Passwor-

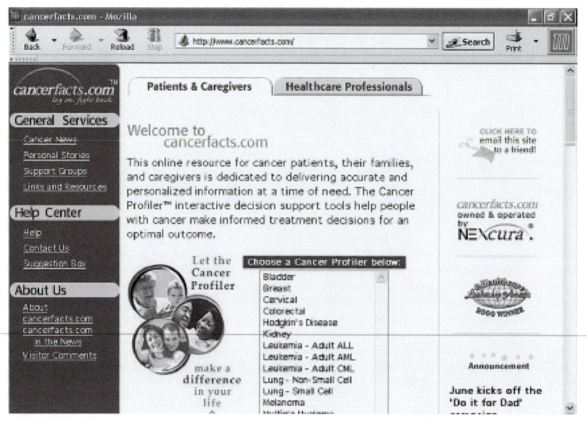

◻ **Abb. 1.** Screenshot – **Cancerfacts.com** (2003). Homepage mit 20 personalisierbaren „Cancer Profiler" zu verschiedenen Krebserkrankungen für Patienten

tes kostenlos möglich. Der personalisierte Dienst wird über eine https-Verbindung (Internet-Sicherheitsprotokoll wie im Online-Banking) angeboten. Der Nutzer wird von einem **elektronischen Assistenten** auf verständliche Weise durch die einzelnen Teile der Software geführt: Zunächst erhält er eine genaue Anleitung, wie und wo seine einzugebenden klinischen Daten abrufbar sind. Es ist ihm so auch möglich, einen **vorgefertigten Brief** an seinen behandelnden Arzt auszudrucken, um Auskunft über oftmals nicht mitgeteilte Ergebnisse – wie die pathologische Klassifizierung der Krebserkrankung – zu erfragen.

Als Beispiel dient hier die Eingabe der Daten eines an einem Prostatakrebs erkrankten Patienten: Nach Eingabe einer Vielzahl an Daten wie Tumor-Stadium, spezifischen Laborwerten und Parametern der pathologischen Klassifizierung erhält der Patient einen **„Tumor-Status-Bericht"**.

Darin werden Wahrscheinlichkeiten für z. B. eine bereits erfolgte Lymphknotenmetastasierung grafisch aufgezeigt. Im **„Überlebenswahrscheinlichkeits-Bericht"** wird ein konkreter Wert für das 10-Jahres-Überleben genannt (in einem gewählten Szenario mit einem T2a-Krebsstadium wurde ein Wert von 81 % berechnet, während bei einem fernmetastasierten T4-Krebsstadium keine passenden Studien gefunden und damit auch kein Wert angezeigt wurde). In den einzelnen Patienten-Berichten mit den Namen **„Zusammenfassung Therapien",** „Therapieergebnisse" und **„Therapie-Überlebenswahrscheinlichkeiten"** werden die konkreten Therapiemöglichkeiten aufgezeigt (radikale operative Behandlung, Bestrahlung, hormonelle Therapie, keine Therapie etc.) und für den Einzelfall hinsichtlich ihrer Vor- und Nachteile bewertet. Zusätzlich werden die Fragen, die man dem behandelnden Arzt stellen sollte, aufgelistet.

Es folgen einige Seiten für „fortgeschrittene" Patienten bzw. für Mediziner: Hier sind die Zusammenfassungen der Studien nachzulesen oder Informationen über zusätzliche sinnvolle Untersuchungen zu erhalten. Lässt der Patient diese weiteren Untersuchungen durchführen, kann er sich als Teilnehmer am Onlinedienst für weitere virtuelle Studien qualifizieren, und erhält noch detailliertere Aussagen über seinen Gesundheitsstatus und eventuell Zugang zu neuen, in der Erprobung befindlichen Therapiemöglichkeiten.

Unternehmensstrategie

Die grundsätzliche Strategie des Unternehmens Cancerfacts.com richtet sich auf ein so genanntes „One-Stop-Information-Shopping" aus. Der Erkrankte bzw. Informationssuchende soll durch ein einziges Portal alle Services, Informationen und Produkte zu seinem Krankheitsbild finden. Neben der direkten Eingliederung des Patienten in zukünftige Studien soll es bald möglich sein, Kontakt mit Krankenversicherungen aufzunehmen und in einem Online-Einkaufszentrum spezifische Waren und Dienstleistungen im Bereich der entsprechenden Krankheitsbilder zu kaufen. Im November 2001 wurde zusammen mit der American Heart Association der Online-Assistent zur Beratung von Herzkranken erstellt. Weitere Assistenten für chronische Krankheiten wie z. B. Diabetes, eine interaktive Gesundheitsrisiko-Erfassung sowie Software-Werkzeuge zur Überwachung von Arzneimittelnebenwirkungen sind in Planung.

Die Finanzierung des für Patienten und Ärzte kostenlosen Angebotes von cancerfacts.com erfolgt derzeit durch Sponsoring der Pharma- und Medizingeräte-Industrie und Krankenversicherungen. Eine weitere - ebenso umstrittene wie viel versprechende - Einnahmequelle ist der Verkauf der durch die Patienten eingegebenen anonymisierten Daten.

Cancerfacts.com beschreibt sich selbst als erste und umfassendste Internet-Informationsseite, die dem Patienten aus der Fülle an Informationen personalisierte Therapiealternativen bietet. Umfang, Detailliertheit, Genauigkeit und Aktualität der Informationen sind laut cancerfacts.com selbst durch ein Ärzteteam nicht zu beschaffen. „Konfrontiert mit einer Entscheidung über Leben und Tod, braucht der an Krebs Erkrankte zuverlässige, objektive Informationsquellen, um selbst die für seine individuelle Situation beste Therapie auszusuchen", heißt es in einem Statement des medizinischen Dienstleisters. Diese Aussage bezieht sich auf den allgemeinen Trend der Zunahme der Eigenverantwortung der Patienten („Empowered Patients"). Eine Studie von 1998 zeigt, dass 76 % der U.S.-Amerikaner der Aussage zustimmen, dass „Patienten die Hauptverantwortung für Ihre Gesundheit übernehmen und sich nicht so sehr auf Ärzte verlassen sollten" (Yankelovich Monitor (1998)).

Der behandelnde Arzt steht bei cancerfacts.com nicht mehr allein in der Mitte des medizinischen Geschehens. Seine Rolle erweitert sich deutlich: Er liefert nicht nur die Diagnostikdaten und die Therapie, er muss dem wesentlich aufgeklärteren Patienten auch konstruktiv zum Gespräch und insbesondere zur Therapiediskussion auf Basis der cancerfacts-Unterlagen zur Verfügung stehen. Und der Patient wiederum soll in die Lage versetzt werden, entweder unter Anleitung von cancerfacts.com selbst die Entscheidung über die beste Therapie zu treffen oder darüber mit seinem Arzt anhand der cancerfacts-Unterlagen konstruktiv zu diskutieren. Interaktion, Dialog und Vertrauen zwischen behandelndem Arzt und Patient erhalten damit eine neue, in der Praxis nicht unbedingt leicht handhabbare Dimension (s. Abb.2).

Trotz der begrüßenswerten bislang einzigartigen Informationstransparenz, scheint der durchschnittliche Patient von den bei cancerfacts.com zur Verfügung gestellten Informationen überfordert zu sein. Der medizinische Online-Dienst erläutert zwar Fachbegriffe und Fachinhalte in sehr verständlicher Sprache, dennoch dürfte das notwendige Hintergrundwissen bei den meist älteren Patienten nur unzureichend vorhanden sein. Äußerst problematisch ist auch die Errechnung konkreter Zahlen, wie etwa die individuelle Überlebenswahrscheinlichkeit des Patienten, insbesondere dann, wenn zum Zeitpunkt der Online-Antwort kein geeigneter und vertrauter Ansprechpartner zur Verfügung steht.

Patientenmanagement mit Fern- und Eigenmonitoring

Der nächste Internet-Trend ist die Verbindung von reinen Informationsangeboten zum aktiven Patientenmanagement mit Fern- und Eigenmonitoring. Sie wird derzeit in Pilotprojekten z. B. bei Diabetes, Asthma und Herzerkrankungen im Rahmen von Disease-Management-Programmen erfolgreich praktiziert.

Berücksichtigt werden muss dabei die Tatsache, dass bei reinen Informationsangeboten wie Cancerfacts.com oftmals

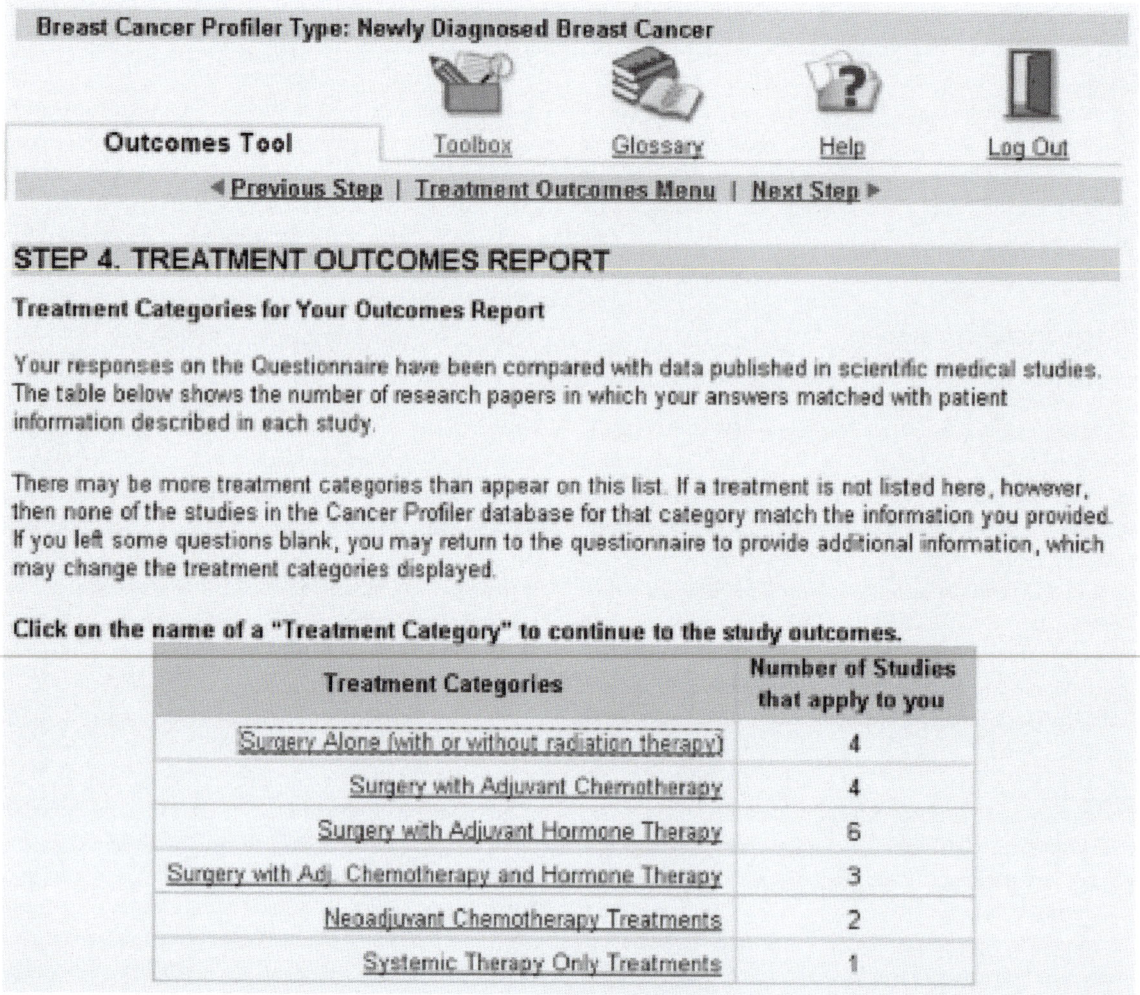
Breast Cancer Profiler Type: Newly Diagnosed Breast Cancer

Outcomes Tool | Toolbox | Glossary | Help | Log Out

◂ Previous Step | Treatment Outcomes Menu | Next Step ▸

STEP 4. TREATMENT OUTCOMES REPORT

Treatment Categories for Your Outcomes Report

Your responses on the Questionnaire have been compared with data published in scientific medical studies. The table below shows the number of research papers in which your answers matched with patient information described in each study.

There may be more treatment categories than appear on this list. If a treatment is not listed here, however, then none of the studies in the Cancer Profiler database for that category match the information you provided. If you left some questions blank, you may return to the questionnaire to provide additional information, which may change the treatment categories displayed.

Click on the name of a "Treatment Category" to continue to the study outcomes.

Treatment Categories	Number of Studies that apply to you
Surgery Alone (with or without radiation therapy)	4
Surgery with Adjuvant Chemotherapy	4
Surgery with Adjuvant Hormone Therapy	6
Surgery with Adj. Chemotherapy and Hormone Therapy	3
Neoadjuvant Chemotherapy Treatments	2
Systemic Therapy Only Treatments	1

Abb. 2. „Treatment Outcome Report" bei **Cancerfacts.com** (2003) am Beispiel Brustkrebs. Patientinnen erhalten im „Breast Cancer Profiler" nach Eingabe ihrer Krankheitsdaten eine individuelle Therapiebewertung

nicht die Patienten selbst, sondern Angehörige die Internet-Suche einmalig für ihre erkrankten Familienmitglieder durchführen. Ein aktives Patientenmonitoring erfordert jedoch eine ständige Eingabe von Daten, die am besten durch den Patienten selbst erfolgt, denn er soll eingebunden sein und von ihm wird letztlich eine Verhaltensänderung in seiner Lebensführung erwartet. Doch im Allgemeinen ist ein Großteil **älterer Patienten** nicht in der Lage, die Computer zu bedienen. Allerdings zeigten Studien, dass auch diese Patienten nach einer Einführungs- und Trainingsphase durchaus befähigt waren, das Internet als Medium zur Gesundheitsvorsorge, aber auch als Mittel zur **Verbesserung ihrer Sozialisierung** zu nutzen (Lenz C et al. (2001)). Beim zukünftigen Patientenmanagement wird es darauf ankommen, dem Patienten einfach zu bedienende Mess- oder Eingabegeräte an die Hand zu geben, die auch von technikunkundigen Menschen bedient werden können.

Cancerfacts-Dienste für Ärzte

Für Ärzte bietet Cancerfacts.com eine sehr interessante und hochaktuelle Informationsquelle mit bisher ungeahnten Möglichkeiten. Zusätzlich zu der üblichen Suche nach Stichwort, Autor und Zeitschriftentitel wird mit der VCM-Technologie **(Virtual Case Model)** eine spezielle Suchtechnologie im Rahmen eines Case-Modelings angeboten. Dabei kann der Arzt patientenspezifische Parameter wie zum Beispiel Alter und Allgemeinzustand eingeben, um einen individualisierten Therapievorschlag zu erhalten. Einen weiteren interessanten Aspekt bietet die Möglichkeit, bei speziellen Studien interaktiv Parameter zu verändern, um deren Einfluss auf die Studienergebnisse zu evaluieren.

Es bleibt abzuwarten, ob die **Nutzung evidenzbasierter therapeutischer Leitlinien** mit neuesten Studienergebnissen aus dem Internet von Ärzten übernommen und sich im medizinischen Alltag etablieren wird. Dazu könnten die permanenten Aktualisierungen der Therapiemöglichkeiten durch professionelle Anbieter wie cancerfacts.com sicher eine bedeutende Rolle spielen und in der Schnelligkeit der Informationsbereitstellung die medizinischen Fachgesellschaften übertreffen.

Die Ärzteschaft wird sich den neuen Herausforderungen stellen müssen. Denn der aufgeklärte Patient informiert sich im Internet nicht nur über seine Krankheit und mögliche Therapien, sondern auch über die Qualität des behandelnden Arztes und der Klinik. Es ist nur eine Frage der Zeit, wann Patienten auch in Deutschland via Internet anhand von Checklisten ableiten können, ob sein Arzt oder seine Klinik gut ist und den gesetzten Standards entspricht.

Perspektiven

Qualitativ hochwertige Informationsdienste wie Cancerfacts.com sind für Patienten von großem Nutzen. Ihnen wird die **Möglichkeit einer aktuellen, unabhängigen und wissenschaftlich fundierten Zweitmeinung** geboten. Der Patient muss jedoch die Möglichkeit erhalten, Internet-Dienste qualitativ einordnen zu können. Ohne eine professionelle Beurteilung kann ihm das nicht gelingen. Daher sollte auch der behandelnde Arzt aufgeschlossen gegenüber den Informationsmöglichkeiten im Web sein. Er könnte dem interessierten Patienten seriöse Internet-Dienste empfehlen und sich darin selbst über neue Studienergebnisse und Therapiemöglichkeiten auf dem Laufenden halten. Auf dieser Basis könnten der Arzt und sein mündig gewordener Patient entstehende Unsicherheiten und aufkommende Fragen gemeinsam diskutieren.

Computer- und Web Based Training (CBT/WBT)

Holger Mettler und Thomas Rose

Einleitung

Computergestütztes Lernen ist zur Zeit ein hoch aktuelles Forschungs- und Entwicklungsthema an den Universitäten und in der Industrie. Der zunehmende Kostendruck im Gesundheitsbereich, und die immer schwierigere Lehr- und Ausbildungssituation im Bereich der Universitäten und Krankenhäuser stellt Lehrende und Lernende im Gesundheitsbereich vor immer höhere Anforderungen, medizinisches Wissen in aktueller Form zu vermitteln und entgegenzunehmen. Gleichzeitig ist zu beobachten, dass im Zuge des technischen Fortschritts und der Ausrichtung auf eine Wissensgesellschaft Mitarbeiter im Gesundheitsbereich sich auf ein **lebenslanges Lernen** einstellen müssen. Trotz dieser völlig unsicheren Situation eröffnen sich aber auch neue Chancen, alternative Lehr- und Lernmethoden im Gesundheitssystem zu etablieren. Die Vermittlung und Verbreitung von medizinischem Wissen mit Hilfe modernster Kommunikationssysteme stellt dabei eine neue Möglichkeit dar, den klassischen Wissenstransfer an Schulen, Universitäten und Weiterbildungseinrichtungen durch modernste elektronische und interaktive Medientechnologien zu ergänzen. Dabei spielt insbesondere die Etablierung einer computerunterstützten Aus- und Weiterbildung eine zentrale Rolle.

Computerunterstütztes Lernen oder **Computer Based Training (CBT)** hat eine lange Tradition in der Medizin. Im Bereich der Medizin handelt es sich hierbei um **interaktive, computergestützte bzw. fallbasierte Trainingsprogramme** zur Darstellung neuer medizinischer Wissensgebiete und Methoden, die mit Hilfe modernster interaktiver Medien präsentiert werden. Mit der rasanten Verbreitung des Internet steigt auch das Interesse daran, die eingesetzte Technik und das Informationspotential des CBT für die strukturierte Vermittlung von Wissen im Sinne des **Distance Learning** zu nutzen. Die von CBT abgeleitete Bezeichnung **Web Based Teaching (WBT)** stellt in diesem Zusammenhang die Erweiterung computerbasierter Lernprogramme mit der Integration internetgestützter Netzwerktechniken und deren Möglichkeiten für Distance Learning dar. Spezielle elektronische Kommunikations- und Informationssysteme auf der Basis des Internet und des World Wide Web dienen dabei zur synchronen oder asynchronen gruppenorientierten Bearbeitung von multimedial aufbereiteten Lerninhalten.

Asynchrone Unterrichtsformen gewähren Lehrenden wie Lernenden zudem ein hohes Maß an Freiheit und Selbstbestimmung, da Ort und Zeitpunkt sowie Geschwindigkeit des Lernprozesses im Idealfall frei gewählt werden können. Daneben kann auch der Einsatz weiterer, synchroner Instruktionsmedien (interaktive Foren, Chatrooms) zum Einsatz kommen, die das Zusammentreffen aller oder zumindest mehrerer Beteiligten im virtuellen Raum zu einer bestimmten Zeit voraussetzen **(virtuelle Lerngemeinschaften).**

Computergestützte Ausbildungssysteme

Durch die sprunghafte Entwicklung der Medientechnologien und technologische Fortschritte im Hard- und Softwarebereich in den 90er Jahren wurden die bislang eher textbasierten, elektronischen Ausbildungsmedien durch neue Medientypen wie Farbgraphik, Photo, Animation, Klang, Sprache und Video erweitert. Diese so genannten **Multimediatypen** zeichnen sich durch eine inhärente, komplexe Abhängigkeit in mehreren Dimensionen aus. Dabei stehen insbesondere die konfigurellen, räumlichen und zeitlichen Verknüpfungen, die durch Interaktionen des Benutzers zusätzlich beeinflusst werden, im Mittelpunkt der Gestaltung und Präsentation eines computergestützten Lern- und Ausbildungssystems. Die Palette reicht von Programmen, in denen schrittweise Inhalte präsentiert und in Übungen angewandt werden, sogenannte Tutorielle Systeme, über Präsentations- und Browsingsysteme bis hin zu komplexen Simulationsprogrammen und Intelligenten Lernsystemen (Conradi H et al. (1997)). Mit dem Einsatz dieser komplexen und aufwendigen Software soll dem Lernenden größer Freiheit gegeben werden, seine Lerngeschwindigkeit, aber auch die Vorgehensweise zur Erarbeitung eines Stoffgebiets selbst zu bestimmen. Durch Interaktionsmechanismen soll der Lernende nicht nur als passiver Zuhörer und Zuschauer agieren, sondern sein Wissen aktiv in bestimmten Pro-grammabschnitten einsetzen, um bestimmte Fragestellungen quasi im Dialog mit dem Programm zu erarbeiten.

Durch die aktive und selbständige Bearbeitung erwerben sich z.B. angehende Ärzte mit Hilfe von computergestützten und multimedial dargebotenen Krankheitsfällen Wissen aus der medizinischen Praxis, das in realen klinischen Situationen anwendbar ist. Wesentliches Element der neuen Ausbildungskonzepte für Ärzte ist demnach das fallbasierte und Problemorientierte Lernen (POL).

Didaktische und technische Perspektive

Lernwirksame Ausbildungssoftware muss vor allem 2 Kriterien Rechnung tragen:
- Interaktivität: CBT/WBT Programme sollen zur aktiven Mitarbeit provozieren (z.B. zum Nachdenken auffordern, Probleme aufwerfen und Fragen stellen) und geeignete Rückmeldungen informativer und motivationaler Art geben.
- Adaptivität und Individualisierung: CBT/WBT Programme sollen effektive Lehrmethoden bieten, die Anpassung an individuelle Lernziele ermöglichen und individuelle Möglichkeiten zur freien Einteilung der Lernzeiten besitzen.

Bei der Verwendung von computerunterstützten Lernsystemen liegt die Entscheidung der anzuwendenden Lernstrategie beim Lernenden selbst. Mit der freien Wahl können die Lehrinhalte gemäß den persönlichen Präferenzen aufbereitet werden. Daraus ergibt sich eine besondere Bedeutung für didaktische bzw. instruktionspsychologische Konzepte (Adler M et al. (1998), Schwarzer R (1997)). Die Unterschiede in den Typen der Lern-Software entstehen durch Unterschiede in den zugrundeliegenden Lerntheorien, die durch klassische pädagogische und psychologische Forschungsparadigmen geprägt wurden. Hierbei sind insbesondere die lernpsychologischen Schulen des Behaviorismus, Kognitivismus und des Konstruktivismus zu nennen (Blumstengel A (1998)). Bei den so genannten konstruktivistischen Lernformen „konstruieren" die Lernenden ihr eigenes individuelles Wissen mit der Lösung von „authentischen" Problemen in Abhängigkeit von ihren subjektiven Erfahrungen und ihrer eigenen Umwelt. Das übergeordnete Bestreben liegt darin, dass Lernende denken und handeln wie Experten. Ein weiterer Aspekt, dieses Ziel zu erreichen, wird als „Lernen in multiplen Kontexten" bezeichnet.

Dementsprechend sollten auch alternative Betrachtungsweisen Bestandteil des Lernens sein. Ein wesentlicher Punkt zur Schaffung von anwendbarem Wissen in einer sozialen Gemeinschaft ist jedoch die Anforderung, in einem sozialen Kontext zu lernen. Durch alternative Betrachtungen, Anregungen und dem Austausch von Wissen entsteht das, was als Wissenskultur bezeichnet werden kann und was letztlich den Mehrwert an Wissenskapital ausmacht sowie die Flexibilität von Schulen, Firmen und Universitäten erhöht.

CBT/WBT-Anwendungen sind interaktive Softwaresysteme und sollten als solche nach grundlegenden Methoden des Software-Engineerings erstellt werden. Für die Programmierung von CBT/WBT-Anwendungen stehen dem Autor eines Lernsystems neben den klassischen Programmiersprachen auch so genannte Autorensysteme oder spezifische netzwerk- und datenbankgestützte Contentmanagementsysteme zur interaktiven Kursgestaltung zur Verfügung. Trotz der sehr fortgeschrittenen Bedienmethoden (Drag & Drop-Techniken) weisen diese Systeme aber immer noch grundlegende Defizite auf:
- Die Aktualisierung, Wiederverwendbarkeit und Verwaltung der multimedialen Bausteine gestaltet sich schwierig,
- die unmittelbare Verfügbarkeit und Zuspielung der eingesetzten Medienbausteine über netzwerkgestützte Datenbanksysteme ist abhängig von der Bandbreite und Zahl der Nutzer des technischen Systems und
- die dynamische Generierung von benutzerspezifischen Medieninhalten ist zumeist nicht möglich, da die multimedialen Bausteine zumeist mit der Programmstruktur verknüpft sind.

Durch das weitere Fehlen von Workflow- und Prozessmodellen für die sehr komplexen Lernprogramme wird zumeist der Entwicklungsprozess auf eine Art Ad-hoc-Entwicklung

(Trial & Error) in der Implementierungsphase beschränkt (Hitzges A und Laich U (1995)).

Grundlagen interaktiver CBT-Anwendungen

Für die Erstellung von Lerninhalten zur Aus- und Weiterbildung haben sich verschiedene Interaktionsformen für das Lernen am Computer als effizient erwiesen (Issing LJ und Klinsa P (1997)). Das Konzept eines interaktionsgestützten, multimedialen CBT- Systems sieht die Erweiterung eines reinen Informationssystems zur integrierten Lernumgebung mittels einer umfangreichen Interaktionskomponente vor. Dabei müssen innerhalb medizinisch klassifizierter Bereiche Entscheidungen und Sachverhalte zur Vertiefung des Lernstoffs abgefragt werden können. Grundsätzlich kann man dabei folgende Lernmethoden bzw. Interaktionsformen spezifizieren:

- Die Choice-Aufgaben mit einer oder mehreren Richtigen von den vorgegebenen Antworten,
- das Anordnen von zeitlichen und strukturellen Abläufen,
- die Erkennung einer Struktur in einem Bild,
- die Problemerkennung und
- die Freitexteingabe.

Während das Multiple Choice-Verfahren im Medizinstudium Verwendung findet, eignet sich die Methode der Problemerkennung in der Operationslehre, z. B. mit der Bestimmung kritischer OP-Situationen in einer entsprechenden Videosequenz. Typische Situationen im medizinischen Alltag, z. B. der zeitliche und strukturelle Ablauf von Operationsverläufen, kann durch die interaktive visuelle Anordnung trainiert und kritische Entscheidungsphasen abgefragt werden. Demgegenüber empfiehlt sich die Freitexteingabe zur genauen Abfrage von Medikationsdaten und -zeitpunkten, also numerischen Werten. Die vorgestellten Lernmethoden dienen als didaktische Grundlage für die Interaktionsformen, die in spezifischen Anwenderprogrammen eingesetzt werden können.

In der Realisierung zeigt sich die freie Eingabe von Wörtern und Sätzen gerade bei einem derart großen Themenbereich wie der Medizin im Vergleich zu den anderen Methoden als ungleich schwerer. So ist nicht nur ein Vergleich der Eingabe mit einem großen Thesaurus (abgesehen von dessen Aktualisierung) zu bewerkstelligen, sondern auch die lexikalische Bereinigung falsch eingegebener Wörter. D. h. es muss ein intelligenter Algorithmus zur Fehlerkorrektur eingesetzt werden, der neben der lexikalisch eindeutigen Begriffszuordnung auch die Groß- und Kleinschreibung berücksichtigt. Da es im Vokabular der Medizin völlig voneinander unabhängige Bezeichnungen gibt, die sich nur geringfügig in der Schreibweise unterscheiden, bedeutet dies den schwierigsten Teil der Umsetzung. Eine Vereinfachung, die auch im medizinischen Konzept vorgeschlagen wird, ist die Vorgabe von mehreren Begriffen, die vom Anwender als Antwort auf die Frage erwartet werden. Damit könnte man Auswertungsfehler durch falsch geschriebene Begriffe vermeiden und die Antwortanalyse vereinfachen.

Technische Entwicklung von CBT/WBT-Programmen

Im Mittelpunkt der interdisziplinären Anwendungsentwicklung einer CBT/WBT-Anwendung nimmt insbesondere der so genannte Authoring-Prozess eine zentrale Schlüsselrolle ein. Das Authoring beinhaltet dabei verschiedene organisatorische, technische und gestalterische Planungs- und Umsetzungsprozesse, zu denen primär die Drehbucherstellung, Materialsammlung, Mediendigitalisierung, Konzeption und die Komposition von zeitlichen, räumlichen und konfigurellen Eigenschaften der Medienelemente gehören. Das Authoring legt den inhaltlichen und formalen Rahmen einer CBT/WBT-Anwendung fest und entscheidet, welche Informationen aufgenommen, bzw. welche Inhalte integriert werden. Konzeptionell bzw. methodisch implizieren die neuen Medien und die Interaktivität eine geänderte Vorgehensweise bei der Erstellung der Dokumente sowohl bezüglich der Informationsbeschaffung und -aufbereitung als auch bezüglich der Strukturierung der Dokumente und ihrer Präsentation. Eine allgemeingültige Methodik scheint hier derzeit noch in weiter Ferne zu liegen. Es existieren zwar eine Reihe von kommerziellen Werkzeugen (Macromedia Director, Authorware Attain, Asymetrix Toolbook Instructor), doch gibt es eben keine verbindlichen Richtlinien bzw. Workflow-Modelle, wie diese Systeme für bestimmte Lernapplikationen eingesetzt werden können.

Für die Projektplanung und Produktion wird oft ein Drehbuch (Storyboard) verwendet, das z. B. ähnlich wie bei einer Filmproduktion, Abläufe und Inhalte genau festgelegt. Zur besseren Kontrolle der Gesamtzusammenhänge wird in Anlehnung an das klassische Projektmanagement häufig ein Struktur- und Ablaufplan, das Master-Storyboard entwickelt, welches einen Komplettüberblick über die gesamte Programmstruktur ermöglicht. Dieses Master-Storyboard wird schrittweise in das eigentliche Micro-Storyboard überführt, welches die genauen Inhalte sowie die Verknüpfungen des Gesamtsystems definiert.

Aufgrund der ausgeprägten Interdisziplinarität von MM-Projekten, erfordert ein effektives Management weitergehende technische Unterstützung durch so genannte Informationsobjekterzeugungswerkzeuge. Für die Verbreitung und Präsentation von Ausbildungsinhalten im Internet gibt es spezifische kommerzielle Contentmanagementsysteme. Diese Web Based Training-Systeme bieten verschiedene Grundfunktionen zur Verwaltung und Erstellung von multimedialen Kursbausteinen bzw. Lehr- und Lernmodulen und sind zumeist datenbankgestützte Erweiterungen von klassischen Web-Servern mit umfangreichen Funktionen zur Benutzer- und Administrationsverwaltung. Derzeit gibt es verschiedene kommerzielle Web Based Training Systeme, die im WWW auf der Basis von HTML-Diensten den Zugang auf hypertextbezogene Dokumente und Strukturen anbieten. Die interaktive Einbindung von Medienbausteinen erfolgt zumeist über standardisierte Plug-Ins bzw. Player. Weiterhin bieten diese Systeme Funktionen zur Zugangsregelung, Portierbarkeit, skalierbare und erweiterbare modulare Systemplattformen, Diskussionsforen, Blackboards, Whiteboards, Chatforen oder Videokonferenzen. Abbildung 1 gibt einen beispielhaften Überblick über den Systemaufbau eines multimedialen Kurses mit einem WBT System.

Praxisbeispiele CBT/WBT

In Zeiten großer Studentenzahlen ist die Frage nach effektiver Lehre in der Medizin zu stellen. Der zunehmend favorisierte didaktische und praxisorientierte Ansatz des so genannten Problembasierten bzw. Fallbasierten Lernens innerhalb von Übungsseminaren bzw. Praktika zeichnet sich durch deutliche Präferenz der Studenten gegenüber herkömmlichen Vorlesungen vor großem Auditorium aus. Er beinhaltet als organisatorische Schwierigkeit die Notwendigkeit der gemeinsamen Besprechung von Fällen in kleinen Gruppen von Studenten, deren Anleitung durch Mitglieder des Lehrkörpers wegen der großen Zahl nur mit großem personellen und räumlichen Aufwand möglich ist. Die Präsentation von Fallbeispielen auf dem Computer als multimedialem Darstellungssystem, mit der Möglichkeit des Lernenden, der freien Gestaltung der Abklärungsschritte, der Kritik- und Korrekturmöglichkeiten durch regelbasierte Wissenssysteme scheint ein möglicher Ausweg aus diesem Dilemma zu sein (Reinhardt B (1998)). Beispielhaft seien die folgenden CBT Programme im Bereich der medizinischen Lehre genannt:

— A.D.A.M.: Software, Inc., Atlanta, GA, USA (gleichnamige CD-ROM). Das Programm kann eingesetzt werden zur Vorbereitung auf den Präparierkurs, in der Anatomievorlesung, zur Prüfungsvorbereitung, zum Selbststudium, auch in allen späteren Ausbildungsabschnitten, darüber hinaus zum Erstellen eigener "elektronischer" Vorlesungen. Es eignet sich ebenso zum

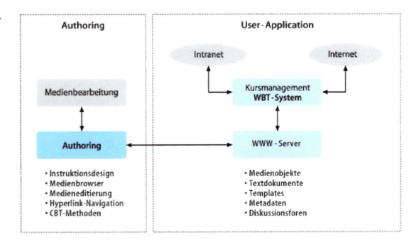

Abb. 1. Systemarchitektur eines WBT-Servers

Erlernen der Anatomiekenntnisse, die im MI-Studium geprüft werden. Um das dargestellte Wissen selbst zusammenzustellen, bräuchte man Anatomiebuch, Anatomieatlas, Histologieatlas und Radiologiebuch.
- **Ars Medici:** Stiftung NeoCortex (Mediothek der Medizinischen Fakultät der Universität Basel, Kantonsspital Basel). Ein interaktives Multimedia-Programm für den Arzt und Medizinstudenten zu den ärztlichen Untersuchungstechniken. Die CD-ROM enthält über 1500 Bildschirmseiten, fast 200 meist farbige Bilder, mehr als 100 Videoclips und über 560 Ton- und Sprachsequenzen (360 Minuten).
- **Laennec:** Division de Pneumologie CHUV – Lausanne (Deutsche Fassung von der Pneumologischen Abteilung der Universitätskliniken Zürich, Schweiz). Laennec ist ein Computerprogramm für das Erlernen der klinischen Untersuchung in der Pneumologie. Es ist realisiert für Ärztinnen, Ärzte und Studierende, die Kenntnisse in diesem Gebiet erwerben oder auffrischen möchten.
- **SimNerv:** InterActive Systems, Marburg. SimNerv ist eine Multimedia-Simulation des so genannten Frosch-Nerven-Versuchs.

Als spezielle medizinische WBT-Angebote aus dem universitären Umfeld seien genannt:
- **CASUS/ProdMediWeb** (2003): Das Programm CASUS dient dabei z.B. zur Darstellung medizinischer Fälle am Computer, bestehend aus Lerndatenbank, Autorenmodul und Player für die Lernenden. Das System ProMediWeb bietet fallorientiertes Lernen im Internet an.
- **Docs´n Drugs** (2003): Mit Docs'n Drugs soll die konventionelle Ausbildung in der Medizin durch interaktives Lernen am virtuellen Patienten ergänzt und durch didaktisch aufbereitete Fälle aus der medizinischen Praxis die ärztliche Entscheidungsfindung und das Erkennen von Handlungserfordernissen trainiert werden.
- **MURMEL** (2003): Im Rahmen von MURMEL werden u. a. medizinische Multimedia-Anwendungen im Bereich der Neuroradiologie für die Lehre und die wissenschaftliche Weiterbildung an Hochschulen erstellt bzw. weiterentwickelt.
- **CARDIO-OP-System** (s. Abb. 2): Verbundprojekt, das ein datenbankbasiertes, netzwerkfähiges Ausbildungs- und Informationssystem in der Herzchirurgie für die Zielgruppen Ärzte, Studenten, medizinische Lehrer und Patienten implementiert hat (Friedl R et al. (2000)).

Eine interessante Entwicklung findet zur Zeit im Projekt Caseport (2003) statt. Dabei werden in der Praxis bewährte fallbasierte Lernsysteme mit einheitlichen Schnittstellen versehen und ihre Inhalte über ein integrierendes WWW-Portal zugänglich gemacht. Die Lernfälle werden in dem von allen angeschlossenen Lernsystemen interpretierbaren Standardformat Extensible Markup Language (XML) repräsentiert. Eine intuitive Benutzeroberfläche erlaubt die Suche nach relevanten Lerninhalten im gesamten Wissensbestand der Einzelsysteme. Zielgruppen des Portals sind neben Studierenden und Ärzten in der Aus- und Weiterbildung insbesondere die Kursleiter und Dozenten. Die Nutzer können über das Portal über die Systemgrenzen hinweg Kurse zusammenstellen.

Kurzbeschreibungen von CBT/WBT-Programmen im Bereich der medizinischen Aus- und Weiterbildung finden sich auf den eigens dafür eingerichteten CBT-Server Medizin (2003) und LRSMed (2003).

Perspektiven

Die gegenwärtige Verfahrensweise computerbasierter Trainingsprogramme zur individuellen Bearbeitung als Web-basiertes Trainingsprogramm über Datennetze verfügbar zu machen, ist ein erster Ansatz neue Lehr- und Lernformen mit den Möglichkeiten des Internets zu verknüpfen. Dabei muss der Austausch von Individuen über Kommunikationsschnittstellen im Lern- und Übungsprozess im Vordergrund stehen. Lern- und Trainingskurse für das WWW zu entwickeln, die auf dem Wechsel von Informationspräsentation und Informationsüberprüfung beruhen, mag zwar gegenwärtig im Trend liegen, fördert jedoch nicht die eigenen Interessen und Bedürfnisse von Lernenden. Erst durch die Kommunikation und Auseinandersetzung mit der Umwelt erlangt Wissen einen Anwendungscharakter. Ähnlich wie bei der CBT- Entwicklung der letzten Jahrzehnte sind heute auch schon Defizite im Bereich der Didaktik und Psychologie erkennbar. Ziel muß es daher sein, inhalt-technologische Theorien und Methoden des Instruktionsdesigns bzw. Ergebnisse aus diesem Forschungsbereich zu berücksichtigen. Dabei gilt die Hypothese, dass die Berücksichtigung von instruktionspsychologischen Konzepten in vielen Fällen zu deutlichen Effizienzsteigerungen und Kreativität der WBT-Systeme beitragen kann.

Im Hinblick auf die weitere technische Entwicklung von multimedialen Lernapplikationen steht vor allem die

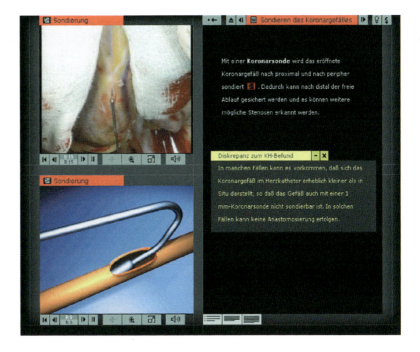

◘ **Abb. 2.** Lernmodul im CARDIO-OP-System

Weiterentwicklung von Algorithmen im Vordergrund, um neue Formen der Interaktion zwischen Programm und Benutzer zu ermöglichen. Gerade hier ist auch noch ein erheblicher Forschungsbedarf und die Entwicklung von neuen Eingabegeräten erforderlich, da die Tastatur und die Maus als zentrales Interaktionsmedium z.B. im Rahmen von Operationssimulationen eine nur eingeschränkte Abbildung von realen Situationen bzw. OP-Techniken erlauben. Evaluationsstudien über die Präsentation und den Einsatz von CBT-Systemen zeigen auch, dass in der Anwendungsentwicklung gestalterische, didaktische, psychologische und design-technische Aspekte noch mehr berücksichtigt werden müssen. Die Herausforderung bei der Entwicklung von CBT-Programmen liegt insbesondere in der Darstellung der engen zeitlichen, räumlichen und konfigurellen Beziehungen der eingesetzten Medienobjekte und den zugeordneten Ressourcen zueinander.

Eine weitere Bedeutung liegt in der Auswahl und Implentierung geeigneter Lernverfahren für die simulierten realen Lernsituationen. Übergreifend betrachtet wird ein entscheidender Erfolgsfaktor für die Zukunft des CBT-Engineering sein, die heute noch dominierende Orientierung an Heuristiken oder Faustregeln zu verlassen, um ein ganzheitliches Qualitätsmanagement für die CBT-Entwicklung zu etablieren, welches den Kunden in den Mittelpunkt stellt (Hitzges A und Laich U (1995)).

Virtual Faculty of Medicine

Friedrich Kallinowski und Arianeb Mehrabi

Einleitung

Das Projekt „Alumni.med-Live – Virtuelle Weiterbildung für Mediziner im Internet" wird seit 1999 betrieben. Es zielt darauf ab, ein inhaltlich vollständiges, sich ständig aktualisierendes multimediales Weiterbildungsangebot für Medizin-Absolventen der Hochschulen – die Alumni – im Internet zu erstellen und durch Nachkontaktmaßnahmen vor Ort zu flankieren. Seither entstand ein System, das in der Praxis ärztlicher Berufsausübung geeignet erscheint, universitäres Fachwissen einerseits und technische Informationsverarbeitung andererseits komplementär für die Fort- und Weiterbildung weltweit zu nutzen.

Die bislang realisierten Projektkomponenten sind:
- Multimediale Wissensbank mit über 145 Stunden Informationsgehalt,
- Virtuelle medizinische Fakultät mit über 800 Wissenschaftlern und mehreren Universitätsfakultäten,
- Alumni Regionalkonferenzen im Nahen Osten, Lateinamerika, Asien, Süd-Asien und Süd-Afrika, mit mehr als 500 Medizin-Absolventen der Konsortiumsuniversitäten Freiburg, Heidelberg, Mannheim, Tübingen und Ulm.

Das Konzept von Alumni.med-Live basiert auf drei Säulen: der multimedialen Datenbank, einem Qualitätssicherungs-Gremium und den Absolventen (s. Abb. 1).

Anforderungen und Projekteinführung

In verschiedenen Evaluationen (Glückstein C et al. (1996), Kallinowski F et al. (1997), Kallinowski F und Eitel F (1998)) wurde dem mediendidaktischen Konzept der Alumni.med-Live grundsätzliche Machbarkeit und Sinnfülle zur multimedialen Fortbildung für Mediziner im Internet bescheinigt. Studierende in verschiedenen Studienabschnitten nutzen die zur Verfügung gestellten Einrichtungen und bewerten sie als

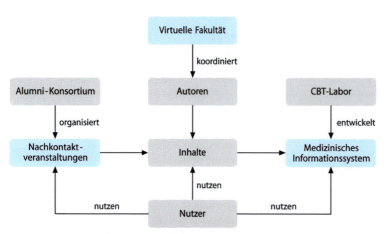

Abb. 1. Diagramm des Alumni.med-Live-Projektes mit den drei Komponenten Virtual Faculty of Medicine, Medizinisches Informationssystem und Alumni-Nachkontaktveranstaltungen

sehr gut. In Regionalkonferenzen im Nahen Osten, China und Südamerika wurde der Einsatz des Systems vor Ort auf seine Tauglichkeit überprüft. Für den weiteren Ausbau des skalierbaren Prototyps zu einem Arbeitsgerät für den Prozess der medizinischen Fort- und Weiterbildung stellen sich besondere Anforderungen an:

- die Qualität, Vollständigkeit, Aktualität sowie Relevanz der Inhalte im Informationssystem für die medizinischen Nutzer in ihrer ganzen Vielfalt (verschiedene Ausbildungsstufen, unterschiedliche Spezialisierungen, national, international, industrialisierte Länder, Entwicklungsländer),
- die Einfachheit der Erzeugung, Aktualisierung und Pflege der multimedialen Inhalte durch informationstechnische Laien,
- die Einfachheit des Auffindens der gewünschten Information und ihrer individuellen Nutzung als maßgeblicher Faktor für die Praxistauglichkeit des Systems.

Im dem neuen Heidelberger Curriculum der Medizin (HeiCuMed) sind die einzelnen Fächer nach Themengebieten in Module gruppiert. Innerhalb eines jeden Moduls werden Inhalte verschiedener medizinischer Fächer in einer ganzheitlichen Betrachtung einzelner Krankheitsfälle miteinander verzahnt.

An der Chirurgischen Universitätsklinik Heidelberg wurden eine Einrichtung für computerbasierte Trainingssysteme, das CBT-Labor, geschaffen und Grundkonzepte für den Einsatz elektronischer Medien im medizinischen Unterricht erprobt. Die erstellten multimedialen Kurse wurden von den Fachgesellschaften der Traumatologie und Kinderchirurgie mit Auszeichnung angenommen.

Ein modulares Konzept für eine multimediale Dokumentenbasis wird von den Abteilungen Anatomie, Chirurgie (mit den Sektionen Viszeral-, Herz-, Gefäß-, Unfall- und Wiederherstellungs- sowie Kinderchirurgie), Urologie, Anästhesiologie, Neurologie, Hals-, Nasen-, Ohrenheilkunde und Gynäkologie konsekutiv umgesetzt.

Das CBT-Labor in Heidelberg zeichnet medizinische Fachveranstaltungen mit Vorlesungscharakter auf (Mehrabi A et al. (1999)), die in Zusammenarbeit mit zahlreichen externen Herausgebern und in einem weitestgehend automatisierten Prozess multimedial aufbereitet, vervielfältigt und in der CD-ROM-Reihe „Springer Symposia Live" vertrieben werden. Des weiteren werden multimediale Kurse für den studentischen Unterricht mit Vollbild-Videos, Animationen, Bilder- und Tonsequenzen, einer nach Medientypen gliederbare stichwortbasierte Index- und Suchfunktion sowie einen Prüfungsmodus mit Multiple-Choice-Fragen nach IMPP-Standard produziert.

Im Unterricht der Chirurgischen Universitätsklinik Heidelberg wurden selbst entwickelte Teachware-Module in der Traumatologie und Kinderchirurgie bewertet. Verglichen wurde computer-basierter Unterricht mit konventionellen Formen des Wissenserwerbs. Es zeigte sich eine signifikante Verbesserung von Prüfungsergebnissen als Folge des Einsatzes von Teachware-Modulen gegenüber einer konventionellen Vorlesung (Zumbach J et al. (2000)).

Im CBT-Labor wurde darüber hinaus ein datenbankgestütztes Online-Informationssystem entwickelt, welches über med-live.de (2003) medizinische Fachvorträge in Originalbild und -ton sowie zwei interaktive Kurse mit insgesamt über 30.000 Bild- und Tonsequenzen (ca. 145 Stunden Fortbildung) zur Verfügung stellt. Das System soll auf lange Sicht aus dem vorhandenen Pool von Informationseinheiten virtuelle Vorträge zu ausgewählten Stichworten zusammenstellen (Schwarzer H et al. (1999)). Die Konzeption und Implementierung der Multimedia-Merkmale setzt derzeit auf dem Java Media Framework auf. Sie gestattet die Vollbild-Darstellung von Videos und Animationen über das Internet, sofern eine entsprechende Netzwerkbandbreite (ca. 1Mbit / s) zur Verfügung steht. Die Java-Implementierung des Datenbankservers setzt wiederum auf einer kommerziellen Plattform (Weblogic Commerce Server von BEA Systems Inc.) auf. Sie besitzt ein auf der Enterprise-Java-Beans-Spezifikation basierendes Verteilungsdesign, das durch daten- und/oder lastabhängiges Clustering mehrerer Maschinen ausgelegt ist, auf eine mögliche Skalierung des Systems auf sehr große Datenmengen einiger hundert GByte und hunderter Benutzer.

Operations-Videos liegen in 144 Einzelsequenzen und 20 Animationen in einer Gesamtlänge von derzeit fast drei Stunden vor. Zum Abspielen der Videos wird momentan der RealOnePlayer installiert.

Zur Qualitätssicherung wurde die Virtual Faculty of Medicine im Juni 2000 gegründet (Kallinowski F et al. (2001)). Sie umfasst derzeit 814 Mitglieder (85 % Professoren) aus 60 Fachrichtungen an 38 Universitäten und 62 Lehrkrankenhäusern. Darin bündelt sich der notwendige Sachverstand für die kontinuierliche Pflege der Lehrinhalte. In der Virtual Faculty soll die Rolle der Medizinischen Fakultäten und Hochschulen gestärkt werden. Hierzu ist eine Öffnung des

Konsortiums für weitere deutschsprachige Medizinische Fakultäten vorgesehen.

Zur Beurteilung des Systems als Werkzeug zur Wissensvermittlung wurde die Ausbildung von Studenten im Praktischen Jahr untersucht. Insgesamt wurden 420 Studenten in die Erhebung befragt, Bewertungen wurden in Abständen von vier Monaten (PJ-Quartale) anonym durchgeführt. Traditionelle Ausbildungselemente finden demnach wenig Akzeptanz. Spezielle Fortbildungsveranstaltungen, Ausbildung auf Station oder im OP-Saal während des Routinebetriebes scheinen nicht geeignet, überdurchschnittliche Bewertungen zu erzielen. Der personalisierte Unterricht mit Meeting Points und Lehrvisiten führt hingegen zu überdurchschnittlichen Bewertungen und einer positiven Gesamtbewertung des PJs. Der Einsatz des qualitätsgesicherten Informationssystems auch ohne tutorielle Betreuung erzielt vergleichbar gute Noten.

Nächste Schritte

Die weitere Arbeit soll die Nutzergruppe verbreitern, medizinische Fakultäten und Hochschulen in die institutionelle Trägerschaft bringen und die Qualitätssicherungsmaßnahmen stärken.

Dazu muss zunächst der von der Virtual Faculty vorgegebene Arbeitsablauf zur Erstellung von Informationen (s. Abb. 2) umgesetzt werden. Ziel dieses Arbeitsablaufes ist die vollständige multimediale Abbildung des für die Nutzer relevanten medizinischen Wissens. Die Fülle der Informationen sowie die große Zahl der beteiligten Informations-Provider stellen Anforderungen an das Autorensystem, die weit über die Funktionalität der vorhandenen Software hinausgehen. Eine rasche Verdichtung vorhandenen Wissens ist aber entscheidend für die Zukunft lokal verteilter, virtueller Kooperationen. Die Entwicklung eines Autorensystems ist der Schlüssel für die internationale Konkurrenzfähigkeit innerhalb des Bildungssektors.

Inhaltlich gilt es nun bei Alumni.med-Live drei Arbeitsschritte im Arbeitsablauf des Gesamtsystems zu verwirklichen:

— **Informationsbereitstellung und –kontrolle (Authoring):** Die Mitglieder stellen ihre Informationen (z. B. Vorträge, Fälle) der med-Live-Datenbank online zur Verfügung, die möglichst automatisiert durch das CBT-Labor technisch aufbereitet in der „med-Live news" abgelegt werden. Jeder Beitrag kann dann zur Erhöhung der Arbeitsgeschwindigkeit und zur Kostenreduktion interaktiv durch die Mitglieder bewertet und kommentiert werden. Die Überarbeitung der Beiträge findet im **Reviewprinzip** statt, ist also zunächst asynchron, dann erst synchron. Die Unterstützung fachlich kompetenter Autoren mit der Verwendung externer Datenbanken (Leitlinien der AMWF, Medline, fachspezifische Datenbanken) ist ein guter Kompromiss zwischen nutzeradaptiertem, zertifiziertem Wissen und einem erweiterten, kontextorientierten Wissensbegriff.

— **Informationsfreigabe (Zertifizierung):** Anschließend werden die Beiträge durch die entsprechend verantwortliche Fachgruppe freigegeben und somit in der „med-Live-CORE" den Nutzern angeboten.

— **Informationsbewertung (Impact):** Die Nutzer beurteilen letztlich durch die Häufigkeit der Nutzung und einer

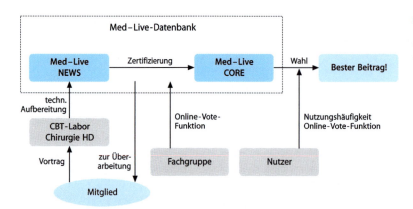

Abb. 2. Arbeitsablauf der Virtual Faculty im Alumni.med-Live.Projekt zur Qualitätssicherung und Aktualisierung der Inhalte

Online-Bewertung den Wert der Beiträge. So wird eine Qualitätssicherung der Inhalte garantiert, die durch die Nutzer des Systems gesteuert ist und insgesamt den Wert der gesamten Weiterbildung deutlich verbessert.

Zur kommerziellen Sicherung des erreichten Systems am **Bildungsmarkt** wird ein dreistufiges Konzept angestrebt, wobei die unentgeltlich zur Verfügung gestellten Weiterbildungsbeiträge frei zugänglich bleiben und von Ärztekammern und Berufsverbänden zu zertifizierenden Fortbildungskurse kostenpflichtig wären. Darüber hinaus sind Teile der zu entwickelnden Software zur Unterstützung der Informationsverdichtung z.B. für Verlage oder Berufsverbände lizenzierbar.

Perspektiven

Die für eine Sicherung und Verbesserung der lebenslangen Fortbildung hat das Alumni.med-Live-Projekt wichtige Erfahrungen gesammelt:
- das deutsche Medizinwissen gilt weltweit als modern und zukunftsorientiert,
- der Zusammenführungs- und Evaluationsprozess des Alumni-orientierten Weiterbildungs-Wissens ist durch die Funktion des bundesweiten Expertengremiums Virtual Faculty of Medicine optimierbar,
- die Weiterentwicklungen im IT-Bereich führen zu einer sowohl Nutzer- als auch Autoren-freundlicheren Bedienung der Wissensbank,
- die emotionale Brücke zum virtuellen Wir-Gefühl im Netz muss über persönliche Kontakte geschlagen werden,
- Die Rückkopplung persönlicher praktischer Erfahrung der Alumni an die wissenschaftlichen Fragestellungen in den Hochschulen macht das System universal.

Die Überleitung des Alumni.med-Live-Modells aus dem Projektstadium in einen Standard-**Programmbestandteil universitärer Absolventenpflege** ist eine Option, die im Wettbewerb mit Anbietern aus anderen Ländern einen Vorsprung sichern kann.

Die geplanten Initiativen zur mittel- und langfristige Sicherung von Alumni.med-Live sind:

- die verstärkte Einbindung privater Investoren durch eine selektive Vermarktung des Systems,
- Einbeziehung der medizinischen Fakultäten der im Alumni-Arbeitsstellen-Konsortium zusammengeschlossenen Universitäten Freiburg, Heidelberg, Mannheim, Tübingen, Ulm und weiterer beitrittswilliger Medizin-Fakultäten in die Projekt-Trägerschaft zur Nutzung von Synergieeffekten zwischen virtueller und realer Fakultät im Wissensgenerierungs-Prozess,
- die weiterbildungsmarktgerechte Entwicklung von Wissensinhalten durch verstärkte Interaktivität der Alumni untereinander und mit der Virtual Faculty.

Als Schnittstelle zwischen virtueller Fakultät und den realen Fakultäten an den Konsortiumsuniversitäten soll eine Geschäftsstelle mit den folgenden Aufgaben eingerichtet werden. Sie wird zunächst an der Medizinischen Fakultät der Universität Heidelberg angesiedelt sein:
- Koordination der Beziehungen zwischen den Mitgliedern der virtuellen Fakultät und den universitären Medizinfakultäten,
- Strategien zur Aquisition von Inhalten der Wissensbank,
- Datenbankpflege.

Weiterhin soll die Veranstaltung von themenbezogenen Kolloquien von den Alumni in ihren jeweiligen Heimatländern organisiert und durchgeführt werden. Im Zentrum stehen dabei lokale oder regionale Erfahrungen aus der Praxis, die in die Inhalte der Wissensbank eingebettet werden. Als Ergebnisse dieser Kolloquien werden Empfehlungen der Alumni über die einzurichtende Geschäftsstelle an die verschiedenen Fachgruppen der virtuellen und realen Fakultäten weitergeleitet.

Ziel des Kolloquiumkonzepts ist ein weltweit entstehendes Netz von interaktiven Alumni-Weiterbildungszentren, in denen regelmäßig **„global rounds" unter Nutzung der neuen Medien** stattfinden können, die nicht nur für Mediziner, sondern auch für Alumni aus anderen Fachgebieten bestimmt sind. Damit werden die medizinischen Fakultäten Deutschlands vielfältige Impulse von ihren Alumni erhalten und im internationalen Wettbewerb um die führende Ausbildungsstätte für die lebenslange Fortbildung gestärkt.

Genese und Perspektiven der Medienkanäle

Hermann Rotermund

Einleitung

Als sich im 15. Jahrhundert der Buchdruck in Europa entwickelte, löste er zwei **Überlieferungsformen** ab, die für die Medizin und andere Wissenschaften bedeutsam waren. Den überwiegend in Klöstern tätigen Schriftkundigen waren **handschriftliche Aufzeichnungen** zugänglich, die über die Jahrhunderte immer wieder kopiert wurden. Sie bildeten das Langzeitgedächtnis der westlichen Zivilisation. Die meisten Menschen waren im Alltag auf **mündliche Traditionen,** das Dozieren, das Weitersagen und das Memorieren ohne äußere Hilfsmittel angewiesen. Die medizinische Versorgung litt im 15. und 16. Jahrhundert unter der ungleichen geografischen Verteilung des ärztlichen und arzneikundlichen Fachwissens. Die ärmeren Schichten der Bevölkerung konnten sich meist keinen Arzt leisten. Medizinische Lehr- und Arzneibücher sorgten für eine Kompensation dieser Mängel und stabilisierten den **Erfolg des Mediums Buch** (Gieseke M (1991)). Die Publikation nachprüfbaren Wissens, das durch die Texte und Illustrationen dieser Bücher verkörpert wird, stieß einen ungeahnten qualitativen Aufschwung der wissenschaftlichen Erkenntnisse über die Natur des Menschen an. Die im 16. Jahrhundert begonnene systematische Erzeugung von bildgestützter Information setzt sich heute multimedial fort in einem Verbund aus gedruckten und elektronisch erzeugten Produkten.

Medienwandel

Aus dem Medienwandel zur **typografischen Kultur,** wie das Buchzeitalter in der Medienwissenschaft genannt wird, lassen sich für den derzeitigen Medienwandel wertvolle Schlüsse ziehen. Zunächst bestimmt die untergehende Ära wesentlich das Bild des neuen Mediums. Zu Beginn des Buchzeitalters erschienen Rhetoriklehrbücher und Traktate zur Verfeinerung der Gedächtniskunst. Wir erleben beim Übergang in das digitale Zeitalter etwas Ähnliches. Internetsites werden oft mit Zeitungs-, Fernseh- und Radioinhalten angefüllt. Das ist der **Versuch, traditionelle Marktbeziehungen auf das Netz zu übertragen.** Es wurden e-Books erfunden, die denselben Inhalt transportieren wie ein klassisches Buch. Doch letztlich sind sie unbequemer, umständlicher und teurer. Auf diese Weise wird es dem neuen Medium erschwert, eigene Inhalte zu entwickeln. Keimformen des Neuen sind an vielen Stellen dennoch erkennbar und werden sich möglicherweise erst in einem über Jahrzehnte ausgedehnten Prozess durchsetzen.

Die Buchkultur benötigte mehr als 150 Jahre, um ihre Werte kulturell verbindlich zu machen. Zu diesen Werten gehören die Standardisierung und Objektivierung des Wissens und die dialogfreie Informationsverarbeitung durch Bücher und Bibliotheken. Die **Standardisierung des Wissens** wurde unter anderem durch die Illustrationen vorangetrieben. Ganze Wissenschaftszweige, wie die Botanik oder Anatomie, verdanken der Entwicklung der Illustration – bis hin zu der perspektivischen und mehrdimensionalen Abbildung und der Erzeugung von Längs- und Querschnitten – ihren Ursprung.

Die **Objektivierung des Wissens,** also seine überzeitliche und überörtliche Gültigkeit unabhängig von einem Kommunikator, geht einher mit dem **Aufbau von Institutionen des Wissens,** die jederzeit eine Referenzierbarkeit von Wissenspartikeln garantieren. Jedes Buch bildet mit seiner Druckanordnung und Paginierung sowie den Auflage- und Erscheinungsdaten ein Element des universalen Bibliothekssystems. Paradoxerweise ist erst heute und mit Hilfe eines neuen Mediums ein stetiger Zugriff bequem und ohne nennenswerte Zugangsschwellen nutzbar: Das „Buch der Bücher", das **Meta-Buch,** der Traum eines jeden Bibliothekars, realisiert sich im Internet. Es lässt sich auch umgekehrt sagen: die Abbildung des weltumspannenden Wissensnetzwerks im Internet belegt erstmalig, dass der Computer als Mediennetzwerk zur Ablösung der typografischen Kultur bereitsteht. Das Internet bietet jedoch noch keinen eigenen, mediengerechten Inhalt an, sondern bildet lediglich Inhalte aus einem früheren Medium ab (Mc Luhan M (1994)).

Der Ersatz interpersoneller Kommunikation durch die dialogfreie sowie von Zeit und Raum unabhängige Wissensaneignung ist eine der größten Leistungen der typografischen Kultur. Doch genau dieser Vorzug ist heute ein Problem: Das Wachstum der Einzelinformationen in jedem einzelnen Wissenszweig und die zunehmende Komplexität ihrer Zusammenhänge erschwert dem Wissenschaftler sogar innerhalb seines eigenen Fachgebietes die neuen Entwicklungen zu überschauen. Bestenfalls gelingt ihm das noch durch das Überfliegen von Abstracts. Auch in der nichtwissenschaftlichen – z. B. ärztlichen – Berufspraxis ist dadurch die auf aktuellen Erkenntnissen beruhende Entscheidungsfindung beeinträchtigt. Oft ist die Erkenntnis aus einem erfahrungsgeleiteten Dialog, wie z. B. dem Expertenkonsil, für eine Entscheidung nützlicher als das systematische Wissen, das über das typografische Informationssystem abgerufen werden kann. Die komplexen Wissensbestände dieses Systems lassen sich möglicherweise nicht in der für die Entscheidung angemessenen Zeitspanne auswerten.

Vernetzung

Das typografische System aus Buchdruck, Buchhandel und Bibliotheken ist ein vernetztes System. Die Vernetzung erfolgt allerdings indirekt über den Markt und seine Mechanismen. Diese Form der Vernetzung schließt Kanäle ein, auf denen Informationen zu einem Kommunikator zurücktransportiert werden können. Das Rezensionswesen in Büchern und Zeitschriften, die direkte Kontaktaufnahme mit Autoren oder die Erwiderung in Büchern oder Zeitschriften bilden solche Rückkanäle.

Die für die Massenkommunikation genutzten Medien (Film, Radio, Fernsehen) realisieren einen Rückkanal auf ähnliche Weise wie die Printmedien. Er ist marktgesteuert und verläuft meist nicht über dasselbe technische System wie der Hinkanal. Oft setzen sie dafür das Instrumentarium der Marktforschung und Statistik ein. Die in regelmäßigen Abständen veranstaltete Medienanalyse ist ein wichtiges Steuerungsinstrument für die Programmangebote der Rundfunkveranstalter.

Die Möglichkeiten der technischen Konvergenz zwischen leitungsgebundenen Übertragungssystemen (Telefon, TV-Kabel, Stromnetz) und drahtlosen Übertragungssystemen (Mobiltelefon, Funk-LAN und -W-LAN, Broadcast, Satellitenübertragung) verleiten zu weitgehenden Spekulationen über die inhaltliche Konvergenz der Kommunikations- und Informationsangebote der verschiedenen Systeme und ihrer Nutzung. Es ist jedoch zu beobachten, dass anbetracht der tatsächlichen Mediennutzung und der Nutzergewohnheiten eher eine Segmentierung stattfindet, ohne dass „alte" Medien tatsächlich durch „neue" ersetzt werden. Beispielsweise stoßen Internet-Radio und Internet-TV auf Akzeptanzprobleme. Die Konvergenz der Techniken wird nicht unbedingt von einer Konvergenz der Geräte und der Nutzergewohnheiten begleitet – und daher auch nicht von einer Konvergenz der Inhalte.

Multimedialität

Bücher waren im Grunde immer schon multimedial – sie boten und bieten Texte und Bilder an, adressieren damit aber nur jeweils einen Wahrnehmungssinn. Die digitalen elektronischen Medien erlauben eine multimodale Informationsvermittlung und eine Vielfalt von Materialverknüpfungen. Die Entwicklung des Internet ist noch nicht abgeschlossen, so dass Aussagen über seine Adressierungsmethode nur vorläufigen Charakter haben können.

Bildschirme sind zur Lektüre längerer Texte weniger geeignet als traditionelle Drucksachen. Ihre Auflösung ist vergleichsweise gering, der Augenabstand unpassend, die Navigation unbequem und das Lesegerät meist nicht so transportabel wie ein Buch. Diese Nachteile könnten durch spezielle Inhalte und Erlebnismöglichkeiten ausgeglichen werden, die nur durch die Computernutzung geboten würden. Die Erfolglosigkeit der e-Books sowie des Internet-TVs zeigen, dass der Computer als Medium seine originären Inhalte noch nicht gefunden hat. Das liegt an der mangelnden Bandbreite und am viel zu geringen Innovationsgrad der Inhalte und Konzeptionen.

Bilder, auch bewegte, sind einem Bildschirm eher adäquat als Texte. Das Internet ist derzeit aber eher textgestützt als bildgestützt, weil die Übertragungsgeschwindigkeit (Bandbreite) meist noch viel zu gering ist, um an jedem beliebigen Ort bequem Bilder und Filme aufrufen zu können. Bislang sind bewegte Darstellungen im Vollbildformat nur in speziellen Breitbandnetzen (DSL, TV-Kabel, Intranet) möglich und üblich. Jedoch wächst die durchschnittliche Bandbreite der Internetzugänge kontinuierlich.

Der **medizinische Bereich** ist in mehrfacher Hinsicht ein bevorzugter **Innovationssektor für multimediale Informationsvermittlung** und -darbietung. Zum einen liegt vielfach der unmittelbare Nutzen einer multimedialen Installation auf der Hand – ganz gleich, ob es sich um die erste transatlantische Tele-Operation handelt, ein Webarchiv mit Brustkarzinom-Röntgenbildern oder Kurse zur fachlichen Weiterbildung, in denen Bücher, CD-ROM, Internet und die persönliche Kommunikation miteinander kombiniert werden. Der praktische Nutzen solcher Projekte erleichtert zudem deren Finanzierung.

Parallel kommen die online-basierten Möglichkeiten und Projekte in der Medizin einem wesentlichen Bedarf nach – dem nach **Aktualität**. Lehrbücher oder verwandte Ressourcen sind mit ihrem zumeist Jahre beanspruchenden Veröffentlichungszyklus sehr schnell nicht mehr aktuell. Mehr noch: Häufig finden sich nicht die nötigen quantitativen Angaben, um z.B. diagnostische Probleme effektiv zu lösen (Richardson WS und Wilson MC (2002)).

Interaktivität

Eine entscheidende Qualität der digitalen Medien besteht darin, dass die Interaktion der Nutzer über denselben Kanal zur Datenquelle zurückgeführt werden kann. Die technische Bidirektionalität der Kanäle ermöglicht ein ganzes Spektrum von Interaktionsmöglichkeiten, von der einfachen Auswahl von inhaltlichen Angeboten bis zur **Echtzeit-Intervention** des einzelnen Nutzers in eine technische Installation. Dabei kann es sich um ein Spiel (z. B. ein Multi-User-Game), eine Fernsehsendung, eine ärztliche Untersuchung oder eine Operation handeln.

Die in Europa vorhandenen Möglichkeiten der Interaktivität in digitalen Netzen sind momentan noch durch das Internet, genauer: den Internet-PC, dominiert. Es gibt zwei andere Medienkanäle, die diesem Netzzugang aber bereits den Rang ablaufen. Das ist zum einen die Mobiltelefonie, die immer mehr auch zur Datenübertragung genutzt wird, von der Short Message über Web-Zugriffe mit oder ohne WAP bis hin zu den multimedialen Perspektiven von UMTS und der nachfolgenden vierten Generation der Mobilfunk-Technologie (s. ◘ Abb. 1).

Zum anderen ist der **digital angeschlossene Fernsehapparat** ein höchst attraktives interaktives Gerät. In Großbritannien, wo der National Health Service ein aufwendiges crossmediales Informationssystem aufbaut, haben mehr als 7 Millionen Haushalte interaktiv angeschlossene Fernseher. Diese sind zunächst mit einem schmalbandigen Modem versehen, künftig aber über DSL-Verbindungen und Kabelmodems auch mit einem breitbandigen Rückkanal. Die **Akzeptanz von interaktiven Angeboten** über das Fernsehgerät ist weitaus höher als die Akzeptanz gleichartiger Angebote auf dem Internet-PC. E-Commerce mit typischen Haushalts- und Familienartikeln verlagert sich sehr schnell vom PC auf die Alternative in der Wohnzimmerecke. Medizin-, Paramedizin- und Wellness-Angebote werden den gleichen Weg nehmen. Dabei spielt die Eigenart der Nutzung eine große Rolle, vor allem die Einbindung von Kaufentscheidungen in die familiäre Kommunikation. Auch andere Inhalte des Fernsehens bekommen allmählich interaktive Züge, ohne klassische unidirektionale Kanäle zu verdrängen oder zu ersetzen.

Die **Veränderung von Nutzergewohnheiten** ist ein langsamer, evolutionärer und in vielen Einzelheiten nicht planbarer Prozess. Die Nutzung des Mobiltelefons als Textübertragungsmedium (SMS) war Mitte der neunziger Jahre nicht vorstellbar. Diese spontane Umwidmung einer Technik durch die Nutzer bezeugt, dass die Interaktivität weiterhin und sicher zunehmend die Erwartungen an die Medien prägen wird.

Die Interaktionen, die durch die Technik ermöglicht werden, bilden einen Teil der gesellschaftlichen Kommunikation. Diese umfasst auch Formen wie die Kommunikation zwischen Mensch und Maschine, bezieht also die Apparate mit ein und andererseits die persönliche Kommunikation zwischen Menschen. Der Dialog, an dem **Kommunikatoren** trotz anerkannter Unterschiedlichkeit gleichberechtigt teilnehmen und unmittelbar Wissen austauschen, um Entscheidungen herbeizuführen, wird nach Ansicht einiger Medienwissenschaftler die wichtigste Kommunikationsform nach dem Ende des Buchzeitalters sein (Giesicke M (2001)). Sind also manche Diskussionen in gesundheitsorientierten Online-Foren zwischen Nutzern und Ärzten mit- und untereinander ein Vorbote derartiger Dialoge?

Digitaler Medienverbund

Die Übertragungstechnik mit dem größten Wachstum war um die Jahrtausendwende die Mobiltelefonie. Sie hat auch zur Akzeptanz digitaler Medien beigetragen. Die Rolle der

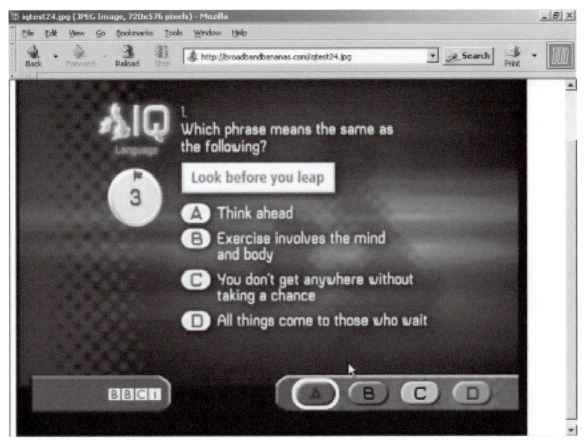

Abb. 1. Screenshot – Interactive TV - BBC (2003)

traditionellen Telefontechnik, also die Basistechnologie für die Internet-Kommunikation, ist dennoch auch in Zukunft nicht zu unterschätzen, da bereits genügend Bandbreite-Reserven zur Verfügung stehen und Schritt für Schritt erschlossen werden. Alte Telefonnetze werden mit Hilfe der DSL-Technik breitbandfähig gemacht, und gleichzeitig sorgt der Fortschritt der Kompressionstechniken dafür, dass über die normale Telefonleitung Fernsehbilder im Vollbildformat verteilt werden können. Die dritte für den Datenverkehr interessante Übertragungstechnik wird durch das digital betriebene Breitbandkabel ermöglicht. Dieses zwingt gleichzeitig den traditionellen Rundfunk zu einer Anpassung an die interaktive Medienumgebung. Der bereits jetzt vorhandenen Medienvielfalt im Haushalt fehlt momentan ein standardisierter allgemeiner Medienanschluss, eine Verteilstation für Radio, Fernsehen, Internet und Telefondienste. Eine solche Verteilstation (in der Sprache der Technik: Hub) könnte der Fernseher werden. Er ist trotz seines komplexer werdenden Innenlebens das bedienungsfreundlichste Kommunikationsgerät. Von diesem digitalen Hub aus könnten alle Mediengeräte des Haushalts angesteuert werden – möglicherweise per Funk. Zur Steuerung der im Haushalt verteilten Mediengeräte kann das Mobiltelefon dienen. Es ist in vielen Familien mehrfach vorhanden und bietet alle technischen Optionen, um zum Eingabegerät (technisch: Terminal) zu werden. Erst bei Verfügung über einen universell leistungsfähigen Hub und ein universell verbreitetes Terminal kann die Konvergenz der Medien Fortschritte machen. Wenn in einem beliebigen Raum jederzeit ein beliebiger Medieninhalt abrufbar ist, spielen die Übertragungstechnik und das Anzeigegerät eine geringe Rolle für die Nutzer, ihre persönlichen Vorlieben für bestimmte inhaltliche Formate dafür eine umso größere.

Perspektiven

Der Wandel zu einem digitalen Medienverbund wird auch unabhängig von weiteren technischen Entwicklungen zu wesentlichen Änderungen der Kommunikationsverhältnisse führen. Die negativen Seiten der Buchkultur werden verschwinden. Der Zwang zu überörtlichen und überzeitlichen Systematisierungen, sowie der Wissenserwerb ohne direkten Austausch mit anderen Kommunikatoren wird aufgehoben durch eine dialoggestützte Kultur der sofortigen Mobilisierung allen notwendigen und entscheidungsrelevanten Wissens. Die dialoggestützte, interaktive Kultur, in der auch die Maschinen eine Rolle spielen, wird insgesamt einen weniger hierarchisch-administrativen Charakter haben als die Buchkultur mit ihren festgefügten Regeln.

Zudem wird der gedruckte Text seine Dominanz an das Bild abtreten. Der amerikanische Schriftsteller Robert Coover schreibt: „Könnte es sein, dass der Text selbst das abgenutzte Mittel einer sterbenden menschlichen Ära ist, eine notwendige Hilfe vielleicht in einer technisch primitiven Welt, aber eines, das den Benutzer immer von der Welt ferngehalten hat, in der er oder sie lebt, eine Art dickes, tintenbeschmiertes Transparent zwischen empfindungsfähigen Wesen in ihrer Realität? Es kann sein, dass es das Image ist, nicht das Wort, das alle künftige kulturelle Kommunikation bestimmen wird, einschließlich der Literatur, insofern diese dann noch so genannt werden kann?" (Coover R (2001)).

Die dialoggestützte, interaktive Kultur, in der auch die Maschinen eine Rolle spielen, wird insgesamt einen weniger hierarchisch-administrativen Charakter haben als die „imperiale" Buchkultur mit ihren festgefügten Regeln. Das bedeutet allerdings, dass jeder Teilnehmer am Kommunikationsprozess ein höheres Maß an Verantwortung übernehmen muss.

Dimension Content

Martina Sender

Einleitung

Unternehmen im Gesundheitswesen stehen hinsichtlich Qualität und Wirtschaftlichkeit seit einigen Jahren auf dem Prüfstand. Informationstechnologien, die Kooperation und Vernetzung unterstützen, eröffnen den Behandlungszentren und der Medizinindustrie beachtliche ökonomische Potenziale, besonders beim Austausch oder Erwerb von **kollektivem Wissen.** Es geht den Anbietern darum, die Kunden (z. B. Patienten, Auftragnehmer, Partner) mithilfe von **Wissensvermittlung als Mehrwert** an sich zu binden. Seit die Erschließung des Wissens als Wirtschaftsfaktor und die daraus gewonnenen und aufgearbeiteten Informationen als Ware in die Konzepte von Unternehmen einbezogen wird, hat Contentmanagement als Instrument des Wissensmanagements zunehmend an Bedeutung gewonnen.

Content und Contentmanagement werden durch die Aufgaben und Zielsetzungen des gegenwärtigen **Wissensmanagements** geprägt. Bei der Organisation von Content sind zu berücksichtigen:
- Die Unterscheidung von Information und Wissen,
- der Wissenstransfer,
- der explosionsartige Zuwachs von Information,
- das Wissen als kulturelles und intellektuelles Kapital und
- der Content definiert als Summe aus Inhalt, Strukturinformation und Darstellungsform.

Wissen und Information

Die zwei fundamentalen Begriffe unseres sozialen Selbstverständnisses sind „Wissen" und „Information". Erst durch einen Informations- oder Mitteilungsprozess, wird Wissen allgemein verfügbar.

Derzeit gibt es noch keine einheitliche, wissenschaftlich allgemein anerkannte Theorie zum Informationsbegriff. Doch herrscht unter den Informationswissenschaftlern anscheinend Übereinstimmung darin, Informationsprozesse in der Gesellschaft grundsätzlich aus drei Perspektiven zu betrachten (Hofkirchner W und Fuchs C (2001)):
- **Kognition:** Erkenntnisgewinn und Ideenproduktion,
- **Kommunikation:** Austausch von Erkenntnissen über Ideen,
- **Kooperation:** Gemeinsame Aktionen, zu deren Durchführung Erkenntnisse und Ideen in Einklang gebracht werden müssen.

Ein verbreiteter Ansatz zur Begriffsbestimmung von Information entstammt technikwissenschaftlichen Theorien: Information wird als ein Ding angesehen, welches unabhängig von seinen Inhalten betrachtet wird. Jedoch wird diese Auffassung angefochten. Aktueller ist ein kognitiver Ansatz mit der Schlussfolgerung, dass dieselbe Information je nach Wissensstruktur und Verständigungsgrundlage unterschiedliche Auswirkungen haben kann. Die **Information gilt nur als potenzielles Wissen,** und die Informationsempfänger sind nur potenzielle Empfänger. Nicht wahrgenommene Informationen bleiben Daten. Innerhalb eines maschinellen Systems können wir nur dann von Information sprechen, wenn sie kognitive Strukturen eines menschlichen Designers enthält. Daten eines Rechenzentrums können nur dann sinnvoll genutzt werden, wenn sie durch ein Informationsmanagement interpretiert und strukturiert werden (Capurro R (1999)). Zum **heutigen Informationsbegriff** gehören deshalb folgende Aspekte:
- **Sachbezogenheit,**
- **Inhalt der Mitteilung,**
- **Relevanz und Nutzen.**

Erst durch den Prozess der Mitteilung und Verwertung wird aus Information Wissen. Information ist ein Rohstoff, der noch eines Veredelungsprozesses bedarf, und zwar auf der Basis der Kultur, des Verstehens und einer definierten Gültigkeit. Die aufbereiteten Informationen werden immer erst im Rahmen eines **individuellen Wissensnetzes** zu Wissen – und bleiben stets abhängig von dem persönlichen und kulturellen Erfahrungshintergrund der Informationsempfänger (Weizenbaum J (2001)).

Wissenstransfer und Wissenstypen

Wissen ist an den Menschen gebunden und entsteht aus sozialer Interaktion. Wenn wir Wissen mitteilen, tun wir dies anhand von bestimmten Trägern oder in einer physikalisch fassbaren Art, etwa Bücher in einer Bibliothek, bits und bytes im Falle von digitalen Informationssystemen, audiovisuelle Übertragungen oder Gegenstände in einem Museum. Informationsprozesse basieren auf Medien, von ihnen hängt es ab, wie die jeweiligen Inhalte aufgenommen werden, ob sie akzeptiert oder negiert werden. Für denjenigen, der Wissen produziert oder empfängt, resultiert die Informationsübertragung in der **Veränderung seiner Erkenntnisinhalte und -struktur.**

Aufgrund der Variationsbreite von Medien und Inhalten ist die Frage nach einer effektiven Steuerung der Übermittlungsprozesse für die jeweiligen Zwecke sehr wichtig. Es geht darum, wie unter den heutigen Bedingungen der digitalen Globalvernetzung Information und Wissen so organisiert werden können, dass sie den anvisierten Zielen dienen. Kollektives Wissen ist mehr als die Summe individuellen Wissens, nämlich das **Produkt eines Sozialisationsprozesses.**

Bei der Wissensentstehung und -übertragung stellt sich die Frage nach Wissensarten. Wissen kann als **implizites Wissen** oder als explizites Wissen auftreten (Schütt P (2000)). Implizit wissen wir viele Dinge und Zusammenhänge – auch solche, die uns gar nicht bewusst sind. In dieses Wissen integrieren wir unsere Wünsche, Hoffnungen, Weltanschauungen und Ideologien. Das implizite, stille Wissen prägt unsere unmittelbare Wahrnehmung. Das **explizite Wissen** entsteht durch Dokumentation in Büchern, Speicherung in Datenbanken, Veröffentlichung durch die Medien etc. und steht so als Basis für das Handeln und Wertesystem vieler Menschen zur Verfügung. Durch neue Informationen und deren Verarbeitung entsteht aus einst explizit gewonnenem Wissen wiederum implizites Wissen. Es ergeben sich vier Formen der Umwandlung von Wissen:

- Vom impliziten zum impliziten Wissen: **Sozialisation** führt von stillem zu neuem Wissen.
- Vom expliziten zum expliziten Wissen: **Kombination** führt zu neuen Formen des Wissens.
- Vom expliziten zum impliziten Wissen: **Internalisierung** führt zu individuellem stillen Wissen.
- Vom impliziten zum expliziten Wissen: **Externalisierung** führt zu neu generiertem expliziten Wissen.

Die Externalisierung ist mit der Umwandlung vom impliziten zum expliziten Wissen eine wesentliche Voraussetzung für die Schaffung neuen Wissens. Gelingt es, das in den Köpfen einzelner Menschen vorhandene stille Wissen zu externalisieren, führt es zum kollektiven Nutzen, etwa innerhalb einer Gemeinschaft, einer Organisation oder eines Unternehmens.

Die Informationsentropie

Die in Beruf und Alltag zu verarbeitende Informationsmenge wächst explosionsartig. Das durch die Naturwissenschaften beschriebene Gesetz der **Entropiezunahme** lässt sich auch auf „Informationskonstrukte" anwenden. Sie unterliegen nämlich der stetigen Zunahme von Komplexität und Chaos. Celia Pearce beschreibt es sehr treffend als die "vier Gesetzmäßigkeiten der Informationsentropie" (Pearce C (1997)):

- „Information, die verbreitet wird, unterliegt einem **Interpretationsprozess.** Dabei entstehen neue Informationen als Nebenprodukte, so dass die Gesamtmenge an Information exponentiell wächst." Bei der Informationsübertragung entstehen Erweiterungen, Redundanzen, mitunter auch den ursprünglichen Zweck der Information verfälschende Bedeutungen.
- „So wie die **Infrastruktur** zur Informationsübertragung wächst, werden auch die verfügbaren Informationskanäle vermehrt gefüllt." Anschauliche Beispiele sind in der Geschichte des Rundfunks, des Fernsehens und des Internets zu finden.
- „Je weiter sich **Informationsspeicher,** Medien und Suchsysteme entwickeln, desto flüchtiger wird die Information." Betrachtet man die alten Höhlenmalereien, die Buchdruck-Ära und nun das digitale Zeitalter, so werden

die Medien mit zunehmender Entwicklungsstufe immer anfälliger für die Zerstörung von Information.
- „Eine offene Informationspolitik schließt immer auch Missbrauch oder Verlust von Information mit ein". Es stellt sich die Frage, ob die Menschheit überhaupt in der Lage ist, die Informationsflut zu beherrschen. Da ist unsere soziale und kulturelle Verantwortung gefragt, ein Bewusstsein und eine Methode zu entwickeln, um den wachsenden Angeboten, Anforderungen und Gefahren der Informationsexplosion zu begegnen.

Wissen als kulturelles und interkulturelles Kapital

Bei der Globalisierung in Form von digitaler Vernetzung tritt die Komplexität des Informations- und Wissensmanagements besonders in den Vordergrund. Internationale Organe bemühen sich durch vielfältige Regulierungsaktivitäten, diese Prozesse zu lenken. Das Management von Information und Wissen steht im Brennpunkt einer entstehenden Weltkultur.

Unter volkswirtschaftlichen Aspekten leistet sich eine Gesellschaft Institutionen des Informations- und Wissensmanagements, beispielsweise Schulen, Hochschulen und öffentlich zugängliche Bibliotheken. Das Bewusstsein, dass der Erfolg eines Unternehmens entscheidend von seiner Lernfähigkeit abhängt, nimmt zu. Gründe dafür sind die verschärfte globale Wettbewerbssituation sowie technologische Entwicklungen, die ständig neue Möglichkeiten für das Management von Informationsressourcen eröffnen. Auch im Gesundheitswesen entstehen so qualitätsorientierte Kooperationsprojekte, die ihre spezielle Infrastruktur als Informations-, Kommunikations- und Aktionsplattform innerhalb eines Kompetenznetzwerkes abbilden möchten (Fölsch UR al. (2002), Zylka-Menhorn V (2002)). Dabei kommen moderne Internettechnologien und mobile Endgeräte zum Einsatz. Zielsetzung ist die Erschließung und Verfügbarkeit des kollektiven Wissens als höchstes Gut der vernetzten Arbeitsgemeinschaft (s. Abb. 1).

Das Geschäft mit der Information

Die Begriffe Information und Informationsmanagement, zunächst in der Betriebswirtschaft als Synonyme für Datenverarbeitung und die dazugehörige technische Organisation gebraucht, wurden in den 90er Jahren erweitert. Gegenwärtig steht die Schaffung, Sammlung, Erschließung, Vermittlung und vor allem die damit verbundene wirtschaftliche Nutzung des Wissens im Vordergrund. Information, somit auch Daten und Wissen, ist zum vierten Produktionsfaktor neben Arbeit, Boden und Kapital geworden.

Grundlage der Informationswirtschaft ist die Informationsarbeit, durch welche Wissen bereitgestellt wird, das noch nicht vorhanden, aber erforderlich ist, um handeln zu können. Institutionen und Firmen verkaufen Informationskompetenz: d. h. Beschaffung, Umgang, Bewertung, Filterung und Präsentation von Information als Dienstleistung oder Produkt. Der Informationsmarkt bietet beispielsweise:

- Produktion von Wissen und Wissensobjekten: Universitäten, Forschungseinrichtungen;
- Informationsbeschaffung, Informationsarbeit: Web-Portale, Datenbasis-Ersteller, "Information-Broker";
- Speicherung von Wissensobjekten: konventionelle oder elektronische Bibliotheken;
- Distribution von Wissensobjekten: traditionelle Verlage, moderne elektronische Mittler;
- Vermittlung von Information: Datenbankzugang per Internet oder Datenträger;
- Basis- und Mehrwertdienste elektronischer Kommunikationsnetze: Internet-/Intranet-Dienste.

Konsequenterweise etablieren sich in der Medizin und den Gesundheitswissenschaften mit dem Fortschritt der Internettechnologie auch fortwährend neue kommerzielle medizinische Themen- und Fachportale (s. Abb. 2) bzw. Gesundheitsnetze. Dabei sind zwei Ausrichtungen der Internetdienste erkennbar:

- Informationsorientierte Websites zur Wissensvermittlung und Kommunikation sowie
- anwendungsbezogene Portale für Kollaboration, Prozesssteuerung und Handel. Wissensvermittlung im e-Health-Bereich ist dann ökonomisch erfolgversprechend, wenn sie zielgruppengerecht als Mehrwert von interaktiven Anwendungen angeboten wird (Sender M (1999)).

Wissensmanagement

Wissensmanagement ist der bewusste Umgang mit der Ressource Wissen und deren zielgerichteter Einsatz im Unternehmen. Unternehmen haben erkannt, dass sie nur überlebensfähig sind, wenn sie das Wissen ihrer Mitarbeiter

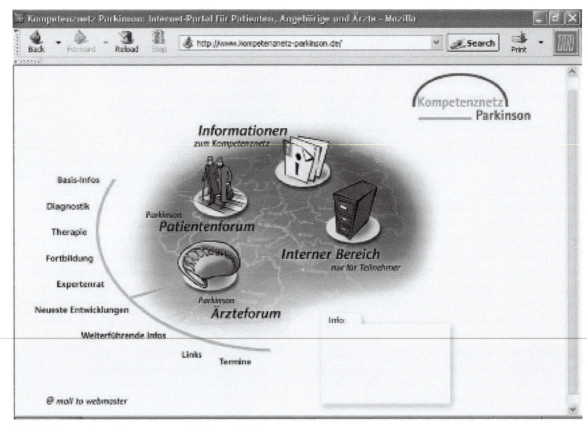

◘ **Abb. 1.** Screenshot – **Kompetenznetz Parkinson** (2003)

optimal einsetzen. Wissen kann jederzeit durch den Wechsel eines Mitarbeiters buchstäblich zur Tür hinausgehen, oder gar zum Wettbewerber wechseln. Effektives Wissensmanagement ist ein Faktor, der über Erfolg oder Misserfolg eines Unternehmens entscheiden kann. Ebenso basiert das erfolgreiche Management eines Krankenhauses oder einer vernetzten Arbeitsgemeinschaft im Gesundheitswesen neben den so genannten "Soft-Skills" auf der effizienten Ausschöpfung des gesamten Potenzials an Fachwissen.

Wissensmanagement-Projekte beginnen mit folgenden Fragestellungen: Wie lässt sich das vorhandene Wissen aufspüren, aufbereiten und situationsgerecht verfügbar machen, wenn es im Unternehmen gebraucht wird? Informations- und Wissensmanager interpretieren Daten und Informationen. Zur Wissensschaffung in einem Unternehmen sollte eine Wissensvision geschaffen, eine Wissensgemeinschaft gebildet, ein Interaktions- und Kommunikationsfeld erzeugt und ein Wissensnetz auch mit der Außenwelt eingerichtet werden. Wissensmanagement im Unternehmen ist ein **zyklischer Prozess:**

- **Wissensschaffung** (creation),
- **Wissenserwerb** (capture),
- **Wissensordnung** (classification),
- **Wissenskodifizierung** (codification),
- **Wissenskommunikation** (communication),
- **Wissenskapitalisierung** (capitalisation).

Wichtig bei der **Strukturierung** von explizitem Wissen ist die Entscheidung, welche Inhalte verfügbar gemacht werden sollen. Nicht immer ist die Schnelligkeit, vielmehr die Verdichtung beim Wissenstransfer maßgeblich. Die Voraussetzung für einen effektiven Wissensmitteilungsprozess ist

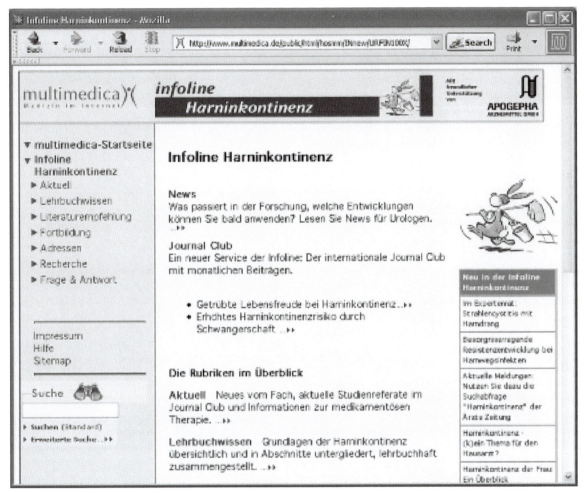

◘ **Abb. 2.** Screenshot – **Infoline Harninkontinenz** (2003). Beispiel für von der Pharmaindustrie unterstütze Themenportale auf „multimedica"

aber zuallererst eine gemeinsame Sprache. Dazu ist die Entwicklung eines Thesaurus für die Abfrage von archiviertem Wissen unerlässlich.

Contentgravitation und Metasphäre

Mit Content wird häufig nur der redaktionelle Inhalt bezeichnet, der sich dem Betrachter eines Informationsträgers optisch oder audiovisuell darstellt: ein Text, ein Bild oder ein Videoclip, Fakten oder physikalische Information. Der Begriff Content bezieht sich auf jegliche Art von Information, die zur Ansicht, Bearbeitung oder Verarbeitung zur Verfügung gestellt wird. Content lässt sich als Zusammensetzung von Einzelinformationen beschreiben. Dabei geht es typischerweise um die Dreiteilung Rohinhalt, Strukturinformation und Darstellungsform (Bullinger H-J (2000)).

Wenn Informationen nicht nur für das menschliche Auge oder Ohr bestimmt sind, sondern zur automatisierten Weiterverarbeitung eingesetzt werden, muss der Begriff Content noch weiter differenziert werden. Das lässt sich an einem Beispiel mit einem Textverarbeitungsprogramm verdeutlichen: Überschriften werden bei unprofessioneller Anwendung oft mit einer größeren und fetteren Schrift als Zeichenformat eingegeben, anstatt ihnen ein deklariertes

Überschriftenformat aus der Formatvorlage zuzuweisen. Optisch nimmt man keinen Unterschied wahr. Soll allerdings diese Überschrift für eine Inhaltsübersicht zur Verfügung stehen und dies von einem Computerprogramm automatisch erkannt werden, wird das Überschriftenformat als Zusatzinformation benötigt.

Moderne elektronische Systeme, die Content-Einheiten als Informationseinheiten verwalten, so genannte Contentmanagementsysteme, können die Rohinhalte getrennt von Strukturdefinitionen oder Präsentationsformaten erfassen. Das ermöglicht einen automatisierten Transport von Wissen. Der Nutzwert ist erheblich und wird im Zusammenhang mit Crossmedia-Publishing und der Wiederverwendbarkeit von Information (Content-Recycling) evident. Content wird jedoch von der Maschine nicht von selbst definiert, das muss ein Mensch aufgrund seiner intellektuellen Fähigkeiten und Erkenntnisse, also seines Wissens, festlegen, so wie ein Buchautor sein Werk in Kapitel, Unterkapitel und Abschnitte unterteilt.

In traditionellen Büchern muss der Leser die Contentansammlung in einer bestimmten Richtung erkunden, nämlich lediglich von vorne nach hinten mit definiertem Anfang und Ende. Die Content-Einheiten in elektronischen Systemen aber sind potenziell mehrdimensional ausgerichtet, lassen sich beliebig und mehrfach vernetzen, was z. B. auf Internetsites in Form von Hyperlinks umgesetzt wird. Verweise im Hypertext sind eine technische Möglichkeit, die ohne die Konnotation jedes einzelnen Contents undenkbar wäre. Metaphorisch ließe sich von Contentgravitation sprechen, denn jede Content-Einheit ist mit Bedeutungen assoziiert, die eine Anziehung zu anderen Contents ausüben. Die Contentgravitation ist in Bezug auf andere Content-Einheiten jeweils unterschiedlich stark ausgeprägt und verändert sich ständig mit der Addition von neuem Content. Die Anziehungen oder Beziehungen der Contents untereinander zu erfassen, in eine logische Ordnung zu bringen und sinnvoll darzustellen, ist eine große Herausforderung für Mensch und Maschine.

Während der Mensch die „Metasphäre" von Content teilweise kognitiv erfasst, was ihm sein implizites Wissen ermöglicht, benötigt eine Maschine die Information über die Anatomie der Information als so genannte Metadaten. Metainformationen werden in elektronischen Systemen dazu verwendet, den Content für die automatisierte Verarbeitung zu kategorisieren. Das können Angaben zu Autoren, Rechten oder das Erscheinungsjahr sowie Ordnungsbegriffe sein, die eine Zusammenstellung nach Rubrik, Sparte,

Tabelle 1. Kennwerte zur Festlegung des Lebenszyklus von Content

Kennwerte	Eigenschaften
Input (Zyklus)	einmalig (statisch)
	zyklisch (periodisch wiederkehrend)
	ereignisgesteuert (unregelmäßig)
Gültigkeit (Lebensdauer)	neu
	aktualisiert
	verfallen
Klassifizierung (Kodifizierung)	Sachbezug
	Projektbezug
Relevanz (Zugriffsrechte)	öffentlich
	zielgruppenspezifisch
	nutzergruppenspezifisch
Quelle	Mensch
	Maschine
Status	in Arbeit
	bearbeitet
	freigegeben
Datenformat	Eingabeformat
	Datenhaltungsformat
	Archivierungsformat
	Ausgabeformat
Qualitätskontrolle	inhaltlich
	funktional
	maschinell
Zugriff (Datenschutz, Datensicherheit)	öffentlich
	geschützt

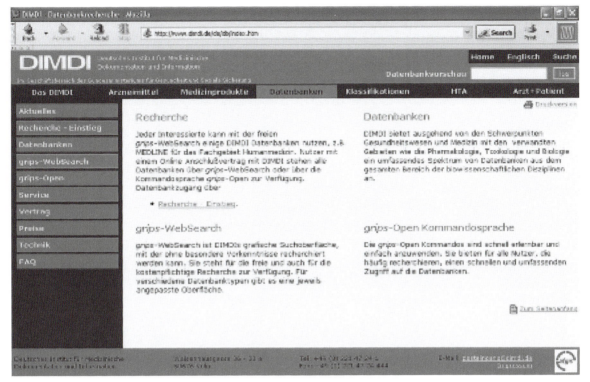

◘ **Abb. 3.** Screenshot – **grips-Websearch** (2003). Strukturierte Suche nach Fachliteratur auf DIMDI.de

Thema, Schlagwort, Klassifikationscode möglich machen. Auf Metainformationen basieren Zugriffstechniken zum Wiederfinden (to retrieve) von (im Computer gespeicherten) Informationen, auch als „Information Retrieval" bezeichnet. Dazu sind kontrollierte Vokabulare oder ein aus Deskriptoren bestehender Thesaurus hilfreiche Vorgaben für die Metadatenpflege. Der Leser oder Nutzer einer Website profitiert von der differenzierten Metadatenpflege insbesondere dann, wenn er eine strukturierte Recherche durchführen möchte (vgl. ◘ Abb. 3).

Content-Analyse und Content-Life-Cycle

Wenn Content als Informationseinheit für die Wissensvermittlung bestimmt ist, dann sind Kennwerte zur Festlegung des Lebenszyklus von Content ("Content-Life-Cycle") zu ermitteln (s. ◘ Tab.1).

Wird die Distribution von Content im Sinne eines effizienten Wissensmanagements geplant, spielen workflowbezogene und prozessorientierte Kriterien eine Rolle (s. ◘ Tab. 2).

Dieser Aufzählung können noch weitere Kenngrößen hinzugefügt werden. An dieser Stelle wird deutlich, dass die Organisation, Pflege und Verteilung von Informationen, die als Contenteinheiten auf einem Rechner oder im Netzwerk untergebracht sind, mit nicht zu unterschätzenden, aufwändigen Vorgängen verbunden sind. Umfangreiche informative Websites halten oft riesige Mengen an Content für unterschiedlichste Arten von Benutzergruppen bereit. Da wären Webmaster und Online-Redakteure ohne eine systemtechnische Unterstützung zur Verwaltung von Content und ohne eine einfach zu bedienende Redaktionsschnittstelle rasch überfordert.

Tabelle 2. Workflowbezogene und prozessororientierte Eigenschaften von Content

Kennwerte	Eigenschaften
Quelle, Herkunft	Menschen (Autoren, Redakteure)
	Maschinen (Backendsysteme, Datenbanken)
Datenformat	Eingabeformat
	Medienneutrales Archivierungsformat (XML)
	Ausgabeformat (HTML-Präsentation, Print- Fassung)
Archivierungsmodel (Assetmanagement)	Format (Text, Bild, Ton,...)
	Informationsarchitektur (redaktionelles Strukturgerüst)
Statusangaben	zu bearbeiten
	bearbeitet
	freigegeben
Qualitätskontrolle	Redakteur
	Systemprogrammierer
	Maschine

Perspektiven

Mittlerweile hat der Markt die so genannten **Contentmanagementsysteme** mit ihren unterschiedlichen Spezifikationen entdeckt. Nicht nur die Erstellung, Pflege und Strukturierung von Webinhalten zählt zum Contentmanagement. Auch Anbieter von Dokumentenmanagementsystemen bezeichnen ihre Lösungen folgerichtig als Contentmanagement-Produkte. Diese Entwicklung spiegelt die Ambition von modernen Unternehmen wider, mit einem einzigen Verwaltungswerkzeug ihre Informationsflut zu beherrschen.

Über die effiziente Verwaltung von Information hinaus werden Contentmanagementsysteme als unternehmerisches **Instrument des Wissensmanagements** zusehends ökonomisch relevant. Die Erschließung, Interpretation, Organisation und Integration von Wissen stellt eine weiterhin ansteigende Produktivkraft dar. Bezogen auf die Informationswirtschaft im Gesundheitswesen wachsen mit den sich rasant entwickelnden Möglichkeiten der Generierung, Aufbereitung, Metaindizierung und Verbreitung von Informationen auch die Qualitätsansprüche des Nutzers. Gerade hinsichtlich gesundheitlicher oder medizinischer Fragestellungen ist ein steigender Bedarf an einem schnellstmöglichen qualitativ hochwertigen Informationszugang zu beobachten.

Contentmanagement

Martina Sender

Einleitung

Ständig wächst in Unternehmen die Anzahl digital abgespeicherter Notizen, Briefe, e-Mail, Positionspapiere, Berichte, Dokumentationen und Präsentationen. Der Anteil unstrukturierter Dokumente in den Netzwerken eines Unternehmens wird auf neunzig Prozent geschätzt. Eine moderne Volkswirtschaft verbraucht etwa ein knappes Viertel ihrer Ressourcen für die Erstellung und Verwaltung von Information.

Das Internet wurde mit dem Ziel entwickelt, Informationen plattformübergreifend zu bearbeiten und auszutauschen. Mittlerweile existieren Systeme, die das Internet mit einer datenbankgestützten Verwaltung von Informationen kombinieren und eine Konvertierung der Daten in ein einheitliches Format vornehmen. Idealerweise werden heute die unternehmenseigenen Anwendungen gebündelt und über eine zentrale, webbasierte Nutzeroberfläche zur Verfügung gestellt.

Die fortschrittlichste Synthese heißt "Intelligent Enterprise Portal" (IEP). Darunter versteht man den zentralen Startpunkt zum Eintritt in das Firmennetzwerk. Seine Funktionen gehen über e-Mail, Planungstools, elektronische Kalender oder den einfachen Zugang zu Dokumenten hinaus. Es ermöglicht das automatisierte Publizieren von Datenbankinhalten, redaktionelle Publishingaktivitäten, Marketingaktionen, Vertrieb und Kundenbetreuung. Diese Portale sind auf eine oder mehrere Zielgruppen ausgerichtet:
- Öffentlichkeit (Public),
- Konsumenten (Consumer),
- Kunden / Klienten (Customer),
- Geschäftspartner (Business Partner),
- Mitarbeiter (Employee) und
- Nutzergemeinschaften (Communities).

Der Begriff „Portal" hat sich im Laufe der Zeit gewandelt (Sender M (1999)). Stellten Portale ehemals den Durchgang zu anderen Sites dar, soll ein Web-Portal nun sämtliche Prozesse des internen Informationsmanagements, der Öffentlichkeitsarbeit und Handelsaktivitäten einer Organisation über ein einheitliches Nutzer-Interface abbilden und orts- und systemunabhängig zugänglich machen. Nach neueren sowie Definitionen unterscheidet sich das Portal von einer Website dadurch, dass es über Personalisierungsfunktionen verfügt (Bauer H (2001)).

Das moderne Portal erkennt, welcher Gruppe der jeweilige Nutzer angehört und auf welchen Teil der Information er zugreifen darf. Innerhalb von geschlossenen Firmennetzwerken agiert der User im Intranet. Darin befinden sich insbesondere die unternehmensinternen sensiblen Daten. Besondere Verschlüsselungstechniken und Datensicherungsmaßnahmen wie Firewalls regeln den Zugriff. Via Extranet werden authentifizierten Partnern, Kunden und Interessenten zielgruppengerechte Leistungen und Informationen angeboten. Zudem halten Firmen auch ein frei zugängliches Angebot im Internet bereit, um Kunden zu locken und für ihre Coporate Identity zu werben.

Medizinische Websites oder Portale richten sich sowohl an die professionellen Berufsgruppen des Gesundheitswesens als auch an die medizinisch interessierten oder nach Aufklärung suchenden Laien. Etliche Angebote von Institutionen, Dienstleistern oder Kompetenznetzwerken sind für beide Zielgruppen bestimmt (vgl. Abb. 1).

Definition Contentmanagement

Der Begriff Contentmanagement umfasst die systematische und strukturierte Beschaffung, Erzeugung, Aufbereitung, Verwaltung, Präsentation, Publikation und Wiederverwendung von Informationsinhalten. Das Wissen und

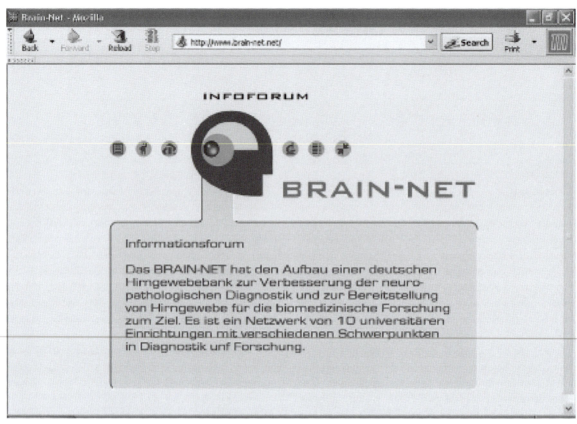

Abb. 1. Screenshot – **Kompetenznetzwerk Berlin Research Area Information Network (BRAIN)** (2003)

seine Produkte können den jeweiligen Zielgruppen über ein Webportal lokale Speichermedien oder Print-Publikationen verfügbar gemacht werden.

Angesichts des stetigen Wachstums und der Komplexität von Informationen ist eine medienneutrale zentrale Datenhaltung ohne Softwareunterstützung nicht mehr vorstellbar. Ein **Contentmanagementsystem (CMS)** ist eine Komposition von Software, die den Prozess des Contentmanagements unterstützt. Die Autoren Rothfuss G und Ried CH (2001) unterteilen die Software des Contentmanagements in Systeme erster Ordnung und zweiter Ordnung.

Die Definition der **Software erster Ordnung** legt den Schwerpunkt auf die Verwaltung von Informationen innerhalb eines einzigen logischen Bestandes. Es handelt sich also um „Datenhaltungssysteme" wie Mediendatenbanken oder Dokumentenmanagementsysteme:

- Dokumentenmanagementsoftware ist geeignet für die Verwaltung digitalisierter (unstrukturierter) Dokumente, akzeptiert bestimmte Dateiformate, garantiert Revisionssicherheit von elektronischen Unterlagen und bietet Suchfunktionen mit oder ohne Verschlagwortung an. Programme für das **Dokumentenmanagement** haben heutzutage einige Funktionen, die man auch bei ausgereiften Contentmanagementsystemen findet. Dazu gehören Versionssicherung, Workflow-Steuerung und die Verwaltung von Metainformationen.

Die Definition der **Software zweiter Ordnung** schließt die Veredelung, Verarbeitung, Verknüpfung, Auswertung und Wiederverwendung von Komponenten aus der Contentbasis ein. Dabei können selbst Teilinhalte von Dokumenten so ab-

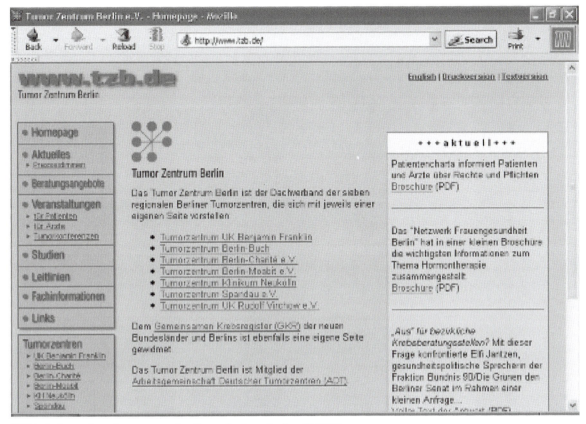

◘ **Abb. 2.** Screenshot – Beratungsangebot, **Tumor Zentrum Berlin e. V.** (2003)

gespeichert werden, dass sie mehrfach nutzbar sind und in verschiedenen Zieldokumenten wieder auftauchen können:

— **Groupware** beinhaltet Dokumentenmanagement und ermöglicht virtuellen Arbeitsgemeinschaften das gemeinsame Be- und Verarbeiten von elektronischen Dokumenten über das Internet von einem beliebigen Ort aus. Mit Groupware-Basisfunktionalität wird eine einheitliche Umgebung für Messaging, Mailing, Kalender, Aufgabenliste und einfache oder unstrukturierte Dokumente bezeichnet.
— **Redaktionssysteme** sind durch ihre speziell für die Redaktionsarbeit geschaffene Schnittstelle gekennzeichnet.
— **Database-Publishing** ist eine spezialisierte Form von Contentmanagement zweiter Ordnung. Hier wird Contentmanagement wenigstens erster Ordnung mit einer halbautomatischen Satzverarbeitung gekoppelt.
— **Knowledgemanagement** (Wissensmanagement) beschreibt einen ganzheitlichen Prozess, in den das Contentmanagement integriert ist. Wissensmanagement versucht, aus erfassten Informationen Wissen zu generieren und dieses an den Ort zu transferieren, an dem es benötigt wird.

Im Zusammenhang mit dem Gesundheitswesen und der Medizin entstehen zunehmend Webauftritte, Onlinedienste und Internetportale, die zur Distribution von medizinischem Fachwissen, als öffentliche Gesundheitsaufklärung oder als werbendes Informationsangebot von medizinischen Dienstleistern aller Art betrieben werden (vgl. ◘ Abb. 2).

Nutzen von Contentmanagementsystemen (CMS)

Für Online-Geschäftsprozesse haben sich mehrere Softwaresparten herausgebildet, die mit den jeweiligen Anforderungen von Güterbeschaffung (e-Procurement), Handel (e-Commerce) und Marketing (e-CRM: "Customer-Relationship-Mangement") unter dem Begriff e-Business zusammengefasst werden. Die Einführung eines CMS ist in vielen Unternehmen eine bedeutende Infrastrukturmaßnahme, mit der das betriebsinterne Wissen strukturiert, stetig erweitert und kollektiv nutzbar gemacht wird.

CMS basieren zumeist auf WWW-Technologien und unterstützen idealerweise sämtliche Arbeitsschritte von der firmeninternen Informationsverarbeitung bis hin zu den Publikationsprozessen für einen begrenzt oder öffentlich zugänglichen Webauftritt.

Unternehmen haben erkannt, dass effizientes Informationsmanagement ihre Entwicklung mitbestimmt und sind bereit darin zu investieren. So steigen beispielsweise die Kosten für die herkömmliche, manuelle Betreuung einer Webseite mit deren Umfang exponentiell. Mit Hilfe eines WEB-CMS kann ein nur linearer Anstieg erreicht werden. Die Entscheidung über die Anschaffung eines derartigen CMS kann nach folgenden Kriterien getroffen werden (Büchner H et al. (2000)):

- Die Anzahl der auf der Website darzustellenden Inhalts-Objekte übersteigt die Zahl 5000.
- An der Contentpflege sind fünf oder mehr Betreuer bzw. Redakteure beteiligt.
- Die Aktualisierungszeiten der Website müssen verkürzt werden.
- Inhalte sollen permanent dynamisch verändert und dabei effizient gepflegt werden.
- Die Website wird dezentral, von mehreren Standorten aus verwaltet.
- Die Ressourcen eines Unternehmens sollen unter Einbindung technisch nicht versierter Mitarbeiter für den Web-Publishingprozess genutzt werden.
- Die Website erreicht eine Komplexität, die eine manuelle Wartung unmöglich macht.
- Inhalte sollen anwendungsneutral mit der Option für verschiedene Zwecke gespeichert und dabei eine redundante Verarbeitung vermieden werden.
- Das Unternehmen benötigt eine Basis für webbasierte Inhalte mit der Perspektive, e-Business-Komponenten anzubinden.

Contentmanagementsysteme sind idealerweise mit Funktionen ausgestattet, die mühsame Routinearbeiten automatisieren. Dazu gehören die automatisierte Erzeugung von Sitemaps (strukturierte Gesamtübersicht der webbasierten Inhalte) und TOC-Listen (Table Of Content, Inhaltsverzeichnis, für einzelne Publikationen), sowie die automatische Überprüfung und Korrektur von Hyperlink-Verknüpfungen. WEB-CMS-Hersteller haben die Möglichkeit geschaffen, standatisierte Textverarbeitungswerkzeuge und Editoren in ihre Anwendung einzubinden. Die Content-Bearbeitung kann nach dem Ausleihprinzip erfolgen: Der aufzuarbeitende Inhalt wird auf den eigenen PC geholt, lokal verändert und anschließend zurückgeschickt. Vor Zugriffsüberschneidungen schützt ein Check-out-Check-in-Mechanismus.

Je nachdem, ob Content öffentlich (public) im Internet oder unter Zugriffskontrolle (private) im Extranet oder Intranet präsentiert werden soll, existieren entsprechende Sicherheitskonzepte.

Eine geschlossene Benutzergruppe unterliegt der Zugriffsverwaltung: Über eine spezielle URL gelangt der Benutzer zum Login-Dialog, authentifiziert sich mit Eingabe seiner Personenkennung und seinem Passwort. Aus der Authentifizierung erkennt das System die spezifischen Berechtigungen dieser Person, in dem es in der Benutzerdatenbank prüft, was dieser Nutzer darf und was nicht. Viele CMS haben eine eigene Benutzerdatenbank integriert, die über ein Administrations-Interface gefüllt werden muss.

Assetmanagement

Das Assetmanagement ist eine zentrale Standard-Komponente des CMS. Die Assets – Texteinheiten, Bilder, Sounds, Videos – werden damit gespeichert und verwaltet. Im CMS werden die Rohstoffe der Website isoliert von der Darstellung aufbewahrt. Erst die Verbindung eines oder mehrerer Assets mit einer Vorlage generiert die Webseiten, die für den Benutzer abrufbar sind. Dafür nutzt das System beispielsweise HTML-Vorlagen für Webpräsenzen oder – wenn die Inhalte für WAP-Endgeräte vorgesehen sind – WML-Vorlagen, die die entsprechende Darstellung erzeugen.

Diese Art der Datenhaltung ermöglicht die medienneutrale Erfassung von Content als Voraussetzung für das so genannte Crossmedia-Publishing, d. h. die Wiederverwendung und Aufbereitung der Inhalte für verschiedene Medien unter Vermeidung redundanter Nachbearbeitung. Nachträglich können aus demselben Content Print-Kataloge, CD-ROM-Produkte, PDF-Files oder andere Medienausgaben entstehen. Als bestes Format für die medienneutrale Datenhaltung gilt derzeit die Auszeichnungssprache Extensible Markup Language (XML).

Für die Ablage der einzelnen Assets werden hauptsächlich zwei Methoden eingesetzt:

- die Ablage in einem Filesystem mit Ordnerstrukturen und Dateien oder
- die Aufbewahrung in Datenbanken.

Beim Dateisystem ist der Content für die Bearbeitung mit Editoren zugänglich und so freier gestaltbar. Als HTML-Files in einer Verzeichnisstruktur haben die Webseiten eine dem Pfad entsprechende eindeutige URL und können aufgrund ihrer Positionsebene automatisch in eine Inhaltsübersicht eingefügt werden. Nachteilig an dieser Form der Datenhaltung ist, dass der Content-Block häufig aus HTML besteht, welches keine oder eine kaum nutzbare Strukturbeschreibung enthält. Um auf die Informationsanteile aus dem Dokument direkt zugreifen zu können, bedient man sich den so genannten Meta-Tags, mit denen Metadaten wie Überschrift, Abstract, Keywords, Rubrik oder Autoren festgehalten und ausgelesen werden können. Meta-Attribute bilden die Grundlage für eine effektive Katalogisierung von Publikationen und die Personalisierung von Webseiten.

Beim Einsatz einer Datenbank als Content-Basis werden Inhalte in Einheiten zerlegt und für jede Informationsart eine Strukturbeschreibung angelegt. Die Gestaltung der Informationsprodukte wird durch Templates fixiert. Das sind Präsentationsvorlagen, die von der Programmlogik gesteuert, ihre Platzhalter durch Content-Bausteine ersetzen. Dabei gibt es zwar keine Freiheiten für individuelle Veränderungen, jedoch wird beim Zuarbeiten durch viele Mitarbeiter eine einheitliche Ordnung und Informationsstruktur garantiert. In datenbankbasierten CMS ist außer der Volltextsuche auch die Suche über Strukturelemente möglich. Einen großen Vorteil bietet die Möglichkeit, auf Datenbankbasis das automatische Nachführen von systeminternen Verlinkungen der Inhalte zu installieren.

Die so genannten Media-Assetmanagement-Systeme (MAM) können sehr spezielle Assets organisieren. Die Verwaltung dieses "Multimedia Content" umfasst Assets wie Videos, Audio-Dateien, Fotografien, Grafiken, Technische Zeichnungen, Layouts und Präsentationen sowie dazu gehörende beschreibende Informationen (Metadaten). Eine wichtige Eigenschaft der MAM ist die automatische crossmediale Bereitstellung der Medien, z. B. kann ein Foto auf Knopfdruck hochauflösend für einen Print oder in geringer Auflösung für das Web verfügbar werden (Zahneissen CH (2001)).

Schnittstellen und Publikationskonzepte

Für den Content-Austausch bzw. die Integration des CMS in eine Unternehmensportal-Strategie muss dieses in der Lage sein, Informationen aus anderen e-Business-Modulen zu nutzen. Um auf externe Datenbanken zugreifen zu können und deren Inhalte beispielsweise in die Web-Präsentation zu übertragen, benötigt das CMS spezielle Schnittstellen, die die Kommunikation mit der Datenbank erlauben.

Für eine Online-Darbietung von redaktionell erstellten Inhalten kann auf so genannte Content-Provider zurückgegriffen werden. Der Markt mit lizenzierten Inhalten erfordert technische Lösungen, die die Content-Übertragung ohne Reibungsverluste gewährleisten. Für den Austausch von Content wurde seit 1998 ein XML-basierter Standard entwickelt: (Information and Content Exchange (ICE)), ein Protokoll, welches die bi-direktionale Übertragung von Inhalten zwischen zwei Systemen steuert. Über ICE soll Content verarbeitet und mit Meta-Informationen ausgestattet werden können. Funktionale Erweiterungen, für interaktive Anwendungen auf der Website oder für die Anbindung bestehender Applikationen zu einer integrativen Webinfrastruktur, machen Programmierschnittstellen erforderlich.

Für schlichte Weblösungen wird man auf dem Server ausgeführte Scriptsprachen einsetzen, mit denen Funktionalitäten während der Laufzeit ermöglicht werden, z. B.: Perl, Active Server Pages (ASP), Java Server Pages (JSP), Extensible Server Pages (XSP), Hypertext Preprocessor, Tool Command Language (TCL/TK). Javascript gehört nicht dazu, da es clientseitig arbeitet, also die funktionale Auswertung nicht auf dem Server, sondern im Browser des Nutzers stattfindet. Die leistungsfähige Lösung für komplexe Anwendungen ist ein so genanntes Application Programming Interface (API). Dieses stellt Routineprozesse und Objekte zur Verfügung, um über eine höhere Programmiersprache mit anderen Applikationen kommunizieren zu können. Moderne API's sind in den Computersprachen C, C++, Java oder XML verfügbar.

Ein CMS, das die Content-Bausteine mittels Templates zusammensetzt, kann die Option einschließen, anhand von Nutzerprofilen dynamisch individuelle Nutzersichten zu erzeugen (Personalisierung). Voraussetzung ist die Integration einer Benutzerverwaltung in das System. Der Nutzer sollte frei wählen können, ob er diese personalisierten Dienste in Anspruch nehmen möchte.

Technologisch basieren WEB-CMS auf dem Client-Server-Modell, d. h. über den Client (bzw. Nutzer) werden Prozesse angestoßen, der Server stellt umgehend alle freigegebenen Informationen über das Web bereit. Es gibt verschiedene Serverkonzepte, je nach Performance- und Sicherheitsanspruch (Behme und Henning (2001)):

— **Dynamisches Publishing:** Redaktionelle Arbeit und Zugriff von außen erfolgen über denselben Server. Dynamisches Publizieren ist sekundenaktuell, die Inhalte sind sofort sichtbar.
— **Publishing-/ Staging-Server:** Zwischen Publishing-(Redaktions-)Server und Staging-(Live-) Server steht eine **Firewall.** Zur Veröffentlichung von freigegebenen Inhalten werden statische Seiten, manuell oder zeitgesteuert, auf den Staging-Server übertragen.
— **Publishing-/ Quality-Assurance-/ Staging-Server:** Hier wird zwischen Redaktionsserver und Stagingserver noch eine Qualitätssicherung geschaltet. Auf dem Qualitiy-Assurance-Server werden Inhalte kontrolliert und freigegeben.
— **Applikationsserver:** Für integrierte Geschäftsanwendungen reicht die Content-Aufbereitung und Content-Präsentation häufig nicht aus. Applikationsserver werden eingesetzt, um der Prozesslogik in bestehenden IT-Landschaften gerecht zu werden.

Einen typischen methodischen Ablauf für die Abwicklung eines Webportalprojektes beschreibt folgendes Schema:
— **Strategie:** Zieldefinition und Nutzen
— **Analyse:** Kundenbedarf, Zielgruppen, Anwendungsszenarien, Content-Analyse, Prozessanalyse, DV-Infrastruktur, Pflichtenheft
— **Konzeption:** Dateninventar, Informationsmanagement, Contentmodell, User-Interface, Technikkonzept, Applikationsdesign, Entwicklungsaufwand, Kauf von Software, Aktualisierungszyklen der Content-Bereiche, Erhaltungsaufwand
— **Konstruktion:** Applikationsentwicklung, Produktion, Systemkonfiguration, Anpassung von Anwendungen oder Software ("Customizing")
— **Qualitätssicherung:** Testphasen, Abnahme
— **Betrieb:** Schulungen, Workflowinstallation, Websitepflege, technischer Plattformbetrieb

Perspektiven

Wer wettbewerbsfähig bleiben will, muss die steigende Informationsflut beherrschen. Datenaustausch, Kommunikation, Publikationen und Wissensvermittlung über die Unternehmensgrenzen hinaus haben zum Einsatz zahlloser unterschiedlicher und nicht kompatibler Systeme geführt, deren Vielfalt sich aber nicht zuletzt Dank der Internet-Standards künftig reduzieren sollte. Webportale bieten in zunehmendem Maße eine personalisierte Informationsdarbietung an. Das ist für gesundheitliche Themen von besonderer Bedeutung. Die dafür notwendigen WEB-Contentmanagementsysteme bieten dem Betreiber zwar noch keine "All-In-One"-Lösung, sie entwickeln sich jedoch zu einem wesentlichen Bestandteil des Online- bzw. Crossmedia-Publishing.

Während die Anschaffungskosten eines WEB-CMS für umfassendere Lösungen mit langfristiger Planung im sechsstelligen Bereich liegen können, gibt es günstigere Lösungen wie Open-Source-Produkte, die jedoch eine zusätzliche Entwicklungsarbeit erfordern (Kunz CH (2001)). Grundsätzlich besteht bei kurzfristig ausgelegten, Kosten sparenden Entscheidungen das Risiko, zu einem späteren Zeitpunkt letztlich mehr investieren zu müssen.

Für die Information zu aktuellen Trends sind auch die aktuellen Studien von Marktbeobachtungsfirmen zu empfehlen z. B. Gartner Group (2003) oder International Data Corporation (IDC) (2003). Aktuelle Produktinformationen, Tipps und Trendmeldungen bietet das in Abb. 3 dargestellte Webportal für Contentmanager.

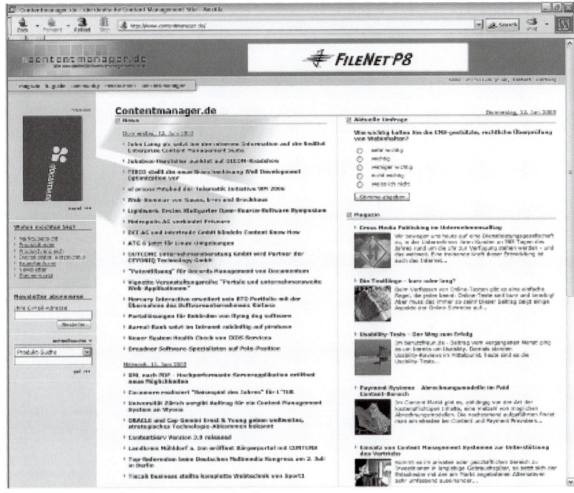

Abb.3. Screenshot – Webportal **Contentmanager** (2003)

Quellenverzeichnis

Abbott (2003): Website der Abbott GmbH & Co. KG, http://www.abbott.de, Abfrage: 15.09.2003

Adelhard K (2000): Qualitätssicherung medizinischer Informationsangebote im Internet. Deutsches Ärzteblatt (2000): 97, 43, A-2863

Adler M, Dietrich JW, Holzer MF, Fischer MR (1998): (Hrsg.) Computer Based Training in der Medizin. Technik-Evalutation-Implementation. Proceedings zum 3. Workshop der AG Lehr- und Lernsysteme in der gmds München, 13. und 14. März 1998. Aachen. Shaker 1998

Aktionsforum Gesundheitsinformationssystem (afgis) (2003): Von dem Bundesministerium für Gesundheit und Soziale Sicherung initiiertes Aktionsforum von Organisationen, Verbänden, Körperschaften, Unternehmen u.a. zur Qualitätssicherung von Gesundheitsinformationen im Internet c/o Bundesvereinigung für Gesundheit e.V., Osnabrück, http://www.afgis.de, Abfrage: 15.09.2003

Almeda (2003): Onlinedienst für Gesundheitsdienste und Patienten von der ArztPartner almeda AG Deutschland, München, http://www.almeda.de, Abfrage: 15.09.2003

Amazon (2003): Online-Buchhandel, http://www.amazon.de, Abfrage: 15.09.2003

American Accreditation HealthCare Commission (vormals: URAC) (2003): vormals: Utilization Review Accreditation Commission (URAC), Anbieter von Akkreditierungsprogrammen im Managed Care- (und Internet-) Bereich, http://www.urac.org, Abfrage: 15.09.2003

American Medical Association (AMA) (2003): Fachgesellschaft der US-amerikanischen Ärzte, http://www.ama-assn.org, Abfrage: 15.09.2003

Arbeitsgemeinschaft der Wissenschaftlichen Medizinischen Fachgesellschaften (AWMF) (2003): Umfassende Website im Kontext Wissensbasierter Leitlinien für Diagnostik und Therapie, http://www.uni-duesseldorf.de/WWW/AWMF/ll/index.html, Abfrage: 15.09.2003

Ärzte Zeitung Online (2003): Recherche, aktuelle Beiträge und Archiv zu Medizin, Politik und Gesundheit, Computer, Recht, http://www.aerztezeitung.de, Abfrage: 15.09.2003

Ärztlichen Zentralstelle Qualitätssicherung (ÄZQ) (2003): Qualitätsgeprüfte Behandlungsinformationen für Patienten und Laien, http://www.patienten-information.de, Abfrage: 15.09.2003

Aventis Pharma (2003): Website der Aventis Pharma Deutschland GmbH, Bad Soden am Taunus, http://www.pharma.aventis.de, Abfrage: 15.09.2003

Bauer H (2001): Unternehmensportale: Geschäftsmodelle, Design, Technologien, Galileo Press, Bonn, 2001

Bayer Vital (2003): Website der Bayer HealthCare GmbH, Leverkusen, http://www.bayervital.de, Abfrage: 15.09.2003

BBC (2003): Interactive TV, Screenshot des Archivs der Netzwerkorganisation für interaktives Fernsehen, Broadband Bananas, http://www.broadbandbananas.com/, Abfrage: 15.09.2003

Behme H (2001): Mehr Inhalt. WCMS: Software für die Websiteverwaltung. iX (2001); 10, 54-59

Blumstengel A (1998): Entwicklung hypermedialer Lernsysteme. Wissenschaftlicher Verlag Berlin, 1998

Bristol-Myers Squibb (2003): Website der Bristol-Myers Squibb Deutschland GmbH, München, http://www.b-ms.de, Abfrage: 15.09.2003

British Medical Journal (BMJ) (2003): - electronic BMJ, http://www.bmj.com, Abfrage: 15.09.2003

Büchner H, Zschau O, Traub D, Zahradka R (2000): Web-Contentmanagement, Websites professionell betreiben, Galileo Press; Bonn, 2000

Bullinger H-J (Hrsg.), Schuster E, Wilhelm S (2000): Content Management Systeme: Auswahlstrategien, Architektur und Produkte, Verlagsgruppe Handelsblatt, Wirtschaftswoche, Düsseldorf, 2000

Bundesärztekammer (BÄK) (2003): Internetseite der Bundesärztekammer mit Informationen zu aktuellen gesundheitspolitischen Themen, Aktuelles über Ethik und Wissenschaft sowie Patienteninformationen, http://www.bundesaerztekammer.de/, Abfrage: 15.0.4.2003

Caglayan AK, Harrison CG (1998): Intelligente Software-Agenten. Hanser Verlag, München, Wien, 1998

Cancerfacts.com (2003): Personalisierbares Informationsportal für Krebspatienten, http://www.cancerfacts.com, Abfrage: 15.09.2003

Cap Gemini Ernst & Young U.S. (2003): Management und IT Consulting: Thought Leadership Downloads, http://www.us.cgey.com/ind_serv/industry/health/info_research.asp, Abfrage: 15.09.2003

Capurro R (1999): Einführung in den Informationsbegriff, http://v.hbi-stuttgart.de/~capurro/infovorl-index.htm, Abfrage: 15.09.2003

Caseport (2003): Web-basierte Trainingssysteme in der Medizin: Implementierung fallbasierter Lehr- und Lernformen durch ein systemintegrierendes Portal, http://www.caseport.de, Abfrage: 15.09.2003

CASUS/ProMediWeb (2003): Online zugängliches fallorientiertes multimediales System der Universitäten Düsseldorf, München und Leipzig für die Aus- und Weiterbildung von Medizinstudenten und Ärzten, http://mki.medinn.med.uni-muenchen.de/instruct/de/casus/index.html, Abfrage: 15.09.2003,

CBT-Server Medizin (2003): Datenbank zur Suche nach medizinischen CBT-Programmen, Institut für Medizinische Informatik, Biometrie und Epidemiologie der Universität Essen, http://www.hyg.uni-heidelberg.de/CBT/, Abfrage: 15.09.2003

Comité Permanent des Médecins Européens (CPME) (2003): Standing Committee of European Doctors. CPME guidelines for Teleme-

Quellenverzeichnis

dicine, http://www.cpme.be/Telemedecine_2002.pdf, Abfrage: 15.09.2003

Conradi H., Kreutz R., Spitzer K.(1997): CBT in der Medizin, Verlag der Augustinus Buchhandlung, 1997

Contentmanager (2003): Die deutsche Content-Management Site, http://www.contentmanager.de, Abfrage: 15.09.2003,

Coover R (2001): Goldene Zeitalter. Vergangenheit und Zukunft des literarischen Wortes in den digitalen Medien. text+kritik (2001); 152, 29

Copernic (2003): Kostenlos downloadbare Metasuchmaschine inkl. Treffer-Matching und Linkverwaltung, http://www.copernic.com, Abfrage: 15.09.2003

Crigger B-J (2001): Foundations of the eHealth Code of Ethics. In: Mack J, Wittel A (Hrsg.): The New Frontier: Exploring eHealth Ethics, Newtown, PA, Washington, DC: URAC/Internet Healthcare Coalition, 2001, 135-144

Crocco AG, Villasis-Keever M, Jadad AR (2002): Analysis of cases of harm associated with use of health information on the internet. JAMA (2002); 287, 21, 2869-2871

D'Andrea BG (2001): Health Web Site Accreditation: Opportunities and Challenges. In: Mack J, Wittel A (Hrsg.): New Frontier: Exploring eHealth Ethics. Newtown, PA; Washington, DC: URAC/Internet Healthcare Coalition, 2001, 151-157

De Groote SL, Dorsch L (2001): Online journals: impact on print journal usage. Bull Med Libr Assoc. (2001); October; 89, 4, 372–378, http://www.pubmedcentral.gov/articlerender.fcgi?tool=pubmed&pubmedid=11837259, Abfrage: 15.09.2003

DermInform (2003): Von dem Berufsverband der Deutschen Dermatologen initiiertes Online-Informations- und Kommunikationssystem für Ärzte und Patienten, http://www.derminform.de, Abfrage: 15.09.2003

Deutsche Zentralbibliothek für Medizin (ZBmed) (2003): Website der Deutschen Zentralbibliothek für Medizin mit Online- Bestellmöglichkeit, http://www.zbmed.de/a_dv/dv_index.html, Abfrage: 15.09.2003

Deutsches Ärzteblatt (2003): Recherche, aktuelle Beiträge und Archiv zu Medizin, Politik und Gesundheit, http://www.aerzteblatt.de/v4/home.asp, Abfrage: 15.09.2003

Deutsches Ärztenetz (2003): Portal der Bundesärztekammer für ärztliche Körperschaften (Ärztekammern, Kassenärztliche Vereinigungen und andere Organisationen), http://www.arzt.de, Abfrage: 15.09.2003

Deutsches Gesundheitsnetz (DGN) (2003): Online-Lösungen für Ärzte von der DGN-Service GmbH, http://www.dgn.de/homepage_flash/index.html, Abfrage: 15.09.2003

Deutsches Institut für medizinische Dokumentation und Information (DIMDI) (2003): Deutsches Institut für medizinische Dokumentation und Information, http://www.dimdi.de, Abfrage: 15.09.2003

Deutsches Medizin Forum (2003): Erster deutschsprachiger medizinischer Onlinedienst, http://www.medizin-forum.de, Abfrage: 15.09.2003

Dietzel GTW (2000): Gesundheitstelematik, Telemedizin und e-Health – Deutsche und Europäische Perspektiven. In: Jäckel A (Hrsg.). Telemedizinführer Deutschland, Ausgabe 2001, 14 –19, Deutsches Medizin Forum, Bad Nauheim, 2001

DISCERN (2003): Instrument zur Qualitätsbeurteilung von Patienteninformationen, eine Zusammenarbeit der Medizinischen Hochschule Hannover (MHH) und der Ärztlichen Zentralstelle Qualitätssicherung (ÄZQ), http://www.discern.de, Abfrage: 15.09.2003

DMW aktiv (2003): Deutsche Medizinische Wochenschrift, Thieme Verlag, http://www.thieme.de/dmw/index.html, Abfrage: 15.09.2003

Doccheck (2003): Der Internet-Surfschein für Ärzte und Apotheker: Zentraler Passwort-Service für die geschlossene Webangebote der kooperierenden Internet-Anbieter, http://www.doccheck.de, Abfrage: 15.09.2003

Docs `n Drugs (2003): Die virtuelle Poliklinik. Fallbasiertes und webbasiertes Lernen in der Medizin und in medizinbezogenen Studiengängen, http://www.docs-n-drugs.de/, Abfrage: 15.09.2003

Dr. Antonius (2003): Deutschsprachige medizinische Suchmaschine, http://www.dr-antonius.de, Abfrage: 15.09.2003

Draft Guidelines on Quality Criteria for Health Related Websites (2003): Qualitätskriterien für gesundheitsbezogene Internetseiten von der Europäischen Initiative eEurope 2002, http://europa.eu.int/information_society/eeurope/ehealth/quality/draft_guidelines/index_en.htm, Abfrage: 15.09.2003

Dublin-Core-Standard (2003): Offenes Forum für die Standardisierung von Metadaten, http://dublincore.org, Abfrage: 15.09.2003

eCME-Center des Berufsverband Deutscher Chirurgen (BDC) (2003)): e-Learning-Angebot des Berufsverband Deutscher Chirurgen (BDC), http://www.ecme-center.org, Abfrage: 15.09.2003

eMedicine (2003): eMedicine Clinical Knowledge Base, San Fransisco, California, USA, http://www.emedicine.com, Abfrage: 15.09.2003

Eysenbach G (1999): Editorial: Challenges an changing roles for medical journals in the cyberspace age: Electronic pre-prints and e-papers. J Med Internet Res. 1999 Oct-Dec;1(2):E9, http://www.jmir.org/1999/2/e9/, Abfrage: 15.09.2003

Eysenbach G (2002): MedCIRCLE: A Collaboration for the Internet rating, certification, labeling and evaluation health of health information, http://www.medcircle.org/workshop/WorkshopReport.pdf, Abfrage: 15.09.2003

Eysenbach G, Sa ER, Diepgen TL (1999): Shopping the Internet today and tomorrow – Towards the Milenium of Cybermedizin. BMJ (1999): 319, 1294, http://www.bmj.com/cgi/content/full/319/7220/1294, Abfrage: 15.09.2003

Eysenbach G, Köhler C (2002)): How do consumers search for and appraise health information on the world wide web? Quality study using focus groups, usability tests, and in-depth interviews. BMJ 2002;324:573-577 (9 March)

Eysenbach G, Köhler C, Yihune G, Lampe K, Cross P, Brickley D (2001): A framework for improving the quality of health information on the world-wide-web and bettering public (e-)health: the medcertain approach. Medinfo (2001); 10, 2, 1450-1454

Eysenbach G, Powell J, Kuss O, Sa ER (2002): Empirical studies assessing the quality of health information for consumers on the world wide web: a systematic review. JAMA (2002); 287, 20, 2691-2700

Eysenbach G, Yihune G, Lampe K, Cross P, Brickley D (2000): MedCERTAIN: Quality Management, Certification and Rating of Health Information on the Net. Proc AMIA Symp. 2000, 230-234

Fachinformationszentrum Karlsruhe (FIZ) (2003): Gemeinnützige Gesellschaft für wissenschaftlich-technische Information, um Fachinformation und darauf basierende Dienstleistungen für Forschung, Entwicklung, Lehre und deren Anwendungsbereiche in Industrie, Wirtschaft und Verwaltung bereitzustellen. http://www.fiz-karlsruhe.de, Abfrage: 15.09.2003

Ferguson T (2000): Online patient helpers and physicians working together: a new partnership for high quality health care. BMJ (2000); 321, 1129–1132

Fölsch UR, Oertel WH, Rausch C; Hirsch M; Jaeger TM (2002): Kompetenznetzwerke in der Medizin; Eine Standortbestimmung. Deutsches Ärzteblatt (2002); 7, C313-315

Free Medical Journals (2003): Promoting free access to medical journals. Amadeo – the medical literature guide, http://www.freemedicaljournals.com/, Abfrage: 15.09.2003,

Friedl R, Klas W, Rose T (2000): Individualized Learning and Teaching in Heart Surgery: The Cardio-OP Project. In „Computer in der medizinischen Ausbildung". Zeitschrift für Hochschuldidaktik Nr. 2000/1, http://www.oeghd.or.at/zeitschrift/2000h1/index.html, Abfrage: 15.09.2003

G-netz (2003): Onlinedienst für Patienten von der multicom network GmbH, München, http://www.g-netz.de, Abfrage: 15.09.2003

Gallileus (2003): Die Literatur-Metasuche mit verschiedenen Recherche-Kommunikations-, und Dienstleistungsangeboten, Gallileus GmbH, Berlin, http://www.gallileus.info, Abfrage: 15.09.2003

Gartner Group (2003): Weltweit agierendes Forschungs- und Consultingunternehmen, http://www3.gartner.com/Init, Abfrage: 15.09.2003

Gesetz über die Werbung auf dem Gebiete des Heilwesens (2003): Nichtamtliche Überschrift: „Heilmittelwerbegesetz". Neugefasst durch Bekanntmachung vom 19.10.1994 (BGB1. I S. 3068); als Download auf der Website des Ministeriums für Gesundheit und Soziale Sicherheit (BMGS), http://www.bmgs.bund.de/download/gesetze/medizinprodukte/mpg/hwg.pdf, Abfrage: 15.09.2003

GesundheitScout24 (2003): Anbieter von Patienteninformations- und -navigationssystemen, sowie telefonischen und internetbasierten Services, http://www.gscout.de, Abfrage: 15.09.2003

Gesundheitspilot (2003): Onlinedienst für Patienten von der med-on-net AG, St. Wolfgang, http://www.gesundheitspilot.de, Abfrage: 15.09.2003

Giesecke M (1991): Der Buchdruck in der frühen Neuzeit. Eine historische Fallstudie über die Durchsetzung neuer Informations- und Kommunikationstechnologien. 1991, 521-535, 541-543

Giesecke M (2001): Von den Mythen der Buchkultur zu den Visionen der Informationsgesellschaft. Suhrkamp Verlag, Frankfurt a. M., 2001

GlaxoSmithKline (2003): Website der GlaxoSmithKline GmbH & Co. KG, München, http://de.gsk.com/, Abfrage: 15.09.2003

Glückstein CH, Mehrabi A, Vielhauer A, Leven FJ, Herfarth CH, Kallinowski F (1996): Entwicklung eines hypermedialen Informations- und Lehr/Lernsystem für die Chirurgie, Kongress zur medizinischen Lehre: Weiterentwicklung der Medizinischen Ausbildung - Chancen und Perspektiven; 3 (1996)

Google (2003): Weltweit größte Suchmaschine mit einem Zugriff auf über 3 Milliarden Webseiten, http://www.google.de, Abfrage: 15.09.2003

Grips-Websearch (2003): Strukturierte Suche nach Fachliteratur auf DIMDI.de, http://www.dimdi.de/de/db/index.htm, Abfrage: 15.09.2003

Guideline Search Engine (GSE) (2003): Suchmaschine für einen schnellen Zugriff auf die online publizierten Leitlinien der Arbeitsgemeinschaft der Wissenschaftlichen Medizinischen Fachgesellschaften (AWMF) über eine Zuordnung zu den ICD-10-Ziffern oder -Krankheitsnamen, http://www.guideline-search-engine.de, Abfrage: 15.09.2003

Health Information Disclosure, Description and Evaluation Language (HIDDEL) (2003): Collaboration for Internet Rating, Certification, Labeling and Evaluation of Health Information, http://www.medcircle.org/metadata/hiddel.php, Abfrage: 15.09.2003

Health Internet (HI-) Ethics (2003): Herausgeber-Konsortium der "Ethical Principles For Offering Internet Health Services to Consumers", http://www.hi-ethics.org, Abfrage: 15.09.2003

Health on the Net Foundation (HON) (2003): Schweizerische Initiative für den HON Code of Conduct (HONcode) für medizinische Website, inkl. medizinischer Suchmaschine, Online-Erhebungen u.a., http://www.hon.ch, Abfrage: 15.09.2003

Health Web Site Standards (2003): Standards zur Akkreditierung von gesundheitsbezogenen Internetseiten von der Utilization Review Accreditation Commission (URAC), http://www.urac.org/default.asp?navid=home&pagename=default, Abfrage: 15.09.2003

Hersh WR (1996): Information Retrieval – A Health Care Perspective. Springer Verlag, New York, 1996

Hitzges A, Laich U (1995): Projektmanagement bei der Entwicklung multimedialer Anwendungen. Technical report, Frauenhofer-Institut für Arbeitswirtschaft und Organisation IAO, Stuttgart, 1995.

Hofkirchner W, Fuchs C (2001): Ein einheitlicher Informationsbegriff für eine einheitliche Informationswissenschaft, Technische Universität Wien, Institut für Gestaltungs- und Wirkungsforschung. Beitrag bei der Fachtagung „Organisationsinformatik und Digitale Bibliothek in der Wissenschaft 23.-24.3.2000 an der HU-Berlin; veröffentlicht in Floyd/Hofkirchner, Stufen zur Informationsgesellschaft für alle; Festschrift zum 65. Geburtstag von Klaus Fuchs-Kittowski, Wien (2001).

HON-Site-Checkers (2003): Kriterien, die den Nachweis ermöglichen sollen, ob eine Internetseite dem HONCode gerecht wird, http://www.hon.ch/HONcode/HONcode_check.html, Abfrage: 15.09.2003

ICD-10 Informationsseite (2003): Informationsseite zur International Classification of Diseases (ICD) des Instituts für Medizinische Informationsverarbeitung, Biometrie und Epidemiologie der Ludwig-Maximilians-Universität München inkl. Suchfunktion nach Alphabet oder Diagnosethesaurus und direktem Zugang zum systematischen Verzeichnis, http://icd.web.med.uni-muenchen.de/cgi-bin2/icd10.cgi, Abfrage: 15.09.2003

Infoline Harninkontinenz (2003): Beispiel für ein von der Pharmaindustrie unterstütztes Themenportal auf „multimedica". http://www.multimedica.de/public/html/hosmm/INnew/URFIN100X/index.html, Abfrage: 15.09.2003

Informationsdienst Wissenschaft (2003): e-Mail basierter Informationsdienst von Pressestellen verschiedener Hochschulen zu natur-, geistes- und sozialwissenschaftlichen Nachrichten und Meldungen zur Hochschulpolitik, http://idw.tu-clausthal.de/public, Abfrage: 15.09.2003

Institute for Scientific Information (ISI) (2003): Thomson ISI (vormals: Institute of Scientific Information), Thomson Corporation, Philadelphia, Pennsylvania, USA, u.a. Herausgeber des Science Citation Index – Journal Citation Reports (SCI-JCR), http://www.isinet.com, Abfrage: 15.09.2003

International Data Corporation (IDC) (2003): Informationsprovider für künstliche Intelligenz, Marktforschung und Unternehmensstrategien im IT-Sektor, http://www.idcresearch.com/, Abfrage: 15.09.2003

Internet Healthcare Coalition (IHC) (2003): Herausgeber-Konsortium des e-Health Code fo Ethics, http://www.ihealthcoalition.org, Abfrage: 15.09.2003

Issing LJ, Klinsa P (1997): Information und Lernen mit Multimedia., 2., überarbeitete Auflage, Beltz, Psychologie-Verlags-Union, Weinheim, 1997

Quellenverzeichnis

Jähn K (1999a): Chaos und Übersicht. Online Recherche I. MMW-Fortschr Med (1999); 26, 14, http://www.mmw.de, Rubrik „Medizin Online/Recherche", Abfrage:15.09.2003

Jähn K (1999b): Suche in Metasphären. Online Recherche II. MMW-Fortschr Med (1999); 27, 16, http:www.mmw.de, Rubrik „Medizin Online/Recherche", Abfrage:15.09.2003

Jähn K (1999c): Medizinische Suchmaschinen. Online Recherche IV. MMW-Fortschr Med (1999); 30, 12, http://www.mmw.de, Rubrik „Medizin Online/Recherche", Abfrage: 15.09.2003

Jähn K, Klenke T (2000): Hier informiert sich Ihr Patient - Gesundheit in Hörfunk und Zeitschriften. MMW-Fortschr Med (2000); 12, 21, http://www.mmw.de, Rubrik „Medizin Online/Recherche", Abfrage: 30.04.2003

Jefferson T, Alderson P, Wager E, Davidoff F (2002): Effects of editorial peer review: a systematic review. JAMA (20029; 287, 21, 2784-2786

Kallinowski F, Mehrabi A, Glückstein CH, Benner A, Lindinger M, Leven FJ, Herfarth CH (1997): CBT: Ein neuer Weg der chirurgischen Aus- und Weiterbildung. Der Chirurg (1997); 68, 433-438

Kallinowski F, Eitel F (1998): Neue Ansätze der chirurgischen Aus- und Weiterbildung. Chirurg (1998); 69, 1323

Kalteborn KFC (1999): Informations- und Wissenstransfer in der Medizin und im Gesundheitswesen. Verlag Vittorio Klostermann, Frankfurt a.M., 1999

Köhler C, Eysenbach G (2002): Das Internet. Chancen, Risiken und Perspektiven für den chirurgischen Patienten. Chirurg (2002); 73, (5), 410-416

Kompetenznetzwerk Berlin Research Area Information Network (BRAIN) (2003): Von dem Bundesministerium für Bildung und Forschung (bmb+f) gefördertes Online-Referenzzentrum für Erkrankungen des Zentralen Nervensystems inkl. Patienten- und Ärzteforen und einem im Aufbau befindlichen histologischen Datenbank für Neuropathologieöffentlich, http://www.brain-net.net/, Abfrage: 15.09.2003

Kompetenznetz Parkinson (2003): Forschungs- und Versorgungsnetzwerk mit 5 Koordinations- und 14 Regionalzentren, http://www.kompetenznetz-parkinson.de, Abfrage: 15.09.2003

Kunz CH (2001): Mächtig schwer. Contentmanagement mit PHP: Typo3. iX (2001); 10, 64-67

Lenz C, Waller T, Bruksm M (2001): "Disease Management online". Deutsches Ärzteblatt (2001); 98, 36, A2240-2243

Lerch M (2000): Das DISCERN-Handbuch, Zuckschwerdt Verlag, München, Bern, Wien, New York, 2000

Lifeline (2003): Onlinedienst für Gesundheitsinteressierte der BertelsmannSpringer Medizin Online GmbH, Berlin, http://www.lifeline.de, Abfrage: 15.09.2003

LRSMed (2003): Learning Resource Server Medizin. Multimediale Lehr- und Lernmodule in der Medizin. Institut für Medizinische Informatik, Biometrie und Epidemiologie (IMIBE), Universitätsklinikum Essen, http://mmedia.medizin.uni-essen.de/portal/, Abfrage: 15.09.2003

Lucas R C (2001): Informationslogistik für Wissensarbeiter. Wissensmanagement (2001); 1, 6-8

Luz C (1997): Xmed – Vom Freitext zum Code, Praxis der EDV-gestützten Klassifikation medizinischer Texte nach ICD und IKPM, Epsilon Verlag, Darmstadt, 1997

Mack J (2001): Overview of the eHealth Code of Ethics. In: MACK J, WITTEL A (Hrsg.): The New Frontier: Exploring eHealth Ethics. Newtown, PA; Washington, DC: URAC/Internet Healthcare Coalition, 2001, 129-133.

Mc Luhan M (1994): Die magischen Kanäle (Understanding Media), Verlag der Kunst, Dresden, 1994

med-live.de (2003): Virtuelle medizinische Fakultät und Computer Based Training Labor der Universitätsklinik Heidelberg, http://www.med-live.de, Abfrage: 15.09.2003

MedCERTAIN.org (2003): Med-Pics Certification and Rating of Trustworthy Health Information on the Net, http://www.medcertain.org, Abfrage: 15.09.2003

MedCIRCLE (2003): Collaboration for Internet Rating, Certification, Labeling and Evaluation of Health Information, http://www.medcircle.org, Abfrage: 15.09.2003

Medical Subject Heading (MeSH) (2003): Thesaurus der US National Library of Medicine (NLM) für die medizinische Literatur, http://www.nlm.nih.gov/mesh/, Abfrage: 15.09.2003

Medicine Worldwide (2003): Onlinedienst für Patienten der A-Med World AG, Berlin, http://www.medicine-worldwide.de, Abfrage: 15.09.2003

Medivista (2003): Linkkatalog zur übergreifenden Stichwortsuche zu den Themen Medizin und Gesundheit, http://www.medivista.de, Abfrage: 15.09.2003

Medizinindex Deutschland (2003): Datenbank der Medizinserver Deutschlands, http://www.medizinindex.de, Abfrage: 15.09.2003

MedLine Plus (2003): An die Online-Suchmaske PubMed für die Datenbank MedLine angebundene Linkliste der US National Library of Medicine (NLM), http://www.nlm.nih.gov/medlineplus/healthtopics.html, Abfrage: 15.09.2003

Medscape (2003): Onlinedienst, c/o WebMD Medscape Health Network, New York, http://www.medscape.com/px/urlinfo, Abfrage: 15.09.2003

medsin (2003): Passwortschutz -Service für die Abonennten des Onlinedienstes für Ärzte „multimedica" für einen übergreifenden Zugang zu geschlossene Webangebote auch anderweitiger kooperierender Internet-Anbieter., Abfrage: 15.09.2003

Medworld (2003): Website der Boehringer Ingelheim Phamra GmbH & Co. KG, http://www.medworld.de, Abfrage: 15.09.2003

Mehrabi A, Gawad A, Schwarzer H, Blochle C, Izbicki JR, Broelsch CE, Herfarth CH, Kallinowski F (1999): Multimedia CD-ROM: A new way to provide actual congress information. Transplant Proc (1999); 31, 3282-3283

MetaGer (2003): Meta-Suchmaschine des Rechenzentrums der Universität Hannover, http://meta.rrzn.uni-hannover.de/, Abfrage: 15.09.2003

MMW-Fortschritte der Medizin (2003): MMW (Münchener Medizinische Wochenschrift)-Fortschritte der Medizin, http://www.mmw.de, Abfrage: 15.09.2003

multimedica (2003): Online-Fachinformationsdienst für Ärzte, BertelsmannSpringer Medizin Online GmbH, Berlin, http://www.multimedica.de, Abfrage: 15-.04.2003

NetDoktor (2003): Onlinedienst für Patienten von der NetDoktor.de GmbH, München, http://www.netdoktor.de, Abfrage: 15.09.2003

Novartis-Interaktiv (2003): Webseite der Novartis Pharma GmbH, Deutschland, http://www.novartispharma.de/index.jsp, Abfrage: 15.09.2003,

Organising Medical Networked Information (OMNI) (2003): englischsprachige medizinische Suchmaschine in Partnerschaft u.a. mit der University of Nottingham and the German National Library of Medicine, http://www.omni.ac.uk, Abfrage: 15.09.2003

Paparoditis D (1997): Ein Modell für Informationssuchsysteme im medizinischen Umfeld, Verlag Dr. Kovac, Hamburg, 1997

Pearce C (1997): The Interactive book, Macmillian Technical Publising USA, 1997, 280-283

PubMed (2003): Online-Suchmaske des US National Institute of Health für die Literaturdatenbank MedLine der US National Library of Medicine, http://www.ncbi.nlm.nih.gov/PubMed/, Abfrage: 15.09.2003

PubMed Central (PMC) (2003): Kostenloser Onlinezugang zur U.S. National Library of Medicine's inkl. Zugang zu den verfügbaren Volltexten, http://www.pubmedcentral.nih.gov, Abfrage: 15.09.2003

Qualimed (2003): Onlinedienst für Patienten und Ärzte, Qualimedic.com AG, Köln, http://www.qualimedic.de, Abfrage: 15.09.2003

ratiopharm (2003): Website der ratiopharm GmbH, Ulm, http://www1.ratiopharm.com/germany/, Abfrage: 15.09.2003

Reents S, Miller TE (1998): The online mandate to change. Cyber Dialogue, 304 Hudson Street /New York, NY 10013, 1998, http://www.cyberdialogue.com, Abfrage: 15.09.2003

Reinhardt T (1998): Intelligente Autorensysteme für Computer-Basiertes Training. Workshop Intelligente Unterstützung für offene Lehr/Lernsysteme. Olaf Schröder (Hrsg.), September 98 in Bremen. 22. Jahrestagung der Künstlichen Intelligenz (KI-98). TZI-Bericht Nr. 8, 1998

Richardson WS, Wilson MC (2002): Textbook description of disease – where's the beef? ACP Journal Club (2002); 137, A11

Rothfuss G, Ried CH (2001): Content Management mit XML, Springer Verlag, Berlin, Heidelberg, 2001

Sänger S, Engelbrecht J, Litschel A, Englert G, Hagelskamp J, Nachtigäller C (2001): Mehr Power für Patienten: Patientenforum - Gemeinsame Plattform von Ärzteschaft und Patientenselbsthilfe. Z Ärztl Fortbild Qualitätssich (2001); 95, 8, 531-533

Scherbaum W A, Landgraf R (2002): Praxis- Leitlinien der Deutschen Diabetes Gesellschaft (DDG). Diabetes und Stoffwechsel (2002); 11, Suppl. 2, http://www.diabetikerbund-hamburg.de/informationen/Praxis-Leitlinien_Diabetes_und_Stoffwechsel.pdf, Abfrage: 15.09.2003

Schütt P (2000): Die richtige Balance zwischen stillem und explizitem Wissen. Wissensmanagement (2000); 4, http://www.wissensmanagement.net/online/archiv/2000/07_0800/richtigeBalanceWissen.htm#2, Abfrage: 15.09.2003

Schwarzer R (1998): Multimedia und TeleLearning, Campus Verlag, Frankfurt a.M., New York, 1998

Schwarzer H, Mehrabi A, Wetter T, Kallinowski F (1999): A component-based approach to authoring, interaction modeling and reuse of multimedia resources in a web-based training system. In: Victor N, Blettner M, Edler L, Haux R, Knaup-Gregori P, Pritsch M, Wahrendorf J, Windeler J, Ziegler S (Hrsg.): Medical Informatics, Biostatistics and Epidemiology for Efficient Health Care and Medical Research. Medizinische Informatik, Biometrie und Epidemiologie 85, Urban und Vogel, München, 1999

Science Citation Index - Journal Citation Reports (SCI-JCR) (2003): Impact-Factor zur Bewertung der Qualität von Fachzeitschriften, http://www.isinet.com/isi/products/citation/scie/, Abfrage: 15.09.2003

Sender M (1999): Portale, Fokus auf das Gesundheitswesen. Med-Online (1999); 6, 4-6, http://www.cmr.fu-berlin.de/~mck/courses/lv00ss/PeKMan/team5/portalekapitel.pdf, Abfrage: 15.09.2003

Shaw C (2001): External assessment of health care. BMJ (2001); 322, 7290, 851-854, http://bmj.com/cgi/reprint/322/7290/851.pdf, Abfrage: 15.09.2003

SpringerLink (2003): Informationsservice für den Online-Zugang zu allen Zeitschriften des wissenschaftlichen Springer Verlages, http://www.springerlink.com/app/home/main.asp?wasp=988t62jurq4wplbqhn2g, Abfrage: 15.09.2003,

Stanford-Sammlung (2003): Biomedical and Clinical Journals On-line, Stanford Medical Student Survival Guide, Stanford School of Medicine, Stanford, CA, USA, http://www.med.stanford.edu/school/MedWorld/research_journals.html, Abfrage: 15.09.2003

Tautz F (2003): E-Health und die Folgen. Wie das Internet die Arzt-Patient-Beziehung und das Gesundheitssystem verändert. Campus Verlag, Frankfurt, New York (2003)

The Journal of Clinical Investigation (JCI) (2003): Uneingeschränkte Online-Nutzung des JCI der American Society for Clinical Investigation (ASCI), http://www.jci.org, Abfrage: 15.09.2003

The Netherlands Organization Prevention and Health (TNO) (2003): Niederländische Organisation, die in Zusammenarbeit mit der Regierung ein Zertifikat für Gesundheitswebseiten vergibt, das die normenkonforme Arbeitsweise der internen Qualitätssicherung des Anbieters bescheinigt, http://www.health.tno.nl/homepage_pg_en.html, Abfrage: 15.09.2003

Thieme-connect (2003): Online-Zeitschriftendienst der Thieme Verlagsgruppe, http://www.thieme-connect.de/thieme/start.html, Abfrage: 15.09.2003

Tumor Zentrum Berlin (2003): Website des Dachverbandes der regionalen Berliner Tumorzentren, http://www.tzb.de/, Abfrage: 15.09.2003

US National Library of Medicine (NLM) (2003): Herausgeber der Literaturdatenbank MedLine (vormals: Index Medicus), Bethesda, USA, http://www.nlm.nih.gov/libserv.html, Abfrage: 15.09.2003

Van Melick RGM, Hakkenberg, Van Gaasbek CHA, Pennings LJ (2001): Gezonzoeken.nl, http://www.health.tno.nl/en/news/qmic_uk.pdf, Abfrage: 15.09.2003

W3B.de (2003): Oktober/November 2001, Fittkau & Maaß GmbH; http://www.w3b.de, Abfrage: 17.03.2003

Weizenbaum J (2001): Wo kommt Bedeutung her und wie wird Information erzeugt? In: Weizenbaum J, Computermacht und Gesellschaft, Suhrkamp Verlag, Frankfurt am Main, 2001

Yankelovich Monitor (2003): Yankelovich Partners 101 Merritt 7 Corporate park Norwalk, CT 06851, http://www.yankelovich.com, Abfrage: 20.03.2003

Zahneissen, Ch. (2001): Warum Media Asset Management? contentmanager.de-magazin (2001); 6, http://www.contentmanager.de/magazin/artikel_52_warum_media_asset_management.html, Abfrage: 15.09.2003

Zylka-Menhorn V (2002): Kompetenznetzwerke, Eine Struktur gewinnt allmählich Inhalte. Deutsches Ärzteblatt (2002); 1-2, C17-18

Integrierte Versorgung und Public Health

3.1 Evidenzbasierte Medizin (EBM) – 140
Yngve Falck-Ytter, Britta Lang und Gerd Antes

3.2 Integrierte Gesundheitsversorgung – 147
Joachim Ramming

3.3 Projekt zur integrierten Pflege – 152
Achim Jäckel und Uwe Schwenk

3.4 Sprechendes Auskunfts- und Monitoringsystem – 157
Christian Elsner

3.5 Patientenorientiertes Disease Management – 162
Roman Rittweger und Anja Daugs

3.6 Community- und Monitoring-Werkzeuge – 167
Markus Kirchgeorg und Silke Haffner

3.7 Managed Health Care – 175
Klaus Meyer-Lutterloh

3.8 IT-Chancen für die Krankenkassen – 182
Heinrich Hanika

3.9 Chancen und Grenzen in der Regelversorgung – 186
Roland H. Kaiser

3.10 e-Government – 192
Brigitte Zypries und Ralf Kleindiek

3.11 Public e-Health – 198
Roland Brey

Quellenverzeichnis – 206

Evidenzbasierte Medizin

Yngve Falck-Ytter, Britta Lang und Gerd Antes

Einleitung

Vor fünfzehn bis zwanzig Jahren, als Praxiscomputer, e-Mail, Internet oder Leitlinien noch nicht verbreitet waren, verließ sich der Arzt auf das Gelernte, seine Lehrbücher und den guten Rat seiner Kollegen. Der Patient wiederum bezog seine Informationen häufig aus der Laienpresse, und der Arzt war derjenige, der diese Informationen für ihn bewertete. Seither hat sich die Praxis der Medizin sehr verändert.

Inzwischen benutzen laut Umfragen (EUROBAROMETER 126) die meisten Ärzte Praxis-Computer: über 97% in Skandinavien und England, 94% in Deutschland, 82% durchschnittlich in der EU. In den Niederlanden verwenden über 30% sogar „hand helds" (Personal Digital Assistents (PDA) – z. B. Palm) in ihrer Praxis. Hauptgrund für die zusätzliche Einrichtung eines Internetanschlusses ist bisher die Informationsbeschaffung und weniger die Übermittlung von Patientendaten.

Die rasante Entwicklung der Informationstechnologien hat wesentliche Fortschritte, aber auch Unsicherheiten gebracht. Die Schwierigkeiten werden zunehmend deutlich: Ärzte und in den Gesundheitsberufen Tätige haben zwar nun die Möglichkeit, Ergebnisse aus der klinischen Forschung schnell zu finden und die Praxis umzusetzen, dieser Prozess ist jedoch noch immer mit vielen Barrieren verbunden. Oft gleicht die Suche nach Informationen in den vorhandenen Strukturen eher einem Zufallsprozess denn einem systematischen Vorgehen.

Klassischer Transfer von der Forschung in die Praxis

Die **Umsetzung von Forschungsergebnissen** in die Praxis war lange Zeit ein zweistufiger Prozess: Neue Methoden oder Medikamente wurden überwiegend in Universitätskliniken in der stationären Medizin eingesetzt und die Erfahrungswerte in Lehrbüchern der Allgemeinheit zugänglich gemacht. Dieser Prozess war **sehr langsam** und häufig mit Fehlern behaftet (Silverman W (1999)). Oft wurden Therapien mit Enthusiasmus aufgenommen, wie z. B. die Behandlung von Herzrhythmusstörungen durch Flecainid in den frühen achtziger Jahren. Erst durch die bekannte CAST Studie Ende der achtziger Jahre wurde deutlich, dass dieser Einsatz zu vermeidbaren Todesfällen geführt hat.

Folgende Erfahrungen wurden in dieser Zeit gesammelt:
- therapeutische Interventionen werden häufig an Patienten angewendet, ohne dass ausreichende klinische Studien vorliegen,
- es dauert durchschnittlich 17 Jahre bis das Wissen aus randomisierten klinischen Studien in der Praxis umgesetzt wird (Balas EA und Boren SA (2000)),
- selbst wenn Forschungsergebnisse in zusammenfassender Form Ärzten zur Verfügung gestellt werden (z. B. in Form von Praxis Leitlinien), ändert sich das Verhalten der Ärzte nur wenig (Flottorp S et al. (2002)).

Schritte zur Evidenzbasierten Medizin (EbM)

Der Begriff **Evidenzbasierte Medizin (EbM)** wurde Anfang der neunziger Jahre durch Gordon Guyatt in der Zeitschrift „ACP Journal Club" erstmals verwendet. Er baut auf dem Ansatz des **Critical Appraisals** auf, der seit den achtziger Jahren in so genannten Journal Clubs in Nordamerika entwickelt wurde. Die bisher erschienenen Artikel zum critical appraisal von medizinischer Literatur (Users' Guides to the Medical Literature) sind kürzlich in einem Sammelband erschienen (Guyatt S und Rennie D (2002)).

David Sackett, einer der Vordenker der evidenzbasierten Medizin, definiert sie als: „... gewissenhaften, ausdrücklichen Gebrauch der gegenwärtig besten externen Evidenz für

Entscheidungen in der medizinischen Versorgung individueller Patienten. Die Praxis der EbM bedeutet die Integration individueller klinischer Expertise mit der bestmöglichen externen Evidenz aus systematischer Forschung (Sackett DL et al. (1997)).

Praktisch angewandt wird die evidenzbasierte Medizin in fünf Schritten:
- Das klinische Problem wird als präzise Fragestellung formuliert.
- Es folgt die Suche nach der besten externen Evidenz: Die Quellen können Datenbanken mit medizinischen Übersichtsarbeiten z. B. Cochrane Library (2003)) oder Datenbanken mit Zitaten oder Abstracts von Originalarbeiten sein (z. B. MedLine: PubMed (2003)).
- Die medizinischen Artikel müssen nun auf ihre Qualität und Relevanz hin geprüft werden (Critical Appraisal). Dabei wird geprüft, ob verzerrende Einflüsse (sog. Bias) möglichst minimiert wurden. Verschiedenen Studienarten müssen voneinander abgegrenzt werden, da sie zu unterschiedlich starken Verzerrungen der Ergebnisse neigen. Meist wird dazu auf eine Hierarchie des Studiendesigns Bezug genommen (s. Abb. 1).
- Werden qualitativ gute Arbeiten gefunden, kann nun diese Evidenz mit Hilfe der klinischen Erfahrung der spezifischen Problemsituation angepasst und nicht zuletzt mit den Erwartungen und Werten des Patienten in Einklang gebracht werden.
- Der letzte Schritt überprüft, ob das Vorgehen (Schritte 1 – 4) angemessen war, die Frage zu beantworten und ob gegebenenfalls Änderungen in der Vorgehensweise in ähnlichen Fällen notwendig wäre. Mit dieser Selbstevaluation kann diese evidenzbasierte Herangehensweise laufend verbessert werden.

In der täglichen Praxis gibt es immer wieder Fragestellungen, zu deren Beantwortung man sich informieren oder das eigene Wissen aktualisieren muss. Statistisch stellt sich dem behandelnden Arzt etwa eine Frage auf drei Patienten (Covell DG et al. (1985)). Die Suche nach neuen Informationen müsste also im Grunde sehr häufig unternommen werden. Tatsächlich ist dies jedoch wegen des großen Zeitdrucks in der Praxis meist nicht möglich. Es heißt, dass die aufkommenden Fragen nur dann recherchiert werden, wenn es nur 15 bis 30 Sekunden dauert, bis die entsprechende Quelle aufgefunden ist. Erst dann würde ein behandelnder Arzt auch

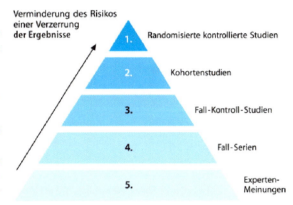

Abb. 1. Hierarchie der Evidenz nach dem Oxford Centre for Evidence-Based Medicine (2003)

ein paar Minuten gezielt nachlesen (Point of Care Information Delivery).

Die übliche Vorgehensweise der EbM kann dazu dienen, wichtige Fragestellungen in regelmäßigen Abständen zu erörtern, z. B. die Frage: „Hat sich die Evidenz der Hormonersatztherapie für Frauen im postmenopausalen Lebensabschnitt geändert?". Doch die vielen oft vermeintlich weniger dringlichen Fragen aus der täglichen Praxis müssen auf andere Weise aufgearbeitet werden. Ein Weg ist der Zugang zu qualitativ hochwertigen Zusammenfassungen von Forschungsergebnissen. Sie kann als qualitätsbewertete Evidenz bezeichnet werden, da sie durch die Aufarbeitung in Relation zu den vorhandenen Erkenntnissen gestellt wird.

Bewertete Evidenz und ihre Synthese

Die systematische Aufarbeitung von Forschungsergebnissen ist angesichts der ausufernden Menge an medizinischen Informationen eine Notwendigkeit geworden. Um etwa in der Inneren Medizin auf den Laufenden zu bleiben, müsste ein Arzt Schätzungen zufolge 365 Tage im Jahr 19 Artikel pro Tag lesen (Davidoff F et al. (1995)). Solch eine Anforderung kann selbst von hochmotivierten Ärzten kaum geleistet werden. Deshalb hat sich ein stark expandierendes Angebot an IT-Produkten entwickelt, welche sich dieses Informationsvakuum der Mitarbeiter im Gesundheitswesen – aber auch von Laien – zunutze macht.

Eines der ersten dieser Produkte war 1987 die Zeitschrift Journal Watch (2003)). Veröffentlichungen der fünfzig wichtigsten Zeitschriften aus der Inneren Medizin werden dafür

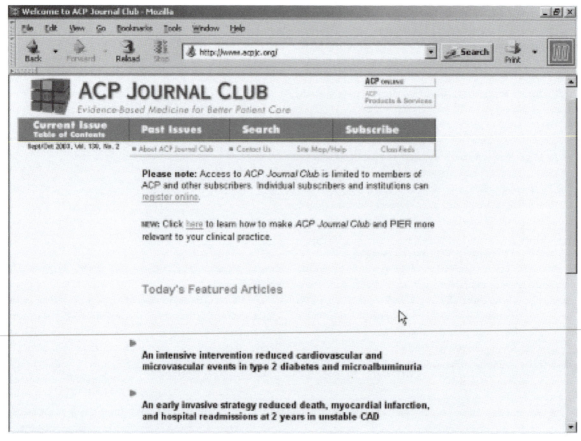

Abb. 2. Screenshot – **ACP Journal Club** (2003)

ausgewertet und die wichtigsten in einer strukturierten Form besprochen. Die Zeitschrift konnte durch ihren Erfolg auf mehrere Fachrichtungen ausgedehnt werden und schnell auf übergreifende Themen reagieren, z. B. durch Einrichtung eines Bereiches speziell zu „Womens Health" (**Women Journal Watch** (2003)).

1991 wurde durch das renommierte „American College of Physicians" eine weitere Zeitschrift, der **ACP Journal Club** (2003) (s. Abb. 2), veröffentlicht. In enger Zusammenarbeit mit der McMasters University wurde damit ein wesentlicher qualitativer Schritt geleistet: Die in dieser Zeitschrift besprochenen Studien werden nach den Methoden der evidenzbasierten Medizin in einheitlicher Terminologie bewertet und in einem einheitlichen Layout präsentiert. Dadurch wird das schnelle Erfassen und Einschätzen von Informationen wesentlich erleichtert. Diese Zeitschriften haben sich auf dem deutschen Markt bisher nicht durchsetzen können. Am Horten-Zentrum in der Schweiz entstand jedoch mit **evimed** (2003) ein **Informationsportal,** das ähnliche Bewertungen von veröffentlichten Studien in deutscher Sprache anbietet.

Systematische Übersichtsarbeiten und Leitlinien

Es ist sehr hilfreich, eine Zusammenfassung und Bewertung einzelner Studien nutzen zu können. Doch häufig bleibt es schwierig, eine möglichst umfassende Sammlung der Evidenz zu einem Thema zu finden und zu sichten. Dazu bedarf es einer erweiterten Methodik, die über das „critical appraisal" hinaus das systematische Auffinden und eine methodisch einwandfreie Zusammenfassung der Forschungsdaten gewährleistet. Eine solche Zusammenfassung nennt

3.1 · Evidenzbasierte Medizin

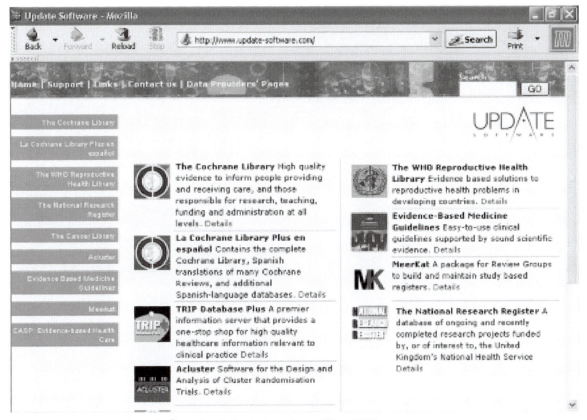

Abb. 4. Screenshot – Medizinische Übersichtsarbeiten in der Cochrane Libray (2003)

man eine „systematische Übersichtsarbeit" (Systematic Review").

Einer der bekanntesten Datenbanken systematischer Übersichtsarbeiten ist die Cochrane Library (2003) (s. Abb. 4), die von der Cochrane Collaboration (CC) (2003) (s. Abb. 3) erstellt wird. Dieses internationale Netzwerk aus Medizinern, Statistikern und Gesundheitswissenschaftlern benannte sich nach dem britischen Arzt und Epidemiologen Archibald L. Cochrane, der schon Anfang der siebziger Jahre eine Zusammenfassung und bessere Zugangsmöglichkeiten zu dem bereits vorhandenen medizinischen Wissen gefordert hatte (Cochrane AL (1972)). Circa fünfzig nach medizinischen Fachbereichen gegliederte Review-Gruppen mit weltweit angesiedelten redaktionellen Stützpunkten arbeiten an systematischen Übersichtsarbeiten, die häufig auch so genannte Meta-Analysen der zusammengefassten Daten enthalten. In vierteljährlichen Abständen wird die „Cochra-

ne Library" (Online und CD-ROM) aktualisiert. Mittlerweile sind über 1.600 systematische Übersichtsarbeiten und darüber hinaus auch eine Datenbank Klinischer Studien (CCTR) mit über 360.000 bibliografischen Einträgen entstanden. Da kontinuierlich durch Handsuche aufgefundene Studienzitate einzelner klinischer Studien eingearbeitet werden, geht der Bestand des CCTR und die in den systematischen Übersichtsarbeiten bewertete und zusammengefasste Literatur inzwischen weit über die in MedLine oder in der kostenpflichtigen europäischen EMBASE-Datenbank von Elsevier Science (2003) gelisteten Einträge hinaus. Ein weiterer Verdienst der Cochrane Collaboration besteht in der Erforschung von Methoden, wie Daten aus klinischen Studien methodisch einwandfrei zusammengefasst werden können.

Die Cochrane Library enthält unter anderem folgende Datenbanken:

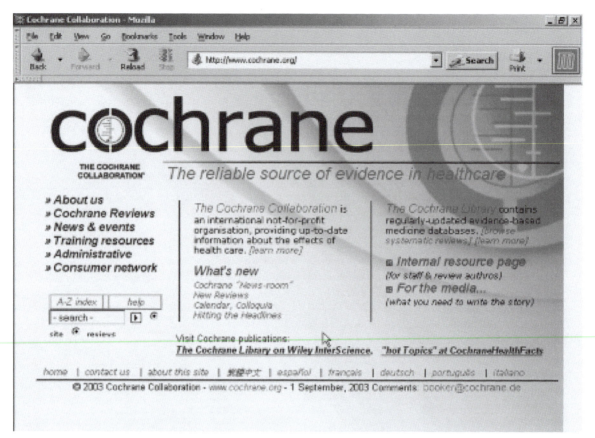

Abb. 3. Screenshot – Internationales Netzwerk **Cochrane Collaboration (CC)** (2004)

- die **Cochrane Database of Systematic Reviews (CDSR),** mit über 1.600 vollständigen Cochrane Reviews (Volltexte) sowie 1.200 Protokollen (Reviews in Arbeit),
- die **Database of Abstracts of Reviews of Effectiveness (DARE)** mit über 4.000 Abstracts von Übersichtsarbeiten, die einen Qualitätsfilter des Centre for Reviews and Dissemination (Universität York, UK) durchlaufen haben,
- das **Cochrane Controlled Trials Register (CCTR),** eine Bibliographie mit über 360.000 Einträgen zu kontrollierten Studien ab dem Jahrgang 1948, die in den großen Datenbanken und durch internationale manuelle Suche identifiziert wurden,
- die **Cochrane Review Methodology Database (CRMD),** eine Bibliographie methodischer Literatur mit über 4.000 Zitaten und Abstracts zum Thema systematische Übersichtsarbeiten und Literatursuche,
- eine Datenbank mit über 3.000 Abstracts von Übersichtsarbeiten, welche im Rahmen des internationalen Health Technology Assessments (HTA) entstanden sind,

An etlichen Universitätsbibliotheken Deutschlands ist ein Zugang für Universitätsangehörige kostenfrei möglich (z. B. Münster, Heidelberg, Freiburg). In dem Informationsportal **Deutsches Gesundheitsnetz (DGN)** (2003) sowie des **Deutschen Netzwerks Evidenzbasierte Medizin (DNEbM)** (2003), wird den Mitgliedern ebenfalls eine Recherchemöglichkeit in der Cochrane Library geboten. Ein wesentlich vereinfachter Zugang ist schon für einige europäische Länder Realität: England, Finnland, Irland und Norwegen haben landesweite Online-Zugänge für ihre Bürger und das Gesundheitssystem lizenziert.

Der behandelnde Arzt steht häufig vor dem Dilemma, dass für viele Fragestellungen keine oder nur unzureichende klinische Studien vorliegen. Um diesen Unsicherheitsfaktor zu begegnen, sind vor allem im englischsprachigen Ausland eine Fülle von klinischen Leitlinien entwickelt worden, deren Gültigkeit durch ein evidenzbasiertes Vorgehen verbessert werden konnte. Leitlinien fassen Managemententscheidungen ganzer Themenbereiche zusammen, also von der Diagnostik bis zur Therapie. Inzwischen können viele dieser Leitlinien sofort nach Erscheinen online eingesehen werden. Dazu kommt, dass nun auch so genannte Leitlinien-Portale existieren, welche den Zugang zu einer umfassenden Anzahl an Leitlinien ermöglichen. Die wichtigsten sind:

— National Guideline Clearinghouse (2003) in den USA, welches den anglo-amerikanischen Raum abdeckt, und in Deutschland das
— Ärztliches Zentrum für Qualität in der Medizin (ÄZQ) (2003), wo auch eine Fülle internationaler Links zu wichtigen Leitlinien-Ressourcen gefunden werden (s. Abb. 5).

Warum Leitlinien nicht häufiger zum Einsatz kommen, liegt sicherlich auch an ihrer Länge: gut recherchierte Leitlinien umfassen nicht selten zwanzig bis fünfzig Seiten. Ein Ausweg wird durch den Einsatz moderner Technologien angeboten: Es gibt inzwischen eine Vielzahl an Online- und CD-ROM Produkten, die durch eine ausgeklügelte Navigation einen schnellen Zugang zu den benötigten Informationen versprechen. Eines der bekanntesten Systeme ist das monatlich aktualisierte Clinical Evidence (2003) von der British Medical Journal Publishing Group.

Qualitätsmerkmale

Die Qualitätssicherung ist für eine Datenbank systematischer Übersichtsarbeiten (wie z.B. die Cochrane Library) eine besondere Anforderung. Wichtiges Kriterium ist die Aktualität der Ergebnisse aus der klinischen Forschung. Lehrbücher finden deshalb keine Verwendung, da sie mit einer Latenz von zumeist mehreren Jahren oft nicht ausreichend aktuell sind (Richardson WS und Wilson MC (2002)).

Auf dem Weg zwischen der Entstehung von Erkenntnis und Wissen und seiner Vermittlung gibt es zudem eine Vielzahl von Einflüssen, Verfälschungen und Verzerrungen. Diese müssen weitgehend minimiert werden, um den Nutzern eine möglichst valide und vertrauenswürdige Information liefern zu können. Oft werden Studien mit signifikanten Ergebnissen erheblich schneller publiziert, als auf den ersten Blick weniger spektakuläre Untersuchungen. Aus dieser übertriebenen Wahrnehmung der markanten Ergebnisse resultiert eine systematische Überschätzung von Effekten.

Als weitere Qualitätsprüfung sollten die Quellen einen rigorosen Peer-Review Prozess durchlaufen haben, bevor sie zur Veröffentlichung gelangen. Auch wenn mit diesem Prozess nicht ausgeschlossen werden kann, dass sich Verzerrungen einschleichen, so kommt es jedoch häufig zu Verbesserungen der Qualität der Datenbank.

Um die vielen unterschiedlichen Quellen von Bias besser auf ihren Einfluss auf die Validität einschätzen zu können, sind Grundkenntnisse aus dem Bereich der evidenzbasierten Medizin von Nutzen. Dadurch können Qualitätsmerkmale besser erkannt und Informationen bewertet werden. Quellen zum Eigenstudium der evidenzbasierten Medizin sind im Deutschen Netzwerk Evidenzbasierte Medizin (DNEbM) (2003) zu finden. Weiterhin finden zunehmend Workshops im Bereich der EbM statt, welche sich mittlerweile auf ein einheitliches Curriculum stützen können (Antes G et al. (2002)).

Bei ungefilterten Informationen aus dem Internet ist besondere Vorsicht geboten. Eine nützliche Übersicht über die Qualitätsinstrumente zur Beurteilung von Internet-Informationen kann bei dem Patienteninformationsdienst des Ärztlichen Zentrums für Qualität in der Medizin (ÄZQ) (2003) aufgerufen werden. Gerade im Bereich der Laieninformation, wo Informationen oft zu Fehlinformationen werden, wird deutlich, wie schnell der Nutzen dieser elektronischen Informationsmöglichkeiten auch schädliche Auswirkungen haben kann.

Perspektiven

Es ist abzusehen, dass weitere Entwicklungen an der Schnittstelle von e-Health und evidenzbasierter Medizin erfolgen werden. Eine der größten Herausforderungen wird sein, den raschen und unverzerrten Transfer von Studienergebnissen in die Praxis zu ermöglichen. Nur wenn es gelingt, Oberflächen zu erstellen, welche dem Nutzer innerhalb von kürzester Zeit die gesuchten Informationen zugänglich machen, können sich diese Systeme durchsetzen. So ist z. B. im Bereich von Arzneimitteldatenbanken der Einsatz von Personal Digital Assistants (PDA, z. B. Palm) bereits recht erfolgreich (epocrates (2003)): Die Daten werden durch Internet-Synchronisierung stets aktuell gehalten und das System erlaubt einen portablen, jederzeit zugänglichen

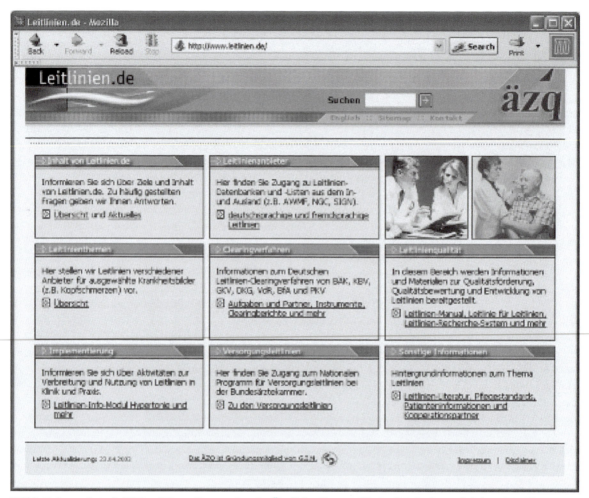

◘ **Abb. 5.** Screenshot – **Leitlinien-Informationsangebot des Ärztlichen Zetrums für Qualität in der Medizin** (2003) / Leitlinien-Clearingverfahren

Einsatz – bisher sogar kostenfrei. Dazu kommt, dass durch ein Abkommen mit der **United States Preventive Services Taskforce (USPSTF)** (2003) nun auch evidenzbasierte Leitlinien automatisch bei Erscheinen auf den PDA installiert werden können. Weitere nützliche Systeme, die sich mit dem effektiven Transfer von medizinischen Informationen in der täglichen Praxis beschäftigen sind z. B. die evidenzbasierten Produkte **UpToDate** (2003) und **InfoPOEMs** (2003). Daneben gibt es noch viele andere Systeme.

Allerdings wird es mit der zunehmenden Anzahl an solchen Systemen für den praktizierenden Arzt immer schwieriger, die Wertigkeit und Qualität richtig einschätzen zu können. Deshalb bleibt trotz der technologisch außerordentlichen Fortschritte bei der Portabilität, Speicherkapazität, drahtlosen Datenverbindung, den verbesserten Benutzeroberflächen oder der automatischen Aktualisierung durch den Internetanschluss das Auffinden sowie die Aufarbeitung und Bewertung des sich ständig erneuernden medizinischen Wissens weiterhin ein Feld, das bisher nur wenig entwickelt ist. Die evidenzbasierte Medizin hat eine transparente Verfahrensweise für die Bewertung von Interventionen erarbeitet, die jedoch bisher kaum in nutzerfreundlichen EDV-gestützten Umgebungen anwendbar ist.

Integrierte Gesundheitsversorgung

Joachim Ramming

Einleitung

Unter integrierter Gesundheitsversorgung wird die sektorenübergreifende und langfristige Versorgung des Patienten verstanden. Ziel ist eine kontinuierliche Behandlung, welche zu einer Steigerung der Behandlungsqualität bei Ausnutzung möglicher Rationalisierungspotentiale führen soll. Die integrierte Versorgung entwickelt sich zunehmend zu einem Aktionsparameter im Wettbewerb für alle an der Patientenversorgung beteiligten ambulanten und stationären Leistungserbringer. E-Health bietet ein weitreichendes Instrumentarium zur Verwirklichung etlicher Ziele der integrierten Gesundheitsversorgung.

Die heutigen Überlegungen zur integrierten Versorgung gehen über die Ansätze der Regelungen der §§ 140a ff. SGB V hinaus. Die Gesundheitsgesetzgebung unterliegt häufigen Änderungen und die darin gewählten Ansätze sind teilweise für die Anforderungen der Zukunft zu eng gefasst.

Eine interdisziplinäre und sektorübergreifende Zusammenarbeit wird immer wichtiger. Dies liegt auch an der in Deutschland kürzlich eingeführten stationären Abrechnung mittels Diagnosis Related Groups (DRG). US-amerikanische und australische Erfahrungen zeigen, dass damit die stationäre Verweildauer verkürzt wird, gleichsam aber die Übergänge zwischen ambulanter und stationärer Versorgung fließender werden, womit die für stationäre Leistungserbringer notwendige Fallzahl steigt. Die gewünschte Integration wird so nicht über Kostendämpfungs- und ähnliche Maßnahmen von Seiten des Gesetzgebers oder der Selbstverwaltung von extern aufoktroyiert, sondern in der bestehenden Praxis als zwingende Notwendigkeit aus den unterschiedlichen Einrichtungen des Gesundheitswesens selbst erbracht.

Integrierte Gesundheitsversorgung umfasst den Ausbau der Kommunikation und Zusammenarbeit, des ambulanten und stationären Gesundheitssektors ebenso wie weiterer vor- und nachstationärer Leistungserbringer, wie ambulante Pflegedienste, Physio- und andere Therapeuten oder Notfalldienste.

Ziele der integrierten Versorgung

Nachdem sich in den letzten beiden Jahrzehnten die Gesetzgebung zur Kostendämpfung als wirkungslos erwiesen hat, sollte nun eine Qualitätssteigerung der Gesundheitsversorgung unter Ausnutzung möglicher Rationalisierungspotentiale angestrebt werden. Lange galt das deutsche Gesundheitswesen als Musterbeispiel, doch konstatiert ihm der Sachverständigenrat für die Konzertierte Aktion im Gesundheitswesen (2001) in Bezug auf den Gesundheitszustand der Bevölkerung und die Ausgaben eine Mittelmäßigkeit bei hohen Kosten.

Zur Verbesserung der deutschen Gesundheitsversorgung sind Maßnahmen zur Vermeidung von Doppeluntersuchungen und Steigerung der Effizienz von Diagnostik und Therapie sowie der kontinuierlichen Patientenversorgung zu ergreifen. Mit diesen kann eine steigende Qualität bei Mobilisierung von Rationalisierungspotentialen erreicht werden.

Kommunikation und Kooperation als entscheidende Parameter in Netzwerken und integrierten Versorgungsformen werden maßgeblich durch e-Health-Technologien ermöglicht. Sie sind die technische Voraussetzung für Integrierte Gesundheitsversorgung.

Die ambulanten Ärzte und ihre Standesvertretung, die stationären Leistungserbringer und ihre Verbände, die Krankenkassen und ihre Spitzenverbände sowie weitere vor- und nachgelagerte Leistungserbringer werden sich auch dem Zwang einer übergreifenden, am Behandlungsverlauf orientierten Finanzierung nicht verschließen können. Bei der Ergreifung notwendiger Maßnahmen sollte allerdings

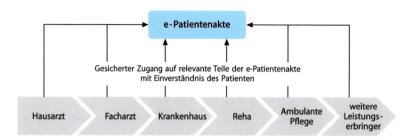

Abb. 1. Versorgungskontinuum. Eigene Darstellung

stufenweise vorgegangen werden, um die Umsetzung nicht aufgrund übermäßiger Widerstände einzelner Interessensgruppen zu gefährden.

Zunehmende Hinwendung zu neuen Medien

Das Interesse der Leistungserbringer aus dem ambulanten und stationären Bereich, moderne, digitale, telemedizinische IT-Tools in der täglichen Arbeit einzusetzen steigt stetig. Entscheidend für die Bereitschaft zu deren Einsatz und der damit verbundenen Änderung im Ablauf der Patientenbehandlung wäre ein ersichtlicher Zusatznutzen für die am Prozess beteiligten Patienten und Leistungserbringer.

Ziel ist es, eine Qualitätssteigerung durch die Integration von Behandlungsabläufen und verbessertem Informationsaustausch zu erreichen. Doppeluntersuchungen lassen sich vermeiden, was zu schnelleren Aufnahme- und Entlassungsprozessen führt. Die verstärkte Verbindung der zuweisenden Ärzte in einer festen vernetzen Struktur wird letztlich in einer besseren kontinuierlichen Patientenversorgung münden. Das spezifische Interesse an einem Ausbau IT-basierter Kommunikations- und Vernetzungsangebote ist jedoch noch heterogen.

Für Krankenhäuser könnten auch im Hinblick auf den Wettbewerb verschiedene Maßnahmen interessant werden:
- Die Bereitstellung von Internetseiten für Patienten mit Informationen über Behandlungen und Leistungsangebot der Klinik (Oberender P et al. (2001)).
- Die Einrichtung von Online-Anmeldesystemen.
- Die Veröffentlichung von Internetangeboten für Ärzte mit medizinischen Informationen und Zugriff auf Expertensysteme (Oberender P et al. (2001)).
- die Veröffentlichung von statistischen Behandlungsinformationen (Benchmarks) im Internet, etwa die Anzahl durchgeführter Eingriffe bestimmter Art und Güte, Komplikations- und Mortalitätsrate.

- Der Aufbau einer e-Patientenakte als Voraussetzung für eine Online-Befundübermittlung.
- Die Vernetzung einweisender Ärzte mit der Klinik zur Online-Übermittlung von Patientendaten wie z. B. Befunden und Röntgenbildern. Der einweisende Arzt kann außerdem in die e-Patientenakte der von ihm zugewiesenen Patienten Einblick nehmen und – sollte die Klinik eine entsprechende Infrastruktur schaffen – andere Daten für seine eigenen Patienten mitnutzen und wiederum selbst Daten in das System einstellen.
- Die Nutzung von e-Commerce und e-Procurement zur Integration von Kliniken, Einkaufsgemeinschaften, Klinikketten und Zulieferern aus Medizintechnik und Pharmaindustrie.

Bei allen neuen Angeboten ist auf einen zusätzlichen Nutzen für alle Beteiligten Wert zu legen. Dieser kann z. B. bei den Patienten in Zeitersparnis und Qualitätssteigerung der Behandlung, bei zuweisenden Ärzten in Informationsgewinn, Zeitersparnis und Praktikabilitäts- sowie Qualitätssteigerung der Patientenbehandlung, und schließlich bei Kliniken in einer besseren Verbindung zu Zuweisern und Patienten sowie einer Qualitätssteigerung der Patientenbehandlung und Belegungssicherung liegen.

Status der integrierten Versorgung

Derzeit werden nur in wenigen Pilotprojekten und Teilbereichen die Vorteile von elektronischer Datenerfassung, -weiterverarbeitung, -übertragung und -nutzung im Rahmen von e-Health in der integrierten Versorgung genutzt. Dies liegt an dem historisch bedingten Einsatz von zersplitterten und inkompatiblen Subsystemen, die in den letzten Jahren meist auf Fachabteilungsebene eingeführt wurden, sowie fehlenden Standards von Dateiformaten und Datensicherheit und -übertragung. Die Vorteile von e-Commerce und e-Procurement auf der Integrationsebene zwischen Kliniken, Einkaufsgemeinschaften sowie Klinikketten und einzelnen Anlieferern aus Medizintechnik- und Pharmabranche lassen sich mittlerweile gut darstellen.

Sehr viel schwerer ist die Etablierung der von den Einkäufern sehr geschätzten zulieferübergreifenden Portale. Die mit umfassenden Produktkatalogen ausgestatteten Portale haben mit erheblichen Anfangsinvestitionen zu kämpfen, um bestehende Materialwirtschaftssoftware und Distributionssysteme der einzelnen Hersteller über Schnittstellen anzubinden. Es kann davon ausgegangen werden, dass sich mittelfristig nur drei große übergreifende Portale den größten Teil des Zulieferermarktes im Gesundheitswesens aufteilen werden (Vamedis (2001)).

Das Thema e-Patientenakte wird zunehmend von den Kliniken aufgenommen, allerdings stellt bereits ihre Einführung in einzelnen Häusern wesentlich höhere Anforderungen als erwartet, da eine große Anzahl an Abläufen der Leistungserbringung abgebildet und hinterfragt werden müssen. Gerade darin verbirgt sich aber auch die Chance, die genannten Abläufe patientennäher und ökonomischer zu gestalten, was seine positiven Wirkungen u. a. auch im Rahmen der DRG-Einführung zeigen wird. Es ist davon auszugehen, dass in naher Zukunft auch externe Partner an die e-Patientenakten angebunden werden können.

Derzeit erfolgt also noch keine konsequente Nutzung bestehender Technologien, was neben den genannten Gründen auch an den Interessenkonflikten zwischen Leistungserbringern der unterschiedlichen Sektoren sowie zwischen Leistungserbringern und Kostenträgern liegt.

Die Ausstattung und Nutzung von IT im Gesundheitswesen hinkt demnach im gesamtwirtschaftlichen Vergleich hinterher. In der Vergangenheit haben sich fachbereichsspezifische Subsysteme mit unterschiedlichen Hard- und Software-Standards etabliert. Diese Subsysteme gilt es nun in eine umfassende und übergreifende IT-Struktur einzubetten und weiterzuentwickeln. Im ambulanten Bereich hat sich eine große Zahl von Ärztenetzen gebildet, die sich leider aufgrund mangelnder oder falscher Anreizstrukturen bei der Leistungsvergütung im wesentlichen auf eine Zusammenarbeit im kaufmännischen Bereich beschränken.

Die Integration zwischen ambulantem und stationärem Sektor ist nur in einigen Einzelbeispielen realisiert. Oft standen nicht nur die mangelhaften Anreizstrukturen und die divergierende Finanzierung der beiden Leistungsbereiche im Wege, sondern auch die Angst Patienten, Leistungen oder Geld in den jeweils anderen Sektor zu verlieren. Eine Initiative kann die Ansiedlung von ambulanten Fachärzten in oder nahe bei stationären Leistungserbringern sein, um Synergien zu schaffen, z. B. durch die Nutzung der Klinikinfrastruktur durch den Niedergelassenen Arzt, oder umgekehrt die Zuweisung seiner Patienten in die Klinik. Eine umfassende Integration ambulanter und stationärer sowie weiterer vor- und nachgelagerter Leistungserbringer hingegen existiert derzeit nur in vereinzelten kleinen Einheiten.

Praxisbeispiele

Der Bereich Disease Management ist ein Musterbeispiel für den Einsatz von e-Health-Tools. Gerade bei der langfristigen Versorgung chronisch Kranker zeigen sich im Sinne einer aktiven kontinuierlichen Patientenversorgung über alle Leistungsbereiche hinweg die Vorteile einer elektronischen Datenübermittlung mit Hilfe der Onlineprüfung medizinischer Parameter via Internet, Telefon oder Handy und ähnlicher Verfahren. Darüber hinaus existieren Tools für Disease Management Programme, welche die Führung eines Online-Patiententagebuches durch das Internet zur Übermittlung der eingetragenen Werte an den behandelnden Arzt sowie das Absolvieren regelmäßiger Schulungen zur Weiterbildung ermöglichen (z. B. Innovacare (2003)) (s. Abb. 2).

Auch durch die Einrichtung eines medizinischen Call Centers rund um die Uhr oder die Möglichkeit den Patienten an notwendige Folgeuntersuchungen zu erinnern, können eine deutlich höhere Compliance auf Patientenseite und eine qualitativ bessere medizinische Versorgung erzielt werden.

Ein weiteres sehr interessantes Gebiet für den Einsatz von e-Health-Tools zur Unterstützung der Integrierten Versorgung ist die Elektronische Rezeptschreibung (e-Prescribing). Bedenklich viele vermeidbare Fehler in der Patientenversorgung geschehen im Bereich des Umganges mit medizinischen Rezepten (Institute of Medicine (2003)). Hier helfen e-Rezepte, die direkt bei der Behandlung ausgestellt und nach Verifizierung an die Apotheke weitergeleitet werden. Dabei werden nicht nur Verständnisfehler vermieden bzw. Dosierungsfehler erkannt, das Verfahren bietet auch ökonomische Vorteile. Technologisch zu realisieren ist dies mit mobilen PCs (Notebook, Minicomputer) und Handhelds (z.B. Palm®, iPAQ). Entsprechende Applikationen erlauben zudem die Datenübertragung in bestehende Computer- und Softwaresysteme und e-Patientenakten. Neben der Reduzierung von vermeidbaren Fehlern wird mit dem elektroni-

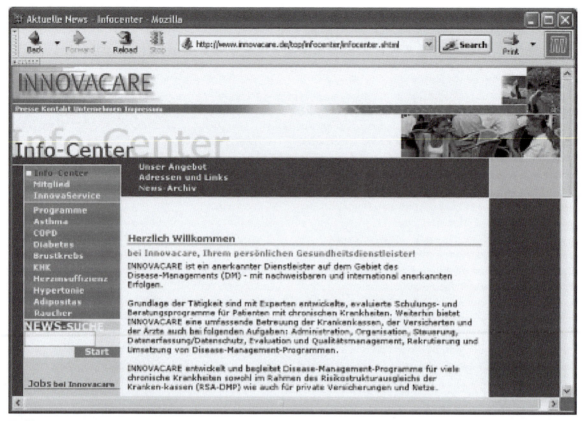

Abb. 2. Screenshot – **Innovacare** (2003)

schen Rezept auch dem Medienbruch (Datei, Papier) entgegengewirkt. In der Regel werden derzeit Verordnungsdaten auf dem Rechner des Arztes digital gespeichert, danach auf das Papierrezept ausgedruckt, in der Apotheke mit digital vorliegenden Arzneimittel- und Preisinformationen per Drucker auf dem Rezept ergänzt, danach die Papierrezepte an das Apothekenrechenzentrum zur Abrechnung mit den Krankenkassen weitergeleitet und zur elektronischen Weiterverarbeitung wieder eingescannt (Brill CW (2000)).

Zur Erzielung bestmöglicher und qualitativ hochwertiger Ergebnisse mit möglichst geringem Aufwand (Outcome-Orientierung) dient Daten- und Wissensmanagement mit Hilfe von e-Health-Tools einem effizienteren Umgang mit vorhandenen Daten- und Wissensbeständen in den Institutionen des Gesundheitswesens, insbesondere auf der Leistungserbringerseite. Der konsequente und strukturierte Einsatz solcher Instrumente, bei dessen Implementierung auch jeweils eine Opportunitätskostenbetrachtung stattfinden sollte, sichert Leistungserbringern im Gesundheitswesen strategische Vorteile gegenüber Konkurrenten. Wissensmanagement ist eine zwar noch schwer abschätzbare, so doch kostbare Investition für die Zukunft. Trotz der teils erheblichen Investitionen sollten Kliniken nicht zögern mit der Implementierung und Nutzung von Wissensmanagement zu beginnen. Nach einer erheblichen und noch andauernden Marktbereinigung entsprechender IT-Dienstleister existieren mittlerweile kompetente Ansprechpartner. In der jüngeren Vergangenheit wurden in verschiedensten Bereichen Teillösungen entwickelt, die nun einer Integration in umfassende e-Health-Umgebungen bedürfen.

Entscheidend allerdings für den Einsatz von e-Health als unerlässliche Basis für sämtliche Behandlungen eines Patienten ist die gesicherte mit multiplen Zugriffsmöglichkeiten ausgestattete, ortsunabhängige e-Patientenakte – idealerweise in webbasierter Form.

Perspektiven

Eine zukunftsweisende durch e-Health-Tools geschaffene integrierte Gesundheitsversorgung wird sich dadurch auszeichnen müssen, dass die Interessen aller Beteiligten entsprechende Berücksichtigung finden. Für alle Beteiligten muss positiver Zusatznutzen entstehen. Weder ausschließlich wirtschaftlich motivierte, noch einzig durch berufsständische Interessen legitimierte Netzwerke und Integrationsformen dürften am Markt bestehen können. Das Versorgungsangebot muss nachhaltig verbessert werden. Maximaler Nutzen für alle Beteiligten ist das Ziel von Wettbewerb, und so werden sich auch im Bereich e-Health im Wettbewerb die zukunftsträchtigsten und nützlichsten Methoden herausbilden. Das Abwägen von Kosten und Nutzen sowie der Mechanismus von Angebot und Nachfrage funktioniert allerdings nur unter der Voraussetzung, dass den Kunden, also den Patienten, die Fähigkeit und Mündigkeit zugestanden wird in ihrer Gesundheitsversorgung eigenständige Entscheidungen zu treffen.

Projekt zur integrierten Pflegeversorgung

Achim Jäckel und Uwe Schwenk

Einleitung

E-Health-Angebote im Internet können in verschiedene Ausbaustufen unterteilt werden (s. Abb. 1). Die ersten e-Health-Portale lieferten hauptsächlich aktuelle und umfassende Informationsinhalte (Content) für Bürger, Patienten oder Fachzielgruppen und hatten damit das gleiche Geschäftsmodell wie spezialisierte Verlage. Community-Portale zeichnen sich durch Interaktivität in Foren und Chats aus und binden Nutzergruppen langfristig an eine Plattform. Werden Waren, Dienstleistungen oder Informationen gegen Entgelt im Netz angeboten, so spricht man von e-Commerce. Auf der Stufe (Clinical) Care wird der eigentliche Behandlungsprozess unterstützt, optimalerweise werden Qualitäts- und Kostenaspekte der Behandlung ebenfalls dokumentiert. Die Stufe Care wird von den meisten e-Health-Portalen nicht oder noch unzulänglich unterstützt.

Im Folgenden wird beispielhaft beschrieben, wie projektspezifische Anforderungen der Stufe Care mit allen Aspekten des Sozialdatenmanagements (signaturgesetzkonforme Verschlüsselung, Pseudonymisierung) verbunden werden können. Zusätzlich werden Möglichkeiten der Evaluation von Steuerungs- und Einsparpotenzialen im Gesundheitswesen mithilfe von Controllinginstrumenten aufgezeigt.

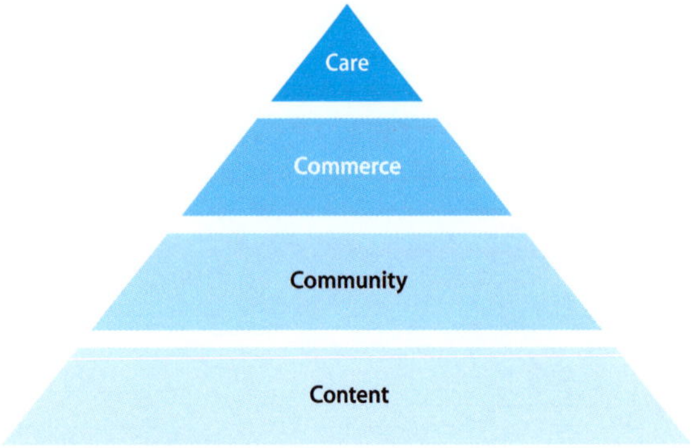

Projekthintergrund

In den siebziger Jahren wurde in Berlin mit den so genannten Krankenheimen und den Abteilungen für chronisch Kranke zwei spezielle Einrichtungstypen für die dauerhafte Versorgung von kranken und pflegebedürftigen Menschen geschaffen, die in herkömmlichen Pflegeeinrichtungen nicht ausreichend betreut werden können, jedoch keiner permanenten Behandlung im Krankenhaus bedürfen. Beide Einrichtungstypen bildeten ein Bindeglied zwischen Krankenhäusern und „normalen" Pflegeeinrichtungen. Krankenheime und Abteilungen für chronisch Kranke verzichteten auf die personell und apparativ aufwendigen Ausstattungen von Akut-Krankenhäusern. Ihrem Patientenkreis wurden sie gerecht, indem sie zusätzlich zu einer qualitativ hochwertigen Pflege eine entsprechende ärztlich-therapeutische Versorgung durch eigene, fest angestellte Ärzte und Therapeuten boten.

Im Zuge der Einführung der Pflegeversicherung wurden die Krankenheime und Abteilungen für chronisch Kranke in stationäre Pflegeeinrichtungen umgewandelt. 1998 schlossen die Kassenverbände von AOK, BKK und IKK, die Kassenärztliche Vereinigung Berlin, die Berliner Krankenhausgesellschaft und der Verband der Privatkrankenanstalten Berlin-Brandenburg eine Vereinbarung zur Sicherung der ärztlich-therapeutischen Versorgung. Damit soll das spezielle integrierte Versorgungsangebot der einstigen Krankenheime und der Abteilungen für chronisch Kranke unter modifizierten Bedingungen aufrechterhalten werden. Dies war der Startschuss für das Berliner Modellprojekt.

Abb. 1. Evolution der e-Health-Portale

Zielsetzung des Projekts ist es einerseits, mit der Verzahnung der ambulanten und stationären Leistungsbereiche die Wirtschaftlichkeit der Leistungserbringung zu erhöhen und andererseits zum Wohle der Patienten eine qualitätsgesicherte Versorgung zu gewährleisten.

Projektkonzept

Die Struktur des Gesundheitswesens fördert durch die strikte Trennung von medizinischer und ökonomischer Verantwortung die Partikulärinteressen von Kostenträgern und Leistungserbringern. Im Berliner Modellprojekt aber werden die Kosten der ambulanten und der stationären Versorgung gemeinsam betrachtet. Durch eine optimierte ambulante ärztlich-therapeutische Versorgung in den Pflegeeinrichtungen sollen vermeidbare Krankenhauskosten und Fahrtkosten eingespart werden, wobei die Pflegeeinrichtungen an den Einsparungen partizipieren (s. Abb. 2). Kernelemente des Modellprojekts sind:

— die Chancen- und Risiko-Partnerschaft von Kostenträgern und Leistungserbringern durch konkrete Zielvereinbarungen,
— die gemeinsame inhaltliche Ausgestaltung des Leistungsvergütungsmodells,
— das von externer Stelle durchgeführte übergreifende Datenmanagement und Controlling.

Die Chancen- und Risikopartnerschaft von Kostenträgern und Leistungserbringern wird im Leistungsvergütungsmodell umgesetzt: Die in den Pflegeeinrichtungen im Zusammenhang mit der ärztlich-therapeutischen Versorgung erbrachten zusätzlichen Leistungen werden über Pauschalen bewertet und teilweise auch abgegolten. Neben den Leistungen der angestellten oder assoziierten Ärzte und Therapeuten sind dies der medizinische Bedarf und die Arzneimittel. Zudem gibt es zwei gesonderte Pauschalen für die Krankenhausbehandlung und die Transport-Aufwendungen.

Der Höhe der Pauschalen wird vorab gemeinsam ermittelt und in der Projektvereinbarung festgehalten. Eine Überprüfung für eine notwendige Anpassung unter Berücksichtigung der spezifischen Versorgungsstrukturen der stationären Pflegeeinrichtungen ist vorgesehen. Dabei ist nicht nur die Pauschalenhöhe variabel, mittelfristig soll auch eine Differenzierung nach Einrichtungstyp bzw. nach Strukturmerkmalen (z. B. Morbidität) der zu versorgenden Bewohner vorgenommen werden.

Den Kern der Chancen- und Risiko-Partnerschaft bildet jedoch die Bonus-/Malus-Regelung. Die verschiedenen Kostenpauschalen pro Belegtag, multipliziert mit der Anzahl der Belegtage ergeben die gesamten Soll-Kosten und damit den Bezugsrahmen für eine erfolgsabhängige Vergütung. Unterschreitet eine Pflegeeinrichtung innerhalb eines bestimmten Zeitraumes den nach den gemeldeten Belegungstagen ermit-

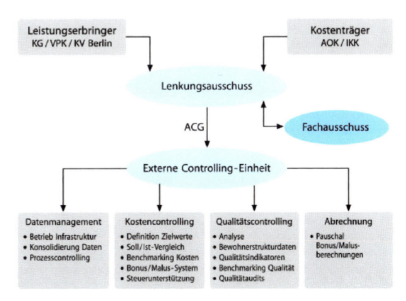

Abb. 2. Konzept für das Modellprojekt

telten Soll-Kostenansatz, kann sie den Differenzbetrag als „Einsparung" ganz oder teilweise für sich vereinnahmen. Überschreitet sie hingegen den Soll-Kostenansatz, wird ab einer bestimmten Größenordnung der Differenzbetrag als „Verlustvortrag" ins nächste Jahr fortgeschrieben. Ferner werden Auflagen zum Abbau des „Verlustes" verhängt und das Controlling intensiviert. Das Ergebnis des möglichst zeitnah durchgeführten Kosten- und Qualitätscontrollings wird quartalsweise in einem nach Leistungsarten getrennten Controlling-Bericht dokumentiert. Dadurch kann sich die einzelne Einrichtung mit dem Durchschnitt anderer Pflegeeinrichtungen vergleichen. Darüber hinaus erhält sie spezifische Informationen zu Krankenhausaufenthalten, Arzneimittelverordnungen und Krankenfahrten.

Abgeleitet aus den Ergebnissen des Kostencontrollings werden in den Pflegeeinrichtungen Audits durchgeführt. Durch diese Audits werden sie bei der Ursachenanalyse von Soll-Kostenüberschreitungen und bei der Entwicklung von Strategien zur Erreichung der Kostenziele unterstützt. Die Voraussetzung für ein umfassendes Qualitätsmanagement ist der Aufbau einer aussagekräftigen Datenbasis. Das verwendete Bewohner-Beurteilungs-Instrument (Resident Assessment Instrument (RAI)) sieht vor, dass von jedem Bewohner ein vordefinierter Datensatz (Minimum Data Set (MDS)) erhoben wird. Diese Daten werden als Bewohnerstrukturdaten bezeichnet. Sie beinhalten Daten zum Gesundheitszustand des Bewohners, seinen Fähigkeiten, Stärken und Schwächen aber auch zu Risiken, welchen er ausgesetzt ist.

Eine eigens eingerichtete Projektgruppe mit Fachleuten sämtlicher am Projekt beteiligten Parteien definiert einheitliche Qualitätsindikatoren (Kenngrößen), auf deren Basis analog zum Kostencontrolling verbindliche Qualitätsziele (Zielgrößen) vereinbart werden sollen.

Um die Wirtschaftlichkeit des Projekts nachzuweisen, wurden alle im Zusammenhang mit der medizinisch-therapeutischen Versorgung anfallenden Ausgaben der so betreuten Bewohner (nach SGB-V) mit den entsprechenden Ausgaben in den übrigen stationären Pflegeeinrichtungen in Berlin verglichen. Danach lagen die Ausgaben für Krankenhausbehandlungen, Arzneimittel, Krankentransport sowie für Heil- und Hilfsmittel in den Projekteinrichtungen im Jahr 2000 insgesamt 33 % unter denen der Vergleichsgruppe, wobei nur 10% dieser beträchtlichen „Einsparungen" für die projektbezogenen Ausgaben aufgewendet werden mussten.

Datenmanagement und Wirtschaftlichkeitsnachweis

Das Datenmanagement muss die für die fortlaufende und einrichtungsbezogene Soll-Ist-Kostenrechnung benötigten Daten vollständig, valide und termingerecht zur Verfügung stellen können (s. Abb. 3). Zudem ist dem Datenschutz bei folgenden Daten Rechnung zu tragen:

- Belegungsdaten,
- Bewohnerstrukturdaten (personenbezogene Sozialdaten, Befunddaten, Pflegestufe, Zustandsinformationen etc.),
- Kostendaten (medizinischer Bedarf, Arzneimittel, Krankenhausbehandlung, Krankenfahrten).

Zunächst liefern die Pflegeeinrichtungen der Controlling-Einheit Belegungs- und Bewohnerstrukturdaten. Dann werden diese Belegungsdaten der jeweiligen Krankenkasse übermittelt, den personenbezogenen Kostendaten zugeordnet und wieder an die Controlling-Einheit zurückgeschickt. Dort werden abschließend die Belegungs-, Bewohnerstruktur- und Kostendaten zusammengeführt, ausgewertet und

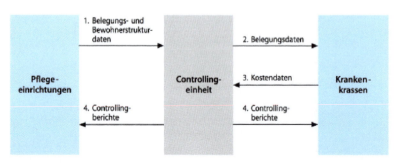

Abb. 3. Datenfluss in dem Modellprojekt

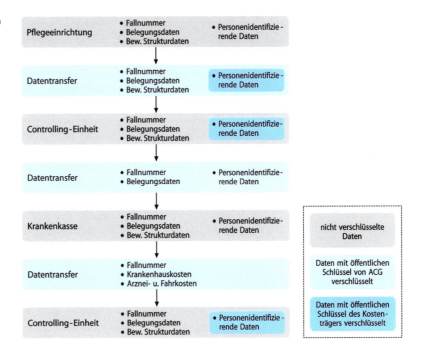

◘ **Abb. 4.** Datenverschlüsselung in dem Modellprojekt

in Form von Controlling-Berichten den Projektbeteiligten übergeben.

Eine zentrale Herausforderung für das Datenmanagement ist zunächst die Umstellung der teils papiergebundenen Datenlieferung auf das (teil-) automatisiertes Verfahren der speziell zugeschnittenen Software „ACG-Care" und dabei die geforderte Verschlüsselung- und Pseudonymisierung bei der Datenverarbeitung und -weiterleitung zu gewährleisten. Die im Projekt verarbeiteten Daten dürfen wegen des Datenschutzes und der Datensicherheit Dritten nicht zugänglich sein, bei der Verarbeitung nicht verfälscht werden oder den betroffenen Personen zugeordnet bleiben. Die **personenidentifizierenden Daten** (Name, Geburtsdatum, Krankenversicherungsnummer) dürfen in unverschlüsselter Form ausschließlich in der jeweiligen Pflegeeinrichtung oder der zuständigen Krankenkasse lesbar vorliegen. Bewohnerstrukturdaten (z. B. Aufenthaltsdauer, Zustandsbeschreibungen) und Kostendaten dürfen nur zur Verarbeitung und Auswertung pseudonymisiert lesbar gemacht werden, für den Transport müssen auch sie verschlüsselt werden.

Bei dem angewandten **hybriden Verschlüsselungsverfahren** (s. ◘ Abb. 4) werden die personenidentifizierenden Daten einer **Pseudonymisierung,** unterzogen, d.h. durch eine eindeutige, rein projektinterne Fallnummer (Institutskennzeichen und sechsstellige Zählernummmer) ersetzt, um so die Zuordnung zu einer bestimmten Person außerhalb der jeweiligen Einrichtung bzw. Krankenkasse auszuschließen. Die anschließende **Verschlüsselung der Daten** stellt sicher, dass die Daten nicht von Unbefugten gelesen werden können, wobei die Authentizität des Senders mit Hilfe der digitalen Signatur nachgewiesen wird. Abschließend garantiert die so genannte (SHA-1-Einweg-)HASH-Funktion die Unverfälschtheit der Daten **(Datenintegrität).** Die Hash-Funktion generiert in einem vorbestimmten mathematischen Verfahren aus einem beliebigen Klartext ein Komprimat im Sinne einer Prüfsumme. Im Gegensatz zu dem Chiffrieren eines Originaltextes handelt es sich um eine unumkehrbare Einweg-Funktion.

Um die Datensätze hybrid zu verschlüsseln, wird zunächst das symmetrische Verfahren Triple-DES-168 eingesetzt (Dreimalige Verschlüsselung des Klartextes nach dem Data Encryption Standard). Durch die Verschlüsselung und die Verwendung der digitalen Signatur werden die Daten über ein so genanntes **asymmetrisches Public-Key-Verfahren** gesichert transportiert. Bei diesem Verfahren besitzt jeder Kommunikationspartner einen privaten und einen öffentlichen Schlüssel, wobei nur der öffentliche Schlüssel **(Public Key)** auch den anderen Kommunikationspartnern bekannt ist. Um Daten mit Hilfe des Public-Key-Verfahrens zu verschlüsseln, nutzt der Sender den öffentlichen Schlüssel des Empfängers. Der Empfänger entschlüsselt die Nachricht mit dem eigenen privaten Schlüssel **(Private Key)**. Zum Erstellen der digitalen Signatur verwendet der Sender seinen privaten Schlüssel, der Empfänger nutzt zur Prüfung der Echtheit den öffentlichen Schlüssel des Senders. Die dem zugrunde liegende streng geregelte Vertrauensfunktion der Kryptographierungs- bzw. Schlüsselverteilungsstelle (KDC, Key Distribution Center) obliegt dabei dem projekteigenen Trust-Center.

Perspektiven

Das beschriebene Modellprojekt ist in vielen Bereichen zu verallgemeinern und ist ein Lösungsansatz für die Steuerung von Qualität, Ausgaben und Leistung im Gesundheitswesen. Das Zusammenwirken von Zielvereinbarung und Anreizsystem zwischen Kostenträgern und Leistungserbringern mit einem externen Kosten- und Qualitätscontrolling eignet sich ebenso für Disease-Management. Es wird auch bereits zur Steuerung von Arzneimittelausgaben mit guten Ergebnissen eingesetzt. Doch erst durch den innovativen Einsatz aller IT-technologischen Bausteine einer Telematikplattform und den neu zu etablierenden Regelungen für die Datenflüsse wird die e-Health-Stufe **Care** mit ihren Qualitäts- und Kostenvorteilen für die gesundheitliche Versorgung umgesetzt werden können.

Sprechendes Auskunfts- und Monitoringsystem

Christian Elsner

Einleitung

Medizinische Aufklärung des Patienten oder präventive Aufklärung des Gesunden muss integraler Bestandteil eines ganzheitlichen Gesundheitsmanagements sein. Deshalb rückt bei der Einführung von Disease-Management-Programmen eine individualisierte und krankheitsspezifische Aufklärung des Patienten in den Mittelpunkt. Bislang ist die Situation hier unbefriedigend: Studien zeigen, dass Patienten nach schriftlicher oder mündlicher Aufklärung oft nur wenige Inhalte reproduzieren können (Fortney JA (1999)) und (Hekkenberg RJ et al. (1997)). Bei bestimmten Fragen besteht für Patienten zudem eine Hemmschwelle, während andere Fragen sich ihm erst nach dem meist nur kurzen Gespräch mit dem Arzt ergeben.

Das HealthBot.Net Projekt strebt eine Verbesserung dieser Arzt-Patient-Interaktion an: Als HealthBots werden im Projekt automatische medizinische PC-Auskunftssysteme bezeichnet. Browserbasiert können Patienten über einen HealthBot zu spezifischen und punktuell ausgewählten Themen Fragen in natürlicher Sprache stellen und erhalten dann Auskunft in natürlicher Sprache. Das System erlaubt damit eine vom Arzt unabhängige Vorab- oder Nachinformation und soll über die Möglichkeit der natürlichen Sprachein/ausgabe die stärkere Patienteninteraktion fördern.

Interaktionszyklus des Arzt-Patient Gespräches

Um den Nutzen von Mensch-Maschine Interaktionen analysieren zu können, wurde der Zyklus der Arzt-Patient Interaktion nach folgendem Modell gegliedert (s. Abb. 1).

Fragt man Patienten, so bewerten sie an jedem Punkt des Modells die vom Arzt persönlich gegebene Information noch immer am höchsten (Wolf A et al. (2001)). Doch lassen sich bei Umfragen auch klare Tendenzen nach einem insgesamt steigenden Informationsbedarf ausmachen. In einer Studie mit 1276 norwegischen Ärzten zeigte sich, dass der informierte Patient heute schon Bestandteil des Praxisalltags ist: Drei von vier Ärzten hatten regelmäßige Erfahrung mit Patienten, die selbst recherchierte Information zum Gespräch mitbrachten (Griffin JP und Griffin JR (1996)).

Die meisten Experten- und Informationssysteme in der Medizin sind auf eine der skizzierten Interaktionsphasen zentriert. Eine Vernetzung dieser zumeist hochspezifischen und zueinander inkompatiblen Systeme hat bislang nicht stattgefunden (Lanzola G et al. (1999)). Auch fehlt dem Arzt meist die Möglichkeit zum Monitoring und der Abfrage von Zustand und Wissensstand des Patienten.

Ebenso wenig können bisher übliche rein passive, nur über eine Navigation steuerbare Patienteninformationssysteme in einem der Interaktions-Schritte den angestrebten Brückenschlag erreichen, da eine natürliche und freie Interaktion sowie strukturierte Analyse mit solchen Systemen schwer möglich ist.

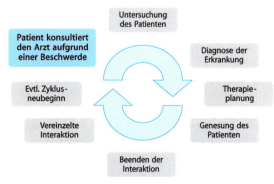

Abb. 1. Arzt-Patient Interaktion als zyklisches Modell

Über den Ansatz von **HealthBots** können diese noch fehlenden Eigenschaften für ein integriertes Gesundheitsmanagementsystem erreicht werden: Durch die freie Formulierung in natürlicher Sprache ergibt sich eine hohe Interaktion mit den Patienten und über die vorhandenen Schnittstellen zwischen einzelnen Bot-Komponenten können Informationen für alle Phasen zur Verfügung gestellt werden. Patienteninformation kann wegen der logistischen Unabhängigkeit und der möglichen Integration individualisierter Parameter außerdem zu einem Disease Management-Prozess modelliert werden. Letztlich erlaubt die strukturierte Analyse der Konversationen eine schnelle Visualisierung von Gesprächsinhalten zur Vorbereitung der Arzt-Patient Interaktionen und kann darüber hinaus dem – zumindest teilautomatisierten – **Patienten-Monitoring** dienen.

HealthBots:
Aufbau, Struktur und Umsetzung

Die Familie der HealthBots besteht derzeit aus verschiedenen Projekten, die in einer ersten Stufe zentriert auf einzelne Themen erstellt werden. Im HealthBot.Net Netzwerk wird auf eine Reihe von bereits bewährten Modulen aus dem Open-Source Bereich zurückgegriffen, damit die stetige Weiterentwicklung genutzt und man sich auf die Erstellung von Konzepten und Tools der jeweiligen Medizin-Spezifika konzentrieren kann.

Die Komponenten setzen auf der so genannten **Artificial Intelligence Meta Language (AIML)**, (s. **A.L.I.C.E AI Foundation**) (2003) auf. Zur Analyse der Gesprächsprotokolle werden Werkzeuge für die Extensible Markup Language (XML) eingesetzt (s. z.B. **XML-ORG** (2003)), die direkt im Internet-Browser eine schnell anpassbare und teils grafische Sicht auf bereits geführte Gespräche erlauben.

Der HealthBot wird außerdem visuell in Form eines **Avatars** (virtuelles menschliches Abbild) modelliert (s. Abb. 2). – dies ist ein wichtiger psychologischer Aspekt für die Akzeptanz und Compliance des Patienten gegenüber dem System, wie Studien zeigen (Tennstedt SL (2000)).

In Hinblick auf den Interaktionszyklus des Arzt-Patient-Gespräches ergeben sich grundsätzliche Schlüsselaufgaben für die HealthBots. Wird ein System konstruiert, so werden die unterschiedenen Fähigkeiten je nach Anspruch und Einsatz modular zusammengesetzt:

Die **Data-Entry Komponente** wird aktiv vom Patienten oder über das System gesteuert ausgewählt und nimmt

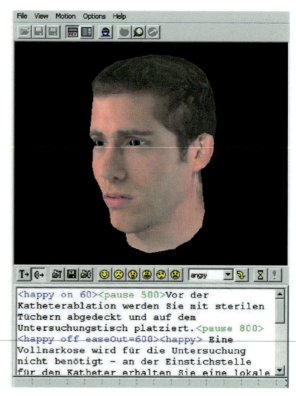

Abb. 2. Modellierung eines Avatars für einen HealthBot

strukturierte Abfragen von Schlüsselwerten und Parametern beim Patienten vor. Es können entweder einfache Parameter wie Name oder Alter erfasst werden, oder Gesundheitsparameter wie Blutdruck oder Blutzucker.

Die **Kommunikations-Komponente** erläutert konkrete Fragen, etwa zu bestimmten konkreten Eingriffen oder über Erkrankungen und präventive Verhaltensweisen. Sie ist die primäre Schnittstelle zwischen Mensch und Maschine.

Die **Info-Retrival Komponente** nimmt im Hintergrund und nach Voranalysen durch die Kommunikations-Komponente Abfragen bei externen Datenbanken vor, z. B. bei der Medline, und integriert die aktuellen Ergebnisse in der Antwort (z. B. über **Pubcrawler** (2003)).

Die **Screening Komponente** analysiert im Hintergrund die Anfrage des Patienten auf Schlüsselmuster nach vorgebenen Algorithmen und entscheidet über die Auslösung eines „Monitoring-Alarms" – z. B. bei bekanntem Diabetes und „zunehmend häufig kalten Füßen" des Patienten.

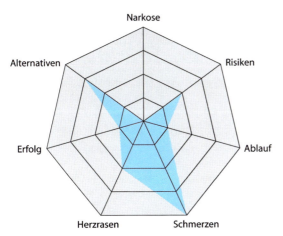

Abb. 3. Visualisierung der Aufklärung über eine Katheter-Entfernung

Die Interaktion zwischen dem Komponenten-Framework kann durch eine übergeordnete Kommunikationskomponente – die so genannte Bot-Agency – gesteuert werden.

Im System trägt beispielsweise ein Bluthochdruckpatient im ersten Schritt seine Blutdruckwerte, familiäre Belastung und Medikation ein, um dann an den HealthBot die Frage zu formulieren: „Welche Ernährung ist für mich gut?". Das Framework würde nun anhand eines Algorithmus prüfen, ob ein akutes Risiko vorliegt, und dann eruieren, ob über die Info-Retrieval Komponente aktuelle Zusatzinformationen zu „Ernährung" und „Bluthochdruck" vorliegen, um damit an die Angaben des Patienten angepasst eine Antwort generieren. Eine Kombination von Info-Retrieval und Screening Komponenten sind bei einem australischen HealthBot erfolgreich zur Diabetes-Aufklärung im Einsatz (Mazzi C et al. (2000)).

Ein HealthBot in anderem Zusammenhang klärt im Modell der Abb. 1 in einer Phase 3 oder 4 vor bestimmten Untersuchungen oder Therapien über diese auf, beantwortet erweiterte Fragen und zeichnet bestimmte Werte des Patienten über die Data-Entry Komponente auf. Zudem werden kontrollierte Monitorings mit Alarmfunktionen möglich und visuelle Kurzreports können durch das System vor Gesprächen als „Voranalyse" zur Verfügung gestellt werden, wodurch der Arzt gezielt und fokussiert auf Inhalte eingehen kann (s. Abb. 3).

Wie der Arzt, so muss sich auch der HealthBot in seinem Wissen stets an die Fragen der Patienten anpassen, er muss "lernen" und sein Wissen erweitern. Gerade die Aspekte eines Bot-Frameworks und der Netzwerk-Charakter des Projekts innerhalb der HealthBot.Net Familie stellen hier weitere Möglichkeiten zur Verfügung.

So lassen sich die Komponenten eines Systems im Rahmen allgemein gehaltener Kommunikationsprotokolle zu verteilten Auskunftssystemen erweitern (s. Abb. 4). Ein „Framework" kann zusammengestellt werden: Komponenten aus anderen Health Bots lassen sich offen integrieren. Schwierig aber entscheidend für die Qualität der Antwort durch das System ist dabei der Algorithmus der „Bot-Agency" zur Entscheidung „Wann wird eine der zusätzlichen externen Komponenten konsultiert?".

Die aktuellen Systeme wie z. B. das Auskunftssystem aus dem rhythmologischen Bereich zur Katheterablation bei AV-Node Reentry Tachykardie (Elsner CH et al. (2002)) arbeiten noch eingeschränkt. Die Bot-Agency weicht, wenn auf ein Thema keine Antwort gefunden wird, auf die externe „Standard Small-Talk" Komponente aus und gibt – fast menschlich – eine Verlegenheitsantwort, z. B.: „Lassen Sie uns doch über ein anderes Thema sprechen!". Im System wird diese Frage in der „Standard Small-Talk" Komponente als „nicht beantwortet" gekennzeichnet und erlaubt ebenfalls einen Ansatzpunkt zur Verbesserung der Performance des Systems.

Da die Wissensdatenbanken des HealthBot.Net Projekts einen unbeschränkten Zugang erlauben, kann über das Inter- oder Intranet eine große Menge an Gesprächsprotokollen generiert werden. Diese Files können in regelmäßigen Sitzungen des Bot-Verantwortlichen in einer Kategorieübersicht nach unbeantworteten und sinnvollen Fragen gescannt werden – eine Einarbeitung von neuem Wissensschatz ist dann einfach über die Werkzeuge des Projekts unter entsprechender Qualitätssicherung möglich.

Perspektiven

Prädestiniert erscheint der Aufbau von Bot-Frameworks vor allem für chronische Krankheitsbilder und Behandlungsabläufe, in denen ein hohes Potential für die proaktive Gesundheitsaufklärung und Screening-Massnahmen besteht. Oft stellen sich Patienten mit langsamer Symtomverschlimmerung später beim Arzt vor, als Patienten mit akuten Symptomen (Stewart M et al. (1999)). In vielen Fällen suchen sie auch vor dem Entschluss zu einem Arztbesuch nach Informationen über ihre Symptome (Peay MY und

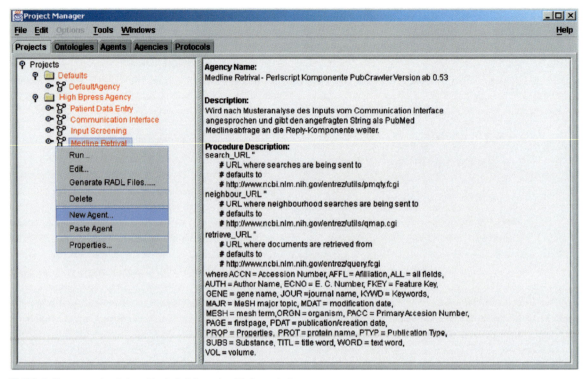

Abb.4. Komponenten-Integration in Bot-Agencies: Werkzeug in Java

Peay ER (1998)). Ein weiteres Einsatzfeld sind Prozeduren mit einem hohen Aufkommen an ähnlichen Patientenanfragen bzw. hohem „Patienteninteresse". Ein Bot-Systems könnte hier z. B. auch zur Kategorisierung und zum Entwurf einer Antwort von e-Mail-Anfragen eingesetzt werden. Gerade die Möglichkeit der Auswertung der Korrespondenzen ermöglicht eine stete Erweiterung, Verbesserung und Teilautomatisierung der Interaktion.

In beiden Fällen können die HealthBots über das Internet auch geografische Hürden überwinden und – wie eine Studie der Universität Pittsburgh gezeigt hat – durch ihren asynchronen Kommunikationscharakter auch manche Probleme der Kommunikation zwischen Arzt und Patient reduzieren (Fauci A et al. (1998)). Aktuelle Open-Source Erweiterungen der Komponenten zeigen auch weitere Möglichkeiten zur nahtlosen Integration von Java-basierten Sprachsynthese- und Spracherkennungsmodulen in die Software auf. Die über Java/Browsertechnologie erreichte Unabhängigkeit des Systems stellt darüber hinaus die Integration in mobile Endgeräte oder die direkte Interaktion mit Messgeräten für Vitalparameter in Aussicht. Mit etwas Fantasie mag man sich ein künftiges Diseasemanagement-Handheld als ein Gerät vorstellen, das etwa „seinem" Diabetespatienten nach wiederholter überhöhter Blutzuckermessung per Sprachsynthese mitteilt, dass ein Check-Up angebracht ist, und sofort den Termin mit dem Arzt vereinbart.

Bei der Modellierung der Frameworks stellt sich außerdem in den ersten HealthBot.Net Projekten ein weiterer ermutigender Aspekt ein. So lassen sich z.B. im Falle des „Bluthochdruckes" Leitlinien teils sehr gut in den „Setzkasten" der Bot-Komponenten einpassen – das Werkzeugset scheint also zur strukturierten Abbildung von Richtlinien und Arbeitsabläufen geeignet zu sein.

Ein Netzwerk von Software-Agenten hat unter Nutzung des Internets das Potential, punktuell eingesetzt den Informationsbedarf des mündigen Patienten zu bedienen und Informationen über den Patienten sinnvoll und zur verbesserten Gesundheitsversorgung zu strukturieren. In dem Buch „Being Digital" (Knopf AA (1995)) wird die künftige digitale Welt als eine Kooperation zwischen Menschen und digitalen Wesen skizzert, die für den Menschen eine Vereinfachung der Entscheidungen bewirkt (Knopf AA (1995)). Das HealthBot.Net Projekt versucht diesen Gedanken experimentell in der Medizin umzusetzen.

Patientenorientiertes Disease Management

Roman Rittweger und Anja Daugs

Einleitung

Schätzungen auf der Basis von Krankenhaus- und Arzneimitteldaten sowie Ärztebefragungen ergeben, dass in den Industrienationen vierzig bis fünfzig Prozent der Bevölkerung an mindestens einer chronischen Erkrankung leiden. Aufgrund einer unzureichenden Versorgung der eigentlichen Krankheit treten besonders im höheren Alter zusätzliche Gesundheitsstörungen auf. (SVR-KAiG (2001), Schwartz FW (1999), Schaeffer D (1995)). Der Fortschritt bei Diagnose und Therapie ermöglichen eine frühzeitige Entdeckung und Behandlung einer Krankheit. Die damit steigende Lebenserwartung führt zu einer Zunahme des Versorgungsbedarfs. Zur medizinischen Versorgung von chronisch Kranken sind jedoch punktuelle Maßnahmen und Einzelinterventionen nicht ausreichend. Der komplexe Charakter von chronischen Erkrankungen erfordert eine kontinuierliche Versorgung über die einzelnen Versorgungsstufen und Leistungssektoren hinweg. Notwendig ist eine gegenseitige Abstimmung der Handlungsstrategien aller an der Versorgung Beteiligten.

Bislang herrscht in Deutschland die Desintegration der Leistungsbereiche vor. Zudem behindern falsch gesetzte Anreize eine aufeinander abgestimmte Leistungserstellung (Popp E (1997)). In Pilotprojekten und Modellvorhaben zur integrierten Versorgung konnten keine Verbesserung erzielt werden. Die beteiligten Institutionen, Krankenkassen, Kassenärztlichen Vereinigungen, Ärztekammern und -verbände waren bisher nicht in der Lage, die Versorgungsprozesse zu einem ganzheitlichen Gesundheitsmanagement über einige wenige Ansätze hinaus umzugestalten. Ebenso wenig findet eine sektorübergreifende Koordination der Behandlung statt. Das Scheitern von integrierten Versorgungsformen liegt an dem Unwillen vieler Leistungserbringer, neue Formen der Kooperation und gegenseitigen Abstimmung zu erproben. Zudem gibt es Befürchtungen bei einer zu großen Transparenz des Leistungsgeschehens für das Nichterreichen der gesetzten Versorgungsziele sanktioniert zu werden (Richard S (2001)). Insbesondere werden integrierte Versorgungsformen jedoch durch die unzureichende elektronische Vernetzung und mangelnde automatisierte Unterstützung der Versorgungsprozesse behindert. Nur wenn es einen kontinuierlichen Informationsfluss entlang der Behandlungskette gibt und alle erforderlichen Informationen zum Entscheidungszeitpunkt bereitgestellt werden, werden die Zusammenhänge von Einzelentscheidungen transparent und eine abgestimmte Behandlung ermöglicht (Baur A (2001)).

Die Einführung von Disease Management-Programmen ist ein weiterer Versuch der gesundheitspolitischen Entscheidungsträger, dieses Grundproblem der Gesundheitsversorgung in Deutschland zu beheben.

Disease Management ist ein ganzheitlicher und systematischer Ansatz, der die medizinische Versorgung einer definierten Patientengruppe über die sektoralen Grenzen hinweg koordiniert, um von einer episodenhaften, auf kurzfristige Erfolge ausgerichteten Behandlung zu einer integrierten, langfristig orientierten, evidenzbasierten Versorgung zu kommen (Amelung V et. al. (2000)). Zugleich soll die einseitige Ausrichtung auf die Akutversorgung sowie die Vernachlässigung von Prävention und Rehabilitation behoben werden. Disease Management-Programme sehen außerdem eine verstärkte Einbeziehung des Patienten in den Versorgungsprozess vor (Greulich A et al. (2000)).

Disease Management-Programme eignen sich vor allem für Krankheiten, die gekennzeichnet sind von:
- einer hohen Prävalenz, Inzidenz sowie Mortalität,
- erheblichen direkten als auch indirekten Kosten,
- unzureichenden Behandlungsergebnissen in Form von vermeidbaren Folgeerkrankungen,

- hohen Komplikationsraten,
- einer großen Varianz der Ergebnisse,
- einer Vielzahl an konkurrierenden diagnostischen und therapeutischen Maßnahmen,
- mangelnder Compliance des Patienten.

Vor allem für chronische Erkrankungen erscheint also die Konzeption und Durchführung von Disease Management-Programmen unter Wirtschaftlichkeits- und Qualitätsaspekten besonders lohnenswert (Neubourg TH (2002), Amelung V et al. (2000)).

Stärkung der Patientenposition

Wegen des Wissensvorsprungs des Arztes beschränkt sich die Mitwirkung des Patienten bislang auf die Bereitstellung von Informationen bei der Anamnese und die Zustimmung zu den vom Arzt vorgeschlagenen Versorgungsmaßnahmen. Durch eine Abkehr vom paternalisierten Versorgungsmodell und die verstärkte Einbeziehung des Patienten bei der Entscheidungsfindung zur Therapie erhofft man sich, die verfügbaren Ressourcen effektiver einsetzen und die Qualität der Versorgung verbessern zu können (Dierks ML et. al. (2001)). Besonders wichtig für die Ausgestaltung des so genannten shared-decision-making ist die umfassende Aufklärung des Patienten über die Chancen und Risiken einer Behandlung, sowie die Berücksichtigung der individuellen Präferenzen und der persönlichen, körperlichen und seelischen Umstände des Patienten.

Neben der Einbeziehung in medizinische Entscheidungsprozesse wird das Selbstmanagement einer Krankheit durch den Patienten als dritte Säule des Gesundheitswesens – neben ambulanten und stationären Versorgungsmaßnahmen – an Bedeutung gewinnen. Dem Patienten wird durch entsprechende Informationen und Schulungen die nötige Fähigkeit zur Selbstkontrolle und Eigentherapie seiner Krankheit vermittelt. Auf diese Weise übernimmt der Patient verstärkt Verantwortung innerhalb des Gesundheitssystems (Neubourg TH (2002)).

Disease Management-Programme enthalten verschiedene Elemente, die zur Stärkung der Patientenposition beitragen könnten. Die Versorgung des Patienten erfolgt jeweils in dem Ausmaß, das der jeweiligen Phase des Krankheitsverlaufs und der Situation des Patienten angemessen ist (Schaegger D (1995)), zunächst also eher eine Behandlung mit geringem Aufwand und eher Zuhause. Eine derartige niederschwellige Intervention führt nicht nur zu geringeren Kosten, vielmehr ist eine Versorgung in der vertrauten Umgebung auch für den Patienten angenehmer.

Anwendung des richtigen "level of care"

Mit der Pyramide des "level of care" lassen sich die verschiedenen Ebenen der Betreuung beschreiben (s. Abb. 1).

Abb. 1. Die "level of care"-Pyramide: Die anwendungsorientierten Ebenen der Betreuung

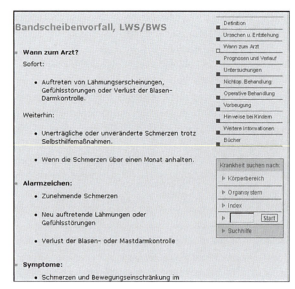

Abb. 2. Krankheitslotse unter almeda.de

Arztes führen zu einer mangelnden Compliance des Patienten. In Krankheitsdatenbanken im Internet soll der Patient Verschreibungen von Medikamenten und Verhaltensanweisungen nachzuvollziehen können. Eine Ergänzung zu den Informationssystemen bilden Diskussionsforen ("Newsgroups") zum gegenseitigen Erfahrungsaustausch der Patienten. Der gegenseitige Austausch ist geeignet, zu einer besseren Krankheitsbewältigung beizutragen, Depressionen zu beheben und die Lebensqualität zu erhöhen.

Werden die auf der Ebene 1 angebotenen standardisierten Informationssysteme dem Informationsbedürfnis des Patienten nicht gerecht, so besteht auf der Ebene 2 der Versorgungspyramide die Möglichkeit zur Inanspruchnahme einer individuellen Beratung über Callcenter oder moderierte Foren. Über ein Callcenter via Telefon steht sofort ein kompetenter medizinischer Ansprechpartner bereit. In einem moderierten Internetforum erfolgen die Anfrage des Patienten und die Beantwortung schriftlich. Auf diese Weise kann der Patient bei Bedarf auch anonym einen medizinischen Rat einholen. Diese Prozesse lassen sich bis zu einem gewissen Grade automatisieren. Bei einer Intranet-Lösung (Kottmair S (1997)) greifen der beratende Arzt und der Patient gemeinsam auf die Daten des Patienten zu. Patientenerinnerungen und Warnhinweise beim Überschreiten von leitlinienbasierten Schwellenwerten erfolgen automatisch, Verweise auf Leistungserbringerdatenbanken zeigen dem Patienten den Weg zu einem geeigneten Versorger.

Die e-Gesundheitsakte eignet sich dazu, die Kommunikations- und Kooperationsprobleme entlang der Behandlungskette zu beheben. Die bislang hochgradige Arbeitsteilung bei der Patientenversorgung erfordert einen hohen Kommunikationsbedarf zwischen allen Beteiligten, der bislang jedoch nur unzureichend befriedigt wird (Leiner F et al. (1999)). Dieser Umstand verhindert eine kooperative Leistungserstellung und führt dazu, dass viele Untersuchungen doppelt durchgeführt werden und keine optimale Behandlung des Patienten erreicht wird (Popp E (1997)).

Die höchste Stufe der medizinischen Betreuung, die Ebene 4 der Versorgungspyramide, ist der Einsatz des medizinischen Personals vor Ort, d. h. der direkte Kontakt zwischen Arzt und Patient.

Auf der untersten Ebene der Pyramide werden dem Patienten verschiedene Informationssysteme bereitgestellt. Vor allem chronisch Kranke werden darin umfassend über ihre Krankheit und die Therapiemöglichkeiten aufgeklärt und informiert, um sie verstärkt in den medizinischen Entscheidungsprozess einbeziehen zu können (Kirchgeorg M (2001)). Als ein Beispiel für Patienteninformationssysteme sind Krankheitsdatenbanken zu nennen, die über das Internet abrufbar sind (s. Abb. 2).

Ein Krankheitslotse gibt Aufschluss über typische Symptome einer Krankheit sowie empfohlene Diagnose- und Therapieschritte. Dem Patienten und seinen Angehörigen wird damit ermöglicht, Krisensituationen rechtzeitig zu erkennen und entsprechende Gegenmaßnahmen einzuleiten. Das muss nicht notwendigerweise einen Arztbesuch sein, vielmehr soll der Patient in die Lage versetzt werden, selbst zu erkennen, wann ein Arztbesuch erforderlich ist und welche Maßnahmen er bei einer Eigentherapie ggf. selbst ergreifen kann.

Informationssysteme auf der untersten Ebene der Versorgungspyramide dienen weiterhin dazu, Fragen des Patienten zu klären, die nach einem Arztbesuch noch offen geblieben sind. Nicht richtig verstandene oder unmittelbar wieder vergessene Informationen oder Anweisungen des

Personalisierter Risikoreport Diamart

An der Ausrichtung des Disease Management auf die allgemeine Verbesserung der Gesundheitsversorgung einer großen Personengruppe wird häufig kritisiert, dass die individuellen Besonderheiten des jeweiligen Patienten nur unzureichend berücksichtigt werden (Szathmary B (1999)). Dieses Problem lässt sich durch den Einsatz von modernen Informations-, Kommunikations- sowie Entscheidungsunterstützungssystemen lösen, wie das Pilotprojekts DIAMART – **Dia**betes **Ma**nagement über **R**isikostratefizierung und **T**elemedizin – zeigt.

In einer Kooperation der Deutschen Krankenversicherung AG (DKV)(2003), Hestia Health Care (Hestia, ein Unternehmensteil der Roche Diagnostics GmbH) und der ArztPartner almeda AG (ArztPartner), wird das Ziel verfolgt, die Prozesse innerhalb der Versorgung stärker am Risikopotential des einzelnen Diabetikers zu orientieren.

Mit dem Aktions- und Implementierungsprojekt soll untersucht werden, welchen Einfluss eine datenbankgestützte Risikostratifizierung und eine telemedizinisch basierte Callcenter-Betreuung auf den Versorgungsprozess nehmen können. Die DKV lädt dazu Diabetiker mit einer Krankheitskosten-Vollversicherung zur Teilnahme ein. ArztPartner stellt über ein diabetologisch qualifiziertes Callcenter die Schnittstelle zu Ärzten und Patienten her. Auf Basis der individuellen Patientendaten erstellt die Prognose-Software Mellibase®, ein Produkt der Hestia Health Care, mithilfe statistischer Gesundheitsinformationen handlungsrelevante Aussagen für den Patienten und seinen Arzt. Alle personen-

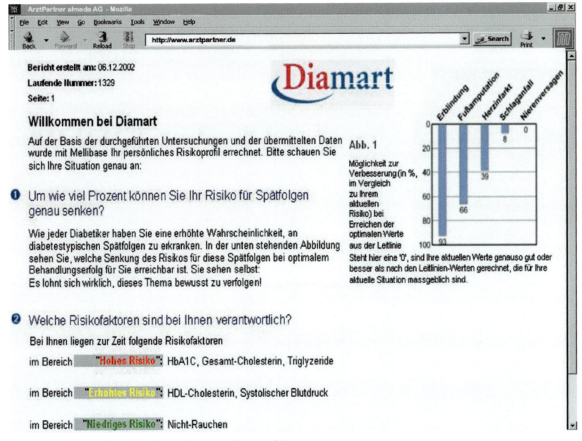

Abb. 3. Beispiel Stratifizierung: Personalisierter Risikoreport Diamant

bezogenen Daten werden an Hestia Health Care und die DKV lediglich in anonymisierter und gegebenenfalls aggregierter Form weiter geleitet.

ArztPartner stellt Blutzuckermessgeräte zur Verfügung, die es den Projektteilnehmern ermöglichen, ihre medizinischen Daten auf elektronischem Wege oder per Post an ArztPartner zu übermitteln. Bei ArztPartner werden die e-Gesundheitsakten geführt und die Patientendaten auf ihre sachliche Richtigkeit geprüft. Bei Hestia wird auf Grundlage der Software Mellibase jeweils zu Beginn, nach drei und nochmals nach sechs Monaten eine Prognose mit einer Abschätzung der Übergangswahrscheinlichkeiten für die relevanten Komplikationen des Diabetes (Herzinfarkt, Schlaganfall, Nierenversagen, Erblindung und Amputation) durchgeführt. Dabei erfolgt eine Simulation des erwarten Krankheitsverlaufes auf der Basis aller aktuellen Daten und der Annahme einer optimalen Einstellung aller Risikofaktoren (s. ◘ Abb. 3). Die Ergebnisse werden sowohl dem behandelnden Arzt als auch den Projektteilnehmern mitgeteilt.

Das Pilotprojekt DIAMART ist eine mögliche Ausgestaltungsform für die Stufen 2 und 3 der vorgestellten Versorgungspyramide und verdeutlicht, wie der Versorgungsprozess mithilfe moderner Technologien und unter einer verstärkten Einbeziehung des Patienten verbessert werden kann.

Perspektiven

Um die Stellung des Patienten im Gesundheitswesen zu stärken, ist eine Veränderung der Versorgungsprozesse in Anlehnung an die Ebenen der Versorgungspyramide unerlässlich. Nur wenn der Patient die Möglichkeit hat, sich umfassend über seine Krankheit zu informieren, und ihm geeignete Hilfsmittel zum Selbstmanagement seiner Erkrankung zur Verfügung stehen, ist er in der Lage, mehr Verantwortung innerhalb des Gesundheitssystems zu übernehmen.

Unabdingbar für ein patientenorientiertes Disease Management ist der Übergang von der papiergebundenen Dokumentation von Patientendaten zu einer e-Patientenakte. Nur sie gewährleistet eine zeit- und ortsnahe Bereitstellung aller erforderlichen Daten und eine automatisierte Auswertung der übertragenen Messwerte.

Mobile Anwendungen (m-Health) werden in der Medizin an Bedeutung gewinnen. Der Einsatz von Handhelds im medizinischen Versorgungsprozess erlaubt dem Arzt die e-Patientenakte direkt am Krankenbett abzurufen und dem Patienten, auf medizinische Informationen zuzugreifen, seine Daten zu übermitteln mit seinem behandelnden Arzt in Kontakt zu treten. Zu bedenken ist jedoch, dass nicht alle Patienten an einer vermehrten Einbeziehung in den Versorgungsprozess interessiert sind. Besonders ältere Personen bevorzugen vermutlich die traditionelle paternalistische Beziehung zu ihrem Arzt. Auch deshalb ist darauf zu achten, die Informations- und Kommunikationssysteme anwenderfreundlich und einfach zu gestalten, sodass keine Überforderung des Patienten erfolgt.

Selbst bei der Erfüllung dieser technischen Voraussetzungen bleiben Disease Management-Programme immer auf die Versorgungsoptimierung einer einzelnen Erkrankung ausgerichtet. Multimorbide Patienten finden darin bislang keine Berücksichtigung.

Communities und Monitoring-Werkzeuge

Markus Kirchgeorg und Silke Haffner

Einleitung

Immer häufiger suchen Patienten im Internet Informationen über Prävention, gesundes Leben, Krankheiten und qualifizierte Leistungsanbieter vor und nach dem Arztbesuch. Gleichzeitig könnte ein internetgestützter Austausch mit anderen Betroffenen in Medizinischen Communities und Internet- sowie in telefongestützten Demand- bzw. Disease Management Programmen helfen, bessere Therapieergebnisse zu erreichen. Beide Anliegen, Information und Hilfe, sollten innerhalb eines modernen Gesundheits- und Krankheits-Managements zu einem System integriert werden, um **die richtige Information zur richtigen Zeit im passenden Medium an den richtigen Adressaten** zu bringen.

Gesunde und akut Kranke suchen nach frei verfügbaren Gesundheitsinformationen für Laien, die in öffentlichen Gesundheitsportalen im Internet von Leistungsträgern und Leistungsanbietern im Gesundheitswesen zur Verfügung gestellt werden. Gesucht wird bei akuten Erkrankungen eine Wegeleitung zum richtigen Leistungserbringer (Arzt, Krankenhaus, etc.). Gesunde wiederum suchen eher nach Communities, die ihnen helfen sollen, gesund zu bleiben oder mit bestimmten Lebensumständen besser zurecht zu kommen, also etwa zu den Themen Mutter-und-Kind, Rauchen oder Übergewicht. **Chronisch Kranke** suchen nach frei verfügbaren Informationen über ihre Krankheit, wobei gezielte Beiträge zur besseren Beherrschung der chronischen Krankheit durch Communities und zielgerichtete Disease Management Programme geleistet werden können. Für **Schwerstkranke,** die im Rahmen von Case Management beraten werden, spielen elektronische Werkzeuge und Medien eine eher geringe Rolle, für sie steht das persönliche Gespräch im Vordergrund.

Internet-Nutzung von Patienten

Heute nutzen über 46% der Bundesbürger regelmäßig das Internet (**GfK Online Monitor** (2003), AGIREV (2003)). In Skandinavien, Großbritannien und den USA sind über 60% der Bevölkerung online. Deren Anteil scheint sich in den genannten Ländern auf eine Größenordnung von 60–70% zu stabilisieren. Die Altersgruppen der unter 20-jährigen und der über 50-jährigen sind die am stärksten wachsenden Segmente unter den Internet-Nutzern. Es sind vor allem die über 50-jährigen, die das öffentliche Gesundheitsportal **NetDoktor.de** (2003) verstärkt nutzen. Machte diese Gruppe in der ersten Untersuchung im März 2000 nur 9% (davon nur 1,3% aus der Altersgruppe von 60 Jahren und darüber) aus, waren es in der letzten Umfrage im Mai 2002 bereits 28% (davon 10% ab 60 Jahren). Somit hat sich die Soziodemografie der Nutzerschaft in den letzten drei Jahren zunehmend jener der Normalbevölkerung angenähert (**NetDoktor.de** (2003)).

Ferner zeigt die Umfrage, dass 25% der Nutzer direkt oder indirekt unter einer chronischen Krankheit leiden, wovon 71% Informationen und Hilfe für sich selbst oder den Partner und 15% für die Eltern oder Grosseltern suchen. Das unterstreicht die wichtige Rolle von familiären Hilfspersonen im Management chronischer Krankheiten. Für 25% der Nutzer von NetDoktor.de blieben nach einem Arztbesuch noch Fragen offen. 66% würden gerne ihrem Arzt oder Hausarzt Fragen per e-Mail stellen können. Doch bis heute kann eine ärztliche Beratung per e-Mail auch eines persönlich bekannten Patienten nicht durch die Gebührenordnungen vergütet werden.

Ebenso bedeutsam ist, dass die Nutzer mit chronischen Krankheiten zuerst ihrem Arzt/Hausarzt und dem Internet als Quelle von Gesundheitsinformationen vertrauen (**NetDoktor.de** (2003), s. Abb. 1). Informationen von Indus-

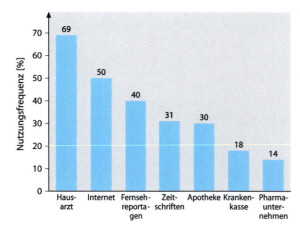

Abb. 1. Antwortverhalten bei chronisch erkrankten Nutzern von NetDoktor.de gegenüber der Frage: „Wo suchen Sie Informationen zu Gesundheitsthemen?" (2003)

trieunternehmen und den Krankenkasse rangieren auf den hinteren Rängen der Bewertung von Informationsquellen durch die Nutzer und Patienten.

Online-Gesundheitsdienstleistungen

Eine medizinische **Community** bietet online Informationen und Dienstleistungen für Patienten- und Interessen-Gruppen. Das wesentliche Element der Community ist die so genannte **Peer-to-peer Communication,** also der Austausch von Informationen unter Betroffenen, die das gemeinsame Schicksal teilen und so von den anderen lernen. Weitere Kennzeichen einer Community sind:
- die angemeldete Mitgliedschaft,
- Online-Diskussionen mit oder ohne Moderation,
- Live Events (d. h. zeitgleicher Austausch, Chat, untereinander oder mit Experten),
- Expertenrat per e-Mail
- Bündelung von nicht-interaktiven Angeboten (wie Krankheitsinformationen) für eine definierte Zielgruppe, wie z. B. für Patienten, die unter einer Depression leiden und für deren Angehörige (s. Abb. 2).

Die frei zugängliche Bereitstellung von medizinischen Informationen für Laien stößt bei der Finanzierbarkeit an seine Grenzen, da qualitativ hochwertiger Content sich allein durch Online-Werbung nicht trägt. Der Markt versuchen sich derzeit freie als auch kostenpflichtige Zugänge mit qualitätsgesicherter Information, die zum Teil auf der Mitgliedschaft in einer bestimmten Organisation beruhen (zum Beispiel Versicherte eines bestimmten Leistungsträgers). Die Finanzierung von Communities wird im Gesundheitswesen bisher seltener durch die Betroffenen zu sichern sein als vielmehr durch andere Beteiligte im Gesundheitswesen wie Leistungsträger und Industrie, da der hohe technische und personelle Aufwand in Aufbau und Betrieb einer Community abgedeckt werden muss.

Managed Care

Der Begriff Managed Care wird in zweierlei Hinsicht verwendet: Einerseits beschreibt er einen "Integrierten Ansatz zur Steuerung und Regelung von Finanzierung und Leistungserbringung im Gesundheitswesen" und andererseits die "Gesamtheit individueller spezifischer Gesundheitsdienste für Patienten". Im e-Health Bereich wird Managed Care auch kurz als **Care** bezeichnet und richtet sich an die folgenden Zielgruppen:
- Demand Management primär bei akuten Erkrankungen,
- Disease Management bei chronischen Erkrankungen,
- Case Management bei Schwersterkrankungen.

Demand Management hat als Beratungsursache eine akute Erkrankung, seltener eine chronische Krankheit. Beratungsergebnis ist keine ärztliche Diagnose oder Therapie, sondern eine Empfehlung etwa in der Art: "sofort ins Krankenhaus", "bald ins Krankenhaus", "bald zum Arzt", "Selbstmedikation" oder "Abwartendes Offenlassen und Beobachtung". Als Informationsmedien werden das Telefon **(Call Center)** und das Internet **(e-Mail)** eingesetzt. In manchen Call Center unterstützen protokoll- oder **algorithmenbasierte Software-Programme** die Mitarbeiter. Entscheidend für den Erfolg ist aber eher eine vorzügliche Schulung und langjährige Berufserfahrung der Mitarbeiter, die meist aus medizinischen Assistenzberufen stammen und von Ärzten und Fachärzten unterstützt werden. Die Zufriedenheit der Patienten mit diesen Diensten ist in der Regel hoch, über gravierende Fehler mit Prozessfolgen wurde bisher kaum berichtet.

Disease Management ist eine individuelle e-Health Dienstleistung. Sie setzt vor der Teilnahme im Programm – im Gegensatz zur Mitgliedschaft an einer Community – eine Risikobewertung und Einstufung **(Risk Stratification)** voraus. Damit wird entschieden, in welche der Programmstufen

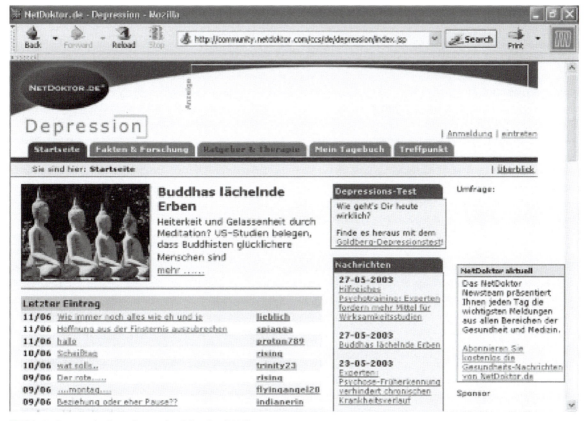

Abb. 2. Community für an Depression Erkrankte (2003)

ein Patient aufgenommen wird. Ebenso erklärt sich der Patient zur Teilnahme bereit und gibt seine ärztlichen Betreuer im direkten Arzt-Patienten-Kontakt an. Diese Programme bieten unterschiedliche Betreuungsstufen an abhängig von der Vorinformation des Patienten oder seinem Zugang zu Informationen per Telefon oder Internet. Meist vereinbaren Patient und Betreuer am Anfang des Programms ein Therapieziel (z. B. das Erzielen eines bestimmten Laborwertes).

Qualitätsverbesserungen und Kosteneinsparungen werden in der Regel erreicht, wenn durch die Einbeziehung von Ärzten und Krankenhäusern teure Komplikationen bei chronischen Erkrankungen vermieden werden. Weitere Kosteneinsparungen bei Disease Management Programme können erzielt werden, wenn die Kommunikation möglichst über das Internet läuft. Dennoch können diese Programme den Arztbesuch keinesfalls ersetzen. Um einen Patient mit einer chronischen Krankheit gut einzustellen sind regelmäßige Besuche in der Praxis erforderlich.

Case Management wurde bereits vor der breiten Einführung elektronischer Medien von den Leistungsträgern praktiziert. Das Leistungsspektrum reicht vom Einkaufsmanagement für Heil- und Hilfsmittel bis hin zu einer individuellen Beratung von Patienten und Angehörigen in Lebens- und sozialversicherungsrechtlichen Fragen, die sich bei Schwerst- oder terminale Erkrankung stellen. Elektronische Medien spielen nur eine untergeordnete Rolle.

Connectivity sind technologiebasierte Dienste, die Leistungserbringer, Konsumenten bzw. Patienten und Leistungsträger im Gesundheitswesen verbinden und mit medizinischer und administrativer Information versorgen. Connectivity sollte sich stets auf das konkrete Problem ausrichten, und sich nicht an dem technisch Machbaren zu orientieren. So sollte je nach der Wahl des Patienten die Kommunikation über ein Patientenbuch in Papierform, über Telefon-Modem oder einem ein SMS- oder WAP-fähigen Mobiltelefon erfolgen.

Betreuungszentren für medizinische Dienstleistungen

Das deutsche Gesundheitswesen ist sowohl im ambulanten wie im stationären Bereich gut auf die Behandlung akuter Krankheitsfälle eingerichtet. Verbesserungsbedarf besteht in der integrierten Versorgung von Patienten mit chronischen Krankheiten über die unterschiedlichen Versorgungsstufen hinweg. Disease Management Programme (DMP) sollen diese Lücken schließen.

Inhaltlich ist für den Erfolg von DMP zunächst entscheidend, dass die Leistungserbringer sich auf eine gemeinsame evidenzbasierte Leitlinie für Diagnose und Behandlung der Krankheit sowie auf ein Disease Management Protokoll einigen. Dieses Protokoll gibt Ziele für die Behandlung des Patienten vor und legt fest, welche Aktivitätsschritte zu welchem Zeitpunkt von welchem Beteiligten unternommen werden sollen. Diese Schritte unterschieden sich von Krankheit zu Krankheit und werden wahrscheinlich auch von Region zu Region unterschiedlich festgelegt werden, abhängig von den verfügbaren ärztlichen und sonstigen medizinischen Ressourcen. Meist werden in diesem Protokoll folgende Inhalte und Aktivitäten definiert:
- Einschreibekriterien (Risikostratifizierung),
- Individuelles Behandlungsziel des Patienten (der Patientengruppe),
- Schulung (Informationen über die Krankheit, Therapie, Monitoring etc.) und Lernzielkontrolle,
- Monitoring entscheidender Verlaufsparameter,
- (Erinnerungs-) Zeitpunkte für Therapie, Arztbesuche und Untersuchungen,
- Interventionspunkte durch das Betreuungszentrum und den Arzt,
- Verhaltensänderung und Kontrolle derselben,
- Unterstützung durch andere Patienten in einem Community-Netzwerk,
- Messung der Outcome-Parameter,
- Evaluation der Ergebnisse in medizinischer und ökonomischer Hinsicht,
- Datenfluss zwischen den Beteiligten sowie Datenschutz.

Zur Durchführung dieses Programms, ist eine medizinische Betreuungszentrale zur Unterstützung von Patient und Arzt im Disease Management chronischer Krankheiten notwendig. Diese Zentrale hat folgende Aufgaben:
- Administration der Patientendaten (Einschreibung, Grunddaten, Datenkonsistenz),
- Unterstützung und Erinnerungsfunktion für Patient und Arzt nach Protokoll,
- Monitoring und Handlungsanweisungen an den Patienten nach Protokoll und Worklist,
- Moderation der Foren im Community-Netzwerk,
- Dokumentation der Verlaufsparameter und Ergebnisse, Konsistenz-Check.

In der Regel werden diese Aufgaben in der Betreuungszentrale durch Mitarbeiter aus medizinischen Assistenzberufen ausgeführt, wobei ihnen Ärzte als Ansprechpartner zur Verfügung stehen. Als Kommunikationsmedium wird soweit möglich das Internet genutzt, bei Bedarf auch Telefon, Brief und Telefax. Einerseits muss der Patient oder Arzt adäquat erreichbar sein, andererseits sind die Kommunikationskosten und der Personalbedarf möglichst gering zu halten. Dazu ist das Internet durch seine geringen variablen Kosten pro Aussendung zwar im Vorteil, kann aber manchmal nicht alle Beteiligten erreichen.

Call Center-unterstütztes Disease Management – Beispiel Diabetes

Seit 1998 sammelt NetDoktor.de über seinen Kooperationspartner MD Medicus Erfahrungen mit einem Call Center-unterstützten Disease Management Produkt für 500 GKV-versicherte Diabetiker. 11% der Teilnehmer haben Diabetes Typ 1, 89% der Teilnehmer Typ 2. Folgende Einstellungen sind vertreten:
- 4% sind diätetisch eingestellt,
- 47% werden mit Insulin behandelt,
- 5% werden mit Insulin und oralen Anti-Diabetika behandelt,
- 44% werden mit oralen Anti-Diabetika behandelt.

Das Programm teilt Patienten abhängig vom Ausgangswert des HbA1c in drei Betreuungsstufen ein und arbeitet eng mit dem niedergelassenen Arzt zusammen. Es bietet den Patienten eine intensive Schulung in zwölf Lektionen, welche per Brief versandt werden. Je nach Betreuungsstufe werden die Patienten aus dem Call Center regelmäßig kontaktiert und zur Führung des Patiententagebuches der Deutschen Diabetes-Gesellschaft angehalten.

Über einen Zeitraum von 24 Monaten gelang es, die durchschnittliche Einstellung des HbA1c von 7.5 auf 6.7 zu reduzieren. Extremfälle von HbA1c-Werten über 10.0 konnten innerhalb von ein bis zwei Jahren zum Teil bis in den Normbereich gebracht werden. Nur drei der fünfzig Extremfall-Patienten wurden zu Therapieversagern. Diese Daten zeigen, dass gut gestaltete Call Center-gestützte Programme das Ziel einer adäquaten Diabetes-Einstellung erreichen können. Ihr Nachteil sind die recht hohen variablen Kosten durch Briefversand und Telefonanrufe. Diese können optimiert werden durch eine Kombination mit internetgestützten Werkzeugen, die geringere variable Kosten aufweisen, sich jedoch erst bei höheren Patientenzahlen lohnen.

Internetgestützte Programme– Beispiel Gewichtsreduktion und Depression

Auch Programme zur Verhaltensänderung von Patienten, die ausschließlich internetgestützt sind, können erfolgreich sein. In Providence/USA wurde ein kontrolliertes Programm zur Gewichtsreduktion durchgeführt, 65 Übergewichtige nahmen daran teil. Die Hälfte der Teilnehmer erhielt lediglich einen Hinweis auf eine Internetadresse und wurde so zur Kontrollgruppe. Die andere Hälfte der Teilnehmer erhielt die Webadresse und zudem:
— intensive Online-Schulung,
— wöchentliche Erinnerungen via e-Mail,
— wöchentliche Hinterlegung wichtiger Verlaufsparameter online mit einem Tagebuch zur Selbstkontrolle,
— individualisierten Feedback durch einen Therapeuten,
— Unterstützung durch ein Community-Netzwerk.

Im Ergebnis nahm die Interventionsgruppe im Durchschnitt 4.0 kg Gewicht nach drei Monaten ab, die Kontrollgruppe nur 1.7 kg. Diese Werte wurden auch nach sechs Monaten gehalten (Tate et al. (2001)). Die Studie zeigt, dass internetgestützte Programme effektiv sein können.

Etwa 10% der Bevölkerung leiden unter einer Depression, viele davon gehen nicht zum Arzt und erhalten keine adäquate Therapie. Online-gestützte Programme können helfen, die Behandlungsqualität bei der Therapie von Depressionen zu verbessern und die Hemmschwelle zu senken, sich intensiv mit der Erkrankung auseinanderzusetzen. NetDoktor.de betreibt seit 2000 in sechs europäischen Ländern in fünf Sprachen ein Programm für Patienten mit Depression. Monatlich rufen 40.000 Patienten etwa 500.000 Informationsseiten ab. Unter wissenschaftlicher Begleitung der Ludwig-Maximilians-Universität München werden intensive evidenzbasierte Informationen über die Diagnose und Therapie der Depression angeboten. Nutzer können lernen mit der Krankheit umzugehen. Eine besonders wichtige – und kostengünstige – Hilfe erhalten Patienten von Leidensgenossen. Online-Foren werden von medizinischem Fachpersonal betreut. Etwa drei Viertel der Nutzer, welche die Site wiederholt besucht haben, sind regelmäßige Teilnehmer. Die Hälfte davon sagt, dass sie die in der Community gewonnenen Informationen im Dialog mit dem Arzt nutzen und dass sie dadurch die Kommunikation mit dem Arzt verbessern konnten. Etwa 80% der regelmäßigen Besucher äußerten, sie seien nun besser über Antidepressiva informiert, akzeptierten die Nebenwirkungen sowie die Tatsache, dass einige Zeit bis zum pharmakologischen Therapieeffekt verstreicht.

Mit evidenzbasierten internetgestützten Programmen werden bessere therapeutische Betreuung und Compliance von Patienten erreicht. Zudem können Patienten kostengünstig und zielführend in einem Community-Netzwerk unterstützt werden. Der Dienst steht rund um die Uhr zur Verfügung und erfordert keine Fahrten zu Präsenzveranstaltungen. Insbesondere bei Krankheiten, die Arztbesuche schwierig machen, sind online-gestützte Dienste von hohem Wert. Bestimmte Krankheiten wie Brustkrebs oder andere Krebsarten erzeugen einen enormen Informationsbedarf, welcher zielführend online unterstützt werden kann. Damit können allerdings die ärztlichen Leistungen in Klinik und Praxis nur ergänzt werden.

In kontrollierten Studien soll nun noch nachgewiesen werden, ob weitere, bislang nur vermutete Effekte durch den Einsatz des Internets und Online-Programmen tatsächlich eintreten werden, wie etwa:
— weniger Arzt-Hopping,
— Vermeidung von Mehrfachuntersuchungen,
— bessere Arzneimittelwirtschaftlichkeit,
— Verringerung von Fehltagen.

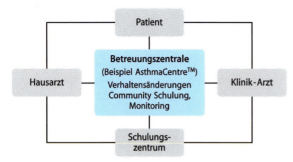

◘ **Abb. 3.** Disease Management-Netzwerk

Kombinierte Internet- und Call Center-gestützte Programme – Beispiel Asthma

Erste Programme, die die Internetunterstützung von Arzt und Patient in einer integrierten Versorgungsform realisieren, werden zunehmend auch in Europa umgesetzt. In der dänischen Region Nord-Jütland mit ca. 500.000 Einwohnern werden jugendliche Asthmapatienten mit 50 niedergelassene Ärzte und der Schwerpunktklinik Aalborg Sygehus durch eine Betreuungszentrale vernetzt (s. ◘ Abb. 3). Zunächst sind ca. junge 150 Patienten in das Programm eingeschrieben, nach der ersten Pilotphase soll das Netzwerk dann kontinuierlich ausgeweitet werden.

Bemerkenswert ist, dass sich die Akteure zu einer Verbesserung der Zusammenarbeit in einem "Shared care"-Modell verpflichten und gemeinsam folgende Behandlungsziele festgelegt haben:

- Mehr Wissen über Asthma,
- Nutzungsquote der Peak flow-Meter auf 90% erhöhen,
- Symptomschwere verbessern,
- Nutzung Beta 2-Agonisten optimieren,
- Nutzung inhalierter Steroide optimieren,
- 50% aller PEF-Messungen digital (nach Ablauf eines Jahres),
- weniger kurzstationäre Aufenthalte,
- gesteigerte Patientenzufriedenheit.

Junge Patienten sind im Umgang mit der Krankheit eher unselbstständig, Asthma verursacht im Bereich der Pädiatrie die meisten Klinikaufenthalte. Ziel ist es, Monitoring und Prävention zu betreiben, eine Optimierung der Behandlungsprozesse sicherzustellen und durch präzise Evaluation der resultierenden Daten repräsentative Studien zu erstellen. Mit speziell auf die Indikation abgestimmtem, qualitätsgesichertem Content lernen die Patienten mehr über ihre Krankheit und den richtigen Umgang damit. Definierte Protokolle in den einzelnen Lektionen geben den Patienten direktes Feedback auf ihren Wissensstand. Umfangreiche Datenbanken bieten einen schnellen Zugriff auf Informationen, etwa über Medikamente und Untersuchungsmethoden.

Die Care-Komponenten erlauben eine präzise Messung und Dokumentation der Prozessdaten. Nachdem die Patienten ihre Peak-Flow-Werte in das Web-Formular eingetragen haben, wird automatisch eine grafische Auswertung erstellt, auf die alle am Netzwerk Beteiligten Zugriff haben. Wenn ein Messwert außerhalb eines vorher definierten Grenzbereichs liegt, versendet das Programm automatisch eine Warnung per e-Mail an den Arzt. Je nach Schweregrad der klinischen Daten, wird er entweder den Patienten anrufen, ihm eine e-Mail schicken oder eine elektronische Notiz in die e-Patientenakte eintragen. Ein digitales Tagebuch bietet Platz für Notizen des Patienten. Darüber hinaus verfügt das Programm über einen Kalender mit der Funktion, per e-Mail an Arzttermine zu erinnern.

Im Zusammenhang mit der Effizienzsteigerung von Disease Management Programmen muss auch die Frage diskutiert werden, welche Leistungen online und welche offline erbracht werden sollen. Eine Offline-Leistung wie ein Arztbesuch oder ein Anruf vom Call Center erfordern das direkte Gespräch. Nachteil dieser Leistungen ist, dass die unterschiedlichen Leistungssektoren (ambulant, stationär, Call Center) in der Regel nicht vernetzt sind. Das verursacht einen Mehrfachaufwand. Online-Leistungen wie ein internetgestütztes Schulungsprogramm, Monitoring vitaler Verlaufsparameter oder ein Community-Netzwerk ergänzen andere Leistungen, z. B. ein Schulungsprogramm den Arztbesuch. Besonders geeignet sind sie für Monitoring und Community-Dienste, die offline nur schwer und aufwendig betrieben werden können. Das Internet vernetzt Leistungssektoren bei geringen variablen Kosten. Allerdings sind die Fixkosten hoch, sie werden erst bei höheren Fallzahlen kompensiert. Für eine effiziente Versorgung ist daher – auch aus dem Gesichtspunkt der Erreichbarkeit – eine Kombination von Offline- mit Online-Diensten vonnöten.

Perspektiven

Es bleibt zu hoffen, dass der gesetzliche Rahmen, die für Disease Management Programme in Deutschland geschaffen wurde, hilft, die Qualität bei der Versorgung von Patienten mit chronischen Krankheiten über die unterschiedlichen Versorgungsebenen hinweg zu verbessern. Durch die **Kopplung der Erstattungsfähigkeit von DMPen mit dem Risikostrukturausgleich (RSA)** unter den gesetzlichen Krankenkassen besteht allerdings die Gefahr, dass medizinisch unzureichende Programme ohne wirklichen Anreiz zur Effizienzsteigerung im Management chronischer Krankheiten umgesetzt werden, die letztlich einzig der Erzielung von Einkünften dienen werden.

Praktisch kann das bedeuten, dass fragmentarische Programme in Form von reinen Strukturverträgen einfach zu einem Disease Management Programm (DMP) erklärt werden. Solche Programme zielen meist nur auf externe Dokumentation der ärztlichen Leistungen und einige wenige Schulungs- und verhaltenstherapeutische Maßnahmen ab. Ohne **umfassende Qualitätssicherung und Evaluation** besteht das Risiko, dass der zu erwartende medizinisch-ökonomische Misserfolg solcher Strukturverträge als Misserfolg von Disease Management gedeutet wird. Es bleibt daher zu hoffen, dass Einsicht und Kontrolle der Akteure im Gesundheitswesen dazu führen, dass von Beginn an **e-Health-gestützte effiziente Programme** eingesetzt und weiterentwickelt werden. Diese sollten umfassen: individuelle Behandlungsziele für den Patienten, Schulung mit Lernzielkontrollen, Monitoring entscheidender Verlaufsparameter, ein Erinnerungssystem für die Therapie und Untersuchungen, Interventionspunkte, Kontrollen der Verhaltensänderung sowie Unterstützung durch andere Patienten in einem Community-Netzwerk.

Die Ergebnismessung erfolgt anhand der medizinischen und ökonomischen Resultate im Kollektiv der Interventionsgruppe. So kann die Effizienz des Programms nachweisen werden. Leider können bei der Messung im Kollektiv bislang keine Aussagen darüber gemacht werden, wie sich die Interventionsgruppe ohne DMP entwickelt hätte, da noch keine Kontrollgruppe zur Verfügung stehen kann.

Dieses Problem kann erst gelöst werden, wenn sich der Gesetzgeber mit allen relevanten Akteuren im Gesundheitswesen über die **pseudonymisierte Erhebung kontrollierter epidemiologischer Verlaufsdaten von Patienten mit chronischen Krankheiten** geeinigt hat. Dann erst wird es möglich sein, Kollektive von Patienten in einem Risk sharing-Modell zwischen Leistungserbringern und Kostenträgern zu versorgen und über einen Wettbewerb der Anbieter weitere Effizienzreserven zu mobilisieren.

Zur Erlangung einer integrierten Versorgungsqualität sind die Betreuungszentrale entscheidend für alle Formen von Communities und Disease Management Programmen (s. Abb. 4).

Die Betreuungszentrale sorgt für die Einhaltung von Leitlinien und DMP-Protokoll, welches vorher zwischen Leistungsträgern (Krankenkassen) und Leistungserbringern vertraglich vereinbart wurde. Sie wird in der Regel mit Angehörigen medizinischer Assistenzberufe geleitet, die ausdrücklich nicht in die Behandlungsfreiheit des Arztes eingreifen. Die Betreuer werden lediglich mit freundlicher Beharrlichkeit sicherstellen, dass die vereinbarten Schritte zwischen Patient und Leistungserbringern eingehalten und die Ergebnisse dokumentiert und ausgewertet werden. Es ist

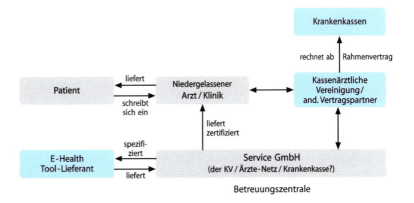

Abb. 4. Vertragsbeziehungen für Disease Management Programme

dabei nicht entscheidend, ob die Betreuungszentrale durch krankenkasseneigene Service-GmbHs, Dienstleister der Kassenärztlichen Vereinigungen, Ärztenetze oder externe Dienstleister oder weitere Akteure des Gesundheitswesens wie Kliniken oder Apotheker betrieben wird. Entscheidend hingegen ist, dass die **Koordination, Prozessgestaltung und Ergebnismessung** stattfindet, um valide und belastbare Resultaten zu erzielen.

Managed Health Care

Klaus Meyer-Lutterloh

Einleitung

Managed Care (MC) oder Managed Health Care (MHC) sind Begriffe, die in den USA geprägt wurden. Nach dem Inkrafttreten des HMO-Acts 1973 entstanden in den Vereinigten Staaten zunächst Health Maintenance Organizations (HMOs). Mit ihnen sollten die stetig steigenden Kosten im Gesundheitswesen gesenkt werden. Anfang der 80er Jahre ermöglichten mehrere US-Bundesstaaten den bis dahin unzulässigen Abschluss selektiver Verträge mit Leistungserbringern („Selective Contracting"). Daraufhin entstanden als weitere Form von Managed Care Preferred Provider Organizations (PPOs) (Mühlenkamp H (2000)). Inzwischen wird der Begriff Managed Care weltweit für eine Vielzahl von Organisationsformen und Steuerungsinstrumenten verwendet, durch die eine effiziente, qualitätsgesicherte Gesundheitsversorgung erreicht werden soll.

Die Klärung des Begriffes Managed Care - oder besser Managed Health Care - ist noch nicht abgeschlossen. Allgemein wird die Organisation eines gemeinsamen zielgerichteten Handelns aller Teilnehmer an der Gesundheitsversorgung darunter verstanden. Dabei werden meist zwei Komponenten unterschieden: Einmal die Strukturkomponente, zum Beispiel vernetzte oder verzahnte Versorgungsformen (Praxisverbünde, Integrationsversorgung), zum Anderen die Prozess-Steuerungskomponente, also das Management der Versorgung durch Anwendung von Managed-Care-Instrumenten.

Rachold U (1999) bezeichnet Managed Care eher als „eine Philosophie, die zunächst nur das Ziel bestimmt, nicht aber den Weg zur Erreichung des Ziels". Das schweizerische Forum Managed Care (FMC) und der deutsche Bundesverband Managed Care e.V. (BMC) (2003) haben Anfang 1999 in einem gemeinsamen Papier niedergelegt, was sie unter Managed Care oder Managed Health Care in Europa verstehen, nämlich „Organisationsformen und Prozesse, deren Ziel es ist, die Versorgung mit Gesundheitsleistungen innerhalb eines Solidaritätssystems qualitativ besser und wirtschaftlicher zu gestalten - trotz unterschiedlicher Interessen innerhalb der Schicksalsgemeinschaft von Versicherten und Patienten, Leistungserbringern und Kostenträgern."

Baumberger J (2001) hat zusammen mit anderen folgende Definition entwickelt: „Managed Care ist ein Prozess, um den Nutzen der Gesundheitsversorgung für die Bevölkerung im Rahmen der zur Verfügung stehenden, beschränkten Mittel zu maximieren."

Managed Care, wird von einigen Autoren sinngemäß mit geführte Versorgung übersetzt. Diese Einflussnahme auf den gesamten Prozess der Leistungserbringung könnte durch einen Koordinationsarzt erfolgen oder dem Kostenträger eine autoritäre Rolle zubilligen, wie dies vor allem mit den US-amerikanischen Health Maintenance Organisations (HMOs) realisiert worden ist. Eine wirklich zeitgemäße und zukunftsfähige Form von Managed Care wird für den Patienten jedoch mehr Selbstbestimmung und Selbstverantwortung vorsehen und ihm dazu die nötigen professioneller Hilfen (Informationen, Coaching) zur Verfügung stellen. Eine autoritäre Rolle der Kostenträger ist damit schwer vereinbar. Weitere Formen von Managed-Health-Care-Modellen ergeben sich aus deren Zweck und Zielen, den Strukturelementen (z.B. Vernetzung, Verzahnung, Integration), den eingesetzten Steuerungs- und Anreizinstrumenten sowie dem jeweiligen Ordnungsrahmen.

Zweck und Ziele

Managed Care dient dem Zweck, Aufgaben und Probleme eines Gesundheitssystems durch ein Systemmanagement zu

lösen. Im deutschen Gesundheitswesen bedürfen folgende Punkte einer grundlegenden Neustrukturierung:
- die sektorale Zergliederung und Finanzierung,
- eine unzureichende sektorübergreifende Prozess-Steuerung,
- den ungesteuerten Zugang der Versicherten zu den Ressourcen,
- die fehlende Gesamtverantwortung für einen sektorübergreifenden Mitteleinsatz,
- fehlende Anreize für Leistungserbringer und Patienten zur sparsamen Mittelverwendung,
- partielle Über-, Unter- und Fehlversorgung,
- Intransparenz des Leistungsgeschehens,
- unzureichende Qualitätssicherung in zahlreichen Versorgungsbereichen,
- mangelnde Evaluierung bestehender und neuer Untersuchungs- und Behandlungsmethoden,
- ungenügende Berücksichtigung von Prävention und Prophylaxe,
- ungenügende Bürger- und Patientenorientierung,
- mentale Fehleinstellungen der an der Versorgung Beteiligten.

Zur Beurteilung der **Qualität der Versorgung** müssen Indikatoren aus verschiedenen Bereichen **(Struktur, Prozess, Ergebnis)** herangezogen werden. Dabei kann einmal der Grad des Erreichens von Versorgungs- und Behandlungszielen als Maß dienen. Außer medizinisch-wissenschaftlichen und ökonomischen müssen dazu auch subjektive, von den Patienten vorgegebene Ziele (z.B. Lebensqualität) berücksichtigt werden.

Elemente der Qualitätssicherung sind unter anderem:
- **Behandlungsleitlinien** für ein abgestimmtes Vorgehen beim Auftreten von definierten Gesundheitsproblemen,
- **Disease Management,** das über den gesamten Verlauf einer Erkrankung und unter Einbezug von Prävention, Diagnostik, Therapie, Rehabilitation und Pflege auf einem integrierten und sektorübergreifenden Versorgungskonzept beruht,
- **Case Management** als integriertes Behandlungsmanagement eines Kranken, das alle Sektoren einer Versorgungsprozesses einbezieht um Behandlungsqualität und -Kontinuität bei gleichzeitiger Kontrolle der damit verbundenen Kosten zu optimieren,
- Nutzung von **externem Monitoring,**
- Einrichtung von **Qualitätszirkeln,**
- **Auswertung der Behandlungsergebnisse.**

Managed-Care-Konzepte lassen sich nicht ohne weiteres von einem Land auf das andere übertragen. Jeder Staat hat seinen eigenen Ordnungsrahmen. In Deutschland wird er abgesteckt durch die Begriffe Wirtschaftlichkeit, Qualität, Humanität, Zugang zum Fortschritt der Medizin, solidarische Finanzierung, solidarische Wettbewerbsordnung, Risikostrukturausgleich, Patientenrechte, ethische Normen und Berufsordnungen der Leistungserbringer. Damit ist die Vorenthaltung notwendiger Leistungen zur Kosteneinsparung, eine gezielte Risikoselektion oder gar die Kopie US-amerikanischer Managed-Care-Konzepte nicht vereinbar.

Organisationsformen

Die praktischen Formen der Managed-Care-Organisationen sind sehr vielfältig. Im Folgenden werden die wichtigsten Typen dargestellt. Die klassische Form einer Managed-Care-Organisation ist die **Health Maintenance Organisation (HMO).** In den HMOs befinden sich die Funktionen der Versicherung und des Leistungserbringers in einer Hand. Die Mitglieder bezahlen eine feste Prämie für einen genau definierten Leistungsanspruch, unabhängig von den tatsächlich in Anspruch genommenen Leistungen. Es gibt verschiedene HMO-Modelle:
- Bei dem **Staff Model** sind die Möglichkeiten der Einwirkung der Versicherung auf die Versorgungsprozesse am größten. Die Ärzte sind fest angestellt und bekommen ein Gehalt, gegebenenfalls Boni je nach Erreichung vorgegebener Ziele. Nicht in der HMO versicherten Patienten werden nicht behandelt ("Closed- Panel HMO"). Die Versicherten dürfen nicht zu externen Ärzten wechseln ("Captive Groups"). HMO bieten eine primärärztliche Versorgung mittels Gatekeepern an (Primär- bzw. Hausarzt) sowie eine fachärztliche Versorgung, die von externen spezialisierten Leistungserbringern über Einzelverträge ergänzt werden kann.
- Bei dem **Group Model** hat die HMO Verträge mit einer oder mehreren Gruppenpraxen geschlossen, in denen Ärzte verschiedener Fachrichtungen tätig sind. Die Honorierung erfolgt unabhängig von der individuellen Leistungsinanspruchnahme nach einer vorab festgelegten Kopfpauschale (Capitation). Die Versicherten sind an das Group Model gebunden.

- Bei dem **Network Model** handelt es sich um die Kooperation einer HMO mit Group Models, IPA Models sowie Krankenhäusern. Die Versicherten sind an die Leistungserbringer des Network Model gebunden.
- Bei dem **PPO-Model (Preferred Provider Organisation)** haben die Mitglieder finanzielle Anreize (z. B. weniger Zuzahlung), wenn sie Leistungen von solchen Leistungserbringern in Anspruch nehmen, mit denen der Kostenträger spezielle Verträge zu Preiszugeständnissen bei der Vergütung von Einzelleistungen ausgehandelt hat. Eine Beteiligung der Ärzte am Morbiditätsrisiko erfolgt in der Regel nicht. Eine PPO ist kein pauschalierter Versorgungsplan. Die einer PPO angeschlossenen sogenannten "bevorzugten Anbieter" werden regelmäßigen Kontrollen von Kosten und Qualität unterzogen. Bestimmte Versicherungsleistungen können auch vertraglich ausgeschlossen werden ("Exclusive Provider Organization" – EPO).
- Bei dem **PHO-Model (Physician Hospital Organisation)** schließen sich ein oder mehrere Krankenhäuser mit einer Gruppe von Ärzten und kommunalen Einrichtungen zusammen, um die gegenseitigen Interessen zu fördern und Marktziele durchzusetzen. Diese Managed-Care-Form bietet den Ärzten die Möglichkeit, am Management, an der Leitung und am operativen Geschäft maßgeblich mitzuwirken.
- Das **IPA-Model (Independent Practice Association)** ist ein Zusammenschluss von selbständigen niedergelassenen Ärzten **(Ärztenetz).** Diese Form ist als Antwort auf das Staff Model entstanden. In einer IPA organisieren die Ärzte ihre inneren Angelegenheiten autonom. Sie legen sich ein eigenfinanziertes Management zu, das zur Erzielung von Kostenvorteilen und für die Verträge mit den Versicherern zuständig ist. Der Versicherte wählt sich einen IPA-Arzt als **Gatekeeper**, der von der HMO in der Regel nach einer Kopfpauschale honoriert wird. Den hinzugezogenen Fachärzte werden ihre Einzelleistungen nach einer festgelegten Gebührenordnung bezahlt. Entweder wird das Morbiditätsrisiko von dem Ärztenetz gemeinsam getragen, das dann individuelle Regelungen mit den einzelnen Ärzten trifft, oder die Ärzte sind direkt am Risiko beteiligt. Im Gegensatz zum Group Model, in dem die Ärzte auch räumlich zusammenarbeiten, praktizieren die Ärzte einer IPA weiterhin autonom in ihren jeweiligen Praxisräumen und dürfen auch Patienten außerhalb der HMO behandeln ("Open Panel").

Ärztezusammenschlüsse in Form einer IPA können auch selbst als Versicherungsanbieter auftreten, d. h. eine HMO bilden. IPAs sind in den vergangenen Jahren für die Versicherten attraktiv geworden, weil sich oft viele Praxen zusammengeschlossen haben und so den Versicherten eine große Zahl von Ärzten zur Verfügung steht. Die Pakete von Krankenversicherungsleistungen **(Health Care Plans)** der IPA Models sind allerdings vergleichsweise teurer, weil das Kostenmanagement nicht so straff durchgeführt werden kann wie in HMOs mit angestellten Ärzten. HMOs nach dem IPA-Modell sind innerhalb Europas besonders in der Schweiz entstanden, meist in der Form von Hausarztnetzen. In Deutschland wurden in Praxisnetzen vergleichbare Organisationsformen entwickelt (Meyer-Lutterloh K (2000)).

Managed-Care-Instrumente

Die Behandlungsprozesse in Managed-Health-Care-Modellen werden durch das Zusammenspiel unterschiedlichster Instrumente gesteuert, von denen jedes auch einzeln eingesetzt werden kann:
- sektorübergreifende Disease- und Case-Management-Konzepte,
- Behandlungsleitlinien,
- die patientenfreundliche Überbrückung der Schnittstellen zwischen ambulanter, stationärer, hausärztlicher, fachärztlicher, pflegerischer und rehabilitativer Versorgung,
- die Verbesserung des patientenbezogenen Informationsaustausches zwischen den Versorgungsbereichen,
- Zweitmeinungspflicht („Second Opinion", „Vier-Augen-Prinzip") vor belastenden und teuren Maßnahmen,
- Qualitäts- und Wirtschaftlichkeitsbewertung neuer Behandlungskonzepte und -technologien,
- Auswahl der an der Versorgung teilnehmenden Leistungserbringer und die Beschränkung der Leistungsinanspruchnahme auf die ausgewählten und zugelassenen Leistungserbringer.

Auch die evidenzbasierte Medizin hat bei Managed Care ihre Bedeutung. Grundlage der Evidence Based Medicine bilden fundierte medizinisch-wissenschaftliche Studien, mit denen die Wirksamkeit von Behandlungskonzepten bewertet werden kann, um diese dann in Therapiestandards aufzunehmen (s. ◻ Abb. 1).

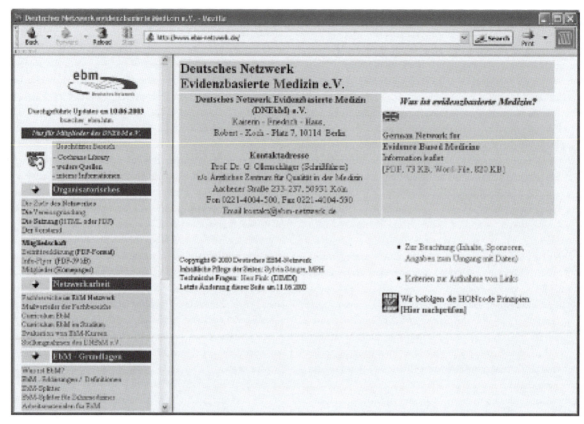

◼ **Abb. 1. Screenshot – Netzwerk EbM (2003)**

Allerdings führt die Kenntnis der richtigen Behandlungskonzepte noch lange nicht zu deren Umsetzung oder späteren Beibehaltung. **Zusätzliche Anreizfaktoren und Führungsmethoden** sind nötig:
- Die Motivation der Versicherten und Patienten zum gesundheitsbewussten Verhalten, Angebote von Gesundheitsberatungen,
- Patientenschulungen,
- Hilfe zur Selbsthilfe,
- Prävention,
- Anreize (immaterieller wie auch finanzieller Art) zur Nutzung der MHC-Strukturen und deren Case-Management.

Medizinische und ökonomische Ziele sind gleichermaßen zu berücksichtigen. So werden durch **kombinierte Budgets mit Budgetverantwortung** oder eine **Honorierung nach Kopfpauschalen** (Capitation) Anreize für ein höheres Kostenbewusstsein bei den Ausübenden von Heilberufen geschaffen. Das Risiko der Morbiditätsschwankungen oder der Änderung der Risikostruktur der Versicherten erfordert dabei **ergänzende Ausgleichsmechanismen,** z.B. eine möglichst bedarfsgerechte, d.h. morbiditätsorientierte prospektive Capitation- oder Budget-Berechnung, die Beteiligung der Kostenträger an unvorhersehbaren hohen Kostenrisiken (Risk-Sharing) oder spezielle Rückversicherungsmodelle.

Eine wesentliche Frage ist, wer die **Lotsenrolle für den Patienten** im komplizierten System übernimmt. Oft agieren im herkömmlichen System mehrere **Fall-Manager** unkoordiniert nebeneinander: der Patient, der Hausarzt, der Apotheker, der Pflegedienst, Fachärzte, der Case-Manager einer Krankenkasse, der Psychotherapeut oder der Sozialdienst. Coach- und Lotsenfunktion werden zudem durch Call-Center und das Internet angeboten. Eine Integration aller dieser möglichen Ansprechpartner eines Versicherten und Patienten für ein abgestimmtes Handeln ist deshalb notwendig. Kooperatives Coaching ist aber in Deutschland bisher kaum verwirklicht. Der Aufgabenbereich des primären ärztlichen Ansprechpartners (Hausarzt oder Koordinationsarzt) muss sich zu einer Funktion eines Gatekeepers entwickeln.

Telematik als Managed Care-Tool

Zur Weiterentwicklung und Verbesserung des Managements in der gesundheitlichen Versorgung sind als weitere Voraussetzungen ganz besonders die Datenverfügbarkeit und Transparenz im System notwendig, um die interne und externe Qualitätssicherung, sowie die sektorübergreifende Leistungs- und Kostenerfassung und die Erfassung von "Outcomes" (medizinische Ergebnisse, Patientenzufriedenheit) zu ermöglichen. Durch ein Managed-Care-Informationssystem (M.C.I.S.) wird ein kontinuierlicher Informationsfluss zwischen allen Beteiligten (Akteuren, Patienten und Versicherten) sichergestellt. Mit IT-Unterstützung können alle Behandlungsprozesse unabhängig von Organisationsgrenzen nachvollzogen, eine einrichtungsübergreifende, multimediale e-Gesundheitsakte sowie das e-Rezept realisiert, die Transparenz der zur medizinischen und wirtschaftlichen Steuerung notwendigen Parameter erreicht und einrichtungsübergreifende Behandlungs- und Qualitätsstandards zwischen Praxen, Krankenhäusern und Rehabilitationseinrichtungen unterstützt werden. Voraussetzung ist eine entsprechende Ausgestaltung der Datenschutzregelungen. Schließlich können über das Internet Versicherte und Patienten sowie Kostenträger besser über die Leistungsangebote und deren Qualität informiert werden (Preuß K-J et al. (2002)). Der Einsatz moderner Informationstechnologien und Kommunikationsmethoden ist bei Managed Care unverzichtbar.

Chancen und Risiken

Managed Care bietet viele Chancen, aber auch Risiken. Manche effizienzsteigernden Elemente werden von den Versicherten und Patienten als Nachteil empfunden, wie z. B. Einschränkungen der individuellen Arztwahl. Auch Hürden bei der Inanspruchnahme bestimmter Leistungen oder eine generelle Reduzierung der Leistungen auf das Notwendige können ebenfalls den Zufriedenheitsgrad negativ beeinflussen.

Besondere Beachtung erfordert die Veränderung der Risikostruktur der Versicherten eines Managed-Care-Modells. Einerseits können günstigere Versicherungsbeiträge dazu führen, dass der Anteil junger Versicherter, also die sogenannten "besseren" Risiken, einen überdurchschnittlichen Anteil erlangen. Dadurch werden Kosteneinsparungen aber nur vorgetäuscht und nicht wirklich im Behandlungsablauf erzielt. Andererseits ist es auch denkbar, dass ein erfolgreiches fach- und sektorenübergreifendes Disease Management und eine bessere Leistungstransparenz zur Zunahme von Versicherten mit bestimmten Krankheiten und einem höheren Leistungsbedarf führen.

Bei der Honorierung mit Kopfpauschalen (Capitation) muss darauf geachtet werden, dass das morbiditätsbedingte finanzielle Risiko der Leistungserbringer entweder durch eine morbiditätsadaptierte – möglichst prospektive – Capitation-Berechnung oder durch ein Risk-Sharing begrenzt wird. Für sehr hohe Risiken kann die Methode eines Hochrisiko-Pools in Betracht kommen. Eine Capitation ist zwar eine geeignete Vergütungsform, da die Leistungserbringer zur wirtschaftlichen Versorgung motiviert werden, andererseits kann dadurch aber auch ein Anreiz zur Beschränkung und Qualitätsminderung der medizinischen Leistungen gegeben sein. Der Patientenschutz in Sinne von Verbraucherschutz erfordert deshalb eine strikte Qualitätssicherung, möglichst durch eine externe, neutrale Institution. In in der Schweiz wurde mit der Gründung von EQUAM (Externe Qualitätskontrolle in Managed Care) die Voraussetzung für eine kontinuierliche Qualitätskontrolle gesetzt. Dabei handelt es sich um eine auf Initiative von HMO-Ärzten von SanaCare, MediX und ÖKK Basel gegründete Stiftung, die Managed Care-Modelle prüft und zertifiziert.

Managed Care-Ansätze in Deutschland

Viele der beschriebenen Elemente existieren in Ansätzen auch in Deutschland. Vertragsärztliche Managed-Care-Modelle sind unter den gesetzlichen Rahmenbedingungen als Modellvorhaben oder im Rahmen von Strukturverträgen möglich. Die Einführung dieser Regelungen durch den Gesetzgeber markierte den Beginn von Managed Care in Deutschland. Die Beschränkung der Behandlungsermächtigung auf ausgewählte Leistungserbringer ist ein Managed-Care-Element, das in Deutschland auch in berufsgenossenschaftlichen Heilverfahren geläufig ist und deshalb kein Novum darstellt. Netzärzte können in Strukturverträgen

(§ 73a SGB V) die Steuerung von Qualität und Wirtschaftlichkeit der vertragsärztlichen Versorgung innerhalb sektorübergreifender Budgets übernehmen. Die mit diesem Budget ebenfalls auf die Ärzte übergegangene ökonomische Verantwortung ist ein typisches Steuerungselement von Managed Care. Ein weiteres Managed-Care-Instrument in Modellvorhaben (§ 63 ff. SGB V) ist die Beteiligung der Versicherten an Einsparungen.

Eine Einbindung von Kassenärztlichen bzw. Kassenzahnärztlichen Vereinigungen (KVen, KZVen) ist zwischenzeitig weder bei Modellvorhaben noch im Bereich der integrierten Versorgung (§§ 140 a ff. SGB V) obligatorisch. Damit sind **selektive Verträge** möglich. Weitere Managed-Care-Ansätze finden sich im § 73 Abs. 1 SGB V, mit den Bestimmungen zur primärärztlichen Betreuung im Sinne eines **Gatekeepermodells.** Das Recht auf freie Arztwahl ist aber sozialrechtlich garantiert (§ 76 Abs. 1 SGB V). Schließlich dürfen die Kassen gemäß § 140 SGB V Eigeneinrichtungen schaffen, wenn die Versorgung der Versicherten auf andere Weise nicht sichergestellt werden kann. Die Integrierte Versorgung wiederum (§§ 140 a ff SGB V) erlaubt **sektorübergreifende Verträge** zwischen Krankenkassen und Vertragsärzten oder Vertragszahnärzten, anderen Leistungserbringern, Krankenhäusern, medizinischen Versorgungszentren und Reha-Einrichtungen oder deren Gemeinschaften, die auch eine Übernahme der Budgetverantwortung (kombiniertes Budget) beinhalten können. Die Integrierte Versorgung soll helfen, die jeweils effizienteste und effektivste Behandlungsoption zu ermöglichen und Schnittstellenprobleme, etwa zwischen dem ambulanten und dem stationären Sektor zu entschärfen.

Perspektiven

Bei der Bewältigung der zunehmenden Finanzierungsprobleme der Gesundheitsversorgung wird man um den Einsatz von Managed-Care-Elementen nicht herumkommen. Sie sind geeignet, Steuerungs- und Strukturmängeln im Gesundheitswesen entgegenzuwirken. Bürger und Versicherte könnten die Möglichkeit erhalten, zwischen der teuren "Un-managed-Care"-Versorgung mit freier Arztwahl und einer kostengünstigeren „geführten" Managed-Care-Versorgung mit begleitender Qualitätssicherung zu wählen.

Eine besonders für den US-amerikanischen Raum sinnreiche Informationsquelle zu diesem Thema ist das Managed Care Information Center (**Abb. 2**).

Die individuelle Entscheidung darüber, welchen Preis der Einzelne für seine Gesundheitsversorgung zu zahlen bereit ist, kann durch ein EDV-gestütztes **Versicherteninformationssystem** wesentlich erleichtert werden. Dabei wird die Stärkung der Rolle des Versicherten weitergehen und somit eine Orientierung zum Kunden "Patient" gerade auch in Managed-Care-Modellen unabänderlich sein.

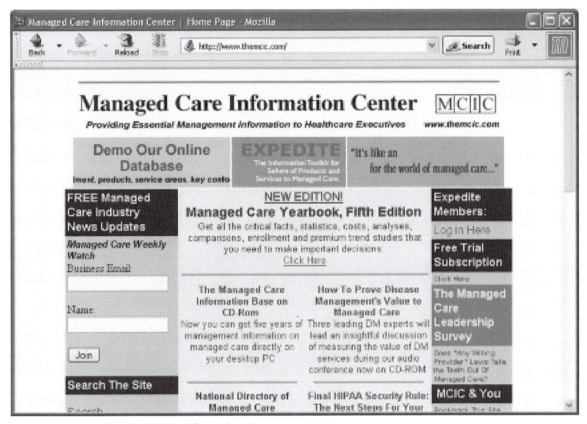

Abb. 2. Screenshot – Managed Care Information Center (2003)

IT-Chancen für die Krankenkassen

Heinrich Hanika

Einleitung

Wegbereiter zahlreicher IT-Chancen für die Krankenkassen sind die raum- und zeitüberbrückenden Informations- und Kommunikationstechnologien.

Die Gesundheitsmärkte befinden sich in einer offenen und schleichenden Harmonisierungs- und Integrationsentwicklung, grenzüberschreitende Angebote von Dienstleistungen und Produkten werden immer wichtiger. Nachfrage über die Grenzen hinweg wird von Wanderarbeitnehmern, Touristen und Studierende kommen, oder von Personen mit spezifischen Erkrankungen, die in ihrem Heimatland nicht so versorgt werden, wie sie es wünschen, oder dort – wie in England und den Niederlanden – lange Wartezeiten in Kauf nehmen müssen. Der internationale Kapitalfluss, z. B. zur Direktinvestition in die Infrastruktur der Gesundheitssysteme, in Krankenhäuser oder Call-Center, wird die Entwicklung zur Öffnung der nationalen Märkte begünstigen.

Ein weltweiter Technologietransfer, Ausbildung und Erfahrungsaustausch wird über das Netz abgewickelt werden (Scheil-Adlung X (2000). Nicht zu unterschätzen sind Weiterentwicklungen Telemedizin, z. B. Online-Patienten- und Gesundheits-Informationssysteme, Telekonsultationen, Teleoperationen, Health-Professional-Cards zur Authentifizierung von Informationen durch digitale Signatur, oder das elektronische Rezept verbunden mit Arzneimittelinformationssystemen.

Krankenkassen müssen sich auf die sich rasant verändernden gesellschaftlichen, technischen, ökonomischen sowie rechtlichen Rahmenbedingungen und Strukturen einstellen, da sie ansonsten mehr und mehr in die Enge getrieben und von den Entwicklungen des e-Health-Commerce überrannt und abgekoppelt werden.

Rechtsrahmen und Novellierungsentwürfe

E-Health und IT-Chancen finden längst nicht mehr im rechtsfreien Raum statt. Die rechtlichen Rahmenbedingungen folgen den technischen Möglichkeiten. Der wachsenden wirtschaftlichen Bedeutung des elektronischen Geschäftsverkehrs und dem damit verbundenen Bedarf an Rechtsnormen der modernen Gesundheitssysteme mit ihren Begrifflichkeiten wie e-Health, Internet, e-Commerce, Telemedizin, Multimedia-Recht sowie Cyber-Law wird entsprochen.

Die Europäische Union und darin vor allem die Bundesrepublik Deutschland haben in den letzten Jahren erhebliche Anstrengungen unternommen, um im Bereich der Informations- und Kommunikationstechnologien – insbesondere des e-Health – verbindliche rechtliche Rahmenbedingungen zu schaffen und so die Rechtssicherheit "online" zu erhöhen. Auf der europäischen Ebene ist dies vor allem die Richtlinie über den elektronischen Geschäftsverkehr (RLeG) (2000), welche auf der so genannten Transparenzrichtlinie und der Richtlinie über den rechtlichen Schutz von zugangskontrollierten Diensten und von Zugangskontrolldiensten (conditional access) aufbaut sowie die Richtlinie für elektronische Signaturen (RLeS)(2000). Zudem ist auf die Richtlinie über den Verbraucherschutz bei Fernabsatz (1997) hinzuweisen.

Zum Rechtsbestand auf Gemeinschaftsebene, der uneingeschränkt für die Dienste der Informationsgesellschaft gilt, gehören bereits eine Vielzahl von Richtlinien, vor allem zu Fragen der Werbung, der Produktsicherheit, der Haftung sowie des Datenschutzes. Zahlreiche weitere Richtlinien, z. B. zum Verbraucherschutz bei elektronischen Transaktionen, über die mehrwertsteuerliche Behandlung elektronischer Dienstleistungen, zur Streitbeilegung, zur außervertraglichen Haftung sowie zur Bekämpfung von

Computerkriminalität, sind von der Europäischen Kommission angekündigt.

Da die virtuellen Wege des e-Health-Commerce über das e-Mail, die Website, Portale und virtuellen Marktplätze führen, ist ein sicherer Rechtsrahmen für die Nutzung elektronischer Signaturen erforderlich. Um diesen fortzuentwickeln, hat die Bundesrepublik Deutschland mehrere Gesetze und Verordnungen verabschiedet. Das Gesetz zur Anpassung der Formvorschriften des Privatrechts und anderer Vorschriften an den modernen Rechtsgeschäftsverkehr vom 13. Juli 2001 verbessert erheblich den bestehenden Rechtsrahmen für die Sicherheitsinfrastruktur.

Insbesondere die Verabschiedung des Artikelgesetzes über rechtliche Rahmenbedingungen für den elektronischen Geschäftsverkehr (EGG) dokumentiert durch die Änderung des Teledienstedatenschutzgesetzes (TDDSG) und der Änderung des Teledienstegesetzes (TDG) die rege – bisweilen hektische – legislative Tätigkeit.

Marketingaspekte

In der Vergangenheit waren es vor allem Unternehmen, deren Marketingaktivitäten auf junge, einkommensstarke Personen mit einem hohen Bildungsabschluss abzielten. Doch neueste Erkenntnisse deuten auf eine stetige Annäherung der Online-Nutzerschaft an das demografische Profil der gesamten Bevölkerung hin. Es sind längst nicht mehr nur Studierende, höhere Angestellte oder Wissenschaftler, die das Internet nutzen. Die häufigsten Nutzungsaktivitäten der Internet-Nutzer sind e-Mails, Surfen im World Wide Web, Online-Banking und Informationssuche. Auch der Anteil der Internet-Nutzer, die angeben, im Internet einzukaufen, steigt stetig. Von Bedeutung ist, dass bei über 15% der Internet-Nutzer die Bereitschaft zum Abschluss eines Krankenversicherungsvertrages per Internet vorhanden ist. Bezieht man zudem den stetigen Anstieg des Anteils der Bevölkerung, der das Medium insgesamt nutzt, mit ein, kann die Internet-Nutzung als wesentliche Erfolgschance für die Krankenkassen bezeichnet werden.

Krankenkassen können bestehende Informations-, Kommunikations- sowie Transaktionsprozesse auf das Internet übertragen und somit ihre Geschäftsprozesse virtualisieren. Zugute kommt den Krankenkassen, dass sie immaterielle Dienstleistungen anbieten können. Neue Geschäftsmodelle werden denkbar, welche für die Krankenkassen die Möglichkeit eröffnen, ihre Leistungen zu digitalisieren und über das Internet abzuwickeln (SILKENATH B et al. (2001)).

Für viele Krankenkassen ist es bereits üblich, dass Interessenten sich Informationen über die Kasse wie Beitragssätze, Geschäftsstellen, Leistungsumfang und Ansprechpartner im Internet einholen. Interessenten können durch Ausfüllen eines virtuellen Mitgliedschaftsantrages, den die Krankenkasse auf ihrer Homepage bereit hält, die Mitgliedschaft beantragen oder um weitere Informationen unter Angabe der Telefonnummer (z. B. "Call-me-buttons") bitten.

Dank der Möglichkeit, rund um die Uhr Informationen auf der Homepage seiner Krankenkasse abzufragen oder per e-Mail Anfragen an seinen Sachbearbeiter zu stellen, ist der Versicherte in der Abwicklung der Geschäftsprozesse nicht mehr an die Öffnungszeiten der Krankenkasse gebunden. Zudem ist die Ortsunabhängigkeit der Geschäfte des Kunden mit der Krankenkasse vom heimischen PC, von der Arbeitsstelle oder auch vom Ausland aus gewährleistet. Ohne Wertung seien die folgenden Websites beispielhaft genannt:

- BKK Opel (2003),
- Deutsche BKK (2003),
- Gmünder ErsatzKasse (2003),
- Siemens-Betriebskrankenkasse (SBK) (2003),
- Techniker Krankenkasse (TK) (2003) (s. Abb. 1).

Ziel des Costumer-Relationsship-Management („Kundenbeziehungs-Management") der Krankenkassen ist es, durch den Einsatz der Informations- und Kommunikationstechnologie (IuK) eine langfristige und individuelle Betreuung des Kunden entsprechend seinen Bedürfnissen zu erreichen. Den Krankenkassen bietet dieser Ansatz weitgehende Möglichkeiten der aktiven und kundenorientierten Betreuung und Beratung der Versicherten. Beispielsweise können Versicherte mit chronischen Erkrankungen regelmäßig Informationen zu den neuesten Therapieformen erhalten oder auf entsprechende Veranstaltungen aufmerksam gemacht werden.

Marketingvorteile für eine Krankenkasse ergeben sich heute nur dank professioneller Gestaltung, Versichertenspezifischer Information und einem hohen Grad an Interaktivität ihres Internet-Auftritts. Die Homepage spielt die entscheidende Rolle bei der Kommunikationspolitik der Krankenkassen. Die Gestaltung der Web-Site muss kongruent übereinstimmen mit den strategischen und operativen Zielen sowie den Wertvorstellungen der Krankenkassen (Corporate Identity).

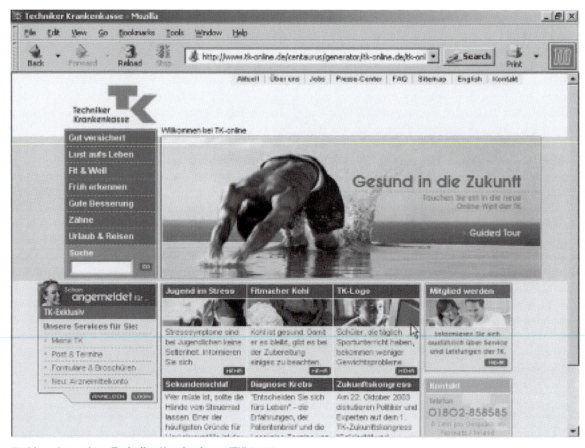

◘ **Abb. 1. Screenshot – Techniker Krankenkasse (TK) (2003)**

Darüber hinaus ermöglichen die Informations- und Kommunikationstechnologien das **One-to-one-Marketing** in Gestalt der individualisierten und gezielten Ansprache des einzelnen Kunden und Versicherten. Im Gegensatz zum "Massenmarketing", bei dem anonym bestimmte Bevölkerungsgruppen angesprochen werden, müssen bei One-to-one-Marketing die Vorlieben und Bedürfnisse der Kunden individuell ermittelt und bei der Produkt-Präsentation berücksichtigt werden. Beispielsweise könnte für Versicherte, die sich regelmäßig bestimmte Themen auf der Web-Site einer Krankenversicherung ansehen, ein entsprechender Link auf der Startseite platziert werden und gewonnene Informationen könnten genutzt werden, um diesen Personen die entsprechenden Nachrichten nach Eingabe seiner e-Mail-Adresse regelmäßig zuzusenden **(Newsletter)**.

In der Regel wird eine Krankenkasse als erfolgreich im Markt bezeichnet, wenn es ihr gelingt, mehr Versicherte zu gewinnen als ihre Wettbewerber. In den letzten Jahren waren die Kassen, die verstärkt auf andere Distributionswege (Telefon sowie Internet) gesetzt haben, durch die Abkehr von traditionellen Verhaltensmustern zum Teil recht erfolgreich.

Perspektiven

Durch die bereits weit **fortgeschrittene Regelungsdichte** auf internationaler, supranationaler und nationaler Ebene wird ein weiteres Anwachsen des e-Health-Commerce sowie der damit verbundenen IT-Chancen für die Krankenkassen ermöglicht.

Wenn die Krankenkassen die auf Bismarck fußenden Grundpfeiler der Solidarität, Subsidiarität, Gliederung und Selbstverwaltung, die sich ja grundsätzlich bewährt haben, auch in die Informationsgesellschaft des 21. Jahrhunderts transportieren wollen, bedarf es nicht nur entsprechende Rechtsgrundlagen sowie der Rechtsprechung des EuGH, ebenso wichtig ist eine in gemeinsamer Übereinstimmung gefundene weitreichende Strategie für eine Modernisierung des Gesundheitswesens.

Wer die mit dem e-Health verbundene IT-Chancen wirklich einsetzen und die soziale Funktion des Gesundheitswesens erhalten will, muss sich den Herausforderungen stellen und beispielsweise die sich daraus ergebenden folgenden Aufgabenstellungen umsetzen (s. Tab. 1).

Tabelle 1. Herausforderungen für e-Health

Anforderungen an die grenzüberschreitende Regulation

- Förderung der internationalen Zusammenarbeit der Sozial- und der Gesundheitssysteme,
- Förderung von Modellprojekten für die Kooperation von Leistungserbringern in grenznahen Bereichen mit Unterstützung durch die Krankenkassen (Euregio-Modelle),
- Verankerung des Rechts auf grenzüberschreitende Erbringung und Inanspruchnahme von heilberuflichen Dienstleistungen und medizinischen Waren,
- Ausrichtung der nationalen Gesundheitssysteme auf das europäische Kartell- und Wettbewerbsrecht,
- Rechtliche Anerkennung der Selbstverwaltungskörperschaften auf europäischer Ebene. Harmonisierung des rechtlichen Rahmens des elektronischen Handels mit internationalen Regelungen (z. B. Digital Copyright + Millenium Act).

Anforderungen an die Gesundheitsinformation

- Fortentwicklung einer europaweiten Informationsplattform über die Gesundheitssysteme,
- Aufbau einer europäischen Gesundheitsberichterstattung,
- Förderung der Gesundheitserziehung im Internet.

Anforderungen an die Gesundheitsversorgung

- Definition europäischer Erfordernisse an die Dokumentationspflichten,
- Erarbeitung von europäisch vergleichbaren Leistungsbeschreibungen und Qualitätssicherungsprogrammen,
- Entwicklung von Qualitätsnormen und -zeichen (Standards, Leitlinien, Richtlinien) für qualitätsgesicherte Gesundheitsdienstleistungen im Internet.

Anforderungen an e-Health-Commerce

- Präzisierung des Subsidiaritätsprinzips, des Territorialitätsprinzips, des Sachleistungsprinzips sowie des Sicherstellungsauftrages,
- Vertrauens- oder Gütesiegel für Anbieter im Internet,
- Entwicklung eines Verhaltenskodexes,
- Schaffung eines Kontrollsystem für Aktivitäten des elektronischen Handels sowie elektronischer Dienstleistungen.

Chancen und Grenzen in der Regelversorgung

Roland H. Kaiser

Einleitung

Nach Schätzungen der KBV rechnen heute bereits über achtzig Prozent aller Vertragsärzte in Deutschland ihre Leistungen auf elektronischem Wege mit der zuständigen kassenärztlichen Vereinigung ab. Sie verfügen also zumindest über eine Basis-EDV-Ausstattung. Es gibt zwar keine zuverlässigen und aktuellen Zahlen, aber für viele Ärzte gehören der PC und das Internet inzwischen zum alltäglichen Werkzeug.

Die Diskussion über die Einführung von e-Health und Telemedizin beschränkt sich aber oft nur auf ihre technische Umsetzung. In ihrer Hemmwirkung unterschätzt werden dagegen die vorhandenen Struktur- und Organisationsprobleme oder die divergierenden Interessen der Beteiligten. "Telemedizin und Gesundheitstelematik sind keine Zauberformeln zur Heilung von Problemen im Gesundheitswesen" (Dietzel GTW (2002)).

Verschiedene für die weitere Entwicklung von e-Health erforderliche rechtliche Rahmenbedingungen wurden von der Gesetzgebung bereits geschaffen (Signaturgesetz, umfangreiche Rechtsvorschriften zum Datenschutz) und mit weiteren (z. B. sozialrechtliche Grundlage für neue Gesundheitskarte) ist bald zu rechnen. Weiterhin offen sind aber wichtige Rechtsfragen für die Umsetzung von e-Health in der Regelversorgung. Ungeklärt sind ebenso Fragen der ärztlichen Verantwortlichkeit und Haftung bei telemedizinischen Anwendungen insbesondere beim Zusammenwirken mehrerer Ärzte. Es gibt zudem noch keine befriedigende Regelung für die Bewertung und Vergütung telemedizinischer Leistungen. Mit Blick auf einrichtungs- und sektorenübergreifende Kooperationsprojekte stellt sich die Frage, wie eine den tatsächlich erbrachten Leistungen entsprechende Abrechnung erfolgen soll.

e-Arztausweis (Health-Professional-Card) und e-Signatur

Der Arztausweis wird von den jeweils zuständigen Ärztekammern bislang in Papierform ausgestellt. Nur in wenigen Pilotprojekten wurde ein Arztausweis als Plastikkarte mit Chip eingeführt. Bevor ein neuer Arztausweis in Kartenform überall Einzug erhält, soll er befähigt werden, verschiedene zusätzliche Funktionen zu übernehmen, z. B. für eine elektronische Signatur, bei Verschlüsselungsprozessen und als Legitimation für den elektronischen Zugriff auf Patientendaten. Die dafür erforderlichen komplementären Strukturen sind noch nicht vorhanden, teilweise noch einmal nicht genügend präzise definiert. Allerdings sind e-Health-Anwendungen (z. B. e-Rezept, e-Arztbrief, ärztliche online-Fortbildung) ohne ein solches Identifikationsmittel kaum oder nur eingeschränkt umsetzbar.

e-Gesundheitskarte

In einer gemeinsamen Erklärung des Bundesministeriums für Gesundheit (BMG) und der Spitzenorganisationen im Gesundheitswesen zum Einsatz von Telematik im Gesundheitswesen am 3. Mai 2002 wurde unter Einbeziehung des Bundesbeauftragten für den Datenschutz das Konzept einer e-Gesundheitskarte vorgestellt. Sie soll sowohl für Mitglieder der gesetzlichen Krankenversicherungen (GKV) als auch an privat Krankenversicherte ausgegeben werden. Wesentliche Funktionselemente dieser Gesundheitskarte sollen danach sein:

- Krankenversicherungsausweis (d. h. Ersatz der derzeitigen GKV-Karte),
- Dokumentation der aktuellen Arzneimitteltherapie und Fach für e-Rezepte,

- Notfallinformationen (Diese könnten die vielen verschiedenen Notfallausweise in Papierform ersetzen),
- Zusätzliche Gesundheitsinformationen (z. B. aktuelle Diagnosen, Operationen, Impfungen, Röntgenuntersuchungen),
- Möglichkeit zur Aufnahme von elektronischen Mitteilungen (z. B. e-Arztbrief),
- Sinnvollerweise könnte die vorstehende Liste noch um die Funktion eines Faches für persönliche Erklärungen und Verfügungen des Inhabers (z. B. Organspende, Patienverfügungen etc.) ergänzt werden.

Das Sicherheitskonzept sieht eine komplementäre Health-Professional-Card als Zugangsberechtigung und den Einsatz von Verschlüsselungstechnologien für elektronische Datenübertragungen vor. Dieses Konzept einer Gesundheitskarte ist sinnvoll und realistisch. Selbst wenn in einer längeren Übergangsphase einzelne Funktionen nur von einigen Karteninhabern (z. B. e-Rezept in Modellprojekten oder elektronische Mitteilungen in abgegrenzten Versorgungsnetzen oder integrierten Versorgungsverbünden) genutzt werden können, würde sie wichtige Schrittmacherdienste für die gesamte e-Health-Entwicklung leisten. Ein bundesweiter Standard wäre endlich definiert, an dem sich die weitere Entwicklung orientieren kann. Die neue Karte würde einen wesentlichen Beitrag zur Kompatibilität von Telematikanwendungen im Gesundheitswesen leisten.

Um dem Patienten eine bessere Übersicht über den eigenen Gesundheitszustand zu verschaffen und damit seine Selbstverantwortung und aktive Compliance zu fördern, muss er die auf seiner Karte gespeicherten Informationen selbst lesen und verstehen können. Nur dann läßt sich die informationelle Selbstbestimmung des Patienten umsetzen. Der Patient muss selbst auswählen können, welche der gespeicherten Informationen er welchen Health-Professionals zugänglich macht. Eine weitere bislang weder für Kartenlösungen noch für Online-Applikationen überzeugend berücksichtigte Anforderung ist die Notwendigkeit einer gesonderten Kommunikation zwischen Ärzten, die von der Patienteneinsichtnahme ausgeschlossen sein muss.

Für die Optimierung von Arbeitsprozessen (z. B. Übertragung von Befunden aus ärztlichen Dokumentationen in Arztbriefe und umgekehrt), Reduzierung von Doppeluntersuchungen oder die bessere sektorenübergreifende Verzahnung von Versorgungsleistungen kann eine Gesundheitskarte zwar Erleichterungen bieten, doch grundlegende Strukturprobleme kann auch sie nicht überwinden. Mit Hilfe der Karte etwa die gegenwärtige Kostenexplosion im Gesundheitswesen eindämmen zu wollen, erscheint allzu optimistisch. Häufig werden zwar entsprechende Wirtschaftlichkeitsprognosen und -szenarien vorgestellt, durch wissenschaftliche Studien abgesicherte Ergebnisse zu Kosteneinsparungen durch den Einsatz von Telemedizin gibt es bisher jedoch kaum (Whitten PS et al. (2002)).

e-Rezept

Das e-Rezept gilt vielen Befürwortern der Elektronisierung der Medizin derzeit als einer der wichtigstes Element und steht in intensiver öffentlicher Diskussion. Die zahlreichen Verbesserungen, die man sich von seiner Einführung erhofft, sind folgende:
- Effizienzsteigerung und Wirtschaftlichkeitsverbesserung (Transaktionskosten) der Arzneimittelverteilung und -Abrechnung,
- schnellere, präzisere und umfangreichere Erfassung von Daten zu Verordnungsvolumina für die Überwachung von Arzneimittelbudgets und zur Kontrolle der Zuzahlungsbefreiungen in der GKV,
- Rationalisierung und Verbesserung der Arzneimitteltherapie im weitesten Sinne.

Effizienzsteigerung und Wirtschaftlichkeitsverbesserung sind für Apotheker, Krankenkassen und -versicherer erstebenswert. Ein anvisiertes Einsparpotential von mehreren Hundert Millionen € im Jahr (Brill C-W et al. (2001)) und die Amortisation der dafür erforderlichen Investitionen lassen sich allerdings nur dann verwirklichen, wenn eine rasche, flächendeckende und vollständige Umstellung gelingt. Zudem müsste zeitgleich mit dem e-Rezept die Gesundheitskarte, Health-Professional-Card und elektronische Signatur eingeführt werden. Die Ärzte werden von möglichen Wirtschaftlichkeitsverbesserungen nur wenig profitieren, aber in ihren Praxen einen erheblichen Beitrag zu den Kosten leisten müssen – bei der Ärzteschaft sind also Akzeptanzprobleme zu erwarten.

Die Arzneimittelausgaben stehen seit Jahren im Zentrum der Kostenbegrenzungsstrategien der gesetzliche Krankenkassen und der Gesundheitspolitik. Der Einsparungsdruck auf die Vertragsärzte hat ein Maß erreicht, das für viele Ärzte mit einer bedarfsgerechten, patientenorientierten Versorgung nicht mehr zu vereinbaren ist. Teile der Ärzteschaft befürworten die Einführung des e-Rezeptes nur deshalb, weil sie sich davon zeitnahe Steuerungsdaten über die von ihren Patienten auch tatsächlich eingelösten Arzneimittelverordnungen versprechen, um die vorgegebene Budgetgrenzen besser einhalten zu können. Die Krankenkassen hoffen, genauere und vollständigere Kontrolldaten (z. B. auch für Disease-Management-Programme, aut idem Regelung) mit geringerem Verarbeitungsaufwand zu erhalten, auch um den erheblichen Missbrauch der Zuzahlungsbefreiung für Arzneimittel einschränken zu können – das daraus erzielbare Einsparungspotential für die Kassen wird auf 250 Mill. Ä p.a geschätzt (Brill C-W et al. (2001)).

Das e-Rezept soll eine rationellere Arzneimittelverordnung und eine größere Arzneimittelsicherheit bewirken. Doch für die Vision, über Einsichtnahme in eine vollständige aktuelle Dokumentation aller dem Patienten verordneten Arzneimittel, Überempfindlichkeiten oder Verordnungsfehler rechtzeitig zu erkennen und gefährliche Wechselwirkungen zu vermeiden, ist das e-Rezept nur ein Baustein. Zusätzlich erforderlich sind:

- eine Gesundheitskartenfunktion für den Zugang zu weiteren individuellen Befunden, Behandlungsdaten etc. des Patienten und die Aktualität und Vollständigkeit dieser Daten,
- die Gewährleistung, dass während der Übergangsphase auch nicht elektronisch verordnete Arzneimitteltherapien erfasst werden,
- die Bereitschaft der Patienten, alle für das System relevanten persönlichen Daten vollständig und zeitnah eintragen und einsehen zu lassen,
- eine Health-Professional-Card mit Signaturfunktion und ausreichender Durchdringung aller Fachkreise,
- flächendeckende Verfügbarkeit geeigneter Server- und elektronischer Kommunikationsstrukturen,
- Verfügbarkeit und Akzeptanz entscheidungsunterstützender klinisch-pharmakologischer Informationssysteme und Datenbanken.

Sinnvoll wäre die Integration des e-Rezeptes in eine neue „Gesundheitskarte", welche die gegenwärtige GKV-Versichertenkarte ersetzten sollte. Zur Einführung bieten sich Einsätze in ausgewählten Regionen im Rahmen von Disease-Management-Programmen (für darin eingeschriebene teilnehmende Versicherte) und/oder geeigneten vernetzten bzw. integrierten Versorgungsformen an. Von Politik und Selbstverwaltungspartnern müssten verbindliche und einheitliche rechtliche Rahmenbedingungen und Verfahrensstandards geschaffen werden. Zudem bedarf es wirksamer Anreize für alle maßgeblichen Beteiligten, aktiv an der Implementierung der neuen Technologie mitzuwirken.

e-Arztbrief und e-Kommunikation

In der Medizin wird die elektronische Kommunikation für die Übermittlung von medizinischen Patientendaten bisher noch selten eingesetzt. Gründe sind unzureichende technische Voraussetzungen, Probleme mit der Datensicherheit, mangelnde Praxistauglichkeit der elektronischen Signatur und fehlende einheitliche Standards für Form, Aufbau und Inhalt der zu übermittelnden Dokumente. Das sind aber nicht die einzigen und vielleicht nicht einmal die entscheidenden Hindernisse. Erfahrungen in Praxisnetzen haben gezeigt, dass sich durch den regelmäßigen persönlichen Kontakt der Netzärzte deren fachliche Kommunikation wesentlich intensivierte und verbesserte – auch ohne Einführung neuer Technologien. Die Schnelligkeit der Übermittlung wird zwar als besonderer Vorteil des elektronischen Weges gepriesen, hat aber im Alltag nur selten entscheidende Bedeutung.

Der Arztbrief des Krankenhausarztes an den niedergelassenen Kollegen besteht meist aus zwei getrennten Schreiben. Zunächst wird ein kurzer Entlassungsbrief mit wichtigen Anweisungen zur Weiterbehandlung häufig dem Patienten bei der Entlassung mitgegeben. Manchmal erst einige Wochen später folgt dann ein ausführlicher Brief an den Einweiser mit der Darstellung aller wichtigen diagnostischen und therapeutischen Maßnahmen und Befunde. Modelle elektronischer Arztbriefe beinhalten fast immer eine Standardisierung von Form und Inhalt. Diese Standardisierung böte sich vor allem für den kurzen Entlassungsbrief an und kann dem Arzt Zeit und Schreibaufwand einsparen.

Die häufig beklagte Verzögerung beim ausführlichen Brief sind aber kein technisches Übermittlungsproblem. Die Briefe werden von den zuständigen Ärzten einfach nicht rasch genug verfasst. Zeitmangel und die Erfordernis, viele einzelne Daten aus der Krankenakte heraussuchen und übertragen zu müssen sind die Ursache. Auch manche Befunde treffen erst Tage nach der Entlassung ein. Nur eine geeignete elektronische Krankenakte könnte Arbeit und Zeit sparen. Ein Gewinn für den Hausarzt wäre die Möglichkeit, unmittelbar auf bestimmte Daten in der Patientenakte des Krankenhauses zugreifen zu können. Eine solche Möglichkeit geht aber weit über einen elektronischen Arztbrief hinaus.

Ein weiterer Vorteil für den Einsatzes elektronischer Kommunikation wird in der Vermeidung von Doppeluntersuchungen gesehen. Die Wiederholung bereits durchgeführter Untersuchungen kann aus drei verschiedenen Gründen erfolgen:
- Unkenntnis der Untersuchung oder von deren Ergebnis;
- Zweifel an der Qualität und Aussagekraft der Voruntersuchungen;
- die Voruntersuchung liegt bereits solange zurück, dass inzwischen wesentliche Veränderungen im Zustand des Patienten eingetreten sein könnten.

Der Unkenntnis der Untersuchung oder von deren Ergebnis kann durch eine schnelle elektronische Übermittlung tatsächlich abgeholfen werden. Wenn die Datensicherheitsauflagen nicht überzogen werden, eine elektronische Signatur allgemein verfügbar ist und Softwarekompatibilät zwischen den Beteiligten besteht, wird sich der Datenaustausch zwischen Ärzten auch ohne langfristige strategische Planung, spezielle Förderung oder politische Regelung eigendynamisch entwickeln. Seine wirkliches Verbesserungs- und Innovationspotential kann der e-Arztbrief aber erst im Verbund mit anderen e-Health-Komponenten ausgeschöpfen.

Auch für die Organisation und Kundenbetreuung werden mehr und mehr neue Informationstechnologien zum Einsatz kommen. Berufsrechtliche Beschränkungen sind durch die jüngere Rechtsprechung und die entsprechende Änderungen der Berufsordnungen bereits weitgehend gelockert und werden weiter an Bedeutung verlieren. Die Hemmnisse liegen auch hier weniger in der Technik als in grundsätzlichen Überlegungen:
- Schutz des Patienten gegen irreführende Werbung oder unqualifizierte Beratung;
- Problem der Ferndiagnose, Fernberatung und Fernbehandlung – insbesondere bei Patienten die dem betreffenden Arzt nicht persönlich bekannt sind und/oder nicht in seiner regelmäßigen Behandlung stehen;
- Vergütung von und Haftung für telemedizinische Leistungen.

e-Patientenakte

Die elektronische Patientenakte muss für Ärzte und Pfleger tägliches Werkzeug im Versorgungsprozess sein oder sie wird die in sie gesetzten Erwartungen nicht erfüllen können. Zu ihrer Einführung ist es mit der Bereitstellung einer geeigneten Soft- und Hardware-Struktur in den Einrichtungen des Gesundheitswesen nicht getan. Eine effizienter Einsatz der e-Patientenakte ist nur möglich, wenn in den Krankenhäusern für eine geeignete Struktur und Organisation aller relevanten Prozesse gesorgt wird. Die e-Patienten Akte kann die wichtigsten medizinischen Prozesse im Krankenhaus nachzeichnen und unterstützen, sie ist jedoch kein taugliches Instrument zum "Reengineering" des Unternehmens Krankenhaus.

Die Krankenhäuser stehen in einer sich verschärfendem Wettbewerbssituation. Ausreichende Mittel für Instandhaltungs- und Neuinvestitionen fehlen, das Personal ist durch die fortschreitende Leistungsverdichtung hoch belastet. Die zunehmende Bürokratisierung lässt Ärzten und Pflegern immer weniger Zeit für die unmittelbare Patientenversorgung, die oft nur durch unbezahlte Mehrarbeit bewältigt werden kann. Dieser Umstand ist der wichtigste Grund für die Unzufriedenheit des Krankenhauspersonals (Kaiser R und Kortmann A (2002)). Die Entwicklung einer neuer Dokumentationsform muss deshalb relativ kurzfristig für eine Reduzierung der Bürokratie sorgen.

Der erste Schritt für die einrichtungsübergreifende Einführung der e-Patientenakte könnte die Erarbeitung sogenannter "Clinical Pathways" für die häufigsten Diagnosen sein. Auch die erfolgreiche Verteidigung gegen erlösgefährdende Kontrollen des MDK erfordert in vielen Häusern eine rasche Effizienz- und Qualitätsverbesserung der derzeitigen Dokumentation. Am ehesten sind noch Modellprojekte und Insellösungen, z. B. in Verbünden zur integrierten Versorgung auch unter Einschluss von niedergelassenen Vertragsärzten und anderen Einrichtungen zu erwarten.

Besondere telemedizinische Anwendungen

Der Begriff Telemedizin bezeichnet ein breites Spektrum des Einsatzes der Telematik für diagnostische und therapeutische Zwecke. Vor allem wird die räumliche Distanz zwischen Patient und Arzt oder zwischen kooperierenden Ärzten durch sie überwunden. Kurz und mittelfristig dürften sich insbesondere die Teleradiologie und die Telepathologie weiter ausbreiten. Ihr praktischer Einsatz wird gegenwärtig weniger durch technische Probleme als durch offene Rechtsfragen zur Vergütung und Haftung, fehlende Investitionen und die Vernetzung und Integration von Versorgungsprozessen behindernde Strukturen des deutschen Gesundheitssystems begrenzt.

Die Teleradiologie (und sinngemäß auch andere digitalen Technologien nutzende bildgebende Verfahren) bietet hervorragende Voraussetzungen für telemedizinische Anwendungen, da sie auf digitalisierten Primärdaten aufbaut und so keine unter Umständen qualitätsmindernden Datentransformationen benötigt. Ein gutes Beispiel für ihren Einsatz ist die qualifizierte Versorgung akuter Schlaganfälle. Durch die Reduzierung der Zahl von Krankenhausbetten und die Schließung zahlreicher kleinerer Krankenhäuser werden außerhalb der Ballungszentren die Wege zu stationären Versorgungseinrichtung länger. Schlaganfälle sind häufig und werden aufgrund der demographischen Entwicklung weiter zunehmen. Bedingt durch den wissenschaftlichen Fortschritt und die zunehmende Spezialisierung werden Kompetenzzentren (z. B. „Stroke Units") in einigen größeren überregionalen Krankenhäusern eingerichtet. Nach heutigem Wissenstand ist eine möglichst frühzeitige qualifizierte neuroradiologische Diagnostik eine der wichtigsten Entscheidungs- und Steuerungsgrundlagen für eine optimale Versorgung von Schlaganfallpatienten. Auch kleinere Krankenhäuser verfügen oft über die erforderliche technische Einrichtung, allerdings stehen nicht jederzeit qualifizierte Ärzte bereit. Die Teleradiologie im Sinne einer Telediagnostik und Telekonsultation bietet Lösungsmöglichkeiten.

Gegenwärtig gibt es aber lediglich einzelne Modell- und Pilotprojekte dieser Art. Wieder einmal sind es Fragen der ärztlichen Verantwortlichkeit, Haftung und Vergütung, die noch nicht zufriedenstellend gelöst sind, und die Kooperation zwischen ambulantem und stationärem Sektor erschweren. Ebenso hinderlich ist der betriebswirtschaftliche Wettbewerbsdruck zwischen verschiedenen Krankenhäusern. Auch die Telepathologie dürfte rasch an Bedeutung gewinnen. Die ständig zunehmende Subspezialisierung der diagnostischen Pathologie läßt den Bedarf gegenseitiger Konsultationen auch über weitere Entfernungen steigen. Zu unterscheiden sind dabei einerseits diagnostische Telepathologieanwendungen (z. B. intraoperative Schnellschnittdiagnostik) und andererseits weniger unter Zeitdruck stehende Telekonsultationen zwischen verschiedenen Pathologen zu besonderen fachspezifischen Fragestellungen. Beide Anwendungen erfordern unterschiedliche technische Ausrüstungen und Organisationsstrukturen.

Ärztliche Aus-, Weiter- und Fortbildung

Interaktive Online-Angebote eignen sich besonders für die zertifizierte ärztliche Fortbildung. Von der Politik und der Öffentlichkeit wird eine transparente Fortbildung und Rezertifizierung für Ärzte gefordert. Die herkömmlichen Fortbildungs-Strukturen mit ihren klassischen Präsenzveranstaltungen können auf Dauer diesen Anspruch nicht einlösen.

Neben Gewohnheiten und Traditionen standen einer raschen Verbreitung des e-Learning in der ärztlichen Fortbildung bisher die folgenden Faktoren entgegen:

— Das Kostenproblem – Die Konzeption, Produktion und Bereitstellung attraktiver und effektiver multimedialer Lernangebote ist aufwendig und teuer. Sie lohnt nur, wenn diese Produkte einen größeren Nutzerkreis erreichen und von diesem auch angenommen werden.
— Die „Animationsqualität" multimedialer Fortbildungsangebote wird gemessen am hohen technischen Standard professioneller Unterhaltungs-Produktionen. Dieses Niveau ist aber für den Bereich ärztlicher Fortbildung (Ausnahmen sind einige unter Marketinggesichtspunkten entstandene industrielle Produkte) weder erreichbar noch finanzierbar und für eine effiziente Fortbildung auch nicht zwingend erforderlich.
— Die meisten der fortbildenden Experten sind mit solchen Technologien noch nicht vertraut und haben sie in ihrer eigenen Aus-, Weiter- und Fortbildung kaum oder gar nicht erfahren.
— Personenbezogene Evaluation von Lernerfolgen, Zertifizierung und Nachweis absolvierter Fortbildung auf elektronischem Wege sind aufgrund des Fehlens eines elektronischen Arztausweises und der Möglichkeit zur elektronischen Signatur für Online-Angebote bisher nur mit großem Aufwand und geringer Zuverlässigkeit möglich.
— Es gibt noch keine harten, im Sinne der Berufsordnungen führungsfähige oder im vertragsärztlichen Bereich zur Erbringung und Abrechnung bestimmter Leistungen berechtigende Qualifikationen, die der Arzt gänzlich oder zumindest überwiegend durch Nutzung von Online-Fortbildung erwerben kann.

Zur ärztlichen Fortbildung wäre eine Einführung des elektronischen Arztausweis und der elektronische Signatur bereits heute grundsätzlich möglich, da die alleinige **Zuständigkeit dafür bei den Ärztekammern** liegt. Es werden keine anderen komplementären, die Mitwirkung Dritter erfordernde e-Health-Komponenten (wie z. B. Gesundheitskarte oder e-Patientenakte) benötigt. Noch fehlen aber eine klare Willensbildung in den Organen der Körperschaften und die erforderlichen finanziellen Mittel.

Patienteninformation

Das Angebot im Internet an medizinischen Informationen für Laien ist nicht mehr zu überblicken. Qualitativ hochwertige Informationen finden sich darin ebenso wie gefährlicher Unfug. Noch hat sich trotz zahlreicher Initiativen und Projekte keine **effektive und übergreifende Qualitätsüberwachung** etabliert (**European Health Telematics Association (EHTEL)** (2001)). Die ärztlichen Körperschaften und die Selbstverwaltungspartner haben es versäumt, frühzeitig gemeinsame, qualitätsgesicherte und an den Informationsbedürfnissen und dem Beratungsbedarf der Bürger und Patienten orientierte Angebote zu schaffen und damit selbst die Maßstäbe zu setzen.

Sieht man von den **Arzt-Such-Systemen** der Ärztekammern und Kassenärztlichen Vereinigungen ab, wurde das Feld weitgehend gewerblichen, gewinnorientierten Anbietern überlassen. Die aus Beitragsmitteln finanzierte Patienteninformationssysteme und Call-Center einiger Krankenkassen und -versicherer dienen zu allererst der Abgrenzung gegen Mitbewerber und der Mitgliederwerbung. Die Ergebnisse einer Untersuchung der Stiftung Warentest (**Stiftung Warentest** (2003)) zur Beratungsqualität medizinischer Call-Center weisen erhebliche Qualitätsprobleme bei den Leistungen aus.

Der Arzt in Klinik und Praxis wird immer häufiger mit teilweise sehr umfangreichen Informationen konfrontiert, die interessierte Patienten über das Internet aus Quellen unterschiedlichster Qualität gesammelt haben. Das Wissen kann von renommierten Fachgesellschaften oder von Homepages obskurer Wunderheiler stammen. Der Arzt soll nun möglichst darauf eingehen und dadurch hervorgerufene teilweise realitätsferne Patientenerwartungen erfüllen. In der täglichen Praxis ist das eine sehr zeitaufwendige und kaum lösbare Aufgabe, die zudem nicht honoriert wird.

In der politischen Diskussion und in der aktuellen Rechtsprechung haben Transparenz und der unbeschränkte Zugang der Bürger und Patienten zu Gesundheitsinformationen einen sehr hohen Stellenwert. Dabei sollte es jedoch weniger das Ziel sein, den Patienten noch mehr Informationen zugänglich zu machen, sondern sie vielmehr zu befähigen, mit den vorhandenen Informationsmöglichkeiten sinnvoll umzugehen und sie vor Täuschung und Irreführung zu schützen. Dies stellt die Ärzteschaft vor große Aufgaben, für deren Bewältigung sie bisher noch keine überzeugenden Strategien entwickelt hat.

Perspektiven

Noch steckt die Anwendung von e-Health in der Regelversorgung in den Anfängen. Bestimmte e-Health-Elemente (e-Rezept, e-Patientenakte, Health-Professional-Card (HPC) oder Teleradiologie) werden sich sicher in einzelnen Pilotprojekten erproben und weiter entwickeln lassen. Was aber bislang fehlt, sind **komplexe Modellprojekte**, in denen das **Zusammenwirken mehrerer Komponenten** möglichst unter den Bedingungen der Regelversorgung praktisch getestet und eingeübt wird.

Zweifellos hätten einige Elemente der elektronischen Verfahren in der Medizin viele organisatorische und fachliche Vorteile. Eine wesentliche Verbesserung der medizinisch-pharmakologischen Versorgungsqualität werden sie allein aber nicht bewirken können. Es bedarf des Zusammenwirkens unterschiedlicher Sektoren des Gesundheitswesens. Doch auch die Vergütungsstrukturen des deutschen Gesundheitswesens fördern weder die sektorenübergreifende, patientenbezogene Kooperation der versorgenden Einrichtungen und deren intensive Kommunikation, noch belohnen sie einen insgesamt geringen Ressourcenverbrauch im Verhältnis zum erreichten Versorgungsergebnis. Daran zeigt sich, dass nicht nur technische oder organisatorische Fragen bei der weiteren Umsetzung von e-Health zu beachten sind, sondern auch gesundheits- und sozialpolitische.

e-Government

Brigitte Zypries und Ralf Kleindiek

Einleitung

Neue Kommunikationsmedien und Informationstechnologien ändern nicht nur unser Privat- und Arbeitsleben, wesentliche Veränderungen haben auch die **Verwaltungen in den Ministerien, Behörden und Ämtern** erreicht. E-Government ist das Zauberwort für den öffentlichen Sektor im Wissens- und Informationszeitalter. Unter e-Government lassen sich alle Möglichkeiten zusammenfassen, die der Einsatz von neuen Kommunikations- und Informationstechnologien in den Verwaltungen des Bundes, der Länder und der Kommunen bietet. Doch nicht nur Unternehmen und Behörden können von den neuen Entwicklungen profitieren. Weitreichende Veränderungen haben auch die Gesundheitsversorgung erreicht. IT-Anwendungen im Gesundheitswesen lassen sich unter der so genannten **Gesundheits-Telematik** zusammenfassen.

Obwohl **e-Government** und **e-Health** zwei sehr unterschiedliche Bereiche sind und auf den ersten Blick wenig Überschneidungspunkte aufweisen, lassen sich bei näherem Hinsehen, vor allem bei den Anforderungen an die jeweiligen Bereiche, wesentliche Gemeinsamkeiten erkennen. Gemeinsamkeiten einerseits was den Nutzen der Dienstleistungen angeht, andererseits aber auch bei den Rahmenbedingungen, die für die Umsetzung von e-Government und e-Health notwendig sind und teilweise noch geschaffen werden müssen.

Die **Ziele von e-Health** sind fast identisch mit denen von e-Government. Für beide gilt, sie wollen für alle Nutzer die Bereitstellung der richtigen Information, zur richtigen Zeit, am richtigen Ort, in verständlicher und zugänglicher Form ermöglichen. E-Health soll durch **Effizienzsteigerung** und durch **Rationalisierungsprozesse** die Kommunikation zwischen Bürgern, medizinischen Einrichtungen, Krankenkassen, Apotheken und Gesundheitsbehörden erleichtern. Außerdem hilft e-Health, durch integrierte Versorgungsketten und durch die stärkere Nutzung einer wissensbasierten Medizin, die Qualität der Leistungen zu steigern. E-Government modernisiert und verbessert die Abläufe und Prozesse in den Verwaltungen der Behörden, macht Vorgänge transparenter und bewirkt eine **Vereinfachung** ebenfalls der Kommunikation. Dadurch können Bürgerinnen und Bürger, Unternehmen, Wissenschaft und andere Verwaltungen, die angebotenen Dienste einfacher, schneller und komfortabler nutzen. Zudem erzielt e-Government durch weitgehende Rationalisierungsmaßnahmen Einsparungen in den Behörden und sichert den Wirtschaftsstandort Deutschland.

Auch das **Bundesministerium für Gesundheit und Soziale Sicherung (BMGS)** (2003) ist Teil der e-Government-Initiative der Bundesregierung und profitiert von den Vorteilen der IT-Anwendungen im eigenen Ministerium und in seinen nachgeordneten Behörden und kann dadurch mögliche Anknüpfungspunkte zu e-Health besser ausnutzen. So kann erfolgreiches e-Government dazu beitragen, Impulse an die anderen Akteure im Gesundheitsbereich, z. B. Krankenkassen, Krankenhäuser und Ärzteschaften, weiterzugeben.

Um besser zu verstehen, an welchen Punkten e-Government und e-Health gemeinsam ansetzen können, soll zunächst erklärt werden, welche Chancen e-Government bietet und wie es anhand von BundOnline 2005 umgesetzt wird.

e-Government-Initiative der Bundesregierung

e-Government schafft neue Bedingungen und eröffnet neue Chancen. Damit e-Government in Deutschland vorangebracht wird und der volle Umfang der Möglichkeiten bald zum Tragen kommt, hat die Bundesregierung die e-

Government-Initiative BundOnline 2005 gestartet. Ziel von BundOnline 2005 ist es, **alle internetfähigen Dienstleistungen bis zum Jahr 2005** online bereitzustellen.

Für die Bürgerinnen und Bürger, für Unternehmen und für die Verwaltungen in Ländern und Kommunen werden die Dienstleistungen des Bundes so einfacher, schneller und kostengünstiger angeboten. Das reicht von der Möglichkeit, Anträge auf Kriegsdienstverweigerung nicht mehr selbst vor Ort abzugeben, sondern elektronisch zu bearbeiten, über die einfachere Patentanmeldung von Unternehmen bis dahin, das Auto oder den Wohnsitz elektronisch umzumelden.

Zudem ist BundOnline 2005 wichtiger Bestandteil der Verwaltungsmodernisierung des Bundes. Die Initiative soll helfen, die Strukturen und Abläufe der **Bundesverwaltung,** mit ihren 300.000 Beschäftigten eine der weltweit größten Serviceorganisationen, flächendeckend zu modernisieren und zu erneuern.

Dienstleistungsportfolio der Bundesregierung

Der erste Schritt zur Realisierung von BundOnline 2005 war eine komplette **Bestandsaufnahme** aller Dienstleistungen des Bundes. Basierend darauf wurde ein konkreter Umsetzungsplan erarbeitet. Für die Bestandsaufnahme aller Dienstleistungen wurde zunächst der "Dienstleistungsbegriff" definiert (s. Abb. 1).

Der Gesamtheit aller Dienstleistungen des Bundes lassen sich drei Nutzergruppen zuordnen:

- **Government to Citizen (G2C):** Dienstleistungen, die der Bund den Bürgern gegenüber erbringt, z.B. die Vermittlung von Arbeitsplätzen oder die Berechnung und Gewährung von Renten.
- **Government to Business (G2B):** Die Bereitstellung von Verwaltungsdienstleistungen an Unternehmen, bspw. die Vergabe von Umsatzsteueridentifikationsnummern oder die Anmeldung von Patenten.
- **Government to Government (G2G):** Dienstleistungen, die Verwaltungen untereinander erbringen, wie etwa e-Procurement bzw. der gemeinsame Online-Einkauf von Sachmitteln, oder die Bewirtschaftung der Bundesimmobilien.

Der Bund erbringt insgesamt über **350 unterschiedliche Dienstleistungen.** Dazu gehören zum Beispiel in jedem Jahr die Abwicklung von:

- ca. 400.000 Musterungen von Wehrpflichtigen,
- ca. 20 Mio. Anträge auf staatliche Fördermaßnahmen,
- ca. 14 Mio. Anträge für Reisepässe und Personalausweise oder
- ca. 50 Mio. Zollerklärungen.

Obwohl die Dienstleistungen ganz unterschiedliche Inhalte und Adressaten haben, sind sie von der Struktur her sehr ähnlich: Ob ein polizeiliches Führungszeugnis, eine Zollausfuhrerklärung oder die Anerkennung als Kriegsdienstverweigerer beantragt wird – der **Verwaltungsablauf,** der sich dahinter verbirgt, ist der gleiche. Die über 350 umzusetzenden Dienstleistungen unterscheiden sich

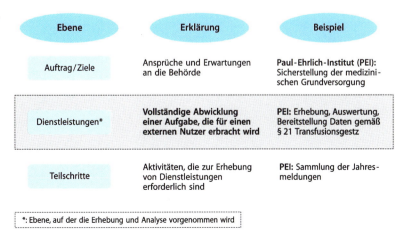

Abb. 1. Definition des Dienstleistungsbegriffes

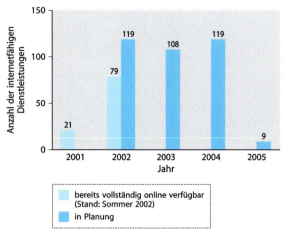

◨ **Abb. 2.** Verteilung der Dienstleistungen nach frühestmöglichem Bereitstellungstermin

deutlich in ihrer Komplexität und in ihrem Bedarf an technischer Infrastruktur. Dementsprechend werden sie bis zum Jahr 2005 gestaffelt online geschaltet (s. ◨ Abb. 2).

Auch im Bundesministerium für Gesundheit und Soziale Sicherung (BMGS) (2003) und seinen nachgeordneten Behörden werden in den nächsten drei Jahren alle internetfähigen Dienstleistungen online angeboten. Das reicht von der Vorbereitung politischer Entscheidungen im BMGS selbst, über die Arzneimittelüberwachung im Bundesinstitut für Arzneimittel und Medizinprodukte (BfArM) (2003), bis hin zu wissenschaftlichen Beratungen, die online vom Paul-Ehrlich-Institut (PEI) (2003), dem Bundesamt für Sera und Impfstoffe, durchgeführt werden (s. ◨ Abb. 3).

Durch die Online-Bereitstellung dieser Dienstleistungen leistet die Bundesregierung ihren Beitrag für eine moderne IT-Infrastruktur, die auch förderlich ist für weitere Fortschritte im e-Health-Bereich.

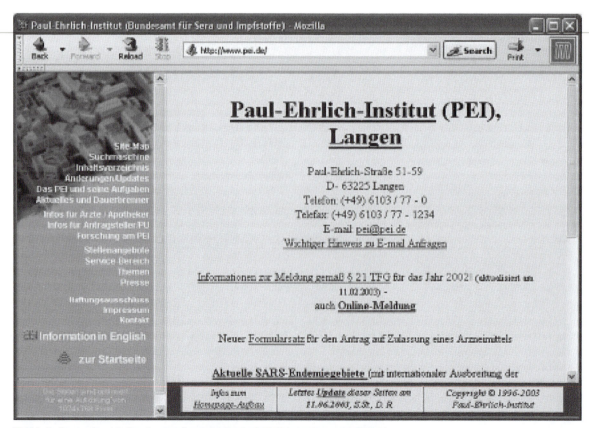

◨ **Abb. 3.** Screenshot – Online-Expertenberatung des Paul-Ehrlich-Institutes (PEI) (2003)

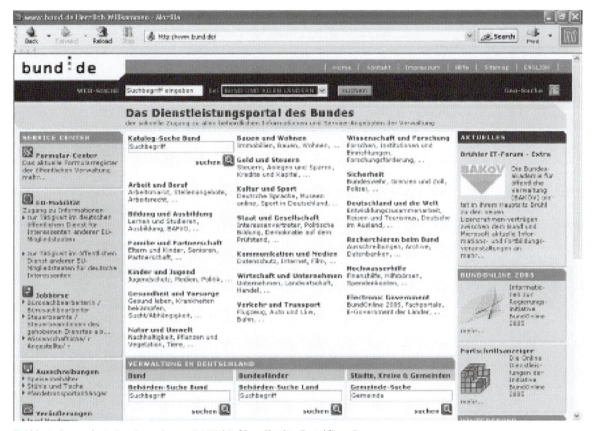

◘ Abb. 4. Screenshot – Bundesregierung (2003), künftiges Eintritts-Portal für e-Government

Umsetzung von BundOnline 2005

Ein so ambitioniertes Programm wie BundOnline 2005 erfolgreich und fristgerecht umzusetzen, verlangt eine sorgfältig geplante Strategie und Koordination. Die einzelnen Umsetzungsschritte sind detailliert im Umsetzungsplan festgelegt, der sich innerhalb des Internetauftritts der Bundesregierung – dem künftigen Eintritts-Portal für e-Government – finden lässt (s. ◘ Abb. 4).

Damit das Gesamtvorhaben erfolgreich und nachhaltig verwirklicht werden kann, erfolgt die Online-Bereitstellung der einzelnen Dienstleistungen dezentral in den jeweiligen Ressorts und deren nachgeordneten Behörden. Die Gesamtkoordination auf Seiten des Bundesministerium des Inneren (BMI) (2003) beinhaltet ein klar definiertes Berichts- und Kontrollwesen über den Fortgang des Projektverlaufes.

BundOnline 2005 ist das größte e-Government-Vorhaben in Europa. Erhebliche Investitionen sind notwendig. Der benötigte Finanzbedarf für BundOnline 2005 beziffert sich auf 1,65 Mrd. Euro. Dem erheblichen Investitionsbedarf steht aber auch ein beträchtliches Einsparpotenzial gegenüber. Die Planung geht davon aus, dass sich nach vollständiger Umsetzung bis zu 400 Millionen Euro jährlich in der Bundesverwaltung einsparen lassen.

Für die Bereitstellung aller Dienstleistungen sind IT-Architekturkomponenten notwendig, die zum Teil noch entwickelt werden müssen. Behördenübergreifend einsetzbare Basiskomponenten, wie zum Beispiel ein Formularserver, eine Zahlungsplattform oder die elektronische Signatur werden zentral bereitgestellt und von allen Behörden gemeinsam genutzt. Dafür werden behördenübergreifend einheitliche Standards eingeführt. Die Vermeidung von

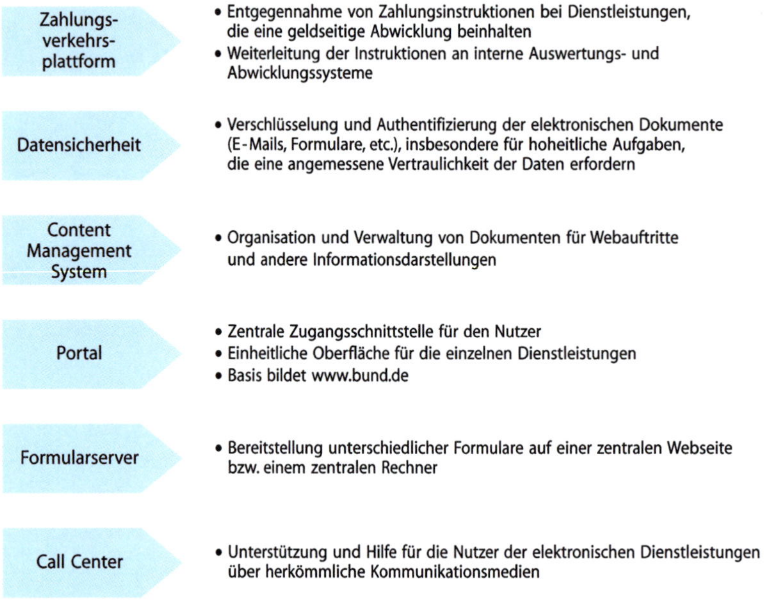

Zahlungsverkehrsplattform	• Entgegennahme von Zahlungsinstruktionen bei Dienstleistungen, die eine geldseitige Abwicklung beinhalten • Weiterleitung der Instruktionen an interne Auswertungs- und Abwicklungssysteme
Datensicherheit	• Verschlüsselung und Authentifizierung der elektronischen Dokumente (E-Mails, Formulare, etc.), insbesondere für hoheitliche Aufgaben, die eine angemessene Vertraulichkeit der Daten erfordern
Content Management System	• Organisation und Verwaltung von Dokumenten für Webauftritte und andere Informationsdarstellungen
Portal	• Zentrale Zugangsschnittstelle für den Nutzer • Einheitliche Oberfläche für die einzelnen Dienstleistungen • Basis bildet www.bund.de
Formularserver	• Bereitstellung unterschiedlicher Formulare auf einer zentralen Webseite bzw. einem zentralen Rechner
Call Center	• Unterstützung und Hilfe für die Nutzer der elektronischen Dienstleistungen über herkömmliche Kommunikationsmedien

Abb. 5. Beschreibung der behördenübergreifend bereitzustellenden Basiskomponenten

inkompatiblen Insellösungen ist als eine wesentliche Grundvoraussetzung für eine moderne Infrastruktur anzusehen. Insgesamt sind sechs verschiedene Basiskomponenten geplant (s. Abb. 5).

Eine wichtige Querschnittsaufgabe ist auch die **Datensicherheit** im Netz. Grundlage hierfür bildet der **Beschluss der Bundesregierung zur Sicherheit im elektronischen Rechts- und Geschäftsverkehr mit der Bundesverwaltung** (2003). Der Beschluss sieht vor, dass eine kohärente Gesamtlösung aller Aktivitäten der Bundesverwaltung gewährleistet wird.

Anknüpfungspunkte von e-Health und e-Government

Dem Potenzial von e-Health für ein patientenorientiertes und zukunftssicheres Gesundheitswesen stehen gewisse **Anfangsschwierigkeiten** gegenüber, teilweise ähnlich denen, die sich e-Government stellen muss. Als Voraussetzung für die flächendeckende Umsetzung von e-Health müssen auf der technischen Seite noch Fragen der Standards, der Netzsicherheit sowie der Haftung und des Datenschutzes geklärt werden. Zudem ist die Bereitschaft der Akteure, in die neuen Möglichkeiten zu investieren, teilweise noch zögerlich.

Eine weitere Gemeinsamkeit ist die **Datensicherheit,** welche auch für e-Government ein zentrales Thema ist. Denn ohne die notwendigen Voraussetzungen werden transaktionsorientierte Dienstleistungen rechtlich nicht durchführbar sein und die Bürger und Unternehmen werden auch nur dann die Angebote nutzen, wenn sie auf deren Sicherheit vertrauen. Zudem wird BundOnline 2005 die Kooperation mit den Ländern und Kommunen intensivieren, um auch dort von gemeinsamen Modellprojekten zu profitieren und gemeinsame Lösungen für Probleme zu finden. Darüber hinaus ist eine übergreifende Standardisierung anzustreben, um eine gebührende Breitenwirkung zu erzielen und damit die Größenvorteile eines flächendeckenden e-Government nutzen zu können.

Um auch von den Größenvorteilen eines flächendeckenden e-Government-Angebotes profitieren zu können, ist eine **ausreichende Breitenwirkung** erforderlich, die sich nur mithilfe einer übergreifenden Standardisierung erzielen lässt.

Eine wichtige Neuerung im Gesundheitswesen, die mit der weitreichenden Einführung von IT verbunden ist, ist die **e-Gesundheitskarte.** Eine Chipkarte, die über die jetzige Versichertenkarte hinausgeht, da sie eine Vielzahl an Informationen zu seinem Inhaber speichert. Zum Beispiel alle Daten zu dem Gesundheitsstatus und der Krankengeschichte des Patienten, eine Auflistung der eingenommenen Medikamente, mögliche Arzneimittelunverträglichkeiten etc. Diese e-Gesundheitskarte ist hilfreich beim Arztwechsel, in der Altenpflege, verhindert Doppeluntersuchungen und kann bei Notfällen womöglich Leben retten. Mit der Einführung der e-Gesundheitskarte erhalten die Patienten einen Zugewinn an Information und Transparenz. Selbstverständlich muss auch hierbei der Datenschutz gewährleistet sein. Die rechtlichen Voraussetzungen dafür wird die Bundesregierung schaffen und BundOnline 2005 hilft, die notwendigen technischen Grundlagen in den Bundesbehörden aufzubauen. Dabei zeigt sich, dass z. B. gerade in Fragen der Datensicherheit Erfahrungen zwischen e-Government und e-Health ausgetauscht werden können und sich eventuell gemeinsame Projekte initiieren lassen. BundOnline 2005 verbessert die notwendige technische Infrastruktur im **Bundesministerium für Gesundheit und Soziale Sicherung** (BMGS) (2003). Damit entstehen wichtige Anknüpfungspunkte für weitere e-Health-Initiativen sowie die Voraussetzungen für nächste Schritte im e-Health-Bereich, an denen das BMGS beteiligt ist. Außerdem können durch die Umsetzung von e-Government im BMGS Impulse an weitere Akteure, wie zum Beispiel Krankenhäuser, Ärzte und Krankenkassen gegeben und Verzahnungen zu den breiteren Entwicklungslinien der Informationsgesellschaft geschaffen werden.

Perspektiven

e-Government ist keine Zauberformel um alle Probleme in der Verwaltung und der Wirtschaft auf einen Schlag zu beseitigen; genauso wenig, wie e-Health die Zauberformel ist für die Heilung der Probleme im Gesundheitswesen. Nichts desto trotz handelt es sich um Schlüsselbegriffe, die den Eintritt Deutschlands in die Informationsgesellschaft kennzeichnen und erhebliche Verbesserungen ermöglichen. Beide Bereiche müssen ähnliche Hürden überwinden. Deswegen sollten die Akteure verstärkt den Dialog suchen, Erfahrungen austauschen, voneinander lernen und in möglichen Bereichen eventuell Modellprojekte etablieren. Die Bundesregierung schafft mit BundOnline 2005 eine moderne Verwaltungsstruktur und notwendige politische Rahmenbedingungen. Vor allem über das Bundesministerium für Gesundheit, das auch von e-Government profitieren wird, können die Anknüpfungspunkte zu e-Health verstärkt werden.

Public e-Health

Roland Brey

Einleitung

Das Internet ist gerade im medizinisch-wissenschaftlichen Bereich sprachlich nach wie vor stark angloamerikanisch geprägt. Die Bezeichnung Public Health kann nicht einfach wörtlich ins Deutsche mit Öffentliche Gesundheit übersetzt werden, da dieser Begriff im deutschen Sprachverständnis mit dem Öffentlichen Gesundheitsdienst assoziiert wird. „Public Health ist die Wissenschaft und Praxis der Krankheitsverhütung, Lebensverlängerung und der Förderung psychischen und physischen Wohlbefindens durch gemeindebezogene Maßnahmen". So lautet die Kurzfassung einer bereits 1920 formulierten Definition, die sich die Weltgesundheitsorganisation (WHO) (2003) 1952 zu eigen gemacht hat. In Deutschland findet man zu dieser Thematik eine oft auch für Fachleute unüberschaubare Begriffsvielfalt vor:

- Public Health,
- Gesundheitswissenschaften,
- Bevölkerungsmedizin,
- Öffentliche Gesundheitspflege,
- Sozialmedizin,
- Öffentliches Gesundheitswesen,
- Öffentlicher Gesundheitsdienst.

Allen gemeinsam ist eine Betrachtungsweise, die über das Individuum hinausgeht und sich auf Bevölkerungsgruppen, Gemeinschaften oder die ganze Bevölkerung ausrichtet. Während sich aber die Sozialmedizin als angewandte, bevölkerungsbezogene medizinische Disziplin versteht, sind Interdisziplinarität oder Multidisziplinarität zentrale Merkmale der Public Health Entwicklung, die in Deutschland Ende der 80er Jahre zur Schaffung der ersten Postgraduierten-Studiengängen nach angloamerikanischen Vorbildern geführt hat (Schwartz et al. 1998).

Nach einer neueren Definition umfasst Public Health „alle Analysen und Management-Ansätze, die sich vorwiegend auf ganze Populationen oder größere Subpopulationen beziehen, und zwar organisierbare Ansätze bzw. Systeme der Gesundheitsförderung, der Krankheitsverhütung und der Krankheitsbekämpfung unter Einsatz kulturell und medizinisch angemessener, wirksamer, ethisch und ökonomisch vertretbarer Mittel" (Gostomzyk JG (1996)).

Die Gegenstandsbereiche von Public Health-Gesundheitswissenschaften und Sozialmedizin überschneiden sich vielfach und beinhalten z. B. Epidemiologie, Prävention und Gesundheitsförderung, -versorgung und -struktur, Gesundheitssicherung und -ökonomie. Die Sozialmedizin erfüllt eine Brückenfunktion sowohl zu der eher theoretisch-wissenschaftlich ausgerichteten Public Health-Forschung als auch zum praxisorientierten Öffentlichen Gesundheitswesen. Dazu gehören im Öffentliche Gesundheitsdienst:

- die Gesundheitsverwaltung mit gegliedertem Aufbau von Bundes-, Landes- und kommunalen Einrichtungen
- die ärztlichen Dienste der Sozialversicherungen (Kranken- und Rentenversicherungen, Arbeitsverwaltung)
- der gewerbeärztliche Dienst
- das Sanitäts- und Gesundheitswesen der Bundeswehr
- der polizeiärztliche Dienst
- der ärztliche Dienst der Justizvollzugsanstalten.

Die Erkenntnis, dass eine am Individuum orientierte klinische Medizin wenig zur Lösung der wachsenden gesundheitspolitischen Probleme beitragen kann, hat zu einer sehr dynamischen Public Health-Bewegung und zu einer Renaissance des Öffentlichen Gesundheitsdienstes in Deutschland geführt. Für die "New" Public Health Bewegung steht die Salutogenese im Blickpunkt des wissenschaftlichen Interesses. Sie untersucht – im Gegensatz zur Pathogenese – personale und lebensweltliche Faktoren, die zur Erhaltung der Gesundheit beitragen. Der klassisch-präventive Ansatz wurde so durch ein umfassendes Verständnis der Gesundheitsförderung erweitert.

Die Politik unterstützt die Public Health-Forschung, weil sie von ihr Methoden und Strategien erwartet, mit denen die Herausforderungen bewältigt werden können, die sich für das Gesundheitswesen in Zukunft ergeben: der demographischen Bevölkerungsumbau, die zunehmende Mobilität der Bevölkerung, kostensteigernde neue medizinische Techniken bei gleichzeitig größer werdenden Finanzierungsproblemen und die hohen gesellschaftlichen Erwartungen.

Dabei fällt dem Öffentliche Gesundheitsdienst (ÖGD), also der Gesundheitsverwaltung auf Bundes-, Landes- und kommunaler Ebene, eine wesentliche Bedeutung zu, da er für Gesundheitsschutz und Gesundheitsfürsorge öffentlich-rechtlich zuständig ist (Schwartz FW et al. 1998). Verschiedene Bundesministerien, v. a. das Bundesministerium für Gesundheit und Soziale Sicherung (2003) mit seinen direkt unterstellten Fachbehörden wie dem Robert Koch-Institut (RKI) (2003) oder das Bundesministerium für Verbraucherschutz, Ernährung und Landwirtschaft mit dem Bundesinstitut für gesundheitlichen Verbraucherschutz und Veterinärmedizin sowie die Gesundheits- und Sozialministerien der Länder mit nachgeordneten Landesämtern und Behörden sorgen sich um die Öffentliche Gesundheit.

Auf unterster Ebene stehen die Gesundheitsämter in direktem Kontakt zum Bürger. Traditionelle Aufgaben wie Medizinalaufsicht, Begutachtung, Infektions- und Umwelthygiene, Gesundheitsvorsorge und Gesundheitshilfe werden durch neue oder modernisierte Bereiche wie Gesundheitsberichterstattung und Koordinierungsfunktionen z. B. im Bereich der Gesundheitsförderung erweitert. Der Öffentliche Gesundheitsdienst setzt vielfach medizinisch fachliche Erkenntnisse in staatliches gesundheitsbezogenes Handeln um und benötigt dafür die Anbindung an universitäre Forschung und Lehre (Zapf A und Stübner M (1999)).

Vernetzung und Kommunikation

Dass ein modernes Medium wie das Internet mit seiner charakteristischen Link-Struktur neue Möglichkeiten der Kommunikation und Vernetzung für Einrichtungen und Organisationen eröffnet, die in einem erweiterten Sinne der Öffentlichen Gesundheit zugeordnet werden können, war frühzeitig erkannt worden. Beispiele sind:

- das 1994 errichtete Europäische Online-Netzwerk „Salmnet" zur Überwachung von Salmonellosen (Fisher IST et al. (1994)),
- Towards a Global Public Health Information Network (G7 Glophin) der G7 Staaten und der Europäischen Kommission, ein 1995 initiiertes Projekt zur weltweiten Vernetzung von Datenbanken zu den Themen Infektionskrankheiten und Mortalitätsstatistiken.

In den USA waren schon vorher elektronische Surveillance-Systeme für übertragbare Krankheiten vom Centers for Disease Control and Prevention (CDC) (2003) eingeführt worden und fanden als Communicable Disease Report (CDR) im Internet ihre Fortsetzung (Vacalis TD et al. (1995)). Damit gelang es, Daten rasch zu sammeln, zu analysieren und in immer größeren internationalen Netzwerken auszutauschen. Diese dienen vor allem zur epidemiologischen Überwachung und zur Kontrolle bestimmter Infektionskrankheiten, also einer klassischen Public Health-Aufgabe.

Seit 1995 baut die Europäische Kommission mit dem Programm Interchange of Data between Administrations (IDA) (2003) europäische Netze zum elektronischen Datenaustausch zwischen Verwaltungen auf. Ein Projekt ist das European Public Health Information Network (EUPHIN II) (2003) mit mehreren Unterprojekten u. a. zur Gesundheitsberichterstattung und zu übertragbaren Krankheiten wie HIV und Tuberkulose (Dietzel G (2000)).

Die Weltgesundheitsorganisation (WHO) (2003) hat 1997 Telematik-Anwendungen zum Bestandteil ihrer „health-for-all Strategie" für das 21. Jahrhundert gemacht. Dabei wurde zwischen Telemedicine und Telehealth unterschieden:

"If telehealth is understood to mean the integration of telecommunications systems into the practice of protecting and promoting health, while telemedicine is the incorporation of these systems into curative medicine, then it must be acknowledged that telehealth corresponds more closely to the international activities in the field of public health. It covers education for health, public and community health, health systems development and epidemiology, whereas telemedicine is oriented more towards the clinical aspect." (World Health Organisation Press Release (1997)).

Schon heute steht eine Fülle von Informationen auf Websites, Newsgroups, Mailinglists im Internet bereit. WHO und CDC bieten Zugang zu epidemiologischen Daten und verbreiten Neuigkeiten über Krankheitsausbrüche (s. Abb. 1).

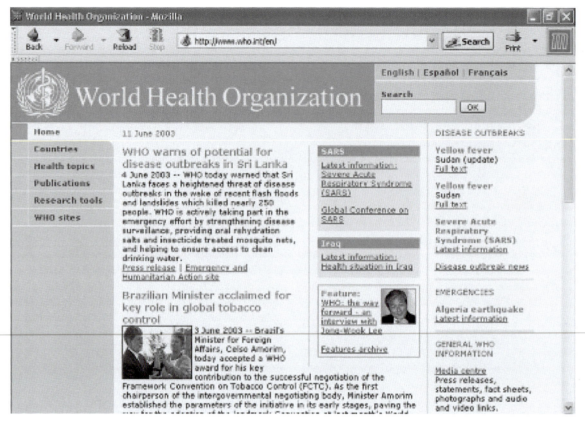

Abb. 1. Screenshot – World Health Organization (WHO) (2003)

Wie wichtig und wirksam das Internet sein kann, zeigte sich beim Schweren Akuten Resiratorischen Syndrom (SARS): zwischen Forschenden und Epidemiologen wurden ohne Konkurrenzdenken virtuelle Netzwerke aufgebaut, so dass in Rekordzeit der Erreger identifiziert, das Genom sequenziert, die klinischen Symptome definiert und die Übertragungswege erforscht werden konnten.

Auch die europäischen Länder haben ihren anfänglichen Rückstand aufgeholt:

Seit 1995 ist das französische SENTIWEB (Boussard E (1996)) im Web vertreten oder auch das **Epidemiologische Bulletin** (2003) des Robert Koch-Institutes. Weitere Beispiele sind:

— **Deutsche Koordinierungsstelle für Gesundheitswissenschaften** (2003)
— Öffentliche Gesundheit für eine gesunde Öffentlichkeit – Public Health im Internet (2003)
— **Electronic Public Health** (2003)
— **The WWW Virtual Library – Public Health** (2003)

Aus- und Fortbildung werden durch das Internet wesentlich erleichtert, wenn nicht revolutioniert. Ein Beispiel ist die offene, freizugängliche **Supercourse – Epidemiology, the Internet and Global Health** (2003). Das Internet hat sein multimediales und interaktives Potential noch lange nicht ausgeschöpft und wird künftig sicherlich das schon seit einigen Jahren in der medizinischen Aus- und Weiterbildung eingesetzte Tele-Teaching im Bereich Public Health entscheidend voranbringen. Ein internetgestützter internationaler Kurs in Healthcare Management mit deutscher Beteiligung wird seit 1997 von mehreren Universitäten und Instituten entwickelt mit dem Ziel, die Kommunikation zwischen Managern des Gesundheitswesens aus unterschiedli-

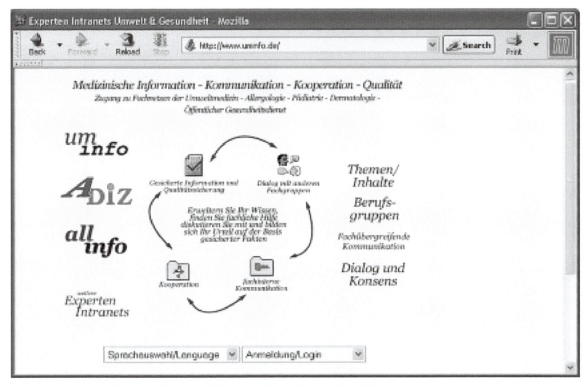

◘ **Abb. 2. Screenshot** – Umweltmedizinisches Informationsforum (UmInFo.de) (2003)

chen Gesundheitssystemen zu fördern sowie neue nationale Strategien zu etablieren (Diercks M-L et al. (2000)).

Ähnliche Entwicklungen sind auch beim Öffentlichen Gesundheitsdienst in Deutschland zu erkennen bzw. sind teilweise bereits realisiert. Ein Mailbox-System mit dem Namen Umweltmedizinisches Informationsforum (UmInFo.de) (2003) dient seit 1994 als zentrales Informationsnetz der Umweltmedizin und des Öffentlichen Gesundheitsdienstes mit geschlossenen Foren für verschiedene Benutzergruppen wie die Gesundheitsämter. Die Umstellung auf die Internettechnik ist inzwischen erfolgt (s. ◘ Abb. 2).

Das Robert Koch-Institut (RKI) (2003), das auf seiner Homepage umfangreiche und für alle frei zugängliche Fachinformationen etwa zu Infektionskrankheiten, Gesundheitsberichterstattung, Gentechnik präsentiert, leistet seit Jahren einen bedeutenden Beitrag für die Online-Fortbildung des ÖGD.

Ein Ausbau ihrer Internetaktivitäten ist auch von den Landesinstituten und -gesundheitsämtern sowie von den Akademien für das Öffentliche Gesundheitswesen in Düsseldorf (2003) oder in München zu erwarten. Eventuell können künftig Fortbildungsmodule online angeboten werden.

Öffentlicher Zugang zur Fachliteratur

Neben dem Zugang zu Fachinformationen der eigenen Institutionen und Organisationen schafft das Internet die Möglichkeit, wissenschaftliche Veröffentlichungen bequem und kostengünstig abzurufen. Für die Public Health-Forschung oder die Arbeit im Gesundheitsamt z. B. bei Begutachtungen bietet das weltweite Netz Datenbanken, Fachzeitschriften, medizinische Online- Dienste, Leitlinien, Tageszeitungen, Magazine, etc. Am bekanntesten ist die Literaturdatenbank MedLine der US National Library of Medicine (2003), in der z. B. über PubMed kostenlos recherchiert werden kann (Entrez-PubMed (2003)).

Das Deutsche Institut für Medizinische Dokumentation und Information (DIMDI) (2003), eine dem Bundes-

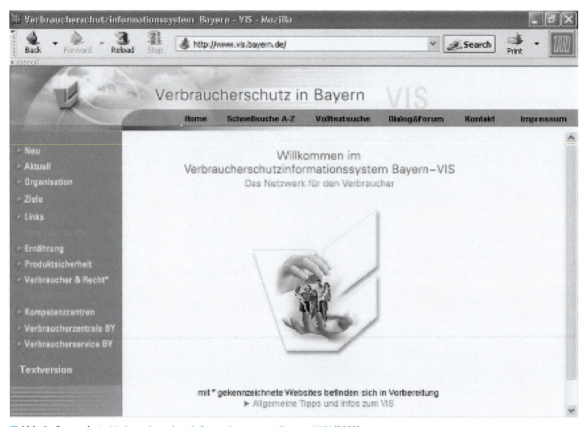

◘ Abb. 3. Screenshot – **Verbraucherschutzinformationssystem Bayern (VIB) (2003)**

gesundheitsministerium nachgeordnete Behörde, eröffnet online den Zugang zu ca. 100 Datenbanken aus dem gesamten Bereich der **biowissenschaftlichen Disziplinen** und den **Sozialwissenschaften**, darunter **SOMED**, eine Literaturdatenbank des **Landesinstitutes für den Öffentlichen Gesundheitsdienst des Landes Nordrhein-Westfalen (LÖGD)** (2003) auf den Gebieten Sozialmedizin und Public Health.

Ein aus **globaler Public Health-Perspektive** sehr wichtiges Projekt hat die WHO zusammen mit anderen Partnern wie privaten Stiftungen, Internet Providern und Verlagen gestartet: Entwicklungsländer erhalten einen verbilligten bzw. teilweise einen Gratis-Zugang zu rund tausend der wichtigsten Fachzeitschriften (**World Health Organisation Press Release** (2001)). Diese Initiative ist Teil des Programms "Health InterNetwork" der Vereinten Nationen, die durch den weltweiten Austausch von Gesundheitsinformationen die Öffentliche Gesundheit/Gesundheitsfürsorge in den armen Ländern, die durch die übertragbaren Krankheiten HIV/AIDS, Malaria und Tuberkulose besonders bedroht werden, verbessern wollen. Die Möglichkeit zu einer **virtuellen Teilnahme an einem wissenschaftlichen Kongress** ist derzeit zwar schon vereinzelt realisiert worden, aber wegen der noch nicht befriedigenden Technik eher perspektivisch von Bedeutung.

Internet als Präventionsmedium

Das Internet ist jedoch nicht nur ein hervorragendes Medium für den wissenschaftlichen Informationsaustausch sondern auch ein Kommunikationsmedium, das den Begriffen Public Health bzw. Öffentliche Gesundheit zu einer größeren gesellschaftlich-politischen Anerkennung verhelfen könnte. Als ein erster Ansatz ist beispielhaft das **Verbraucher-**

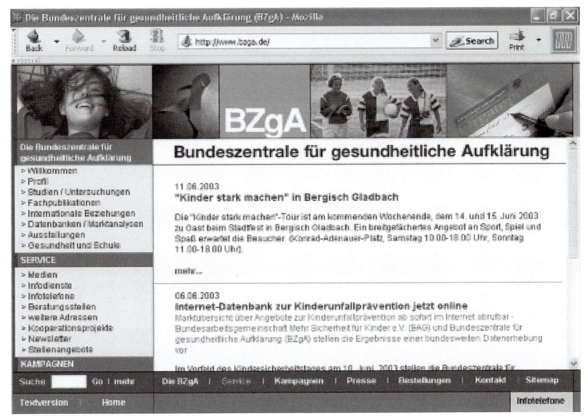

◘ Abb. 4. Screenshot – Bundeszentrale für gesundheitliche Aufklärung (BzgA) (2003)

schutzinformationssystem Bayern (VIB) (2003) zu nennen (s. ◘ Abb. 3).

Eine in Abgrenzung zur Telemedizin der kurativen Medizin als Telepreventive medicine bezeichnet die neue Disziplin als "the autobahn to health" (La Porte RE (1996)), im 21. Jahrhundert werde danach die Ära der Teleprävention beginnen. Eysenbach hat wiederholt die Bedeutung des Internets für Prävention, Gesundheitsförderung und evidenzbasierte Medizin herausgearbeitet (Eysenbach G (1997) oder Eysenbach G et al. (1999)). Das Medium Internet biete durch seine Reichweite und die Möglichkeit zur bi-direktionalen Kommunikation enorme Chancen. So könnten über elektronische Fragebögen individuumspezifische Bedürfnisse erfasst und in einem zweiten Schritt Gesundheitsinformationen individuumorientiert aufbereitet werden. Die Informationen über Patienten könnten für epidemiologische Fragestellungen im Sinne einer Teleepidemiologie ausgewertet werden, wie es z. B. im Rahmen des Neurodermitis-Informationssystems der Uni Erlangen bereits erprobt worden ist (NeurodermIS (2002)). Sensitive Daten lassen sich durch die Intranet-Technologie übermitteln und kontrolliert auswerten.

Den Chancen stünden auch Risiken gegenüber wie z. B. das Problem der Qualität und Seriosität medizinischer Informationen. Es sich die Frage, ob sich die mangelhafte Zuverlässigkeit negativ auswirke oder gar eine Gefahr für die öffentliche Gesundheit darstelle. Gesundheitsinformationen gehören zu den von Internetnutzern meistgesuchten Themen. Die anfängliche Euphorie vieler Internetnutzer weicht häufig einer Frustration angesichts einer Flut von unüberschaubaren und unüberprüfbaren Informationsangeboten. Gütesiegel wie das Aktionsforum Gesundheitsinformationssystem (afgis) (2003) des Bundesministeriums

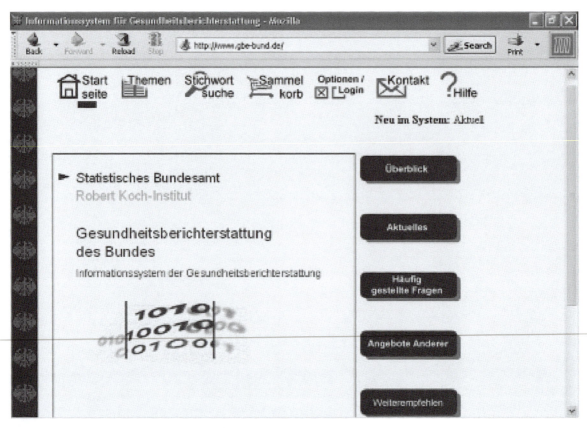

Abb. 5. Screenshot – Gesundheitsberichterstattung (GBE) des Bundes (2003)

für Gesundheit und Soziale Sicherung (BMGS) (2003) sollen dem entgegenwirken.

Der Patienteninformationsdienst der Ärztlichen Zentralstelle Qualitätssicherung (ÄZQ) (2002) will qualitätsgeprüfte Laieninformationen zu zahlreichen Erkrankungsbildern anbieten. Zusammen mit der Abteilung für Epidemiologie, Sozialmedizin und Gesundheitssystemforschung der Medizinischen Hochschule Hannover wurde dafür das im Ausland entwickelte so genannte DISCERN-Instrument in eine deutsche Fassung übersetzt (DISCERN-Online (2002)). Künftig wird ebenfalls die Vergabe eines entsprechenden Gütesiegels angestrebt.

Perspektiven

Zunehmendes Problem in unserer Gesellschaft ist die Informationsüberflutung, die durch das Internet erheblich verstärkt wird. Nachrichten erreichen uns blitzschnell, ohne dass eine fachliche Überprüfung und Bewertung vorgenommen. Die Funktionsweise der Medien lässt sich nicht immer mit einer wissenschaftlich orientierten und fachlich differenzierten Betrachtungsweise in Einklang bringen. Dies kann zu unnötigen Ängsten und sogar gefährlichen Verhaltensweisen beim Patienten führen, wenn etwa unseriösen Ratschlägen und Therapieempfehlungen gefolgt wird (Emmrich M (2001).

Für die Einrichtungen und Organisationen, die der Öffentlichen Gesundheit zugeordnet werden können, ergeben sich aus dieser Entwicklung wichtige Chancen und Aufgaben: Gerade sie sind für eine Lotsenfunktion für Bürger und Patienten prädestiniert, da sie keine kommerziellen Interessen verfolgen und über ein häufig nicht bekanntes fachliches Wissen verfügen, so dass bevölkerungsmedizinisch relevante Informationen sachlich und kompetent vermittelt werden können. Der Öffentliche Gesundheitsdienst (ÖGD) kann hier eine wichtige Mittlerrolle übernehmen und gesundheitliche Aufklärung und Beratung zu den Themen wie Infektionskrankheiten, Umweltmedizin oder Sucht leisten. Entsprechende Angebote sind im Netz bereits vorhanden, müssen aber noch ausgebaut werden, um besser wahrgenommen zu werden. Beispiele sind die Webseiten der Bundeszentrale für gesundheitliche Aufklärung (BzgA) (2003) (s. Abb. 4), des Bundesinstituts für Risikobewertung (BfR) (2003) oder die umfangreichen Homepages der Gesundheitsämter Dachau und Garmisch-Partenkirchen (2003).

Gesundheitsämter haben die Aufgabe, lokal bedeutsame medizinische Fakten, die für die ortsansässige Bevölkerung von Belang sind, seriös zu vermitteln (DÖRR M (2001)). Eine moderne Gesundheitsberichterstattung gilt als Zukunftsaufgabe des ÖGD und soll die Grundlagen für sinnvolle präventive Maßnahmen liefern. Der Bund erfüllt mit seinen Internetseiten zur Gesundheitsberichterstattung eine Vorreiterrolle, der immer mehr Länder und Kommunen folgen (s. Abb. 5).

Für Public Health bzw. Öffentliche Gesundheit bietet das Internet die Chance, die eigenen Anliegen in neuer Form an die Öffentlichkeit zu bringen und vor allem der Gesundheitsförderung und Prävention zu einem höheren Stellenwert zu verhelfen. „Gesundheit öffentlich zu machen" kann somit eine zusätzliche Wortbedeutung für den erweiterten Begriff der Öffentlichen Gesundheit werden. Voraussetzung dafür ist aber ein offensiver Umgang mit den neuen Medien verbunden mit einer engen Kooperation zwischen allen Beteiligten. Sonst ist die Gefahr für den Öffentlichem Gesundheitsdienst groß, mit dieser sehr dynamischen Entwicklung nicht Schritt halten zu können und von anderen, vor allem finanzkräftigeren kommerziellen Anbietern auf Kosten einer unabhängigen Verbraucheraufklärung an den Rand gedrängt zu werden.

Quellenverzeichnis

ACP Journal Club (2003): Zeitschrift des ACP Journal Club herausgegeben vom American College of Physicians, http://www.acpjc.org, Abfrage: 15.09.2003

AGIREV (2003): Studie zur Internet-Nutzung der Arbeitsgemeinschaft Internet Research e.V., http://www.agirev.de, http://www.wuv.de/daten/studien/042003/711/, Abfrage: 15.09.2003

Akademie für öffentliches Gesundheitswesen in Düsseldorf (2003): Informationsseite der Akademie bzgl. Aus Fort- und Weiterbildung für Berufe des öffentlichen Gesundheitswesens, http://www.afoeg.nrw.de, Abfrage: 15.09.2003

Akademie für das Öffentliche Gesundheitswesen in München (2003): Informationsseite der Akademie bzgl. Aus-, Fort- und Weiterbildung für Berufe des öffentlichen Gesundheitswesens, viele Links, http://www.afoeg.bayern.de, Abfrage: 15.09.2003

Aktionsforum Gesundheitsinformationssystem (afgis) (2003):Von dem Bundesministerium für Gesundheit und Soziale Sicherung initiiertes Aktionsforum von Organisationen, Verbänden, Körperschaften, Unternehmen u.a. zur Qualitätssicherung von Gesundheitsinformationen im Internet c/o Bundesvereinigung für Gesundheit e.V., Osnabrück, http://www.afgis.de, Abfrage: 15.09.2003

A.L.I.C.E. AI Foundation (2003): Site mit Ressourcen zur Artificial Intelligence Meta Language, http://www.alicebot.org/, Abfrage: 15.09.2003

Amelung V, Schumacher H (2000): Managed Care: neue Wege im Gesundheitswesen, Gabler Verlag, Wiesbaden, 2000

Antes G, Donner-Banzhoff N, Dreykluft H, Falck-Ytter Y, Gibis B, Güntert A, Herholz H, Kunz R, Lelgemann M, Lehmann F, Paech S, Raspe H, Rheinberger P, Sänger S, Schrappe J, Steurer J, Windeler J, Jonitz G, Weingart O, Ollenschläger G (2002): Curriculum Evidenzbasierte Medizin. Ärztliche Zentralstelle Qualitätssicherung (Bundesärztekammer/Kassenärztliche Bundesvereinigung) in Zusammenarbeit mit dem Deutschen Netzwerk Evidenzbasierte Medizin. Mai 2002

BKK Opel (2003): Website der Betriebskrankenkasse mit umfassenden Informationen und Serviceleistungen, http://www.bkk-opel.de, Abfrage: 15.09.2003

Balas EA, Boren SA (2000): Managing clinical knowledge for health care improvement. In: Yearbook of Medical Informatics 2000. Schattauer Verlagsgesellschaft, Stuttgart, 65

Baumberger J (2001): So funktioniert Managed Care, Thieme-Verlag, Stuttgart, New York, 2001

Baur A, Dethlefs S, Van Husen G, Merbercks M (2001): E-Health in Deutschland, Entwicklung einer neuen Welt. In: Salfeld, R. und Wettke, J. (Hrsg.): Die Zukunft des deutschen Gesundheitswesens: Perspektiven und Konzepte, Springer Verlag, Berlin, Heidelberg, 2001, 21 - 30

Baur A, Böcker K (2001): Integrierte Versorgung in Deutschland: potemkinsches Dorf oder Zukunft des Gesundheitswesens. In: Saalfeld R, Wettke J (Hrsg.), Die Zukunft des deutschen Gesundheitswesens: Perspektiven und Konzepte, Springer Verlag, Berlin, Heidelberg, 2001, 7 - 19

Beschluss der Bundesregierung zur Sicherheit im elektronischen Rechts- und Geschäftsverkehr mit der Bundesverwaltung (2003): Online-Publikation auf der Webseite des Bundesamtes für Sicherheit in der Informationstechnik (BSI), http://www.bsi.de/esig/lit/kab160102.pdf, Abfrage: 15.09.2003

Boussard E, Flahault A, Vibert J-F, Valleron A-J. (1996): Sentiweb – French communicable disease surveillance on the worldwide web. BMJ (1996); 313, 1381-1382, http://www.bmj.com/cgi/content/full/313/7069/1381, Abfrage: 15.09.2003

Brand H, Schmacke N. (1998): Der öffentliche Gesundheitsdienst In: Schwartz FW, Badura B, Leidl R, Raspe H,Siegrist J (Hrsg.). Das Public Health Buch, S. 259-268. Verlag Urban&Schwarzenberg, Berlin, München, Baltimore,1998

Brill C-W (2000): Referenzanwendung elektronisches Rezept. In: Aktionsforum Telematik im Gesundheitswesen – Erwartungen der Partner im Gesundheitswesen an eine moderne Infrastruktur, Gesellschaft für Versicherungswissenschaft und -gestaltung e.V., Baden-Baden, 2000, 68-71

Brill C-W, Dietrich ES, Hannemann A, Sendatzki V, Zöpfgen D (2001): Management-Papier „Elektronisches Rezept", http://www.pkv.de/telematik/atg-managementpapier_el-rezept_stand_09-05-2001_print_copy.pdf, Abfrage: 15.09.2003

Brösskamp-Stone U, Kickbusch I, Walter U . (1998): Gesundheitsförderung In: Schwartz FW, Badura B, Leidl R, Raspe H, Siegrist J (Hrsg.). Das Public Health Buch,S. 141-150. Verlag Urban&Schwarzenberg, Berlin, München, Baltimore,1998

Bundesinstitut für Arzneimittel und Medizinprodukte (BfArM) (2003): Bundesoberbehörde im Geschäftsbereich des Bundesministeriums für Gesundheit und Soziale Sicherung (BMGS) u.a. für die Zulassung von Arzneimitteln, http://www.bfarm.de/de/index.php, Abfrage: 15.09.2003

Bundesministerium des Inneren (BMI) (2003): Informationen des Bundesministeriums des Inneren (BMI), http://www.bmi.bund.de, Abfrage: 15.09.2003

Bundesministerium für Gesundheit und Soziale Sicherung (BMGS) (2003): Aktuelle Informationen des BMGS zu Arbeitsfeldern, Veröffentlichungen, Rechtsvorschriften u.v.m., http://www.bmgesundheit.de, Abfrage: 15.09.2003

Quellenverzeichnis

Bundesverband Managed Care e.V. (2003): Bundesweiter pluralistischer Verein für innovative Systementwicklung im Gesundheitswesen, http://www.bvmanagedcare.de, Abfrage: 15.09.2003

Bundeszentrale für gesundheitliche Aufklärung (BZgA) (2003): Informationen der BZgA zur Bundeszentrale, deren Kampagnen und Service (Medien, Infotelefon, Beratungsstellen etc.), http://www.bzga.de, Abfrage: 15.09.2003

Bundesinstitut für Risikobewertung (BfR) (2003): Wissenschaftliche Einrichtung der Bundesrepublik Deutschland für Fragestellungen zu Lebensmittelsicherheit und zum gesundheitlichen Verbraucherschutz, http://www.bfr.bund.de, Abfrage: 15.09.2003

Bundesregierung (2003): Dienstleistungsportal, http://www.bund.de, Abfrage: 15.09.2003

Centers for Disease Control and Prevention (CDC) (2003): Informationsseite des CDC mit aktuellen Nachrichten, Gesundheitsthemen, Publikationen und Statistiken, http://www.cdc.gov, Abfrage: 15.09.2003

Clinical Evidence (2003): Informationsportal für Leitlinien von der British Medical Journal Group, http://www.clinicalevidence.com, Abfrage: 15.09.2003

Cochrane AL (1972): Effectiveness and Efficiency. Random Reflections on Health Services. London: Nuffield Provincial Hospitals Trust, 1972. (Reprinted in 1989 in association with BMJ, Reprinted in 1999 for Nuffield Trust by the Royal Society of Medicine Press, London)

Cochrane Collaboration (CC) (2004): Internationales Netzwerk aus Medizinern, Statistikern und Gesundheitswissenschaftlern, http://www.cochrane.org, ab 2004 voraussichtlich http://wileyeurope.com/go/cochrane, Abfrage: 15.09.2003

Cochrane Library (2003): Systematische Übersichtsarbeiten, http://www.update-software.com, Abfrage: 15.09.2003

Community für an Depression Erkrankte (2003): Chatforum und Informationen zum Krankheitsbild, http://community.netdoktor.com/ccs/de/depression/index.jsp, Abfrage: 15.09.2003

Covell DG, Umann GC, Manning PR (1985): Information needs in office practice: are they being met? Ann Intern Med (1985); Oct, 103, 4, 596-599

Davidoff F, Haynes B, Sackett DL, Smith R (1995): Evidence based Medicine: an new journal to help doctors identify the information they need. BMJ (1995);310, 1085-1086

Deutsche BKK (2003): Gesetzliche Krankenkasse und Betriebskasse der Deutschen Telekom, der Deutschen Postbank und der Volkswagen AG, http://www.diebkk.de, Abfrage: 15.09.2003

Deutsche Koordinierungsstelle für Gesundheitswissenschaften (DKGW) (2003): Informationsseite bzgl. der DKGW, Public Health (Studiengänge, Links, Forschungsverbünden), http://www.medsoz.uni-freiburg.de/dkgw, Abfrage: 15.09.2003

Deutsche Krankenversicherung AG (DKV) (2003): Europas größte private Krankenversicherung, Köln, http://www.dkv.com, Abfrage: 15.09.2003

Deutsches Gesundheitsnetz (DGN) (2003): DGN Service GmbH, Online Lösungen für Ärzte, http://www.dgn.de, Abfrage: 15.09.2003

Diercks M-L, Leyen VvD. Ud.U, Lerch M. (2000): "Looking Over The Horizon". ..Public Health Forum 27, März 2000; 24

Deutsches Institut für Medizinische Dokumentation und Information (DIMDI) (2003): Datenbanksuchmaske für biowissenschaftliche Disziplinen und Sozialwissenschaften, Deutsches Institut für Medizinische Dokumentation und Information, http://gripsdb.dimdi.de, Abfrage: 15.09.2003

Deutsches Netzwerk Evidenzbasierte Medizin (DNEbM) (2003): Eingetragener Verein, Quellen zum Eigenstudium der evidenzbasierten Medizin, http://www.ebm-netzwerk.de, Abfrage: 15.09.2003

Dietzel G (2000): Telematik - Neue Kommunikationswege für Public Health. Public Health Forum 27, März 2000; 4-5

Dörr M (2001): Gesundheitsämter im Internet-Chance für den Öffentlichen Gesundheitsdienst. In: Dt. Ärzteblatt (2001); 98, Heft 7, A 376-378, http://www.aerzteblatt.de/archiv/artikel.asp?id=26035, Abfrage: 15.09.2003

Dierks ML, Bitzer EM, Lerch M, Martin S, Rösler S, Schienkiewitz A, Siebeneick S, Schwartz FW (2001): Patientensouveränität – Der autonome Patient im Mittelpunkt, Akademie für Technologiefolgenabschätzung in Baden-Württemberg, Arbeitsbericht, Nr. 195/August 2001, Stuttgart, 2001

Dietzel GTW (2002): E-Health und Gesundheitstelematik – Herausforderungen und Chancen. Deutsches Ärzteblatt (2001); 98, 4, A158-161

DISCERN-Online (2003): - Qualitätskriterien für Patienteninformationen, http://www.discern.de, Abfrage: 15.09.2003

drugcom (2003): Online-Beratung für Jugendliche zum Thema Drogen von der Bundeszentrale für Gesundheitliche Aufklärung (BzGA), http://www.drugcom.de, Abfrage: 15.09.2003

Dugas M. (2000): Perspektiven für Datenerhebung im Internet. Public Health Forum 27 (März 2000) 7

Electronic Public Health Development Project (EPHDP) (2003): Fachportal des Institute of Health Sciences (IHS), University of Oxford, http://www.ephdp.demon.co.uk, Abfrage: 15.09.2003

Elsner CH, Meyer P, Helbing K, Hindricks G (2002): Natural speaking Software Agents for patient education before rhythmologic intervention: Preliminary results from an AIML prototype. HealthCare meets Medical Informatics & Innovations, HealthCare MMII Congress from 20 - 22th October 2002 in Edinburgh

EMBASE-Datenbank von Elsevier Science (2003): Biomedizinische und Pharmakologische Datenbank, http://www.elsevier.com/locate/embase, Abfrage: 15.09.2003

Emmrich M (2001): Haifischknorpel und U-Boote, Dr. med. Mabuse Nr. 125, http://www.akh-wien.ac.at/agmb/mbi/2001_2/31-33.pdf, – Haifischknorpel und U-Boote – Michael Emmrich Abfrage: 15.09.2003

Entrez-PubMed (2003): Online-Suchmaske für die Literaturdatenbank MedLine der US National Library of Medicine (NLM), Bethesda, USA, http://www.nlm.nih.gov/libserv.html, Abfrage: 15.09.2003

Epidemiologisches Bulletin (2003): Online Zugriff auf das vom Robert-Koch-Institut herausgegebene Epidemiologische Bulletin, http://www.rki.de/infekt/epibull/epi.htm, Abfrage: 15.09.2003

epocrates (2003): Arzneimitteldatenbank mit Anbindung an Personal Digital Assistants, http://www.epocrates.com, Abfrage: 15.09.2003

EUROBAROMETER 126 (2002): „'MIS' Medecins Generalistes". Réalisé par EOS Gallup Europe à la demande de al Commission eruopéenne Direction Générale „Société de l'Information". Sondage: Mai-Juin 2002, Rapport Analythique: 19-7-2002

European Health Telematics Association (EHTEL) (2003): EHTEL T6 – Thematic Working Group on Legal and Ethical Issues. Green Paper: Legal aspects of health telematics (version 5.0), Brussels, http://www.ehtel.org/SHBlob.asp?WCI=ShowD&F=english%2FGreen+Paper+Version+5.0+-+Final.doc, Abfrage: 15.09.2003

European Public Health Information Network (EUPHIN II) (2003): Projekt des EU-Programms Interchange of Data between Administrations (IDA), http://europa.eu.int/ISPO/ida/jsps/index.jsp?fuseAction=sh

owDocument&documentID=91&parent=chapter&preChapterID=0-16-42, Abfrage: 15.09.2003

Eysenbach G. (2000): Cybermedizin und globale Kommunikation. Public Health Forum 27 (März 2000) 2-3

Eysenbach G (1997): Präventivmedizin und Internet-Prävention durch Information. In: Allhoff PG, Leidel J, Ollenschläger G, Voigt HP (Hrsg.) Präventivmedizin (5.Nachlieferung/6.Auflage) . Springer Verlag, Berlin, Heidelberg 1997

Eysenbach G, Sa ER, Diepgen TL. (1999): Shopping around the internet today and tomorrow: towards the millennium of cybermedicine. BMJ (1999); 319, 1294, http://www.bmj.com/cgi/content/full/319/7220/1294, Abfrage: 15.09.2003

evimed (2003): Deutschsprachiges Informationsportal für evidenzbasierte Studienergebnisse, http://www.evimed.ch, Abfrage: 15.09.2003

Fauci A, Braunwald E, Isselbacher KJ, Martin JB (1998): Harrison's Principle of Internal Medicine 14 edition. McGraw-Hill (1998); 1927

Fisher IST, Rowe B, Bartlett C, Gill O Noël. (1994): "Salm-Net" laboratory-based surveillance of human salmonella infections in Europe. PHLS Microbiology Digest (1994); 11, 181-182

Flottorp S, Oxman AD, Havelsrud K, Treweek S, Herrin J (2002): Cluster randomised controlled trial of tailored interventions to improve the management of urinary tract infections in women and sore throat. BMJ (2002); 325, 367-370

Fortney JA (1999): Assessing recall and understanding of informed consent in a contraceptive clinical trial. Stud Fam Plann 1999 Dec;30(4): 339-46

Gesundheitsämter Dachau und Garmisch (2003): Informationsseiten der Gesundheitsämter Dachau und Garmisch (Hauptthemengebiete: Gesundheitsförderung, Infektionsschutz , Umwelthygiene, Gesundheitsberichterstattung, Gesundheitsgesetze und Gesundheitsbehörden), http://www.gesundheitsamt.de, Abfrage: 15.09.2003

Gesundheitsberichterstattung (GBE) des Bundes (2003): GBE des Bundes online c/o Statistisches Bundesamt und Robert Koch-Institut, http://www.gbe-bund.de, Abfrage: 15.09.2003

GfK Online Monitor (2003): Unter Mitwirkung der G+J Electronic Media Sales GmbH periodisch durchgeführte repräsentative Studien zur Internet-Nutzung, http://www.ems.guj.de/, Abfrage: 15.09.2003

Gmünder ErsatzKasse (GEK) (2003): Krankenkasse und Betreiber von Therapie.net, http://www.gek.de, Abfrage: 15.09.2003

Gostomzyk JG (1996): Sozialmedizin und öffentlicher Gesundheitsdienst. Gesundheitswesen (1996); 58, Sonderheft 3, 194-199

Griffin JP, Griffin JR (1996): Informing the patient. Journal of the Royal College of Physicians of London (1996); 30, 2, 107-11

Guyatt G, Rennie D (2002): Users` Guides to the Medical Literature: Essentials of Evidence-Based Clinical Practice, AMAPress New York, 2002

Hekkenberg RJ, Irish JC, Rotstein LE, Brown DH, Gullane PJ (1997): Informed consent in head and neck surgery: how much do patients actually remember? J Otolaryngol 1997 Jun;26(3):155-9

InfoPOEMs (2003): Klinisches Benachrichtigungssystem, Beantwortung klinischer Medizinfragen und Informationen, http://www.infopoems.com, Abfrage: 15.09.2003

Innovacare (2003): Gesundheitsberater im Internet, http://www.innovacare.de, Abfrage: 15.09.2003

Institute of Medicine (IOM) (2003): Berichte des Institute of Medicine, Washington, USA, http://www.iom.edu, Abfrage: 15.09.2003

Interchange of Data between Administrations (IDA) (2003): EU-Programm zum Aufbau elektronischer Netze für den digitalen Datenaustausch zwischen Verwaltungen, http://europa.eu.int/ISPO/ida/jsps/index.jsp?fuseAction=home, Abfrage: 15.09.2003

Journal Watch (2003): Zusammenfassungen und Kommentare der Autoren der wichtigsten Artikel aus 60 bedeutenden medizinischen Fachzeitschriften für Kliniker von den Herausgebern des New England Journal of Medicine (NEJM), http://www.jwatch.org, Abfrage: 15.09.2003

Kaiser R, Kortmann A (2002): „Mißbrauch" von Bereitschaftsdienst zu Routinetätigkeit und Unzufriedenheit mit dem gewählten Beruf bei hessischen Krankenhausärzten. Hessisches Ärzteblatt (2002); 3, 128-131

Kirchgeorg M, Endress S (2001): Patienten suchen und finden Gesundheitsinformationen im Internet, E-Health als Chance die Effizienz des Gesundheitswesens zu verbessern. Hessisches Ärzteblatt (2001); 9, 437 - 441

Knopf AA (1995): Being Digital. New York, CT, 1995

Kottmair S, Gerlach K, Lederer J, Westphal D, Kaeding A, Piwernetz K (1997): Feasibility of an Intranet-Solution for Diabetes Disease Management in a Routine Health Care Environment. Poster-Beitrag 16th International Diabetes Federation Congress Helsinki 20.– 25. Juli 1997. Diabetologia (1997); 40, Suppl. 1, A 645

La Porte RE (1996): . Commentary: Telepreventive medicine-the autobahn to health. BMJ (1996); 313, 1383-1384, http://www.bmj.com/cgi/content/full/313/7069/1383/a, Abfrage: 15.09.2003

Landesinstitut für den Öffentlichen Gesundheitsdienst des Landes Nordrhein-Westfalen (LÖGD) (2003): Informationen des LÖGD zu: Gesundheitspolitik, Gesundheitsförderung, Gesundheitsberichterstattung, Umwelt und Gesundheit, Infektionsschutz und Arzneimittelsicherheit, lögd http://www.loegd.nrw.de, Abfrage: 15.09.2003

Eysenbach G. Cybermedizin und globale Kommunikation. Public Health Forum 27 (März 2000) 2-3

Lauterbach KW (1999): Modebegriffe mit Hochkonjunktur. Deutsches Ärzteblatt (1999); 34/35, 2128-2131

Leiner F, Graus W, Haux R, Knaup-Gregori P (1999): Medizinische Dokumentation, Lehrbuch und Leitfaden für die Praxis, 3. neubearbeitete und erweiterte Auflage, Schattauer Verlag, Stuttgart, 1999

Leitlinien-Informationsangebot des Ärztlichen Zentrums für Qualität in der Medizin (2003): Übersichtsseite zu Leitlinien und Leitlinien-Clearingverfahren, http://www.leitlinien.de, Abfrage: 15.09.2003

Lanzola G, Gatti L, Falasconi S (1999): A framework for building cooperative software agents in medical applications. Artif Intell Med (Netherlands) (1999); 16, 3, 223-249

Managed Care Information Centre (2003): Providing Essential Management Information to Healthcare Executives, http://www.themcic.com, Abfrage: 15.09.2003

Mazzi C, Ganguly P, Kidd M (2000): Healthcare Applications based on Software Agents. Health and Medical Informatics (2001); 1, 136-140

Meyer-Lutterloh K (2000): Praxiskooperationen und Praxisnetze, MD-Verlag, Berlin 2000

Moser G, Schleiermacher S, Stöckel S. (1996): Sozialhygiene und öffentliche Gesundheitspflege. Public Health Forum 12 (April 1996) 2-3

Mühlenkamp, H. (2000): Die Rolle von Managed Care im US-amerikanischen Gesundheitswesen, Universität Hohenheim, Arbeitsbericht 2000

Quellenverzeichnis

National Guideline Clearinghouse (2003): Amerikanische Leitlinien Clearingstelle für evidenzbasierte Medizin, http://www.guideline.gov, Abfrage: 15.09.2003

NetDoktor.de (2003): NetDoktor.de GmbH, München. Online Nutzerumfrage März 2000, Dezember 2000 und Mai 2002. Befragt wurden in den drei Umfragen 759, 597 und 616 Nutzer des Gesundheitsportals, http://www.netdoktor.de, Abfrage: 15.09.2003

Neubourg T (2002): Disease Management in der Diabetikerversorgung, Schriften zur Gesundheitsökonomie, Bd. 27, zugl. Dissertation, Universität Bayreuth, PCO Verlag, Bayreuth 2002

Neuffer AB (1997): Managed Care, Umsetzbarkeit des Konzepts im deutschen Gesundheitssystem, Schriften zur Gesundheitsökonomie, Bd. 21, zugl. Dissertation, Universität St. Gallen, PCO Verlag, Bayreuth 1997

Neurodermis (2003): Neurodermitis Informationssystem, Gemeinschaftsprojekt der Abteilung für Klinische Sozialmedizin der Universität Heidelberg und der Abteilung für Dermatologie und Psychosomatik der Universität Gießen, http://www.dermis.net/neurodermis, Abfrage: 15.09.2003

Oberender P, Hacker J, Meder G (2001): Krankenhauszentrierte Integrierte Versorgung. Krankenhaus Umschau (2001); 7, 574

Öffentliche Gesundheit für eine gesunde Öffentlichkeit - Public Health im Internet (2003): Übersichtsartikel aus der Zeitschrift Medizin Online des wissenschaftlichen Springer Verlages, http://www.springer.de/medic-de/med-online/pdf/3-00medon.pdf, Abfrage: 15.09.2003

Oxford Centre for Evidence Based Medicine (2003): Hierarchie der Evidenz Übersichtsseite, http://www.cebm.net/levels_of_evidence.asp#levels, Abfrage: 15.09.2003

Patienteninformationsdienst des Ärztlichen Zentrums für Qualität in der Medizin (ÄZQ) (2003): Informationsseite der ÄZQ für Patienten (Erkrankungen, Diagnostik und Therapieverfahren, Selbsthilfegruppen, Schulungen, Arzneimittel etc.), http://www.patienteninformation.de, Abfrage: 15.09.2003

PubMed Central (PMC) (2003): Kostenloser Onlinezugang zum U.S. National Library of Medicine's digital archive of life sciences journal literature inkl. Zugang zu verfügbaren Volltexten, http://www.pubmedcentral.nih.gov, Abfrage: 15.09.2003

Paul-Ehrlich-Institut (PEI) (2003): Bundesamt für Sera und Impfstoffe, http://www.pei.de, Abfrage: 15.09.2003

Peay MY; Peay ER (1998): The evaluation of medical symptoms by patients and doctors. J Behav Med (1998); 21, 1, 57-81

Popp E (1997): Ökonomie und Versicherungstechnik in der Managedcare-Versorgung, Untersuchungen zur Effektivität, Effizienz und Chancengleichheit integrierter Versorgungs- und Vergütungsmodelle in der gesetzlichen Krankenversicherung bei Honorierung mit „Kopfbudgets und kombinierten Budgets", Schriften zur Gesundheitsökonomie, Bd. 19, PCO Verlag, Bayreuth, 1997

Preuß K-J, Räbiger J, Sommer JH (2002): Managed Care, Evaluation und Performance-Measurement integrierter Versorgungsmodelle, Schattauer Verlag, Stuttgart 2002

Pubcrawler (2003): Online-Suchmaske für die Datenbanken NCBI PubMed (MedLine) und Entrez (GenBank) mit täglicher Neuabfrage persönlicher Suchbegriffe, http://www.pubcrawler.ie, Abfrage: 15.09.2003

PubMed (2003): Online-Suchmaske des US National Institute of Health für die Literaturdatenbank MedLine der US National Library of Medicine, http://www.pubmed.gov, Abfrage: 15.09.2003

Rachold U (1999): Neue Versorgungsformen und Managed Care. Perspectives on Managed Care (1999); 3, 51

Richard S (2001): Integrierte Versorgung: Chancen und Perspektiven. Arbeit und Sozialpolitik (2001), 1-2, 8 – 13

Richardson WS, Wilson MC (2002): Textbook description of disease – where's the beef? ACP Journal Club (2002); 137, A11

Richtlinie für elektronische Signaturen (2000): Richtlinie 1999/93 des Europäischen Parlaments und des Rates vom 13.12.1999 über gemeinschaftliche Rahmenbedingungen für elektronische Signaturen, ABlEG Nr. L 13 v. 19.1.2000, 12 = NJW 2000, Beilage zu Heft 36/2000, 13

Richtlinie über den elektronischen Geschäftsverkehr (2000): Richtlinie 2000/31/EG des Europäischen Parlaments und des Rates vom 8.6.2000 über bestimmte rechtliche Aspekte der Dienste der Informationsgesellschaft, insbesondere des elektronischen Geschäftsverkehrs im Binnenmarkt ABlEG Nr. L 178 v. 17.7.2000, 1 ff. = NJW, Beilage zu Heft 36/2000, 3

Richtlinie über den Verbraucherschutz bei Fernabsatz (1997): 97/7/EG des Europäischen Parlaments und des Rates v. 20.5.1997 über den Verbraucherschutz bei Vertragsabschlüssen im Fernabsatz, ABlEG Nr. L 144 v. 4.6.1997, 19

Robert Koch-Institut (RKI) (2003): Startseite des RKI mit Links zu Aktuellem, Gesundheit und Krankheiten, Gentechnik, Gesundheitsberichterstattung und Forschung, http://www.rki.de, Abfrage: 15.09.2003

Sachverständigenrat für die Konzertierte Aktion im Gesundheitswesen (2003): Bedarfsgerechtigkeit und Wirtschaftlichkeit, Gutachten 2000/2001, Bd. I, II – Kurzfassung, Bonn (2000), 12, 18, 19-23, http://www.svr-gesundheit.de, Abfrage: 15.09.2003

Sackett DL, Rosenberg WMC, Gray JAM, Richardson WS, Haynes RB (1997): Evidence-based Medicine. How to practice and teach EbM. Churchill Livingstone New York, 1997

Schaeffer D (1995): Prävention und Gesundheitsförderung chronisch Kranker als Aufgabe kurativer Institutionen. Das Gesundheitswesen (1995), 145 – 150

Scheil-Adlung X (2002): Die Gesundheitspolitik wird zunehmend internationaler. Die BKK (2002); 5, 224

Schwartz FW, Badura B, Leidl R, Raspe H, Siegrist J (1998): (Hrsg.) Das Public Health Buch. Verlag Urban&Schwarzenberg, Berlin, München, Baltimore,1998

Schwartz FW. Public Health: Zugang zu Gesundheit und Krankheit der Bevölkerung, Analysen für effektive und effiziente Lösungsansätze. In: Schwartz FW, Badura B, Leidl R, Raspe H, Siegrist J (Hrsg).Das Public Health Buch, S. 2-5. Verlag Urban&Schwarzenberg, Berlin, München, Baltimore,1998

Siemens-Betriebskrankenkasse (SBK) (2003): Website mit Informationen für Versicherte und Arbeitgeber, dem SBK-Magazin und Anmeldemöglichkeit, http://www.sbk.org, Abfrage: 15.09.2003

Silkenath B, Rininsland P, Gosslar K (2001): Internet und gesetzliche Krankenkassen – die Chancen nutzen, die Risiken umgehen. Die BKK (2001); 3, 137

Silverman W (2000): Where's the Evidence? Debates in Modern Medicine. Oxford University Press 1999.

Stein R: Ohne Fremdwort geht es nicht- Zur Begriffsbestimmung von Public Health Forschung Berlin Aktuell 45-47 (September 1994) Sonderheft Gesundheitswissenschaften 15

Stewart M, Brown JB, Boon H, Galajda J, Meredith L, Sangster M (1999): Evidence on patient-doctor communication. Cancer Prev Control (1999); 3, 10, 25-30

Stiftung Warentest (2003): Krankenversicherten-Hotlines. Wissenslücken. Stiftung Warentest online (2002); 8, http://www.warentest.de/pls/sw/SW.Main?p_KNr=5003213515645120030212191006&p_E1=1&p_E3=90&p_E4=30&p_id=1045952, Abfrage: 15.09.2003

Supercourse – Epidemiology, the Internet and Global Health (2003): Sammlung von Artikeln und Präsentationen zu verschiedenen Public Health Themen, Information Sharing und Open Source Model, http://www.pitt.edu/~super1, Abfrage: 15.09.2003

Szathmary B (1999): Neue Versorgungskonzepte im deutschen Gesundheitswesen: Disease-und Case-Management, zugl. Dissertation, Universität Bielefeld, Luchterhand Verlag, Neuwied, Kriftel, 1999

Tate D, Wing R, Winett R (2001): Using internet technology to deliver a behavioural weight loss program, JAMA 2001; 285:1172-1177

Techniker Krankenkasse (TK) (2003): Website mit aktuellen Meldungen, Anmeldemöglichkeit und personalisierbaren Informationen, http://www.tk-online.de, Abfrage: 15.09.2003

Tennstedt SL (2000): Empowering older patients to communicate more effectively in the medical encounter. Clinics in Geriatric Medicine (2000); 16, 1, 61-70

The WWW Virtual Library – Public Health (2003): Teilbereich der virtuellen Bibliothek für den Bereich Public Health mit ausgewählten Texten, http://www.ldb.org/vl/top/index.htm, Abfrage: 15.09.2003

Troschke v J (1996): Public Health und Sozialmedizin.Gesundheitswesen 58 (1996) Sonderheft 3 205-210 Qualitaetssicherung

Umweltmedizinisches Informationsforum (UmInFo.de) (2003): Umweltmedizinisches Informationsforum, http://www.uminfo.de, Abfrage: 15.09.2003

United States National Library of Medicine (NLM) (2003): Online Dienstleistungen der NLM, Bethesda, USA, http://www.nlm.nih.gov/libserv.html, Abfrage: 15.09.2003

United States Preventive Services Taskforce (USPSTF) (2003): Informationsseite der Behörde für Gesundheitsforschung und Qualität hier der Arbeitsgruppe Prävention, http://www.ahcpr.gov/clinic/uspstfix.htm, Abfrage: 15.09.2003

UpToDate (2003): Informationsseite zur Beantwortung klinischer Fragen, http://www.uptodate.com, Abfrage: 15.09.2003

Vacalis TD, Bartlett CLR, Shapiro CG (1995): Electronic Communication and Public Health Surveillance. Emerging infectious diseases (EID) (1995); 1, http://www.cdc.gov/ncidod/eid/vol1no1/vacalis.htm, Abfrage: 15.09.2003

Verbraucherschutzinformationssystem Bayern (VIS) (2003): VIS mit staatlichen Information und individueller Beratungsmöglichkeit mit zwei Expertenforen, http://www.vis.bayern.de, Abfrage: 15.09.2003

Whitten PS, Frances SM, Haycox A, May CR, Williams TL, Hellmich S (2002): Systematic review of cost effectiveness studies of telemedicine interventions. BMJ (2002); 324, 1434-1437, http://bmj.com/cgi/reprint/324/7351/1434.pdf, Abfrage: 15.09.2003

Wolf A, Kottkamp H, Menz S, Elsner CH (2001): Aspects of designing Cross-platform Information Portals for eHealth Applications: Results from a 235 patient survey end of year 2000. World Congress in Internet an Medicine 2001 in Udine, 2001

Women Journal Watch (2003): Zusammenfassung und Bewertung von Fachzeitschriften und Aufbereitung für die medizinische Praxis von den Herausgebern des New England Journal of Medicine (NEJM), http://women.jwatch.org, Abfrage: 15.09.2003

World Health Organization (WHO) (2003): Internationale WHO Informationen zu den einzelnen Ländern, Gesundheitsthemen, Publikationen, Forschungstools und WHO-Seiten, http://www.who.int, Abfrage: 15.09.2003

World Health Organisation Press Release (1997): Telehealth and Telemedicine will henceforth be part of the strategy for health for all. Press Release (23 December 1997) http://www.who.int/archives/inf-pr-1997/en/pr97-98.html, Abfrage: 15.09.2003

World Health Organisation Press Release (2001): WHO and Top Publishers Announce Breakthrough on Developing Countries' Access to Leading Biomedical Journals. (09 July 2001), http://www.who.int/inf-pr-2001/en/pr2001-32.html, Abfrage: 15.09.2003

XML-ORG (2003): Von der Organization for the Advancement of Structured Information Standards (OASIS) gehostete Ressourcen-Plattform für Extensible Markup Language (XML), http://www.xml.org, Abfrage: 15.09.2003

Zapf A, Stübner M. (1999): Entwicklungen und Perspektiven des öffentlichen Gesundheitsdienstes. Bayern Gesundheitswesen (1999); 61, Sonderheft 1, 2-10

Transaktionen und Ökonomie

4.1 Integration von Behandlungspfaden – 212
Jan Hacker und Rainer Schommer

4.2 Datenbanken für die Pharmakovigilanz – 216
Eiko Söhlke und Wolfgang Wagner

4.3 Online-Apotheken und e-Rezepte – 223
Jens Apermann

4.4 Internetbasiertes Krankenhaus-Marketing – 229
Jörg Schlüchtermann, Rainer Sibbel und Marc-Andreas Prill

4.5 All Digital Hospital – 238
Michael Reiher und Karl Jähn

4.6 Mobile Health – 245
Klaus Jürgen Preuß und Tobias D. Gantner

4.7 Health Screening: Kommerzialisierung der Prävention? – 251
Manuel Römer und Karl Jähn

4.8 Dienstleistungs-Szenarien – 258
Volker Pfahlert und Hamid A. Emminger

4.9 e-Business Optionen für die Life Science Industrie – 263
Michael M. Brucksch

Quellenverzeichnis – 269

Integration von Behandlungspfaden

Jan Hacker und Rainer Schommer

Einleitung

Eines der zentralen Probleme des deutschen Gesundheitswesens liegt in der **strikten sektoralen Trennung der Leistungsbereiche**. Stationäre Einrichtungen werden anders vergütet als niedergelassene Ärzte, dürfen nicht die Leistungen des jeweils anderen erbringen und nicht in einem gemeinsamen Unternehmen zusammengefasst werden.

Dies hat Auswirkungen auf die Behandlungsqualität. Insbesondere durch die Nichtverfügbarkeit von Behandlungsdaten in anderen Versorgungsstufen kann ein **Continuum of Care** nicht hergestellt werden. Dies führt zu den häufig beklagten Doppeluntersuchungen und redundanten Therapien. Schwerer noch wiegt die Tatsache, dass die Information über Therapieverläufe und Compliance des Patienten nicht übergreifend erfasst wird. Deshalb werden deutlich suboptimale Behandlungsergebnisse, insbesondere bei chronisch Kranken, erzielt. Bei dem Diabetes mellitus etwa hat Deutschland die höchsten Ausgaben pro Patient, aber deshalb noch lange nicht die niedrigste Rate an Folgeerkrankungen. Durch schlechtes Monitoring des Krankheitsverlaufes treten behandlungsbedürftige vermeidbare Komplikationen in einem erheblichen Umfang auf.

Rechtliche Grundlagen

Politik und Verbände haben diesen Missstand mittlerweile erkannt und nehmen sich – wenn auch zögerlich – des Problems an. Seit dem Jahr 2000 sind Verträge nach dem neu geschaffenen § 140 a-h SGB V (Integrierte Versorgung) möglich, die § 63–65 SGB V (Modellversuche) und § 73a SGB V (Strukturverträge) wurden teilweise erweitert. So wurden die rechtlichen Möglichkeiten einer organisatorischen Zusammenarbeit zwischen Kostenträgern und unterschiedlichen Leistungserbringern definiert, ohne dabei medizinische Inhalte vorzugeben.

Der inhaltlichen Ausgestaltung sollen sich die seit 2002 geschaffenen Disease Management-Programme (DMP) widmen. Es wurde der ordnungspolitisch nicht unproblematische Versuch unternommen, die Chronikerversorgung in zunächst vier Indikationen (Diabetes, Hypertonie, Mammakarzinom und COPD) mit dem Risikostrukturausgleich der Krankenkassen zu verknüpfen. Bisher ist das Resultat mager, es kam u. a. zu ökonomisch bedingten Zerwürfnissen zwischen den Vertragsparteien.

Das Ziel der Bemühungen bleibt jedoch richtig: Der Informationsfluss zwischen den Leistungserbringern muss optimiert werden, um auf jeder Behandlungsstufe die richtigen medizinischen Entscheidungen treffen zu können. Zudem ist das Management der Behandlung chronisch kranker Patienten in einer Hand zusammenzuführen, um Patientenkarrieren leitliniengestützt und dauerhaft zu begleiten. Beides ist ohne den verstärkten Einsatz elektronischer Medien nicht vorstellbar.

In Deutschland gelten allerdings erhebliche **datenschutzrechtliche Einschränkungen**. Immer wenn patientenbezogene Informationen erhoben, gespeichert oder weitergegeben werden, ist das Datenschutzrecht zu beachten. Selbst dann sind strenge Auflagen zu erfüllen, wenn Daten nur lokal gespeichert und nicht weitergegeben werden. Grundsätzlich muss für jede weitergehende Nutzung und Übertragung von Patientendaten das ausdrückliche **Einverständnis des Patienten** vorliegen. Abhilfe könnte die Aufnahme eines entsprechenden Passus in den **Krankenhausvertrag** schaffen. Weiterhin ist sicherzustellen, dass Patientendaten nur im erforderlichen Umfang von den an der Behandlung beteiligten Personen zur erforderlichen Zeit eingesehen werden können. Bei der Übertragung von Patien-

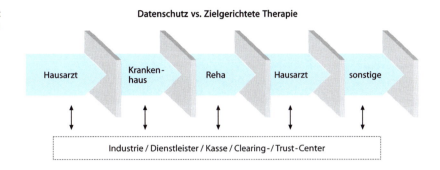

◘ **Abb. 1.** Prozessorientierung statt Sektorentrennung – Kooperationen fördern Effizienz der Mittelverwendung im Gesundheitswesen

tendaten muss deren Sicherheit (durch Verschlüsselung), Integrität (durch Prüfsummenbildung), Authentizität (durch digitale Signatur) und Zweckgebundenheit (durch Vergabe von Zugriffsrechten und -dauern) gewährleistet werden. Diese Anforderungen sind vom Gesetzgeber abgesehen von der digitalen Signatur bislang nicht weiter spezifiziert. Die wenigen bisher umgesetzten Konzepte bewegen sich daher in einer rechtlichen Grauzone, die nur solange als sicher gilt, wie keine unzulässigen Datenzugriffe erfolgen. Da die mittlerweile angewandten Verschlüsselungssysteme extrem sicher sind, ist zumindest diese Gefahr bei sorgfältiger Konzipierung der Systeme eher gering. Die ausgesprochen restriktive Interpretation des Datenschutzes ist aber nicht nur ein Hindernis bei der Einführung innovativer Versorgungsstrukturen, sie bietet den Spielraum für zahlreiche Reformgegner und stellt zudem im internationalen Kontext einen Wettbewerbsnachteil dar.

Clinical Pathways als Steuerungsinstrument

Grundlegender Bestandteil aller sektorübergreifenden Versorgungskonzepte ist die Steuerung anhand evidenzbasierter Leitlinien. Dabei werden von den teilnehmenden Leistungserbringern Regeln auf der Basis methodisch einwandfreier medizinischer Studien entwickelt, die die Behandlung des Patienten bei einer bestimmten Erkrankung abbilden. Ziel ist es, Schnittstellen zwischen den Versorgungsstufen zu standardisieren und eine einheitliche Behandlungsqualität zu gewährleisten.

Dazu werden zunächst Leitlinien z. B. von den medizinischen Fachgesellschaften erstellt, die Konsens über die anzustrebenden Standards von Diagnose und Therapie herstellen. Diese Leitlinien werden von den integrierten Versorgungsstrukturen vor Ort in konkrete Handlungsanweisungen einer Versorgungsstruktur umgesetzt. Derartige Clinical Pathways können etwa festlegen, bei welchem Blutzuckerwert ein Patient vom Allgemeinarzt zum Facharzt oder ins Krankenhaus überwiesen werden soll. Sie bilden zugleich operationalisierbare Prüfkriterien, die z. B. durch den Medizinischen Dienst der Krankenkassen (MDK) evaluiert werden könnten. Es wird erwartet, dass Kostenträger bei Einzelvertragsabschlüssen die Einhaltung derartiger Qualitätsmaßstäbe zukünftig festschreiben und damit die Vergütung an den Qualitätsnachweis koppeln werden.

Krankenhäuser im Zentrum der integrierten Versorgung

Durch die Integration von Clinical Pathways entstehen neue Versorgungsstrukturen, die in ihrer Komplexität die bisherige Organisation der Medizin weit übersteigen. Im Idealfall werden medizinische Informationen über den Patienten nicht nur in deutlich größerem Umfang erfasst und zusammengeführt, sondern auch ausgewertet und zur Optimierung der Therapie des Patienten eingesetzt. Dies erfordert zum einen medizinische und organisatorische Kapazitäten (in Form von Case Managern), zum anderen umfangreiche Investitionen in geänderte Leistungsstrukturen und in Informationstechnologie. Diese Verknüpfung von spezifischem Know-how und Investitionsfähigkeit ist – wenn überhaupt – am ehesten im Krankenhaus gegeben. Der Aufbau von Parallelstrukturen im ambulanten Bereich ist ökonomisch nicht sinnvoll, da der Auslastungsgrad der notwendigen Investitionsgüter zu niedrig sein dürfte.

Auch die Versuche von Krankenkassen, entsprechende Strukturen (ggf. mit Dienstleistern wie z. B. Call Center) aufzubauen, scheitern häufig daran, dass sie einzig auf Einsparpotenziale zielen. In den USA, wo Versicherungen

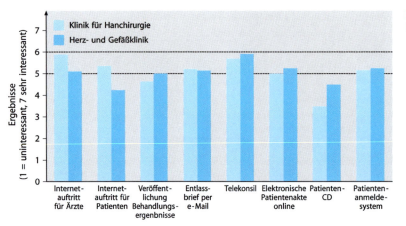

Abb. 2. Ergebnisse einer Zuweiser-Erhebung

entsprechende Versuche mit Health Maintenance Organizations (HMOs) seit Anfang der 80er Jahre in großem Umfang unternommen haben, zeigt sich mittlerweile, dass nicht einmal Kostenziele erreicht wurden, gleichzeitig aber große Opfer in Form von Leistungsrationierungen erbracht wurden.

Aufgabe der Krankenhäuser und ihrer Träger wird es künftig sein, sektorübergreifende Versorgungsnetze aufzubauen, die möglichst alle an der Behandlung des Patienten beteiligten Partner umfassen. Die so entstehenden Strukturen sind mit einer Infrastruktur zu unterlegen, die den standardisierten Austausch von Patientendaten ermöglicht. Dabei kann das Ziel bei Abbau der noch bestehenden standesrechtlichen Schranken letztlich durchaus in der Zusammenfassung aller Sektoren unter einer Trägerschaft liegen. Gleichzeitig würde eine Datenbasis generiert, die die qualitätsorientierte Evaluation der gesamten Patientenkarriere ermöglichen würde. Durch die fehlende Rückmeldung von Qualitätssicherungsdaten zwischen den einzelnen Sektoren gehen heute wichtige Informationen über mangelhafte Schnittstellen in der Behandlungskette verloren. So erfährt bislang ein Operateur nicht automatisch, wenn die Umstellung seiner Operationsmethode zu erheblichen Problemen etwa bei der Wundheilung im Laufe der AHB oder der ambulanten Nachsorge geführt hat. Ohne eine Rückmeldung der nachsorgenden Ärzte und/oder ein institutionalisiertes Benchmarking, das die Operationstechniken verschiedener Einrichtungen anhand definierter Kennzahlen miteinander vergleicht, ist nicht selten eine Fehlversorgung die Folge.

Integrierte Versorgung in der Rhön-Klinikum AG

Wie die Kooperation und Kommunikation mit anderen Leistungserbringern unter Zuhilfenahme von Online-Technologien organisiert werden kann, zeigt die Rhön-Klinikum AG. Am Konzernsitz in Bad Neustadt an der Saale wurde für die ansässige Herz- und Gefäßklinik sowie die Klinik für Handchirurgie im Projekt „Integrierte Versorgung" ein Vernetzungskonzept mit ambulanten und stationären Zuweisern entworfen. Diese wurden zunächst nach ihren Präferenzen bezüglich Online-Technologien befragt und anhand der Ergebnisse in eine involvierte und interessierte sowie eine nicht involvierte Untergruppe geteilt.

Dabei zeigte sich, dass für die Möglichkeit, online Konsile zu erhalten und auf die e-Patientenakte zugreifen zu können, großes Interesse bestand. Die Rhön-Klinikum AG richtete daher einen Extranet-Server ein, der diese und andere Funktionalitäten vorhält. Teilnehmende Zuweiser erhalten einen Rechner, der sie online und über ein Virtual Private Network (VPN) gesichert auf diesen Server zugreifen lässt. Hier können sie den Verlauf ihres Patienten im Krankenhaus einsehen, Online-Konsile anfordern oder OP- und Untersuchungstermine gemeinsam mit der Zusendung von Patienteninformationen anmelden. Außerdem werden die Entlassungsbriefe unmittelbar per e-Mail versandt, was dem häufigen Missstand ausufernder Wartezeiten entgegentritt.

Die Umsetzung des Konzeptes war mit internen Reorganisationsanforderungen verbunden. Die Funktion einer e-

Patientenakte (EPA) muss ebenso sichergestellt sein wie die schnelle Abfassung von Arztbriefen. Eine Zusammenarbeit mit externen Partnern bedingt also auch einen Anpassungsbedarf im Innern der Organisation.

Das Konzept ist seit Oktober 2001 in Betrieb, 37 Zuweiser wurden vernetzt und tauschen derzeit Daten mit der Rhön-Klinikum AG aus. Damit werden neben der Optimierung der medizinischen Versorgung auch Marketing-Ziele verwirklicht. Das Krankenhaus schafft einen kaum austauschbaren Mehrwert und vertieft die Kundenbindung. Auf die Basis der IT-Vernetzung können nun leitliniengestützte Versorgungsstrukturen aufgesetzt werden, die möglicherweise in Zukunft in eine Vertragsstruktur mit den Kostenträgern eingebracht werden können.

Perspektiven

Stationäre Einrichtungen müssen heute ein vorrangiges Interesse an der **Verbesserung der Kooperation mit vor- und nachgelagerten Versorgungsstufen** haben. Zum Einen wird die Leistung der medizinischen Versorgung vorzeigbar, zum Anderen können kostenwirksame Effizienzpotenziale realisiert werden. Nicht zuletzt kann in einer Zeit sinkender Verweildauern die Bettenauslastung durch Zuweisermarketing sichergestellt werden.

Diese Effekte sind in nennenswertem Umfang nur durch den Einsatz von Informationstechnologie zu verwirklichen. Hier liegen noch enorme Verbesserungspotenziale im Gesundheitswesen. Jedoch erfordert die Umsetzung technologiegestützter Systeme im Krankenhaus die Fähigkeit, in großem Umfang Wissen, Arbeit und Kapital zu investieren, und deren Einführung hat nicht selten erhebliche Auswirkungen auf die Organisation interner Betriebsabläufe.

Datenbanken für die Pharmakovigilanz

Eiko Söhlke und Wolfgang Wagner

Einleitung

Moderne Arzneimitteltherapie hat die Medizin revolutioniert und seit Mitte des 20. Jahrhunderts einen erheblichen Beitrag zum Rückgang von Mortalität und Morbidität geleistet. Der pharmakologische Fortschritt wird sich durch die Anwendung neuer Wissenschaften und Technologien auch zukünftig weiter entwickeln und Krankheiten, die heute noch nicht behandelt werden können, heilen oder in ihrer Symptomatik lindern.

Jeglicher Fortschritt, so begrüßenswert er auch sein mag, ist aber auch mit Risiken verbunden. Moderne Arzneimitteltherapie macht da keine Ausnahme. So sind moderne Arzneimittel zwar für die große Mehrheit der Patienten segensreich, andere leiden aber unter ihren unerwünschten Nebenwirkungen, die manchmal dauerhafte Schäden oder den Tod zur Folge haben können.

Der Begriff Pharmakovigilanz (Pharmacovigilance) steht für die Überwachung der Sicherheit von Arzneimitteln nach der Marktzulassung und wird synonym zu dem englischen Begriff post-marketing safety surveillance verwendet. Die vier gleichrangig zu wertenden Ziele der Pharmakovigilanz sind:
- die Identifizierung von bisher unbekannten unerwünschten Arzneimittelwirkungen,
- die Charakterisierung von bekannten unerwünschten Wirkungen,
- die Bestätigung der Sicherheit unter den vielfältigen Bedingungen der klinischen Praxis und
- die Widerlegung von falsch positiven Signalen zu Arzneimittelrisiken.

Es ist ein Charakteristikum der Pharmakovigilanz, dass sich die Sicherheit eines Arzneimittels oder die Charakterisierung eines Risikos nur an Hand von möglichst großen Fallzahlen beschreiben lässt. Mit Hilfe moderner Informationstechnologien hat sich die Pharmakovigilanz von einer Disziplin, die mit anekdotischen Einzelfallberichten oder Fallserien gearbeitet hat, zu einer Disziplin gewandelt, die sich in großem Maße auf elektronische Datenbanken und Datenverarbeitung stützt.

Stellvertretend für die wichtigsten Ansätze in der Pharmakovigilanz werden nachfolgend einige der vielen verwendeten Datenbanken innerhalb von fünf Kategorien skizziert:
- Nationale Systeme zur Spontanberichterfassung wurden in vielen Ländern in Folge der Thalidomid (Contagan®)-Tragödie entwickelt. Sie stellen den Schwerpunkt der Pharmakovigilanzaktivitäten von nationalen Aufsichtsbehörden und der pharmazeutischen Industrie dar.
- Prospektive Kohortenstudien werden als klinische Studie intervenierend oder als Anwendungsbeobachtung nicht-intervenierend durchgeführt.
- Beim Record-Linkage werden ausgewählte Inhalte von elektronischen Datenbanken zur Untersuchung von pharmakoepidemiologischen Fragestellungen miteinander in Beziehung gesetzt. Dabei wurden die verwendeten Datenbanken nicht speziell für die Pharmakovigilanz, sondern a priori für andere Zwecke entwickelt.
- Erfassungsstellen sind dadurch gekennzeichnet, dass ihr Fokus auf einer Krankheit oder Krankheitsgruppe liegt. Die erfassten Fälle können sowohl empirisch als auch epidemiologisch (Fall-Kontroll-Studie) ausgewertet werden.
- Literaturdatenbanken für einen systematischen und umfassenden Zugang zur Literatur.

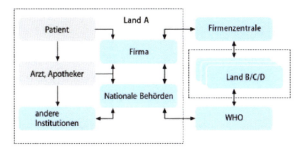

Abb. 1. Netzwerk der Spontanberichtserfassung (frei nach Kraemer HP (2001))

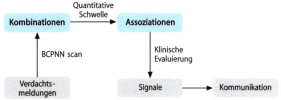

Abb. 2. Signalgenerierung durch das Uppsala Monitoring Centre (UMC) (2003)

Datenbanken für die Spontanberichterfassung

Grundlage für die Spontanberichtserfassung ist das freiwillige Berichten von Verdachtsfällen zu unerwünschten Arzneimittelwirkungen an regionale oder nationale Aufsichtsbehörden oder an das jeweilige pharmazeutische Unternehmen (s. Abb. 1).

In der Praxis ist das System sehr komplex. Fehlende Harmonisierung auf internationaler Ebene, miteinander inkompatible Datenbankstrukturen und eine Vielzahl von noch nicht exakt definierten Graubereichen führen zu großer Ineffizienz und Verwirrung. Durch die Aktivitäten des Council for International Organizations of Medical Sciences (CIOMS) (2003) und der International Conference on Harmonization (ICH) (2003) wurde und wird diesen Defiziten entgegengesteuert. Trotzdem verbleiben gegenwärtig noch große Potentiale zur Effizienzsteigerung.

Methoden zum Erkennen von Signalen sind die Einzelfallbewertung und die Analyse von aggregierten Daten. Für die Firmen hat sich der Periodic Safety Update Report gemäß der Richtlinie ICH E2C als behördlich geforderter Standard etabliert. Die nationalen Aufsichtsbehörden haben ihre jeweils eigenen Verfahren zur Signalerkennung.

Neben den Datenbanken der Firmen und der einzelnen Länder sind noch zwei transnationale Datenbanken zu erwähnen. Zum Einen, die im Aufbau begriffene Datenbank der Europäischen Arzneimittelagentur (EMEA) (2003) in London, die langfristig einmal die Datenbanken der einzelnen EU-Staaten ersetzen soll, zum Anderen, die WHO-Datenbank des Uppsala Monitoring Centre (UMC) (2003) (s. Abb. 2), die unter der Schirmherrschaft der WHO geführt wird. Anhand der WHO-Datenbank soll die grundsätzliche Methodik der Auswertung von Spontanberichten im folgenden exemplarisch beschrieben werden. An dem WHO International Drug Monitoring Program nehmen gegenwärtig rund sechzig Länder aktiv teil. Die im schwedischen Uppsala geführte internationale Datenbank für Spontanberichte wird von den beteiligten nationalen Zentren mit Verdachtsmeldungen zu unerwünschten Arzneimittelwirkungen (UAW) gespeist, die als schwerwiegend und unerwartet bewertet werden. Bislang wurden dem UMC mehr als 2,5 Millionen Einzelfälle elektronisch zugeleitet (Olsson S und Edwards IR (2001)).

Bei etwa 200.000 Verdachtsfällen pro Jahr ist eine individuelle Einzelfallbewertung mit den gegebenen Ressourcen nicht mehr möglich. Seit 1998 werden Methoden angewendet, die sich des Bayesian Confidence Propagation Neural Network (BCPNN), einer Methode zum Data Mining auf der WHO-Datenbank, bedienen (Lindquist M et al. (1999)). Die Methoden des BCPNN liefern ein quantitatives Maß für Arzneimittel/UAW-Kombinationen. Kombinationen, die im Vergleich zur Gesamtheit der Datenbank häufiger als erwartet auftreten, werden erkannt und in eine sogenannte Assoziationsdatenbank übernommen. Um die gefundene Assoziation mit einer klinischen Expertise zu bewerten, werden sie sowohl vom UMC als auch von nationalen Zentren und einem Expertennetzwerk untersucht. Kurze Zusammenfassungen der Untersuchungsergebnisse werden schliesslich in einem Memorandum namens Signal® an die teilnehmenden nationalen Zentren und pharmazeutische Unternehmen (letztere nur bezüglich ihrer patentgeschützten Arzneimittel) zur weiteren Untersuchung und Veranlassung von Massnahmen übermittelt.

Das System der Spontanberichterfassung dient der Identifizierung von bisher nicht bekannten unerwünschten Arzneimittelwirkungen. Das System erstreckt sich auf die Gesamtbevölkerung und erlaubt die Entdeckung auch von sehr seltenen Arzneimittelrisiken während seiner Vermarktung (Wong ICK und Pharm S (1999)).

Als gravierende Systemschwäche zeigt sich, dass gemäß allgemein akzeptierten Schätzungen oft nur weniger als 5% der unerwünschten Arzneimittelwirkungen berichtet werden (World Health Organization (WHO) (2000)). Hinzu kommt, dass das System auf der Notwendigkeit basiert, dass unerwünschte Arzneimittelwirkungen trotz ihrer Ähnlichkeit mit natürlich auftretenden Erkrankungen als solche erkannt werden. Ein weiteres Systemdefizit besteht darin, dass aufgrund des Underreporting und der fehlenden Information zur Arzneimittelexposition keine Inzidenzberechnungen möglich sind. Zur groben Orientierung wird die Zahl der berichteten Fälle mit Expositionsschätzungen (z. B. Verkaufsmengen) in Beziehung gesetzt und ein Vergleich zwischen Arzneimitteln der gleichen therapeutischen oder pharmakologischen Klasse versucht.

Datenbanken für prospektive Kohortenstudien

Klinische Studien sind der Goldstandard der Arzneimittelentwicklung, um einen Wirksamkeitsnachweis zu erbringen. Sie sind aber wegen der begrenzten Zahl von Studienteilnehmern und des spezifischen Studiendesigns (z. B. selektierte Studienpopulation; standardisierte Dosis und Anwendung) weniger dazu geeignet, die seltenen unerwünschten Arzneimittelwirkungen zu identifizieren. Klinische Studien werden auch nach der Markzulassung durchgeführt. Ziel dieser Studien ist der Vergleich mit anderen Arzneimitteln und/oder die Verifizierung des tatsächlichen Nutzens an Hand von klinischen Endpunkten (z. B. Reduktion der Mortalität). Endpunktstudien sind dabei von besonderer Bedeutung. Die Erfahrung lehrt, dass Surrogatparameter schlechte Schätzer für einen tatsächlichen klinischen Nutzen darstellen. Ansonsten gelten für diese Studien die gleichen Einschränkungen, wie für die klinischen Studien vor der Markzulassung. Das zum Zeitpunkt der Zulasung bekannte Risikoprofil wird durch sie selten beeinflusst.

Um wichtige Informationen zur Arzneimittelsicherheit unter Alltagsbedingungen zu sammeln, bieten sich Anwendungsbeobachtungen an, die die ärztliche Therapieentscheidung unbeeinflusst lassen. Produkteinführungsstudien hingegen, die unter dem Deckmantel einer Anwendungsbeobachtung in erster Linie den Absatz fördern sollen, sind aufgrund ihrer meist inadäquaten Anlage wenig geeignet, sicherheitsrelevante Erkenntnisse zu generieren.

Die wahrscheinlich bekanntesten Programme, in denen Anwendungsbeobachtungen für die Pharmakovigilanz durchgeführt werden, sind das Intensive Medicines Monitoring Program in Neuseeland und das Prescription-Event Monitoring (PEM) in Großbritannien. Letzteres wird seit 1980 von der Drug Safety Research Unit (DSRU) in Southampton angewendet. Die Methode basiert auf der Tatsache, dass alle ärztlichen Verschreibungen im britischen National Health Service (NHS) an einen zentralen Punkt, die Prescription Pricing Authority, gesendet werden, durch die die Apotheker rückvergütet werden. Parallel hierzu erhält die DSRU für die Arzneimittel, die in einer Anwendungsbeobachtung untersucht werden sollen, vertrauliche Kopien dieser Verschreibungen. Da alle Verschreibungen in Großbritannien zentral registriert werden, ermöglicht dieses Verfahren die umfassendste und schnellste Methode die Arzneimittelexposition zu verfolgen. Beginnend mit der Markteinführung wird so lange fortgefahren, bis eine ausreichende Patientenkohorte erfasst ist. Nach einer definierten Periode (drei, sechs oder zwölf Monate) versendet die DSRU Fragebögen an die Ärzte, die das Arzneimittel verschrieben haben, mit der Bitte, folgende Angaben zu machen:

- Indikation für das Arzneimittel;
- Geburtsdatum und Geschlecht des Patienten;
- Datum des Beginns der Arzneimitteltherapie;
- Datum eines eventuellen Absetzens;
- alle besonderen Ereignisse nach Beginn der Arzneimitteltherapie;
- alle besonderen Ereignisse nach einem eventuellem Absetzen.

Die Daten hierzu werden von der DSRU in einer elektronischen Datenbank ausgewertet (s. Abb. 3).

PEM motiviert die verschreibenden Ärzte alle medizinisch relevanten Ereignisse unter der Arzneimittelbehandlung zu berichten. Dabei werden alle Ereignisse registriert und nicht bloß diejenigen, die mit dem Arzneimittel in Zusammenhang gebracht werden. PEM liefert klinisch relevante Information durch die Ermittlung eines Zählers (die Anzahl der Berichte pro Ereignis), eines Nenners (die Anzahl der mit dem Arzneimittel behandelten Personen) und der Behandlungszeit mit dem Arzneimittel. Mit Hilfe dieser Daten können alle berichteten Ereignisse nach Art und der relativen Häufigkeit ihres Auftretens dargestellt werden. Letztlich können die Daten Hinweise auf mögliche Zusammenhänge zwischen den erfassten Ereignissen und der Behandlung mit dem Arzneimittel liefern, woraus sich erste Hypothesen ableiten lassen. Forschungsergebnisse

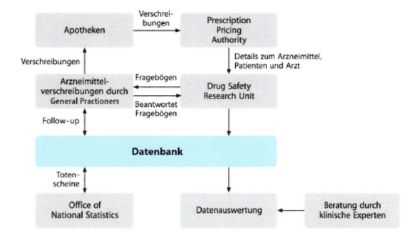

Abb. 3. Abläufe beim Prescription-Event Monitoring

werden rasch gewonnen, da PEM einen schnellen Zugriff auf die Patienten, die mit einem neu vermarkteten Arzneimittel behandelt werden, erlaubt. Allerdings können Signale zu möglichen schwerwiegenden Arzneimittelrisiken erst erkannt werden, wenn eine ausreichende Zahl von Fragebögen ausgewertet wurde. Eine komplette Studienanalyse liegt erst nach der Auswertung von mehr als 10.000 Fragebögen vor.

Record-Linkage Datenbanken

Der Begriff Record-Linkage beschreibt eine Methode, bei der ausgewählte Inhalte von elektronischen Datenbanken zur Untersuchung von pharmakoepidemiologischen Fragestellungen miteinander in Beziehung gesetzt werden. Dabei wurden die verwendeten Datenbanken nicht speziell für die Pharmakovigilanz, sondern für andere Zwecke entwickelt. Record-Linkage Datenbanken, die in der Pharmakovigilanz Verwendung finden, stammen unter anderem von Health Maintenance Organizations (HMO), Managed Care Organizations (MCO), Krankenversicherungen, Krankenhäusern und Arztpraxen. Die Eignung der Datenbanken für pharmakoepidemiologische Studien muss vorab validiert werden. Methodik und Möglichkeiten des Record-Linkage sollen anhand der General Practise-Research Database (GPRD) und dem Verfahren der Medicines Monitoring Unit (MEMO) nachfolgend beschrieben werden.

Die Gewinnung von Daten beruht bei der GPRD auf einer PC-basierten Praxissoftware für General Practioners (GP), die von der Firma VAMP Health in Großbritannien vertrieben wird (Boston Collaborative Drug Surveillance Program (BCDSP) (2003)). Die von den GP mit dieser Applikation erfassten klinischen und demografischen Patientendaten werden in anonymisierter Form an die VAMP Health weitergeleitet. Die Datenerfassung profitiert dabei von der Tatsache, dass die GP in Großbritannien als Gatekeeper für Patienten und Koordinatoren für alle Gesundheitsleistungen fungieren. Umfangreiche Validierungsstudien im Rahmen des Boston Collaborative Drug Surveillance Program (BCDSP) zeigten, dass die Daten in ihrer Qualität und Vollständigkeit für pharmakoepidemiologische Fragestellungen sehr geeignet sind. Die nie zuvor da gewesenen Kohortengrößen (s. Tab. 1) erlaubten in vielen Studien

Tabelle 1. Kohortengrößen von ausgewählten Arzneimitteln

Arzneimittel	Kohortengröße
Amoxicillin	1.656.791
Ibuprofen	733.971
Penicillin V	715.444
Erythromycin	580.684
Acetaminophen	568.059
Salbutamol	557.739

sogar die Quantifizierung von seltenen unerwünschten Arzneimittelwirkungen.

Seit 1999 wird die GPRD von der britischen Medicines Control Agency betreut. Mittlerweile sind mehr als 30 Millionen Patientenjahre und Erfassungszeiträume bis zu 14 Jahre verfügbar. Mit der Einbeziehung eines weiteren GPRD kompatiblen Praxissoftwaresystems wird sich die Zahl der erfassten Patienten noch verdoppeln (Wood L und Coulson R (2001)). GPRD wird international von Forschern aus Universitäten, der pharmazeutischen Industrie, Aufsichtsbehörden und dem britischen National Health Service genutzt. Eine Wissenschafts- und Ethikkommission (Scientific and Ethical Advisory Group) überprüft die Studienprotokolle, um die Qualität von Fragestellung und Studiendesign eines jeden Forschungsvorhabens zu gewährleisten und den Anforderungen an den Datenschutzes gerecht zu werden. Eine Analyse dieser Studienprotokolle zeigte, dass GPRD bisher für die folgenden Studientypen genutzt wurde:

- Pharmakoepidemiologie 56%;
- Epidemiologie von Krankheiten 30%;
- Arzneimittelgebrauch 10%;
- Pharmakoökonomie 4%;
- Umweltgefahren 1%.

Mit Hilfe von GPRD lassen sich pharmakoepidemiologische Studien binnen weniger Monate durchführen und so Antworten auf dringliche Sicherheitsanfragen finden. Darüber hinaus erlauben Studien in GPRD eine flexible Methodik: Sowohl Kohorten- als auch Fall-Kontroll-Studien sind möglich. Durch die Kenntnis von Zähler (Zahl der Patienten mit der unerwünschten Wirkung) und Nenner (Zahl der Arzneimittel-exponierten Patienten) können Inzidenzen zuverlässig berechnet werden. GPRD stößt an Grenzen, wenn es um die Untersuchung von Arzneimitteln geht, die hauptsächlich im Krankenhaus eingesetzt werden.

Die Tayside Medicines Monitoring Unit (MEMO) (2003) ist eine Forschungseinrichtung des Tayside Institute for Health Care Research, Dundee, Schottland. MEMO untersucht pharmakoepidemiologische Fragestellungen und bezieht sich dabei auf die Bevölkerung der Region Tayside mit ca. 400.000 Einwohnern. Jeder einzelne Einwohner ist durch eine ihm zugeteilte Community Health Index Number (CHNO) für alle Beteiligten im Gesundheitssektor eindeutig zu identifizieren. Mittels einer elektronischen Datenbank, die Informationen aus verschiedenen Datenbanken miteinander in Beziehung setzt, führt MEMO pharmako-

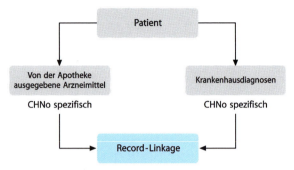

Abb.4. Record-Linkage mit Hilfe der community health index numbers (CHNo)

epidemiologische Studien zu verschreibungspflichtigen Arzneimitteln durch, die vor allem der Überprüfung von Hypothesen dienen. Hierzu bedient sich MEMO der folgenden zwei Informationsquellen:

- Von den Apotheken erhält MEMO Information zu allen in Tayside ausgegebenen Arzneimitteln. Die Daten werden mittels ISDN übertragen.
- Krankenhausdaten zu allen stationär aufgenommenen Personen mit Wohnsitz in Tayside.

Die Methode des Record-Linkage erlaubt die Durchführung von Kohortenstudien, indem MEMO Patientengruppen identifiziert, die mit einem bestimmten Arzneimittel behandelt wurden und mit nachfolgenden Krankenhausdiagnosen in Beziehung setzt (s. Abb. 4). Fall-Kontroll-Studien sind wiederum möglich, indem man Patienten mit einer definierten Krankenhausdiagnose identifiziert, eine Kontrollgruppe wählt und beide Gruppen hinsichtlich der vorangegangenen Arzneimittelexposition vergleicht.

Die Stärken und Schwächen von MEMO gleichen denen der General Practice Research Database (GPRD). Während GPRD mit den Aufzeichnungen der hausärztlichen Versorgung arbeitet, wertet MEMO Krankenhausdaten aus. Der Tatsache, dass bis zu ca. 10% der Verschreibungen vom Patienten nicht aus der Apotheke abgeholt werden, wird durch die ausschließliche Registrierung von tatsächlich ausgegebenen Arzneimitteln Rechnung getragen (Medicines Monitoring Unit (MEMO) (2003)). Die Registrierung von ausgegebenen Arzneimitteln erlaubt auch die Erfassung von Over-The-Counter (OTC) Arzneimitteln. Die prägnanteste Schwäche von MEMO ist jedoch die zur Zeit noch relativ kleine Größe der erfassten Population, die nur die

Untersuchung von häufig angewendeten Arzneimitteln, wie beispielsweise von nicht-steroidalen Antirheumatika oder Antibiotika erlaubt.

Datenbanken von Erfassungsstellen

Die international zahlreichen Erfassungsstellen werden von unterschiedlichsten Institutionen geführt. Sie konzentrieren sich auf ein fest umschriebenes Krankheitsbild, das auf regionaler, nationaler oder internationaler Ebene möglichst umfassend registriert werden soll. Für die Pharmakovigilanz sind insbesondere die Erfassungsstellen (im englischen: Registries) interessant, die jene Krankheitsbilder dokumentieren, die häufig durch Arzneimittel ausgelöst werden. Als solche gelten etwa schwere Hautreaktionen, Systemischer Lupus Erythematodes, Agranulozytose und idiopathische Hepatitis. Die grundsätzliche Methodik soll am Beispiel des Dokumentationszentrum schwerer Hautreaktionen (dZh) (2003) der Universitäts-Hautklinik in Freiburg beschrieben werden.

Seit 1990 werden dort die hospitalisierten Erkrankungsfälle von Erythema exsudativum multiforme majus, Stevens-Johnson-Syndrom und toxisch epidermaler Nekrolyse prospektiv erfasst. Insgesamt werden über einen jeweils festen Ansprechpartner mehr als 1700 deutsche Kliniken und Abteilungen, davon 1300 internistische Abteilungen und Intensivstationen, 320 Kinderkliniken, 130 dermatologische Abteilungen und Hautkliniken sowie 28 Verbrennungsabteilungen regelmäßig abgefragt. Zudem arbeitet das dZh mit dem Spontanmeldesytem des Bundesinstituts für Arzneimittel und Medizinprodukte (BfArM) zusammen. Jeder vom dZh erfasste Fall wird von einem unabhängigen dermatologischen Expertengremium beurteilt, das entscheidet, ob ein Fall einer schweren Hautreaktion vorliegt.

Die Registrierung aller auftretenden Fälle von schweren Hautreaktionen soll zuverlässige Auskunft zur Inzidenz dieser Hautreaktionen geben und die Eruierung von Risikofaktoren (Infektionen, Arzneimittel) ermöglichen. Für einzelne Arzneimittel bzw. Arzneimittelgruppen erfolgt zur Risikoabschätzung die Berechnung der auf die Verkaufsmengen bezogenen Inzidenzen der schweren Hautreaktionen. Als Grundlage dienen dabei die Arzneimittelverbrauchsziffern des Wissenschaftlichen Instituts der Ortskrankenkassen (WIDO).

Eine andere Möglichkeit der Risikoevaluierung stellt die Fall-Kontroll-Studie dar. So wurde für eine Reihe von Arzneimitteln, die normalerweise für einen kurzen Zeitraum eingenommen werden, wie z. B. Cotrimoxazol, Aminopenicilline, Chinolone, Cephalosporine und Chlormezanon, ein erhöhtes Risiko festgestellt. Unter den Arzneimitteln, die gewöhnlich über einen längeren Zeitraum verabreicht werden, fand sich ein erhöhtes Risiko für Carbamazepin, Phenobarbital, Phenytoin, aber auch für nicht-steroidale Antirheumatika vom Oxicam-Typ und Allopurinol. Allerdings liegt bei keinem der genannten Arzneimittel das erhöhte Risiko bei mehr als 5 Fälle pro 1 Million Behandlungswochen (Roujeau JC et al. (1995)).

Als populationsbezogenes Register erlaubt das dZh die Bestimmung der Inzidenz dieser schweren Hautreaktionen, die Dokumentation demographischer Charakteristika und die Evaluierung möglicher Risikofaktoren.

Die von Erfassungsstellen dokumentieren Fälle stützen sich in der Regel auf validierte Diagnosen. Dies unterscheidet die Fälle deutlich von jenen in der Spontanberichterfassung registrierten, die nur sehr selten gut dokumentiert geschweige denn validiert sind. Mit Hilfe von Fall-Kontroll-Studien lassen sich in erster Linie Hypothesen zu einem kausalen Arzneimittelzusammenhang überprüfen, aber auch Hypothesen aufstellen. Erfassungssysteme, die eine bestimmte Region überwachen, erlauben des weiteren die Schätzung von Inzidenzen. Für bestimmte Fragestellungen, wie z. B. Arzneimittelrisiken in der Schwangerschaft, ist die Arbeit von Erfassungsstellen von ganz besonderer Bedeutung.

Literaturdatenbanken

Die Vielzahl von medizinischen und biowissenschaftlichen Zeitschriften ist eine weitere wichtige Informationsquelle für die Pharmakovigilanz. Einzelfallberichte, Fallserien und Studienergebnisse zur Sicherheit und zu Risiken von Arzneimitteln finden sich insbesondere in spezialisierten Zeitschriften wie z. B. Drug Safety®, Pharmacoepidemiology and Drug Safety®, Reaction®.

Die pharmazeutischen Unternehmen sind zur Verfolgung von Veröffentlichungen über ihre Produkte in der nationalen und internationalen Literatur gesetzlich verpflichtet. Auch die Aufsichtsbehörden überwachen die Literatur regelmäßig. Online Datenbanken wie EMBASE-Datenbank (Elsevier Science) (2003), MedLine (National Library of Medicine, s. PubMed (2003)) und REACTIONS (Aids International (2003)) bieten einen systematischen und umfassenden Zugang.

Für alle in der Pharmakovigilanz Tätigen ist die internationale Literatur eine wichtige Informationsquelle, um sich über die weltweit erworbenen Erkenntnisse zur Arzneimittelsicherheit auf dem Laufenden zu halten. Leider vergeht oft ein **langer Zeitraum bis zur Publikation,** sodass für die Gefahrenabwehr wertvolle Zeit verstreichen kann.

Perspektiven

Die informationstechnologische Revolution hat die Pharmakovigilanz aus einer Zeit, in der anekdotische Einzelfallberichte und Fallserien von aufmerksamen Beobachtern die einzige Evidenz waren, zu den **pluralistischen Methoden der Gegenwart** geführt. Die unterschiedlichen Ansätze, die heute auf regionaler, nationaler und internationaler Ebene von Firmen, Aufsichtsbehörden und zahlreichen wissenschaftlichen Einrichtungen verfolgt werden, schließen sich nicht aus, sondern ergänzen sich: So werden durch die **Spontanerfassung und Anwendungsbeobachtungen** in erster Linie **Hypothesen generiert,** während sich **Record-Linkage und Erfassungsstellen** insbesondere zur **Hypothesenüberprüfung** eignen.

Trotz dieser Fortschritte wird sich die Pharmakovigilanz rasch weiter entwickeln müssen: Neue Wissenschaften und Technologien werden die Zahl der mit Arzneimitteln behandelbaren Krankheiten vergrößern. Zusammen mit dem demografischen Wandel und dem Aufkommen von Life-Style Drugs wird dies dazu führen, dass der Gebrauch von Arzneimitteln insgesamt und pro Patient zunimmt. Spektakuläre Marktrücknahmen und **gigantische Schadensersatzforderungen** in Zusammenhang mit der Identifizierung von unbekannten schwerwiegenden Arzneimittelwirkungen zeigen gleichzeitig, dass die Bereitschaft von Verbrauchern und Aufsichtsbehörden sinkt, ungenügend definierte Arzneimittelrisiken zu akzeptieren. Das gleiche gilt für die pharmazeutischen Unternehmen, deren Reputation durch einen Arzneimittelskandal schweren Schaden erleiden kann, und die sich durch Schadensersatzforderungen nicht abschätzbaren finanziellen Risiken ausgesetzt sehen.

Deshalb reicht es nicht mehr aus, die Sicherheit von Arzneimitteln nach der Markzulassung lediglich passiv zu überwachen. Ein **Paradigmenwechsel** ist gefordert, der **zu einer proaktiven Überprüfung der Arzneimittelsicherheit** auf einer soliden wissenschaftlichen Grundlage führt. Dazu gehört, dass die Sicherheit der Anwendung auch für Patientengruppen wie Kinder, Schwangere oder Ältere, über die noch keine Erkenntnisse vorliegen, überprüft wird. Zudem müssen Risikogruppen mit Hilfe pharmakoepidemiologischer Studien und **Pharmacogenomics** definiert und Risiken in ihrer Art und Inzidenz möglichst exakt beschrieben werden. Dafür eigenen sich adäquate Anwendungsbeobachtungen, wie die des Prescription Event Monitoring, Erfassungsstellen und Record-Linkage Datenbanken. Gegenwärtig spielen aber gerade diese Methoden nur eine untergeordnete Rolle im Vergleich zum aufwendigen Spontanerfassungssystem. Das System der Spontanerfassung muß radikal vereinfacht und die proaktiven Methoden in einer konzertierten Initiative von Industrie, Aufsichtsbehörden und akademischen Institutionen gefördert werden.

Die aktive und kontinuierliche **Überprüfung** während des gesamten Lebenszyklus eines Arzneimittels darf sich nicht allein auf die Arzneimittelsicherheit beschränken, sondern muß sich genauso auf die **klinische Wirksamkeit und das Kosten-Nutzen Verhältnis** richten. In diesem Zusammenhang haben Diesch et al. (1999) den Wandel der Pharmacovigilance zur **Pharmacoperformance** prognostiziert: Ziel ist die proaktive und kontinuierliche Überprüfung von Sicherheit, klinischer Wirksamkeit und Kosten-Nutzen Verhältnis nach der Markzulassung unter den Bedingungen der klinischen Praxis.

Online-Apotheken und e-Rezepte

Jens Apermann

Einleitung

Im Juli 2000 hat mit der niederländischen 0800DocMorris (2003) (s. Abb. 1) die – wie die Betreiber behaupten – erste europäische Apotheke im Internet die Website für die Öffentlichkeit freigeschaltet. Zum ersten Mal konnten ab diesem Datum auch deutsche Verbraucher bei einer zugelassenen Apotheke in der Europäischen Union (EU) Arzneimittel über das Internet online bestellen.

Bis zu diesem Zeitpunkt waren in der EU lediglich national tätige Online-Apotheken wie Pharmacy2U (2003) (s. Abb. 2) in Großbritannien oder Apotheek.org (2003) in den Niederlanden aktiv. Das Angebot wurde von den Kunden rege genutzt, gleichzeitig löste diese Neuerung eine Welle von Protesten, Diskussionen und Beifallsbekundungen aus.

In Fachkreisen und der breiten Öffentlichkeit wurde die Einführung der Online-Apotheke in erster Linie unter dem Aspekt der Bedrohung des nationalen Angebotsmonopols deutscher Apotheken diskutiert. In Deutschland löste ihr Erscheinen auf dem Markt einen Rechtsstreit aus, der sich im Spannungsfeld deutscher Beschränkungen und niederländischer Erlaubnisse innerhalb eines grenzüberschreitenden Versandhandels bewegt. Da im Binnenmarkt der EU zwar einerseits nationale Gesetzgebung gilt, anderseits aber freier europaweiter Waren- und Dienstleistungsverkehr verlangt wird, unterlag die höchstrichterliche Entscheidung des Rechtsstreits zwischen dem Deutschen Apotheker Verband und 0800DocMorris dem Europäischen Gerichtshof in Luxemburg.

Mythos Online-Apotheke

In der Öffentlichkeit werden die im Internet und somit im Versandhandel tätigen Apotheken Europas oft als Online- oder Internet-Apotheken bezeichnet, womit häufig eine virtuelle, nicht reale Apotheke assoziiert wird. Doch genau wie der traditionelle Handel in der lokalen Offizin basieren auch die Angebotsformen im Internet auf dem Apothekenmonopol für die Abgabe von Arzneimitteln. In Europa würden Internet-Apotheken oder virtuelle Apotheken keine Zulassung bekommen. Die im Internet publizierten Bestellkataloge eröffnen im verschreibungspflichtigen Bereich lediglich eine Vorbestell- oder Reservierungsmöglichkeit. Der Auftrag zur Abgabe der Arzneimittel erfolgt erst durch Vorlage oder Einsendung des Rezepts im Original. Online verkauft werden können derzeit nur rezeptfreie Medikamente. Der Unterschied zum traditionellen Apothekengeschäft liegt vielmehr im Versorgungsweg. Während sich in der lokalen Offizin die überwiegend regionale Kundschaft in der Regel die Arzneimittel abholt, versorgt die Online- oder Internet-Apotheke ihre überregionale Klientel meist über gewerbliche Botendienste per Paketzustellung.

Im Gegensatz zu anderen EU-Ländern sind den Apotheken in Deutschland der Versandhandel und die Heimbelieferung untersagt (Gesetz über den Verkehr mit Arzneimitteln § 43 Abs.1), sowie jegliche Werbung im Zusammenhang mit dem legalen Arzneimittel-Einzelbezug aus dem EU-Ausland (Gesetz über die Werbung auf dem Gebiete des Heilwesens § 8). In Großbritannien und den Niederlanden hingegen herrschen keine generellen Verbote für Versandhandel und Internetangebote. Stattdessen hat der britische Apothekerverband Royal Pharmaceutical Society Of Great Britain (RPSGB) einen Code of Ethics and Standards (2003) für e-Commerce-Aktivitäten erstellt, der von allen Verbandsmitgliedern akzeptiert und eingehalten werden muss. Zu den Regelungen zählt etwa der Grundsatz, bei pharmazeutisch oder medizinisch bedenklichen e-Commerce-Kontakten den Kunden immer an eine lokale Apotheke oder einen Arzt zu verweisen. In den Niederlanden

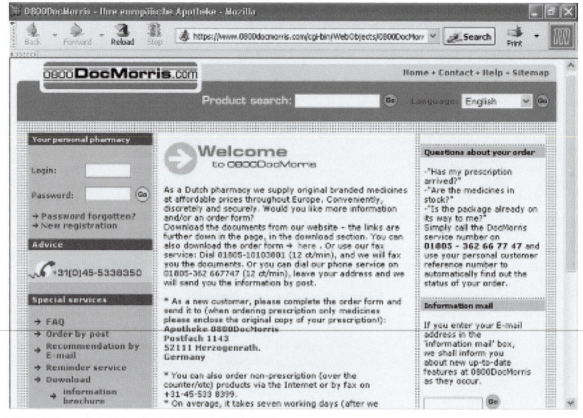

Abb. 1. Screenshot – Online-Apotheke 0800DocMorris (2003)

regeln legislative Vorschriften und eine exekutive Aufsicht durch regionale Inspektorate den Arzneimittelmarkt. Zu den Vorschriften für niederländische Apotheken zählen u. a. die Verpflichtung zu Heimlieferungen auf Kundenwunsch, die freie Kalkulation von Arzneimittelpreisen unter Einhaltung der staatlich vorgegebenen Höchstpreise und das Führen von Arzneimittelhistorien bei Stammkunden. Unter diesen vom Gesundheitsministerium kontrollierten Rahmenbedingungen kann jede niederländische Apotheke eine Dienstleistung anbieten, die nach deutschen Maßstäben als Internet-Apotheke bezeichnet würde.

Die Geschäftätigkeit der Internet-Apotheke 0800Doc-Morris in Deutschland ist also keine Innovation oder gar Zäsur im europäischen Einzelhandel mit Arzneimitteln. Neu ist daran die Gegebenheit, dass die Apotheke ihre Produkte und Dienstleistungen nicht mehr ausschließlich in den Niederlanden, sondern Kunden in der gesamten EU offeriert.

Das Internet spielt dabei als kostengünstiges und weit verbreitetes Informationsmedium eine wesentliche Rolle. Kurz vor dem Marktstart von 0800DocMorris verabschiedete die Europäischen Kommission Ende 1999 unter Zustimmung aller Mitgliedsstaaten die e-Commerce-Richtlinie (2003), um den e-Commerce im gesamten EU-Binnenmarkt zu fördern.

Arzneimittel-Versandhandel in Europa und den USA

Die derzeit in Deutschland geführte Diskussion um die mögliche Gefährdung der Arzneimittelsicherheit durch Versand-Apotheken erinnert an die frühere Situation in den Niederlanden und in der Schweiz. In Holland erhielt 1993 ein europäischer Ableger der US-amerikanischen Versandapotheke Caremark (2003) trotz Gegenwehr der Apothekerschaft die Zulassung. Einige Monate später beendete aller-

4.3 · Online-Apotheken und e-Rezepte

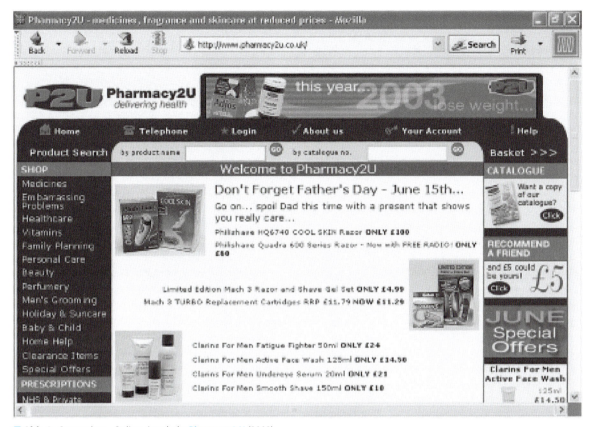

◻ **Abb. 2.** Screenshot – Online-Apotheke Pharmacy2 U (2003)

dings ein Lieferboykott der Großhändler die Aktivitäten der Versandapotheke. Die Geschäftsleute aus den USA hatten die Marktbarrieren in Europa unterschätzt.

Mit ähnlichem Widerstand – aber letztlich mit deutlich mehr Erfolg – hatte die erste Versandapotheke der Schweiz: Medi-Service (2003) zu kämpfen. Das als "Direct-Service-Apotheke" gegründete Unternehmen konzentrierte sich mit Unterstützung zahlreicher Krankenkassen auf chronisch erkrankte Patienten, die einen stetigen Arzneimittelbedarf haben. Als Anreiz bietet Medi-Service die Arzneimittel gegenüber den Krankenkassen mit Rabatt von einem meist zweistelligen Prozentsatz an. Den ständigen Kunden wird die hälftige Rückerstattung der in der Schweiz üblichen Selbstbeteiligung angeboten. Jeder Arzneimittellieferung liegt ein Medi-Pass bei, der die jüngere Arzneimittelhistorie des Patienten dokumentiert. Im Gründungsjahr 1997 war die rechtliche Situation mit vielen unterschiedlichen Apothekenrechten in den schweizerischen Kantonen jener in der heutigen Europäischen Union sehr ähnlich. Jeder einzelne der 26 Kantone hatte ein eigenes Apothekenrecht. Eine bundesweite Regelung wurde erst 1999 geschaffen. Das Gesetz erlaubt den Versandhandel von Arzneimitteln nur, wenn eine Apotheke die Arzneimittel nach einer ärztlichen Verordnung versendet und die persönliche ärztliche Beratung sichergestellt ist. Auf dieser Basis versendet Medi-Service derzeit etwa 300.000 Arzneimittelpakete pro Jahr, eine Analyse der Universität Zürich bescheinigt dem Unternehmen große Zufriedenheit unter den Kunden. Trotzdem ist der ökonomische Zusammenbruch des lokalen Apothekensystems ausgeblieben.

In den USA, wo bereits seit mehr als 50 Jahren Versandapotheken tätig sind, vereinen sie etwa fünfzehn Prozent der Arzneimittelumsätze auf sich. Mit dem Internet kamen reine Online-Apotheken wie Drugstore.com (2003), aber auch unseriöse Arzneimittelshops dazu. Der Staat reagierte darauf mit einem Zertifizierungsverfahren für Internet-Anbieter. Der Dachverband der Apotheker, die National Association of Boards of Pharmacy (NABP), entwickelte das Verified Internet Pharmacy Practice Site - Siegel (VIPPS) (2003). Das Siegel soll dem Konsumenten zeigen, bei welchem Anbieter es sich um eine zugelassene Apotheke mit sicherer Internetkompetenz handelt. Das Siegel wird erst nach intensiver Überprüfung verliehen und ist jeweils nur für ein Jahr gültig. Diese staatliche Regulierung ermöglicht auch im Internet die sichere Wahl einer Apotheke mit Versandservice.

In den USA sind die Internet-Apotheken deutlich kostengünstiger als die lokale Konkurrenz. Beim Marktführer Merck-Medco (2003), der jährlich etwa 60 Millionen Rezepte über insgesamt 12 Versandapotheken bedient, zahlt der Kunde nur etwa 11% der Arzneimittelkosten als Selbstbehalt aus eigener Tasche, in der lokalen Offizin sind es durchschnittlich 21%. Fast noch wichtiger ist der qualitative Aspekt. Alle von Merck-Medco verarbeiteten Rezepte werden einer systematischen Auswertung unterzogen. Diese sogenannte Drug Utilization Review (DUR) wird sowohl zur Analyse der bisherigen Verordnungen, als auch zeitgleich zur Optimierung des Verordnungsmanagements durchgeführt. Dabei werden mögliche Wechselwirkungen ebenso berücksichtigt wie Doppelverordnungen, Fehldosierungen sowie zulässige Einnahmedauer und zeitgerechte Wiederverordnung. Durch den Einsatz von DUR konnten im Jahr 1999 bei 32% der Verordnungen schwerwiegende Wechselwirkungen frühzeitig erkannt und vermieden werden, bei 40% der Verordnungen wurden Dosierungsüberschreitungen und bei 53% zu frühe Wiederholungsverordnungen verhindert (Zierenberg O (2000)).

Bei der Marktrücknahme des Bayer-Arzneimittels Lipobay informierten sowohl Medi-Service als auch 0800DocMorris kurzfristig alle Patienten und forderten die Betreffenden auf, umgehend den verordnenden Arzt aufzusuchen. Diese Beratungsleistung für Arzneimittelsicherheit traf das Kundenbedürfnis. In einer fünf Tage später durchgeführten telefonischen Befragung von 57 der von 0800DocMorris angeschriebenen Kunden gaben knapp 87% an, neben dem Brief lediglich aus den Medien von dem Problem um Lipobay erfahren zu haben. Lediglich rund 6,5% wurden bis zu diesem Zeitpunkt auch von ihrem Arzt informiert. Kein einziger Kunde wurde von einer anderen Apotheke beraten. Die Ergebnisse überraschten trotz mangelnder Repräsentativität insofern, als dass die meisten Kunden erst seit kurzer Zeit ihre Lipobay-Medikation über 0800DocMorris bezogen, somit eine Beziehung zu einer anderen lokalen Apotheke eigentlich noch hätte bestehen müssen.

Volkswirtschaftlicher Nutzen alternativer Arzneimitteldistributionen

Mittlerweile wird auch in Deutschland über den volkswirtschaftlichen Nutzen von e-Commerce und Versandhandel mit Arzneimitteln ebenso intensiv wie kontrovers diskutiert. Die Apothekerverbände wollen nur volkswirtschaftliche Nachteile erkennen, während die Krankenkassen im e-Commerce- und Versandhandel mit Arzneimitteln eine kostensenkende, somit eine volkswirtschaftlich nutzenbringende Massnahme sehen.

Der Diskussion liegt die Annahme zugrunde, dass Versandapotheken wesentlich höhere Umschlagszahlen als herkömmliche Offizinapotheken entwickeln und daraus Kostenvorteile (Economies of Scale) in Einkauf und Abwicklung erzielen sowie an Kostenträger weiterreichen können. Auf den ersten Blick erscheint Deutschland mit rund 22.000 lokalen Apotheken, die im Durchschnitt jeweils 3.600 Kunden versorgen, deutlich überversorgt. Im dünn bevölkerten Dänemark versorgt jede öffentliche Apotheke rund 18.000 Bürger, in den dicht besiedelten Niederlanden sind es etwa 8.000, in Österreich etwa 7.500 Bürger. Die hohe Dichte der Apotheken hierzulande ist Folge der Niederlassungsfreiheit für deutsche Apotheker, die im Gegensatz zu anderen europäischen Ländern keinen Gebietsschutz oder Mindesteinwohnerzahlen pro Apotheke kennen.

In der Studie Auswirkungen einer Ausweitung des Pharmaversandes in Deutschland hat das Internationale Institut für Empirische Sozialökonomie (INIFES) die Effizienz- und Einsparpotentiale des Versandhandels unter Nutzung des e-Rezeptes im Vergleich zu dem traditionellen Vertrieb simuliert (Nelder T et al. (2001)). Unter der Annahme identischer Marktbedingungen erwiesen sich Apothekengröße und Intensität des Versandgeschäfts als maßgeblich. Für eine Präsenzapotheke mit einem Umsatz von etwa 2,5 Millionen € könnte ein zusätzlicher regionaler Versandkanal etwa ein Einsparungspotential von insgesamt sechs Prozent mit sich bringen. Eine auf Versand spezialisierte Großapotheke mit einem Umsatzvolumen von mehreren hundert Millionen € könnte etwa zwölf Prozent einsparen.

e-Rezept in Deutschland

1995 wurde dem Pilotprojekt A-Card im rheinland-pfälzischen Koblenz-Neuwied zur Erprobung einer Patientenchipkarte mit integriertem Rezeptspeicher noch eine geringe Akzeptanz entgegengebracht. 1997 gab die Unternehmensberatung Roland Berger der Bundesregierung die Empfehlung, den Aufbau einer Gesundheitsplattform mit dem vergleichsweise unbedenklichen e-Rezept zu beginnen. Eine onlinefähige Datenbank könnte die ortsunabhängigen und unmittelbaren Medikamenten-Verordnungen gewährleisten.

Auch der Datentransparenz könnte das e-Rezept sehr nutzen. Bislang ist der Weg eines Rezeptes vom Ausdruck auf einem vorproduzierten Papierformular in der Arztpraxis bis hin zur Re-Digitalisierung in einem Apothekenabrechnungszentrum ein mehrmonatiger Prozess, an dessen Ende die Kassenärztlichen Vereinigungen ein Datenmaterial erhalten, das letztlich für eine wirksame Ausübung der budgetären Steuerungsfunktion innerhalb der Arzneimittelversorgung nur bedingt geeignet ist. Mit einer durchgängigen Digitalisierung würden authentische Daten in kürzester Zeit allen Beteiligten zur Verfügung stehen, was Fehlleistungen innerhalb des Systems sofort aufdecken würde.

Zur Verbesserung dieser Situation plädieren die Krankenkassen für eine servergestützte Lösung, wobei dem Patienten das Rezept nicht mehr ausgehändigt wird, die Spitzenverbände der Apotheken verteidigen hingegen die A-Card, die bestehende Datenflüsse nicht wesentlich verändern würde. Das Aktionsforum Telematik im Gesundheitswesen (ATG) (2003) soll einen Konsens unter den Interessengruppen herbeiführen. Unter dem Dach der Gesellschaft für Versicherungswissenschaft und -gestaltung e.V. einigte sich 2001 das Gremium der Vertreter aller relevanten Spitzenverbände der Ärzte, Apotheker, Krankenkassen und der Industrie auf die Empfehlung, das e-Rezept und den e-Arztbrief in Deutschland einzuführen. 2002 einigten sich die Krankenkassen, Ärzte und Apotheker mit dem Bundesgesundheitsministerium über die Durchführung von Modellversuchen für das e-Rezept auf freiwilliger Basis: Der Arzt verordnet das Medikament über die Dateneingabe auf einen Server und der Patient händigt an die Apotheke seiner Wahl einen Code aus, der zum Abruf des Rezepts autorisiert.

e-Rezept in Europa und den USA

Überall in Europa werden e-Rezepte entwickelt und lokal erprobt. Große Veränderung könnte dabei der Electronic Communications Act (2000) bewirken, der in Großbritannien die Voraussetzungen für eine modellhafte Erprobung des papierlosen Rezepts ermöglicht. Mehrere privatwirtschaftliche Unternehmen entwickeln dort Lösungen zur elektronischen Übermittlung von Rezepten (ETP).

Die bei Weitem größten Erfahrungen in der Anwendung von digitalen Rezepten gibt es in Dänemark. Unter dem Titel "MedCom – The Danish Health Care Data Network" startete 1994 ein interdisziplinäres Projekt zur Schaffung eines serverbasierenden Datennetzes, für den Austausch häufiger Informationen im Gesundheitswesen. Dazu zählen Rezepte ebenso wie Laborbefunde oder Abrechnungen. Grundlage ist ein einheitliches Datenformat in einem EDIFACT Standard. Bei den Anwendern scheint das Modellprojekt eine hohe Akzeptanz zu genießen, denn in den Testregionen werden bereits 62% der Rezepte, 75% der Laborbefunde und 36% der Abrechnungen ausschließlich digital abgewickelt. Nach Einschätzung deutscher Experten eignet sich das dänische Modell jedoch nicht als Vorbild für eine deutsche Lösung, denn innerhalb des eingesetzten geschlossenen Netzwerkes wurde auf den Einsatz von Verschlüsselungen und Signaturen verzichtet. Das wird in Deutschland als inakzeptables Sicherheitsrisiko betrachtet.

Eine parallele Entwicklung sind die e-Scripts des Lebensmittelhändlers Giant Food, der innerhalb seiner Einzelhandelsketten auch Apotheken betreibt. Diese Technologie ermöglicht die Ausstellung von Rezepten sogar auf Kleinstcomputern oder Mobiltelefonen und deren lückenlose digitale Weiterverarbeitung. Dafür ist eine eigene Software erforderlich, die in der ärztlichen Praxis mit einer monatlichen Lizenzgebühr von 30 Dollar zu Buche schlägt. Die einlösende Apotheke bezahlt pro Rezept eine Transaktionsgebühr. Auch in den USA werden bislang viele Rezepte noch handschriftlich ausgestellt, Fehlinterpretationen verursachen teure Irrtümer und sogar Todesfälle (Institute of Medicine (IOM) (2001)). Die Erlöse aus dem digitalen Datenaustausch sollen nun ein System finanzieren, dass diese Fehler vermeiden und so die Qualität im Gesundheitswesen verbessern soll.

Perspektiven

Seitdem im Sommer 2003 der fraktionsübergreifende Kompromiss für eine Gesundheitsreform erzielt wurde, steht ein Fahrplan für die Einführung des Versandhandels mit Arzneimitteln und des e-Rezepts zur Verfügung. Ab Januar 2004 sind Online-Apotheken in Deutschland möglich. Wie in den Niederlanden und Großbritannien werden auch die deutschen Online-Anbieter neben einigen besonderen Qualitätskriterien für den elektronischen Handel mit Arzneimitteln die üblichen Zulassungsbestimmungen für Apotheken erfüllen müssen. Zwar hat der Gesetzgeber eine generelle Freigabe der Arzneimittelpreise als Voraussetzung für einen umfassenden nationalen Apothekenwettbewerb unterlassen, aber mit dieser Reform wurde doch zumindest das deutsche Apothekenwesen für den europäischen Markt modernisiert. Ob dieser Erfolg auch mit dem e-Rezept erreicht werden kann, das nach dem Willen der Reformparteien ab 2006 in Deutschland eingeführt werden soll, bleibt abzuwarten. Der Gesetzgeber hat im Reformtext eine finale Aufgabenverteilung zwischen e-Gesundheitskarte und serverbasierten Netzwerken noch nicht vorgenommen. Eine gute Chance also, bis 2006 von den Erfahrungen des Auslands zu lernen – und zu profitieren.

Internetbasiertes Krankenhaus-Marketing

Jörg Schlüchtermann, Rainer Sibbel und Marc-Andreas Prill

Einleitung

Krankenhäuser agieren heute in einem schwierigen und zugleich dynamischen Umfeld. Durch die Erfolge und Fortschritte in Medizin, Pharmazie und Medizintechnik sowie der damit verbundenen demografischen Entwicklung steigen die Ausgaben im Gesundheitswesen stetig, insbesondere im Krankenhaus. Dies hat aufgrund etlicher staatlicher Interventionen zu Rationalisierung und Rationierung der Leistungen für die Krankenhäuser geführt (Tuschen KH und Quaas M (2001)). Der Trend, Kapazitäten im Krankenhaussektor durch den Abbau von Betten oder die komplette Schließung von Krankenhäusern zu reduzieren, wird weiter anhalten. Der steigende Konkurrenzdruck im Krankenhaussektor führt zu einem Verdrängungswettbewerb. Mit der Einführung eines fallpauschalierenden Vergütungssystems auf Basis der Diagnosis Related Groups (DRG) dürfte er sich noch weiter verschärfen.

Das Krankenhausmanagement sieht sich zudem einem gesellschaftlichen Wertewandel gegenüber, der sich in einer steigenden Anspruchshaltung der Patienten widerspiegelt. Die Behandlung nach neuesten medizinischen Erkenntnissen wird als selbstverständlich betrachtet. Patienten sehen sich immer mehr als Kunden, die eine Dienstleistung nachfragen (Köck C (1996)). Dieses Selbstverständnis wird mit der sich abzeichnenden stetigen Anhebung der Eigenbeiträge zu den Kosten der Behandlung noch gestärkt werden.

Kundenorientierung wird demnach auch für Krankenhäuser zu einem zentralen Erfolgsfaktor. Krankenhäuser müssen sich daher intensiv mit den Erwartungen ihrer Anspruchsgruppen auseinandersetzen, um ein fundiertes Marketing-Konzept für eine bedarfs- und zielgruppenorientierte Krankenhausführung entwickeln zu können.

Die meisten deutschen Krankenhäuser sind im Internet vertreten, doch wird das Potenzial des World Wide Web als Plattform für Marketingaktivitäten bei weitem noch nicht ausgeschöpft.

Besonderheiten des Dienstleistungs-Marketing

Krankenhaus-Dienstleistungen weisen einige spezifische Merkmale auf, aus denen sich besondere Anforderungen an das Marketing ergeben (Meffert H und Bruhn M (2000)):

- Die medizinischen Dienstleistungen sind immateriell: Die positive Beeinflussung auf den Gesundheitszustand des Patienten durch eine Behandlung lässt sich vorab nicht genau erfassen und im Anschluss nur bedingt messen. Für den betroffenen Patienten entscheidet daher das subjektive Empfinden ganz wesentlich über die Bewertung der Qualität der Behandlung. Neben der Ressourcenausstattung wird die wahrgenommene Qualität der Dienstleistungen in hohem Maße von der persönlichen Interaktion mit den Mitarbeitern des Krankenhauses beeinflusst. Eine zentrale Aufgabe des Marketing ist daher, die Kompetenz des Personals sowie das Qualitätsniveau der Ressourcenausstattung aufzuzeigen und – stellvertretend für die Leistungsfähigkeit des Krankenhauses – möglichst fest im Bewusstsein des Patienten zu verankern.

- Die Immaterialität geht einher mit einer asymmetrischen Informationsverteilung zwischen den Leistungserbringern und dem Kunden Patient. Da letztlich nur das medizinische Personal Krankheitszustand und Behandlungsverlauf beurteilen kann, ist die erbrachte Dienstleistung vor allem ein Vertrauensgut, dem aus Sicht des Patienten eine sehr hohe oder gar existenzielle Bedeutung zukommt. Auch die weitgehende Irreversibilität des Leistungsergebnisses löst bei den Patienten Unsicherheit aus, auf die das Marketing möglichst frühzeitig

und prozessbegleitend reagieren muss. Dabei kommt es darauf an, die psychische Situation des Patienten positiv zu beeinflussen und sein subjektives Risikoempfinden zu minimieren.
- Die Unbeweglichkeit der Ressourcen führt zu einer **Immobilität der Dienstleistung.** Die räumliche Distanz zwischen Leistungserbringer und Patient wird lediglich im Leistungsfall überwunden, der direkte Kontakt kommt nur unregelmäßig bzw. selten zustande. Die zentrale Herausforderung des Marketings besteht darin, möglichst frühzeitig eine Beziehung zum noch potenziellen Patienten aufzubauen, den Kontakt dauerhaft zu pflegen und dadurch eine Vertrauensbasis zu schaffen.
- Die **Inanspruchnahme** einer Leistung im Krankenhaus ist meist nur **sehr kurzfristig vorhersehbar.** Zusammen mit der Prognoseunsicherheit des Krankheitsverlaufs resultiert daraus eine **stark eingeschränkte Planbarkeit,** die sich für die Klinik in schwankenden Belastungen und Auslastungen niederschlägt. Das Marketing muss die kurzfristige Nachfragesteuerung sowie die Koordination insbesondere der sektorübergreifenden Leistungsprozesse unterstützen. Dabei sind die einweisenden Ärzte als Patientenvermittler und gegebenenfalls Kooperationspartner von großer Bedeutung, da über deren Einweisungsverhalten im erheblichem Maß Einfluss auf die Nachfrage ausgeübt werden kann.
- Aus den dargestellten Besonderheiten wird deutlich, dass der Kommunikationspolitik bei der Ausgestaltung des Marketing-Mix für Krankenhäuser eine zentrale Bedeutung zukommt. Dabei sind neben den Patienten, ihren Angehörigen und den einweisenden Ärzten noch weitere Anspruchsgruppen zu berücksichtigen. Wegen der starken ökonomischen Zwänge ist eine gezielte Kommunikation sowohl zum Träger der Einrichtung als auch zu den Krankenkassen als Abrechnungspartner notwendig. Zudem stehen Krankenhäuser im Interesse der allgemeinen Öffentlichkeit. Und nicht zuletzt ist auch den Bedürfnissen der eigenen Mitarbeiter, denen im Rahmen der Leistungserstellung naturgemäß eine entscheidende Bedeutung zukommt, durch ein entsprechendes internes Marketing Rechnung zu tragen.

Potenziale des Internet

Immer mehr Krankenhäuser nutzen das Internet als Plattform für Marketingaktivitäten: Mittlerweile sind unter **Klinikmarkt.de** (2003), einem Online-Verzeichnis aller deutschen Krankenhäuser und Reha-Kliniken, die überwiegende Mehrheit der Akut-Häuser zusätzlich mit der Angabe einer eigenen Internet-Adresse vertreten.

Bisher zielen die Web-Informationen vor allem auf Patienten und potenzielle Patienten ab. Der damit verbundene Aufwand erscheint angesichts aktueller und zu erwartender demografischer Daten gerechtfertigt:
- Erhebungen zufolge werden bis 2005 etwa 56 Millionen Bundesbürger, also 70 % der Bevölkerung, regelmäßig auf das Internet zugreifen (Bundesregierung (2003)).
- In der jüngsten der halbjährlich durchgeführten WWW-Benutzer-Analysen gaben über 80 % der befragten deutschsprachigen Online-Nutzer an, dass das Medium in ihrem täglichen Leben eine wichtige Rolle spiele, oder dass sie darauf inzwischen nicht mehr verzichten wollten.
- Die Alterspyramide der Internet-Nutzerschaft flacht seit 1995 zunehmend ab: Vor allem die Gruppe der über 50-jährigen **"Online-Senioren",** die bereits heute über 17 % aller Nutzer ausmacht, steigt überproportional an (Fittkau und Maaß (2003)).

Dienstleistungsunternehmen und somit auch Krankenhäuser erhalten durch das Internet ein Werkzeug, mit dem sich Marketingmaßnahmen besser als mit herkömmlichen Mitteln auf die Bedürfnisse verschiedener Zielgruppen abstimmen lassen. Der besondere Zusatznutzen entsteht dabei vor allem durch folgende Faktoren (vgl. Zerdick A et al. (2001)):
- Die **Interaktivität** ermöglicht eine **Massenkommunikation bei gleichzeitiger Individualisierung von Inhalten.** Anbieter können durch die Modularisierung der Inhalte relativ kostengünstig und mit einer geringen Streuung zielgruppenspezifische Informationen bereitstellen. Nutzer können aus einer konfigurierten Auswahl auf jene Informationen zugreifen, die ihren Bedürfnissen entsprechen. Eine durch direkte Ansprache unterstützte zielgruppengesteuerte Kommunikation könnte sogar personenbezogene Informationen – ggf. innerhalb zugangsbeschränkter Bereiche – aufbereiten. Daraus ergeben sich besondere Möglichkeiten der Beratung sowie des Beziehungs- und Beschwerdemanagement. Darüber hinaus kann die Interaktivität von der einfachen Nutzerinteraktion bis hin zu erweiterten Foren einer aktiven Kommunikation reichen. So erlaubt z. B. das "Chatten" die Kommunikation mit mehreren Personen, wobei als

Plattform zumeist themenabhängige elektronische Foren dienen.
- Ein weiterer Vorteil des Internets liegt in der **Unmittelbarkeit des Zugriffs.** Durch die Darstellung der WWW-Informationen in HTML (Hypertext Markup Language) ist eine dezentrale Hierarchiestruktur vorhanden, die per **Hyperlink** einen sofortigen Zugriff auf vertiefende oder weiterführende Informationen gestattet. **Multimediale Angebotsformen** erlauben die Übertragung nicht nur von Texten, sondern auch von Audio, Video, Bild und Grafik. Sie können kombiniert werden zu einem so genannten Webcasting, d. h. die Ausstrahlung von Radio- bzw. Fernsehsendungen oder Videoclips.
- Nicht zuletzt bieten Internetangebote für Anbieter und Kunden auch die Chance zur **Senkung von Transaktionskosten.** E-Mails haben sich bereits als preisgünstige und schnelle Möglichkeit zur weltweiten Kommunikation etabliert.

Es stellt sich nun die Frage, inwieweit Krankenhäuser das bestehende Potenzial des Internet-Marketing derzeit schon ausschöpfen. Da mittlerweile eine große Anzahl von Krankenhäusern im Internet vertreten ist, ist die bloße Tatsache einer Webpräsenz nicht mehr ausreichend, um Wettbewerbsvorteile zu erzielen. Vielmehr treten Form und Inhalt der Präsentation sowie die Ausnutzung der oben dargestellten nutzenstiftenden Potenziale unter Wettbewerbsaspekten als differenzierende Merkmale in den Vordergrund.

Wie eine von den Autoren durchgeführte umfassende Studie zum **Internetauftritt deutscher Krankenhäuser** (Schlüchtermann et al. (2002)) zeigt, stellen die Internetauftritte in der überwiegenden Zahl eine Standardpräsenz auf gehobenem Niveau dar. Die Inhalte sind vornehmlich auf die Zielgruppe Patienten und deren Informationsbedürfnisse ausgerichtet (vgl. Abb. 1).

Ausgebaut werden sollte nun das Angebot für weitere Zielgruppen, und vor allem sollten interaktive Leistungsangebote zur Verfügung gestellt werden. Nur wenige Krankenhäuser nutzen bislang die Möglichkeit der wechselseitigen Kommunikation und Informationsübermittlung sowie der multimedialen Informationsaufbereitung.

Interaktive Zielgruppenansprache

Ein marketinggerechter Internetauftritt eines Krankenhauses beginnt bei der WWW-Adresse. Je einfacher und intuitiver diese Adresse ist und sich finden lässt, umso häufiger wird der Zugriff erfolgen. Verweise von den Web-Seiten des Ortes, des Trägers oder der allgemeinen Krankenhausverzeichnisse sowie bei Gesundheitsportalen sind sehr wichtig und hilfreich. Ferner sollte der Zugriff über gängige Suchmaschinen durch eine **systematische Referenzierung der Internetseiten** konsequent unterstützt werden.

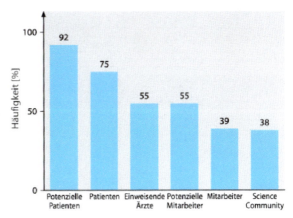

Abb. 1. Häufigkeitsverteilung der Zielgruppen bei Web-Auftritten (Schlüchtermann et al. (2002))

Weitere Voraussetzungen für einen erfolgreichen Internetauftritt sind eine möglichst hohe Benutzerfreundlichkeit durch eine klare und verständliche Struktur der Inhalte, kurze und konsistente Zugriffswege und Navigationshilfen und ebenso Such- und Hilfefunktionen. Außerdem beeinflussen Aufbaugeschwindigkeit und Vollständigkeit der Seiten sowie Verweise über Links die Akzeptanz der Benutzerseite. Natürlich muss auch die gestalterische Umsetzung ansprechend sein und ein einheitliches Design und Layout haben. Entscheidend für den Erfolg des Internetauftritts sind aber die inhaltliche Ausgestaltung und die Aufbereitung der Informationen. Sie müssen unterschiedlichen **Informations- und Kommunikationsbedürfnissen der verschiedenen Anspruchsgruppen** nachkommen.

Die vorrangige Zielgruppe der Internetpräsenz sind potenzielle Patienten und deren Angehörige, die sich über ein Krankenhaus informieren wollen. Wesentlich sind zunächst jene **Kerninformationen,** die **zu der Einweisung** eines Patienten von großem Interesse sind. Dazu zählen Angaben zum **Leistungsspektrum,** zu den Leistungsträgern, zum Krankenhaus und dessen **Ausstattung** sowie zu den Leistungsabläufen. Als vertrauensbildende Maßnahme empfiehlt es sich,

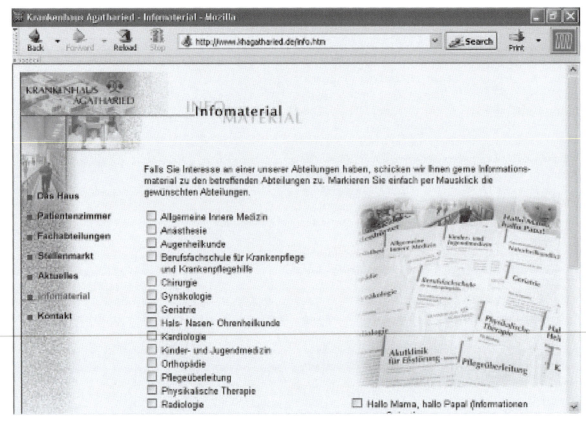

Abb. 2. Screenshot – Interaktive Kommunikation und Downloads, Krankenhaus Agatharied (2003)

die Unternehmensphilosophie bzw. das Leitbild des Krankenhauses herauszustellen. Ebenso kann eine umfassende und verständliche Information zu möglichen Diagnose- und Therapieleistungen und zum Krankenhausaufenthalt die Unsicherheit künftiger Patienten schon im Vorfeld verringern und die Umstellung auf die Gegebenheiten im und um das Krankenhaus erleichtern.

So sind beispielsweise Vorabinformationen zu den folgenden Themen denkbar:
- Anreise,
- allgemeiner Tagesablauf,
- Hotel- und Wahlleistungen,
- Serviceangebote,
- Anmeldeunterlagen,
- Kofferlisten,
- Fragebögen zur Anamnese.

Diese Informationen tragen zu einer Vereinfachung und Beschleunigung der administrativen Patientenaufnahme bei.

Parallel dazu können gängige Fragestellungen mit einer FAQ-Liste beantwortet werden. Eine visuelle Unterstützung ist durch Live-Bilder z. B. aus der Empfangshalle, Krankenhausvideos oder über interaktive virtuelle Rundgänge im Krankenhaus denkbar.

Die patientengerechte Aufklärung über häufige Krankheitsbilder und mögliche Therapieverfahren steht im Mittelpunkt des Informationsbedürfnisses von Patienten. Gleichzeitig entlastet sie ggf. bei der Aufklärungsarbeit der Ärzte. Im Internet können umfassende verbale und grafische Informationen oder sogar multimedial aufbereitete Präsentationen bereitgestellt und durch gezielte Verweise auf weiterführende WWW-Seiten oder beispielsweise zu Selbsthilfegruppen ergänzt werden. Auch nichtmedizinische Informationen etwa über die Hotel- und Wahlleis-

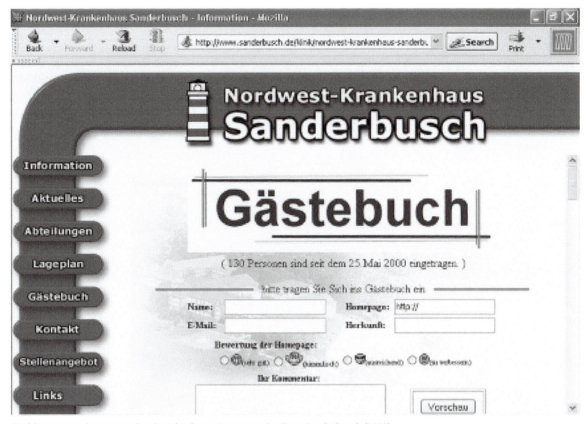

◻ **Abb. 3.** Screenshot – Virtuelles Gästebuch, Nordwest-Krankenhaus Sanderbusch (2003)

tungen, die Speisenfolge oder zu weiteren Aktivitäten des Krankenhauses können gezielt dargeboten werden. Downloadbare Patientenbroschüren und krankheitsspezifisches Informationsmaterial runden dieses Angebot ab und gewährleisten deren frühzeitige effektive und effiziente Verbreitung (vgl. ◻ Abb. 2).

Über klickbare e-Mail-Adressen lässt sich themenspezifisch der Kontakt zu kompetenten Ansprechpartnern herstellen. Zur Pflege einer dauerhaften Kundenbeziehung lassen sich über Verteiler für Newsletter und Mailing-Listen regelmäßig Informationen zu Neuerungen und Aktivitäten verbreiten. Auch Gästebücher und Diskussionsforen oder Newsgroups zu aktuellen Themen im Gesundheitswesen oder chronischen Krankheiten tragen zu diesem Ziel bei (vgl. ◻ Abb. 3).

Das Internet kann zudem als zentrale Informationsplattform für die aktuellen Patienten und zur regelmäßigen Kommunikation mit ehemaligen Patienten dienen. Denkbar wären Möglichkeiten zum jederzeitigen Zugriff auf die e-Patientenakte durch den Patienten und Informationen zum Leistungsablauf, wie z. B. den jeweiligen Behandlungsleitfaden. Ein Patientenleitsystem könnte frühzeitig Termine zu Diagnose- und Therapiemaßnahmen übermitteln und kontrollieren. Über das Internet ließen sich notwendige Angaben von Patienten erfassen, z. B. Wünsche zu Mahlzeiten oder zu weiteren Serviceleistungen. Patienten-Foren erleichtern die Kommunikation der Patienten untereinander. In Kummerkästen können Patienten ihren Klagen und negativen Erfahrungen Ausdruck verleihen. Gerade über den Kontakt zu ehemaligen Patienten bietet das Internet die Chance, die Patientenzufriedenheit nicht nur während, sondern auch nach einem Krankenhausaufenthalt systematisch zu erheben und zu dokumentieren. Die Bindung zu den ehemaligen Patienten könnte auch über Online-Sprechstunden,

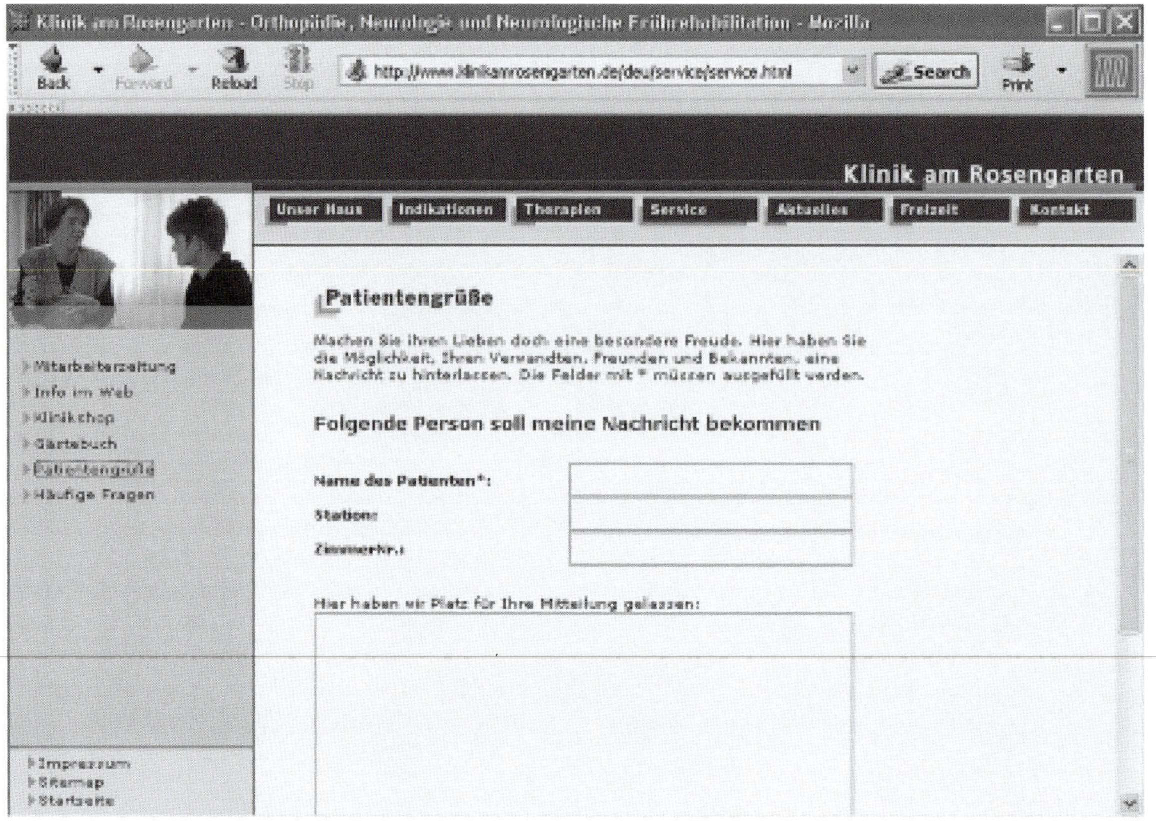

Abb. 4. Screenshot – Übermittlung von Patientengrüßen, **Klinik am Rosengarten** (2003)

Newsletter, krankheitsspezifische Diskussionsforen oder spezifisch aufbereitete Informationen zu Patientenschulungen und Rehabilitationsmaßnahmen gehalten und gepflegt werden.

Im Mittelpunkt der Kommunikation mit dem ambulanten Sektor stehen Entscheidungshilfen für Einweiser und Patienten. Fachspezifische Informationen zu Behandlungsmöglichkeiten, zur Klinik- und Abteilungsstruktur, zu verbundenen Einrichtungen, zum Personal, zu Behandlungsstandards bis hin zu konkreten Belegungsanfragen oder Terminreservierungen beeinflussen das Einweisungsverhalten und **binden niedergelassene Ärzte an das Krankenhaus.** Ergänzende Angebote wie regelmäßige fachmedizinische oder krankenhausbezogene Informationen über Newsletter oder Mailing-Aktionen tragen dazu ebenso bei wie der gezielte Erfahrungsaustausch per e-Mail und die Diskussion forschungsrelevanter Themen in entsprechenden Foren. Ferner sind umfassende Linksammlungen oder der Zugang zu medizinischen Informationsdiensten und Datenbanken für Einweiser interessant. Das Internet bietet zudem die Möglichkeit, patientenbezogene Daten einfach und direkt auszutauschen, und kann als Grundlage für gegenseitige Konsultationen und dem regelmäßigen Informationsaustausch über den Zustand der eingewiesenen Patienten – sogar mit den betreffenden Patienten selbst – dienen.

Das Internet ist auch eine sehr effiziente Plattform zur **Öffentlichkeitsarbeit.** Hier wären beispielsweise Informationen und Diskussionsforen zu gesundheitsrelevanten Fragen wie Prävention und Gesunderhaltung oder Listen von Nothilfenummern und -einrichtungen angebracht. Auch als Arbeitgeber sind Krankenhäuser von allgemeinem Interesse. **Stellenangebote** und Informationen zu Ausbildungsmöglichkeiten lassen sich darüber ebenso schnell verbreiten wie gezielte Presseinformationen zu aktuellen Ent-

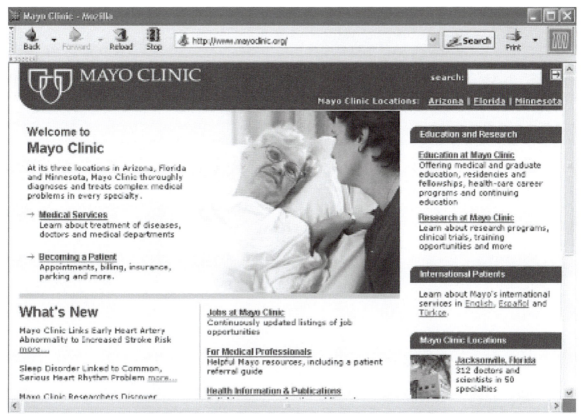

Abb. 5. Screenshot – Zielgruppenorientiertes Internet-Marketing, Startseite der Mayo-Kliniken (2003)

wicklungen im Gesundheitswesen oder zu Aktivitäten und Neuigkeiten im Krankenhaus. Für Besucher und Angehörige erleichtern Informationen zu Besuchszeiten, Anfahrtsskizzen, Parkmöglichkeiten und Beschreibungen zur Verkehrsanbindung mit Verknüpfungen zu Informationssystemen des öffentlichen Verkehrs die Anreise. Serviceangebote wie Patienten-e-Mails (vgl. ◘ Abb. 4), Online-Grußkarten, Internet-Blumenversand oder downloadbare Krankenhausführer schaffen weiteren Zusatznutzen.

Auch Krankenversicherungsträger sollten gezielt über das Krankenhaus informiert werden. So dienen Krankenhausberichte zu erbrachten Leistungen, zum Leistungsspektrum, zu Zukunftsperspektiven oder Sozialbilanzen sowie Qualitätsberichte der allgemeinen Vertrauensbildung und auch der Kontaktpflege mit den Kostenträgern. Je nach Rechtsform können auch den Gesellschaftern oder Anteilseignern Informationen im Sinne des Investor-Relationship-Management bereitgestellt bzw. zugesandt werden. Dazu zählen Daten zur Geschäftslage des Krankenhauses, zur Kursentwicklung von Aktien oder zum Wettbewerbsumfeld.

Im Sinne des internen Marketing sind die Interessen und Informationsbedürfnisse der Mitarbeiter zu beachten. Eine mitarbeiterbezogene Kommunikationspolitik dient der Stärkung der Identifikation mit der Einrichtung und kann zur Verbreitung personalrelevanter Nachrichten genutzt werden. Funktionen wie e-Mail, Newsletter oder Newsgroups eignen sich dazu und erleichtern die interne Kommunikation. Kummerkästen geben Aufschluss über die Zufriedenheit und decken weiteren Informationsbedarf auf. FAQ-Hinweise können zu tarif- oder personalrechtlichen Bestimmungen Auskunft erteilen. Auch die Möglichkeit zur Bestellung von Arzneimitteln oder Berufsbekleidung könnte interessant sein. Ein gleichermaßen auf der Webtechnologie

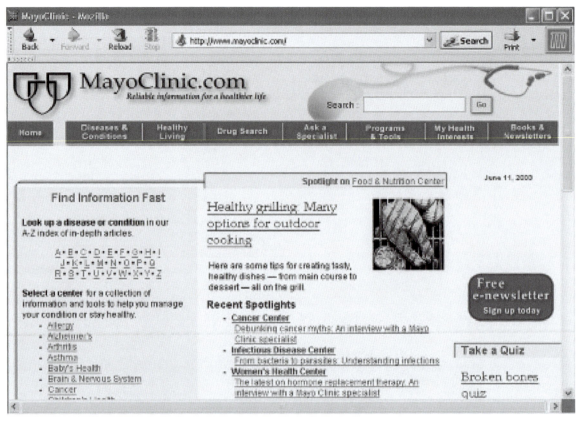

Abb. 6. Screenshot – Gesundheitsportal der Mayo-Kliniken (2003)

basierendes Intranet kann als lokales Netzwerk zur stationsübergreifenden Integration des Informationsflusses und zur Effizienzsteigerung bei der Leistungserstellung beitragen (Heuser J (1998)).

Welche Chancen das Internet gerade für ein zielgruppenorientiertes Marketing für Krankenhäuser bietet, verdeutlicht das vielzitierte Beispiel der Mayo-Kliniken (2003) aus den USA (vgl. Abb. 5). Die als zukunftsweisend geltende Internetpräsenz umfasst eine Fülle von Patienten-, Forschungs-, Ausbildungs- und Arbeitsplatzinformationen, die strukturiert, zielgruppenorientiert und teilweise sogar personenspezifisch aufbereitet sind. Wie das Internet gleichzeitig dazu dienen kann, eine dauerhafte Bindung zu Patienten herzustellen und zu pflegen, zeigt das ebenfalls von den Mayo-Kliniken betriebene Gesundheitsportal (vgl. Abb. 6). Dort werden umfassende Informationen zu Krankheiten und Medikamenten oder Erste-Hilfe-Anleitungen bis hin zu alternativen Beratungsformen und Spezialauskünften angeboten. Darüber hinaus lassen sich persönliche Gesundheits-Scorecards und eigene Disease-Management-Programme anlegen.

Perspektiven

Nach wie vor ist das Krankenhaus-Marketing einer Vielzahl rechtlicher Restriktionen unterworfen. **Einschränkende Regelungen** ergeben sich aus der Berufsordnung der Ärzte, aus dem Heilmittelwerbegesetz und dem Gesetz gegen unlauteren Wettbewerb. In der Kommunikationspolitik ist also besonderes Fingerspitzengefühl gefragt. Im Vordergrund muss stets die sachgerechte Information der unterschiedlichen Adressaten stehen. Gerade diesem Anspruch kann das Internet mit seinen vielfältigen Formen der Informationsbereitstellung und −aufbereitung in besonderem Maße gerecht werden.

Neben den rechtlichen greifen auch ökonomische Restriktionen. So erfordert ein umfassender Internetauftritt erhebliche personelle und finanzielle Ressourcen. Die Informationen müssen ständig aktuell sein, was besondere Anforderungen an die Wartung und Pflege der Internetseiten stellt. Das Management bewegt sich in einem Spannungsfeld: Einerseits sollen möglichst viele Informationen vermittelt werden, andererseits ist die Frage zu klären, welcher Mitteleinsatz dafür erforderlich ist. Allgemeingültige Empfehlungen können dazu kaum gegeben werden. Zu beachten ist jedoch, dass die Kommunikationspolitik strategisch anzulegen ist und nicht allein vom kurzfristig messbaren Erfolg abhängig gemacht werden sollte.

Das Internet bietet Krankenhäusern die große Chance, sich **als zentraler Anlaufpunkt für Informationen und Leistungen** zu gesundheitsbezogenen Fragen und Problemen zu positionieren und eine Vertrauensbeziehung zu Patienten und anderen Zielgruppen aufzubauen und zu pflegen. In Anbetracht der Tendenzen und Herausforderungen im Gesundheitswesen kann und wird das Internet als essenzieller Bestandteil des Krankenhaus-Marketing zu einem wesentlichen Erfolgsfaktor moderner Krankenhausführung werden.

All Digital Hospital

Michael Reiher und Karl Jähn

Einleitung

Am deutschen Gesundheitsmarkt findet derzeit ein Strukturwandel statt. Um am Markt bestehen zu können, müssen vor allem Krankenhäuser Ineffizienzen aufdecken und beseitigen. Rationalisierungspotenziale wurden früher in den Bereichen des Rechnungswesens und Controllings gesucht. Der Informationsverarbeitung wurde nur begrenzt Bedeutung geschenkt. So betragen die Investitionen in Informationstechnologien in den deutschen Krankenhäusern im Durchschnitt nur etwa 1 % des Gesamtbudgets. Im Vergleich: Krankenhäuser in anderen Industrienationen wenden 2,5 bis 5,5 % für Informationstechnik auf (Hielle I (2002)).

Eine erfolgreiche Steuerung im Gesundheitswesen hängt maßgeblich von der Informationsvermittlung ab (Gnann W (2000)). Bislang ist ein optimaler Zugriff auf alle notwendigen Daten zum Zeitpunkt der Behandlung noch nicht im beruflichen Alltag realisiert.

Das medizinische Personal investiert nach wie vor einen beträchtlichen Teil seiner Arbeit in Recherchetätigkeiten. Während etwa die Hälfte der Arbeitszeit für die Kommunikation unter Kollegen verwendet wird (Schwing C (2002)), verbringt ein Stationsarzt darüber hinaus durchschnittlich eine Stunde pro Tag mit der **Suche nach Untersuchungsergebnissen** (Flintrop J (2000)).

Mit der Nutzung moderner Informationstechnologien im Krankenhaus wird Abhilfe geschaffen. Im Digital Hospital werden alle EDV-Bereiche in eine **einheitliche Datenbasis integriert**, während schnittstellenübergreifende Standardtätigkeiten, wie Untersuchungsbefundungen oder auch Material- und Medikamentenbestellungen automatisch ablaufen. Die verbesserte Datenerhebung lässt eine Orientierung der Ablauforganisation hin zum Patienten zu (Trill T (2000)).

Wireless LAN (WLAN)

Ein **Wireless Local Area Network (WLAN)** verbindet Computer und Peripheriegeräte zu einem örtlich begrenzten Kommunikationsnetz. Dieses lokale Netzwerk unterscheidet sich von einem herkömmlichen LAN dadurch, dass die **üblichen Netzwerkkabel durch Funkverbindungen ersetzt** werden. In einem WLAN oder Funknetzwerk stehen damit die gleichen Funktionen zur Verfügung wie in einem aufwendig verkabelten LAN. Über ein solches WLAN können mehrere Rechner direkt miteinander verbunden werden. Normiert sind diese WLANs durch den US-amerikanischen Standard IEEE (Institute of Electrical and Electronics Engineers) unter der Nummer 802.11, wobei die Gruppe der 802.x die Standards für lokale Netze umschreibt (Schiller J (2000)). Über Basisstationen (so genannte Access Points) können die Computer eines WLAN mit den Rechnern eines kabelgebundenen LAN zu einem Netzwerk zusammengefasst werden, so dass alle Rechner, netzübergreifend miteinander kommunizieren können (s. Abb.1).

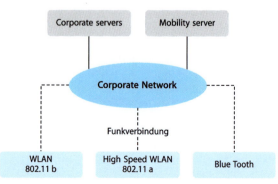

Abb. 1. Drahtlose Kommunikation im Digital Hospital

Durch den Aufbau des WLAN wird im Digital Hospital in zweierlei Hinsicht eine Ortsunabhängigkeit erreicht:
- Ein hohes Maß an Benutzermobilität, weil das Pflegepersonal und die Patienten zu jeder Zeit an jedem Ort untereinander kommunizieren können und eine
- Gerätemobilität, da die fast ausschließlich drahtlosen Endgeräte an jedem beliebigen Ort Anschluss an das Funknetzwerk haben (Myrach T (2002)).

Ärzte und Pflegepersonal sind mit Mini-Laptops, elektronischen Tablets oder Personal Digital Assistents (PDAs) (auch Handheld Computer genannt) ausgestattet (Bludau HB et al. (2001)). Über ein Wireless LAN kann das medizinische Personal z. B. archivierte Röntgenbilder oder die aktuellen Werte aus dem Zentrallabor direkt am Bett des Patienten abrufen (Bordon S (2002)). Ebenso werden aktualisierte Daten mit dem Patientenserver über die mobilen Geräte synchronisiert, so dass etwa eine zentrale e-Patientenakte immer auf dem neuesten Stand ist. Die Ärzte können für differentialdiagnostische Fragestellungen oder die Klärung von Medikamentenwechselwirkungen über die mobilen Geräte Expertenunterstützende Systeme (EUS) bzgl. Medikamentenverträglichkeit in Anspruch nehmen und konkret zu den individuellen Patientendaten in Bezug setzen (Tapellini D (2003)). Möglich ist es auch, dass sich Ärzte über den Anschluss telemedizinischer Dienste Zweitmeinungen von Kollegen im Haus oder von außerhalb einholen.

Darüber hinaus profitieren die Patienten auch direkt von der WLAN-Technologie. Essenswünsche können – unter automatischem Abgleich mit der e-Patientenakte – auf eventuelle Unverträglichkeiten oder Diätanforderungen – an den Küchenserver übermittelt werden. Sie können vom Bett aus e-Mails empfangen, im Internet surfen oder Videokonferenzen mit den Verwandten abhalten.

Das in einem All Digital Hospital aufgebaute Funknetzwerk hat gegenüber dem herkömmlichen LAN einige Vorteile:
- Die Planung und der Aufbau gestalten sich bei einem WLAN einfacher als bei einem drahtgebundenen Netzwerk,
- Wireless LANs sind weitaus flexibler, da innerhalb des Übertragungsbereiches Sender und Empfänger ohne Einschränkungen kommunizieren können,
- Kosteneinsparungen resultieren daraus, dass eine aufwendige Verkabelung im Krankenhaus entfällt und jedwede Information mobil zugänglich ist.

Jedoch weisen lokale Netze gegenüber drahtgebundenen LANs auch einige Nachteile auf:
- Funknetze verfügen über eine niedrigere Bandbreite als herkömmliche LANs (ca. 10 Mbit/s statt 100 bis 1000 Mbit/s),
- teilweise fehlende Standards führen zu möglichen Inkompatibilitäten,
- durch die Verwendung von Funk für die Kommunikation können in Abhängigkeit von der gewählten Funktechnologie andere Geräte gestört werden,
- die Datensicherheitsproblematik von WLANs ist nur durch eine Verschlüsselung gewährleistet, da über die frei zugängliche Luftschnittstelle ein Mithören der Kommunikation wesentlich einfacher ist, als bei drahtgebundenen Netzen.

Bluetooth

Neben den WLAN-Technologien gibt es ähnliche Funktechnologien, die auf einen noch enger beschränkten Einsatzbereich ausgerichtet sind. Diese werden auch als Wireless Personal Area Networks (WPANs) oder Piko-Netz bezeichnet. Ein Standard dieser Technologie gewann in letzter Zeit zunehmend an Bedeutung: Bluetooth. Diese nach dem Wikingerkönig Blatand (Blauzahn) benannte Funktechnologie ermöglicht die Vernetzung einer Vielzahl von Endgeräten in einer Reichweite von 10 bis 100 Metern (Myrach T (2002)) und erreicht schon heute eine Bandbreite von 1 Mbit/s. Sie ist damit 15-mal schneller als eine herkömmliche ISDN Leitung. Die nachfolgende Generation dieser Bluetooth Chips erlaubt bereits Übertragungsraten bis zu 10 Mbit/s und tritt damit in direkte Konkurrenz zum WLAN mit 11 Mbit/s.

Insbesondere für Krankenhäuser ist diese Technologie eine sinnvolle Ergänzung zu WLAN. Bluetooth-Geräte haben mit 1 Milliwatt für portable Geräte und 100 Milliwatt für stationäre Geräte eine geringe Sendeleistung. Sie weisen deshalb gegenüber den medizintechnischen Geräten eine niedrige Strahlenbelastung auf. Bluetooth-Geräte haben gute Chancen, sich im Krankenhausalltag wegen ihres Kostenvorteils in der Anschaffung, Installation und Unterhaltung, ihrer Benutzerfreundlichkeit und ihrer Entwicklungsfähigkeit durchzusetzen (s. Abb. 2).

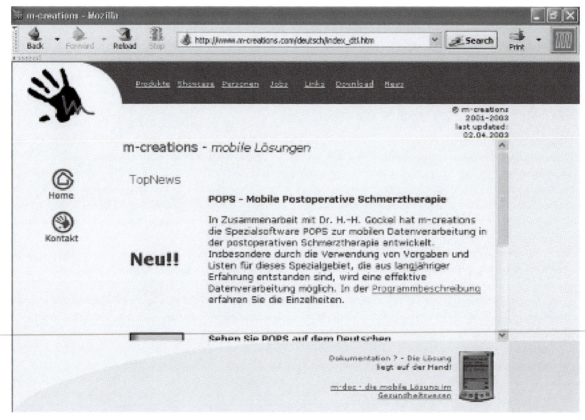

◘ **Abb. 2.** Screenshot – **Bluetooth im Krankenhaus (m-creations)** (2003)

Datensicherheit von WLAN

Wie bei allen Funknetzen ist das Thema Sicherheit auch im All Digital Hospital von besonderer Bedeutung. Die über Funk ausgetauschten sensiblen Patientendaten lassen sich mit einer entsprechenden Empfangseinrichtung **abhören** – sofern aufgrund ungenügender Administration die Möglichkeit besteht, erhebliche Datenmengen für die Entschlüsselung auszuwerten. Gemäß des Standard IEEE Nr. 801.11 sind drei verschiedene Verfahren vorgesehen, um eine **sichere Funkübertragung** von Daten zu gewährleisten:
- WEP-Schlüssel,
- Network Name,
- MAC-Adresse (Media Access Control) des Clients.

Solange diese Parameter Unbefugten nicht bekannt sind, ist jedes korrekt konfigurierte Wireless LAN sicher. Bereits die Unkenntnis eines der drei Parameter verhindert den Aufbau einer Kommunikation zwischen Client und Access Point und damit den Zugang zum Netzwerk (Myrach T (2002)).

Workflow-Management-Systeme (WfMS)

Die organisatorische Struktur in Krankenhäusern war bislang meist auf einzelne Abteilungen ausgerichtet: Apotheke, Radiologie oder Pflege erbrachten ihre Leistungen weitgehend unabhängig voneinander. Mit zunehmender Komplexität hatten die einzelnen Funktionsbereiche mit der Weiterentwicklung abteilungsinterner Richtlinien und Kommunikationssysteme weiter an Autonomie gewonnen. Dadurch entwickelten sich im Krankenhaus typische Prozessineffizienzen:
- eine in der verzögerten Prozessabwicklung begründete längere **Verweildauer des Patienten**,

- Ineffektivitäten aufgrund von Schnittstellenproblemen zwischen den vielen kleinen Prozess-Einheiten,
- lange Wartezeiten für die Mitarbeiter auf Ergebnisse aus Funktions- und Leistungsstellen,
- häufige Rückfragen aufgrund fehlerhafter Informationsübermittlungen,
- doppelte Ausführung oder Vernachlässigung einzelner Aktivitäten,
- Intransparenz der Prioritäten im Arbeitsvollzug für die Mitarbeiter,
- eine für Sonderfälle zu geringe Flexibilität des Behandlungsprozesses.

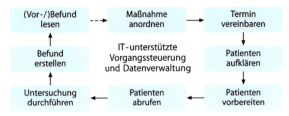

Abb. 3. Beispiel einer Workflow Lösung für das Krankenhaus (frei nach smed (2003))

Im All Digital Hospital ändert sich zwangsläufig die Funktionsstruktur. Mit Hilfe modernster Informationssysteme gelingt die gegenseitige Abstimmung der Arbeitsabläufe (Workflows). Dazu zählen vor allem jene Prozesse, die mit dem Transport von Patienten, Informationen und Ressourcen innerhalb der Einrichtung verbunden sind (Bocionek S et al. (2001)). Die Informationslösung des All Digital Hospitals synchronisiert die Arbeitsabläufe horizontal durch alle Bereiche, d.h. es werden voneinander abgekoppelte Prozesse koordiniert und Informationen umfassend verfügbar gemacht. Durch die Workflow-Lösung werden komplex verzweigte Prozesse entflochten, Arbeitsabläufe automatisiert und aufeinander abgestimmt. Durch aktives Management der Übergabe von Arbeitsschritten hilft dieser Ansatz Leerzeiten zu eliminieren und die Wirtschaftlichkeit zu erhöhen (Schröder M und Schröder S (1999)).

Zudem führt die Umsetzung eines WfMS zu einem erheblichen Zuwachs an Transparenz und Flexibilität. Der Informationsfluss erfolgt prozessorientiert, d.h. es ist möglich, einzelne Bearbeitungsschritte und deren Dauer zu erfassen. Das wirkt sich auch auf den Behandlungsprozess aus: Im All Digital Hospital werden Informationen weitgehend papierlos erfasst. Der damit verbundene Abbau von Medienbrüchen innerhalb der Dokumentation der Arbeitsabläufe begünstigt auch die Gegenüberstellung von Soll- und Planvorgaben. Daten der in bisherigen Krankenhäusern oft nicht einheitlich konzipierten Behandlungsplanung können computergestützt mit denen der Behandlungsdokumentation verglichen und Behandlungsziele bzw. -pläne sofort neu formuliert werden (Reichert M (2001)).

Grundvoraussetzung für die schnittstellenübergreifende Datenbasis eines WfMS ist die e-Patientenakte. Der Patient durchläuft während seines Aufenthaltes in einem Krankenhaus mehrere Fachabteilungen, die verschiedene Daten generieren. Hinzu kommen die Informationen von dem permanenten Monitoring am Bett des Patienten und aus vor- oder nachgelagerten Einrichtungen in der Gesundheitsversorgung (Schröder M und Schröder S (1999)). Sämtliche Daten werden über das Funknetzwerk ausgetauscht. Die erhöhte Informationsqualität führt unmittelbar zu einer Erhöhung der Behandlungsqualität.

Medikamentierungssysteme

Einem Aufsehen erregenden Bericht des Institut of Medicine (IOM) (2003) zufolge sterben pro Jahr ca. 90.000 Amerikaner an den Folgen von Fehlmedikationen, wobei 38 % dieser Todesfälle auf Verabreichungsfehler zurückzuführen sind. Im All Digital Hospital werden die Fehlerquoten durch computergestützte Medikamentierungssysteme gesenkt. Jedes Medikament erhält eine ID in Form eines Barcodes. Diese Codierung wird mit der Patienten-ID aus dessen e-Patientenakte abgeglichen. Angaben über Dosierungen, Neben- und Wechselwirkungen oder aus der Anamnese bekannte Wirkstoff-Allergien werden auf den mobilen Geräten des medizinischen Personals oder auf den Informations-Screens am Bett des Patienten dargestellt. So wird sicher gestellt, dass der Patient das richtige Präparat in richtiger Dosierung erhält. Wurde das Medikament verabreicht, werden die betreffenden Daten sofort in die e-Patientenakte eingeben.

Home Monitoring

Die weiterhin geforderte Verkürzung der Krankenhausliegezeiten begünstigt Anwendungen zur häuslichen Nachbetreuung. Das All Digital Hospital nutzt Telemonitoring, um Vitalparameter und weitere physiologische Werte durch

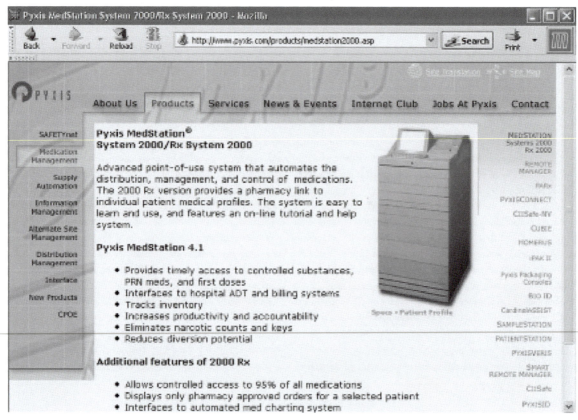

Abb. 4. Screenshot – Beispiel für ein Medikamentierungssystem der Firma Pyxis (2003)

Sensoren zu messen und diese Daten direkt über das Funknetzwerk an die e-Patientenakte zu senden. Dabei werden invasive (implantierte) und nichtinvasive (getragene) Sensoren eingesetzt (Wallbruck K et al. (2002)). Tritt ein Problem auf, wird unverzüglich der Arzt benachrichtigt, der den Patienten stationär eingewiesen hat. Die dauerhafte Überwachung eines Patienten erfordert bei den meisten bisherigen Monitoringsystemen einen hohen Personaleinsatz, der nur im intensivmedizinischen Bereich möglich ist. Im All Digital Hospital können durch die Technologie der Sensorik weitaus mehr Patienten überwacht werden.

Die beschriebene Sensorik-Technologie kann ebenso im häuslichen Umfeld der Patienten eingesetzt werden. Sensoren, die ähnlich einem Pflaster auf die Haut aufgeklebt werden, können Daten über arteriellen Blutdruck, Herzfrequenz, Atemgeräusche und -frequenz über längere Zeit messen und über Bluetooth an eine Basisstation übermitteln (Grote A (2001)). Als Basisstationen eignen sich zur Datenübertragung und Kommunikation mit dem Kliniker, dem Hausarzt oder dem Pflegedienst derzeit Handy, PDA oder PC. Die Basisstation wird die entsprechenden Daten mit der e-Patientenakte abgleichen und bei Überschreitung vorgegebener Richtwerte den Zuständigen benachrichtigen, um die angemessenen Maßnahmen – die Benachrichtigung des Pflegedienstes, des Arztes oder des Rettungsdienstes – in die Wege zu leiten.

Je nach Indikation hat sich bei bestimmten Telemonitoring-Projekten die periodische Erfassung von Vitalparametern und die kontinuierliche Erfassung von Langzeitdaten bewährt. Aufgrund dieser Datenbasis können Komplikationen besser eingeschätzt und dadurch Präventivmaßnahmen effektiver eingeleitet werden (Balas EA und Iakovidis I (1999)).

○ **Abb. 5.** Übersicht Home Monitoring

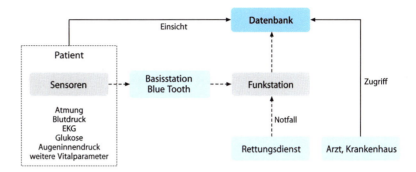

Krankenhausaufenthalte verkürzen sich und das Aufsuchen der Arztpraxis wird auf das Nötigste beschränkt, da viele Untersuchungen im gewohnten häuslichen Umfeld stattfinden können. Dadurch kann auf den Behandlungsverlauf positiv eingewirkt werden, während die Ressourcen im Gesundheitswesen besser verteilt und die Kosten gesenkt werden (Sachpazidis I et al. (2002)). Für den Krankenhausbetreiber wären in dieser Hinsicht insbesondere eine Verkürzung der Liegezeiten ohne Einschränkung der Behandlungsqualität von aktuellem Interesse wobei auch die weiter bestehende Bindung an den Patienten, den Pflegedienst und die zuweisenden Ärzte von Bedeutung sind.

Televisite

Die **Televisite** ermöglicht die **Kommunikation des Patienten von zuhause aus**, mit dem **Hausarzt** oder dem **Spezialisten** im Krankenhaus. Eine Pilotstudie am Bergmannsheil in Bochum untersuchte zwanzig Patienten über einen Zeitraum von vier Monaten und kam zu dem Ergebnis, dass ein **reibungsloser Informationsfluss** zwischen Patient und Arzt über moderne Informationstechnologie möglich ist (Clasbrummel B et al. (2002)). Die Patienten erhielten nach ihrer Operation einen Televisiten-Koffer mit einer hochauflösenden Digitalkamera und einem mobilen PC mit Touchscreen. Über die selbsterklärende Benutzeroberfläche konnten die Patienten einfache Fragen nach ihrem Zustand beantworten, Sprachnachrichten oder auch Fotos und Videos etwa von ihrer Wundheilung aufzeichnen und die Daten an die e-Patientenakte im Krankenhaus übermitteln (Sani-Kick S et al. (2002)). Der behandelnde Arzt kann über Videokonferenzen oder e-Mails Rücksprache mit den Patienten halten und entscheiden, ob eine Vorstellung im Krankenhaus nötig ist. Da Routineuntersuchungen entfallen, müssen Patienten nur im Bedarfsfall den behandelnden Arzt aufsuchen und können somit im häuslichen Umfeld genesen, während sich im Krankenhaus die Liegezeiten verkürzen und die Fallzahl erhöht.

Perspektiven

Als Innovationshürden für IT-Lösungen im Krankenhausbereich sind zunächst zu berücksichtigen:
- hohe **Investitionskosten** und eine
- **geringe Akzeptanz** seitens des Fachpersonals (v. a. bei Abwesenheit eines unmittelbar offenkundigen Nutzens, wie z. B. Zeitersparnis) sowie
- **Implementierungsschwierigkeiten**, die v. a. bei Krankenhäusern mit gewachsenen heterogenen Organisations- und Systemstrukturen erheblich sein können.

Dennoch: die auf Technologie basierenden Kostensenkungen, Zeitersparnisse und Qualitätssicherungen verschaffen Wettbewerbsvorteile. Krankenhäuser, die sich dem technischen Fortschritt verweigern, werden mittel- und langfristig am Markt nicht bestehen können. Hierbei ist jedoch zu berücksichtigen, dass jedwede Investitionen mit einer übergreifenden IT-Strategie abgestimmt werden müssen (Trill R (2000)). Derzeit ist zu beobachten, dass zwar Investitionsbereitschaft in IT ansteigt, diese jedoch eher selten in einem planerischen Gesamtkontext zu steht (Reiher M und Jähn K (2003)).

Diese Tendenz weist jedoch erst auf den Beginn einer umfassenden Verbreitung von Informationstechnologien im Gesundheitswesen hin. Derzeit sind noch viele Krankenhäuser mit dem Problem konfrontiert, daß die abteilungsoptimierten Insellösungen nicht miteinander kommunizieren können. Zukünftig werden die weitere Erhöhung der Übertragungsgeschwindigkeit und v. a. die Schaffung einheitlicher Standards dazu führen, dass sich interoperative systeme und telemedizinische Anwendungen weiter durchsetzen. Informationsaustausch, Kommunikation und Beratungen zwischen Ärzten und Patienten werden mehr und mehr online erfolgen. Die Weiterentwicklung der Sensorik erhöht den Anteil von Homecare-Anwendungen im Gesundheitswesen. **Zentrale e-Patientenakten** erlauben die prozessorientierte Führung aller Leistungserbringer.

Mit einer interoperativen Technologiebasis für Krankenhäuser wäre nicht nur der gesamte stationäre Bereich vernetzt, sondern die Grundlage der Vernetzung aller Versorgungsstufen im Gesundheitswesen geschaffen (**Arthur Anderson** (2003)).

Das Modell des All Digital Hospital wird auch weiterhin international nur in Einzelfällen konsequent umgesetzt werden und könnte von daher eher als Nieschenanbieter mit starker Ausrichtung auf eine Marketingstrateie angesehen werden.

Dabei skizziert es jedoch anschaulich alle Möglichkeiten der IT-Integration, die Krankenhäuser bereits heute zur Verfügung stehen.

Mobile Health

Klaus Jürgen Preuß und Tobias D. Gantner

Einführung

Neue Technologien verbreiten sich immer schneller. Binnen eines Jahrzehnts wurden das World Wide Web und das Mobiltelefon zu Massenanwendungen. Gleichzeitig werden die Menschen im Berufs- und Privatleben immer mobiler. Das Verlangen nach ständiger Erreichbarkeit, die Option auf Zugriff zu Daten und Informationen, unabhängig von stationären Geräten, bestimmt immer weitere Kreise der Bevölkerung. Elektronische Informationssysteme, digitale Messapparaturen und Technologien zur Unterstützung von Entscheidungen sind in der medizinischen Versorgung zu einem integralen Bestandteil geworden. Krankenhäuser, Facharztpraxen und Hausarztpraxen verfügen bald ausnahmslos über vernetzte Arbeitsplatz-Rechner.

Doch bislang sind die Netze in der Medizin fast ausschließlich stationär angelegt. Sie entsprechen somit nicht der neuen Mobilität des Arztes und Patienten. Technologische Fortschritte auf dem Gebiet der Hard- und Softwareentwicklung und der Übertragungstechnik eröffnen hier nun neue Chancen. Daten, Informationen und medizinisches Wissen können unmittelbar beim Endnutzer, also am Point of Interest, im speziellen Fall, dem Point of Care erhoben, präsentiert und online mit entfernten Wissenszentren ausgetauscht werden. Die Entwicklungen im mobilen Computing könnten zu einer schnellen und sicheren Diagnosestellung, zu einer optimierten Therapie und vor allem verkürzten therapeutischen Reaktionszeit beitragen, und dadurch ebenso Compliance, Patienteninformation und Produktivität verbessern helfen. (Kondo Y (2002)).
M-Health erfasst mittels Mikrochiptechnologie Daten genau dort, wo sie erhoben werden und ermöglicht eine zentrale Indizierung und Zusammenstellung als Voraussetzung eines zeitnahen, ortsunabhängigen Abrufes der für eine Entscheidungsunterstützung oder einen Wissensabgleich benötigten Informationen. M-Health ermöglicht somit die Online-Interaktion zwischen Ärzten, Patienten und weiteren Berufsgruppen im Versorgungsgeschehen. Verwendet werden mobile Endgeräte, wie Mobiltelefon, Personal Digital Assistant (PDA), Web Pad, Subnotebooks und vor allem drahtlose Übertragungstechniken in allen Bereichen des Gesundheitswesens.

Erwartungen und Ziele

Die Erwartungen an die neuen Technologien und Projekte sind hoch. Einerseits sollen sie die Versorgung (Diagnose, Therapie und Compliance) qualitativ verbessern, andererseits sollen die mit der besseren Versorgung verbundenen Kosten durch die neuen m-Health Applikationen gesenkt werden. Allemal wird eine höhere Produktivität durch den Einsatz von m-Health Projekten und eine höhere Servicequalität angestrebt. Anders ausgedrückt: man erwartet von m-Health die Bereitstellung von medizinischen Lösungen an jedem Ort und zu jeder Zeit.

Die Deutsche Gesellschaft für Medizinische Informatik, Biometrie und Epidemiologie e.V. (GMDS) (2003) hat sich mit der Arbeitsgruppe Mobiles Computing in der Medizin (2003) zum Ziel gesetzt, alle in Deutschland laufenden Projekte auf dem Gebiet m-Health und deren Anwendungen zu erfassen (s. Tab. 1). Allerdings ist die überwiegende Zahl dieser Projekte bisher nicht über das Pilotstadium hinausgekommen.

Viele der anvisierten Ziele stehen sich diametral entgegen, was beispielsweise die Aufwendung von Einarbeitungszeit bis zum sicheren und fachmännischen Umgang mit der Technologie angeht, oder auch die Skepsis der Datensicherheit in Hinblick auf Dritte sowie bezüglich Mehrarbeit durch Datenverlust. So werden sich folglich kaum die heute noch laufenden, hoch greifenden Vorhaben breitbasig und

Tabelle 1. Klassifizierungsmöglichkeiten von m-Health-Lösungen

Unterscheidungsparameter	Beispiele
Versorgungssektor	Lösungen für Pflege, Homecare und ambulante Versorgung
	Lösungen für stationäre Aufenthalte in Krankenhaus und Reha-Klinik
Zielgruppe	Patientenzentrierte Lösungen (SMS, MMS für Patienteninformation, Infozepte zur Complianceförderung, Schmerztagebücher etc.)
	Arztzentrierte Lösungen (mobiles Wissensarchiv, vereinfachte mobile e-Patientenakte (EPA), Zweitmeinung, Reminder-Systeme)
Prozesse/Abläufe	Dokumentationssysteme und Monitoring-Lösungen (Erfassung und Präsentation von Laborparameter und oder Biosignalen)
	Entscheidungsunterstützende Systeme (Diagnosestellung, Therapieoptimierung)
	Compliancefördernde und Patienteninformations-Systeme (Information, Interaktion, Kommunikation, Reminder-Systeme)

für eine Massenanwendung realisieren lassen, zumal die meisten m-Health Anwendungen zunächst nur **Produktinnovationen** sind. Demgegenüber werden sich nur durch die bislang seltenen **Prozessinnovationen** die gewünschten Qualitätsverbesserungen und Kostenreduktionen durch ein stetes Herausmendeln der jeweils überlegenen Technik und Vorgehensweise erzielen lassen.

Stand der Technik

Der Markt bietet eine große Anzahl unterschiedlichster Geräte, die sich für m-Health-Anwendungen eignen. Vor allem die neuen **Smartphones** eröffnen Möglichkeiten: Die Geräte der jüngsten Generation verfügen über hochauflösende TFT-Farbdisplays bei Speicherkapazitäten jenseits von 64Mbyte und vereinen Mobiltelefon-, Organizer- und **Global Positioning System (GPS)** -Funktionalität. Besonders interessant für m-Health Anwendungen ist neben der Miniaturisierung die integrierte Kamerafunktion, die es ermöglicht bildgebende Diagnostik zeit- und ortsungebunden im Verbund mit einem angeschlossenen medizinischen Kompetenzzentrum durchzuführen. Die Geräte unterstützen als Übertragungsmodus entweder **General Packet Radio Service (GPRS)** bzw.

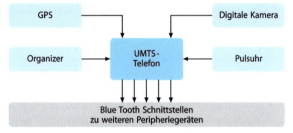

Abb. 1. Integration unterschiedlicher Technologien in m-Health Lösungen

Universal Mobile Telecommunication System (UTMS) und gehören damit zur Always on Generation (s. **Abb. 1**).

Nachdem sich der Übertragungsmodus **Wireless Application Protokoll (WAP)** als nicht ausreichend erwiesen hat (Eikemeier C et al. (2000)), könnten Geräte, die auf der Basis von GPRS oder UTMS arbeiten, die für m-Health Anwendungen erforderlichen Datenmengen transportieren. Die online Übermittlung von Bildern und Bewegtbildsequenzen ist aufgrund der anfallenden Datenmenge an diese innovativen Netztechnologien gebunden. Die neuen Integrationsgeräte werden auch über ein **Blue Tooth**-Modul verfügen, das den Datenaustausch mit einer Vielzahl weiterer Geräte erleichtern wird. Zukünftig ist dann an den Einsatz von Ultraweitband (UWB) gedacht. Der Datenturbo UWB funkt im Gegensatz zum Radiosender nicht nur auf einer Trägerwelle, sondern auf hunderten oder tausenden Frequenzen gleichzeitig. Der Funkverkehr findet in einem Frequenzbereich oberhalb von 3,1 Gigahertz statt. In diesem Bereich arbeiten Piloten, Seeleute und Amateurfunker. UWB transportiert in der gleichen Zeit tausendmal mehr Daten als ein herkömmliches Funknetz. Blue Tooth hat demgegenüber eine ca. dreißigfach geringere Kapazität. Mittels UWB können Videos störungsfrei übertragen werden. Da ein UWB-Empfänger bis zu 4 Millionen Impulse pro Sekunde empfängt, kann er ein genaues Bild erstellen und somit abbilden, was beispielsweise hinter dicken Wänden passiert und ermöglicht auf diese Weise etwa die Ortung von Verschütteten oder Verletzten. Rollstühle und Roboter lassen sich mittels UWB auf die tausendstel Sekunde und den tausendstel Millimeter genau steuern.

Beispiele für m-Health Anwendungen

Ein inzwischen auch kommerziell erfolgreicher Einsatz von m-Health Lösungen liegt in der mobilen Datenerfassung am Patienten. Insbesondere bei klinischen Studien werden vielfach mobile Erfassungsgeräte eingesetzt. Wenn die innovative m-Health Lösung über Smartphones aufgebaut wird, bietet sich neben anderen Nutzenerwartungen eine direkte Kommunikationsmöglichkeit zwischen Arzt und Patient aber auch zwischen Arzt und Krankenhaus.

Mobile Anwendungen in der Medizin werden auf vielen verschiedenen Feldern gestartet. Über spektakuläre Projekte, wie beispielsweise das Herz-Handy der Firma Vitaphone (2003), wurde in den Medien berichtet (s. Abb. 2).

Weiterhin hat beispielsweise das US-Unternehmen Active Corporation (2003) ein System vorgestellt, das die Ableitung eines Elektrokardiogramms (EKG) mittels eines speziellen Monitorsystems auf den Palm erlaubt. Dieses System wurde als spezielle Unterstützung für lebensrettende Maßnahmen in Notfallsituationen entwickelt und ermöglicht eine Aufzeichnung der EKG-Streifen auf dem Handheld und deren spätere Ausgabe auf einem Computer.

Ebenfalls noch im Pilotstadium befindet sich das Projekt Dr. Feelgood (2003) (Marey A et al. (2003)) der European Media Laboratory GmbH (EML) (2003). Das Ziel dieser m-Health Lösung ist die Präventionsdiagnostik. Ein Kombinationsgerät aus Organizer und Mobiltelefon wird über Sensoren zu Temperatur, Hautfeuchte und Hautleitfähigkeit, Pulsoximeter zur Messung von Puls, Sauerstoffsättigung, Plethysmographie und Luftdruck sowie GPS gespeist. Man versucht durch das Monitoring den Normalzustand von Personen zu ermitteln. Diese Werte werden dann mit weiteren Gesundheitsinformationen vernetzt und über Wahrscheinlichkeitsmodelle zur Prognose von Erkrankungen eingesetzt. Zielgruppe sind zunächst Ausdauersportler wie Radfahrer, Schwimmer oder Jogger. In einem Folgeschritt soll die Überwachung des Gesundheitszustandes von Senioren ermöglicht werden.

Für das Controlling von Pflegeleistungen wird sich das Potential von m-Health Anwendungen und die zu erwartende Anwendungssicherheit möglicherweise als noch größer erweisen.

Bei der Entscheidungsunterstützung von Diagnose und Therapie werden m-Health Anwendungen sowohl im ambulanten Sektor als auch im klinischen Bereich künftig eine große Rolle spielen. Am Universitätsklinikum in Aachen wird ein Palm-basiertes m-Health System namens Mobile Entscheidungsunterstützung in der pädiatrischen Medikation (2001) eingesetzt (Spreckelsen C et al. (2001)). Mit der einheitlichen Darstellung von Auswahllisten, Leitlinien, Checklisten, Eingabemasken und Therapieschemata kann die Qualität der Medikation oder Diagnose weiter verbessert werden. Erinnerungs- und Warnfunktionen (Watch Dog) sowie Lotsen beziehungsweise Piloten in einem intelligenten und strukturierten Dialog unterstützen den Arzt in seiner Entscheidungsfindung etwa bei der Erstellung von Symptom- und Diagnosehierarchien. Indikationsspezifische Systeme für m-Health Anwendungen sind beispielhaft der RheumaTutor (Schewe S (1999)) oder der HepatoConsult (Buscher HP (1998)), die auch kommerziell erhältlich sind. Bislang existieren für den Handheld-Anwender vor allem im Sharewarebereich zahlreiche, meist von Medizinern selbst programmierte Applikationen für den eng definierten klinischen Einsatz (Gillingham W et al. (2002)). In diesen Bereich fallen Berechnungsprogramme zu bestimmten medizinischen Skalen und Einteilungen, wie der Body Mass Index (BMI) oder der rettungsmedizinisch wichtige Glasgow Coma Scale (GCS). Auch in der medizinischen Ausbildung gewinnen naturgemäß neue Technologien des m-Health schnell an Bedeutung (Speedie S et al. (2001)), was die wachsende Anzahl von Angeboten im Internet deutlich macht. Exemplarisch sei auf Medicalmnemonics (2003) verwiesen (O'Connor R (2003)).

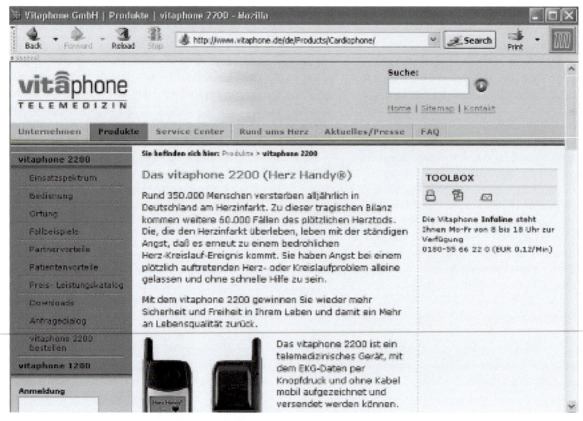

Abb. 2. Screenshot – Herz-Handy der Firma Vitaphone (2003)

Die mobile Befunddokumentation wird künftig wichtiger werden. Die Lösung "meditrace" stellt auf der Basis eines Psion Handheld PCs eine Dokumentationssoftware bereit, die Anamnese und klinische Beschwerden direkt am Krankenbett erfassen kann (Walter M (2001)). Die eingegebenen Daten werden unmittelbar mit dem passenden Schlüssel verbunden:

- International Classification of Disease 10 (ICD 10),
- Operationsschlüssel 301 (OPS 301) oder
- Diagnosis Related Groups (DRG).

Mit m-Health Lösungen bei der Erstellung digitaler mobiler Patiententagebücher beschäftigen sich zwei Projektgruppen an den Universitäten Köln und Heidelberg (Bludau HB (2003)). Die Kölner Arbeitsgruppe arbeitet an einem Framework für digitale Patienten-Tagebücher, die für einen breiten medizinischen Bereich eingesetzt werden können. Das Heidelberger Projekt ist auf die Erfassung der unterschiedlichen Dimensionen von Schmerzen ausgerichtet. Ein weiteres Pilotprojekt in Heidelberg befasst sich mit dem Einsatz von digitalen mobilen Tagebüchern bei Patienten mit Essstörungen wie Obesitas und Bulimie.

Für den US-Amerikanischen, von der Food and Drug Administration (FDA) (2003) supervidierten Bereich existieren bereits updatefähige Datenbanken zu Medikamentenprofilen (McCreadie SR et al. (2002)), die mittels Internetanschluss auf den PDA aufgespielt werden können. Ein kostenfreies Beispiel bietet der Service Epocrates (2003), der über eine "Auto-Update-Funktion" verfügt. Auf dem Pro-Profit Sektor hat sich unter anderem die Firma Lexi-Comp (2003) hervorgetan und bedient den Markt mit "Reference Handbooks" und "Clinical Manuals" für PDAs. Dieses Konzept des herkömmlichen "Kitteltaschenbuchs" oder klinischen Vademicums, das sich mithilfe eines kompatiblen

"Readers" zu einer medizinischen Bibliothek auswachsen kann, wird auch von anderer Seite elektronisch umgesetzt: Hinter dem "Griffith's 5-Minute Clinical Consult 2003 (5MCC)" (Skyscape (2003)) verbirgt sich ein leistungsfähiges klinisches Nachschlagewerk, das aus der Online-Branche renommierter Lehrbuchverlage hervorgegangen ist.

Der Malteser Hilfsdienst in Köln nutzt ein spezielles Mobiltelefon der Firma Benefon (2003) mit integrierter Notruftaste und Satellitenortung, zur Überwachung von Risikopatienten mit Herzrhythmusstörungen, Blutern, Diabetikern mit schlechter Stoffwechseleinstellung oder Joggern. Im Alarmfall wird eine SMS mit genauer Standortinformation an eine Notrufzentrale gesendet und automatisch eine Telefonverbindung zu der Notrufzentrale aufgebaut. Am Rechner in der Notrufzentrale erscheinen auf dem Bildschirm die spezifischen Patientendaten und die Ortungsinformation. Die Notfallzentrale koordiniert den Rettungseinsatz und leistet bis zum Eintreffen der professionellen Hilfskräfte vor Ort eine gezielte telefonische Beratung.

Aus der klinischen Forschung stammt das EU-Projekt Mobile extranet-based integrated user solutions (Moebius-Projekt) (2003)). Es wird zukünftig weitere Anwendungsfelder für m-Health Lösungen öffnen. Die Moebius-Plattform bietet sichere und verlässliche Kommunikationskanäle für eine Vielzahl von Teilnehmern. Durch Moebius erfolgt eine Vernetzung von Arzt, Patient und einem Center of Competence, beispielsweise einem Krankenhaus. Zurzeit wird die Moebius-Plattform in einer klinischen Studie zur Gewichtsreduktion bei Typ 2 Diabetikern getestet sowie bei Patienten, die regelmäßig Antikoagulantien einnehmen müssen. Darüber hinaus wird Mobile-Computing bereits zur Qualitätssicherung eingesetzt. Klinische Leitlinien können in Form von Behandlungsalgorithmen auf das PDA geladen werden und somit zu einer Standardisierung der Behandlung mit gleichzeitiger Steigerung der Effektivität und Effizienz im Sinne der evidenzbasierten Medizin führen. Leider liegen diese Ansätze bisher nur in englischer Sprache vor und können für den deutschsprachigen Raum allemal wegweisend sein (Willyard KE (2003)).

Ein wachsendes Segment der m-Health Anwendungen ist die Patienteninformation. Dazu werden standardisierte Textvorlagen in Kombination mit Bildsammlungen, Diagrammen, Flussschemata, Audio, Video und auch computerbasierte Animationen eingesetzt. Bilder helfen dem Patienten komplizierte Sachverhalte zu verstehen. Im Gegensatz zu den üblichen Informationssystemen in Papierform, ermöglichen die Patienteninformationssysteme auf mobilen Geräten eine aktive und interaktive Kommunikation zwischen Arzt und Patient. Gute Patienteninformation ist die Voraussetzung zu einer partnerschaftlichen Entscheidung (Shared Decision Making) von Patient und Arzt bei der Wahl der besten Behandlungsalternative.

Eine erste Anwendung zur Patienteninformation und zu medizinischem Service ist der Dienst Mobile life (2003), einem Joint Venture der Deutsche Krankenversicherung AG (DKV) und Siemens. Dieser Dienst bietet auf jedem WAP-fähigen Handy ein medizinisch ausgerichtetes Internetportal an. Durch die Navigationsfunktion können vom Nutzer Adressen aus dem Medizinbereich abgefragt werden und eine Lokalisierungsfunktion weist den Weg zur nächsten Praxis oder Apotheke. Zeit- und ortsunabhängig bietet mobile Life Zugriff auf eine große Zahl von zum Teil interaktiven Service-Programmen, etwa auf individuelle Fitnesstrainer oder eine Erinnerungsfunktion für Arzttermine und Medikamenteneinnahme. Mit den zukünftig verfügbaren General Packet Radio Service (GPRS) und UMTS-Netzen werden sich noch viele weitere medizinisch interessante Module in das Programm integrieren lassen

Eine bisher unterschätzte Rolle könnten m-Health Services zukünftig bei der Complianceunterstützung spielen. Bereits heute werden über SMS Erinnerungen an Arzttermine, zur zeitgerechten Arzneimitteleinnahme und zur Erinnerung an Kontrolluntersuchungen oder Vorsorgeuntersuchungen angeboten (Reminder Systeme). Mit der Möglichkeit, zukünftig Multimedia Messaging Service (MMS) Botschaften an Gesunde und Kranke zu senden, erschließen sich neue Anwendungsfelder für breite Zielgruppen. Auch so genannte Infozepte zur Patienteninformation können über mobile Endgeräte bereitgestellt werden. In Disease Management Programmen will man damit versuchen, Patienten zu Verhaltensänderungen zu motivieren.

Perspektiven

Zukünftig werden m-Health Lösungen für eine Vielzahl medizinischer Dienste angewendet werden. Es wird aufwendige, teure und hochspezialisierte m-Health Anwendungen für nur wenige Patienten mit kritischem Gesundheitszustand geben wie das Herz-Handy zum Monitoring des EKGs bei Patienten mit Herzrhythmusstörungen. Ein größerer Teil der zukünftigen m-Health Lösungen wird eher im Hinblick auf mittelgroße Zielgruppen konzipiert werden:

- für die Datenerfassung im klinischen Alltag,
- die Implementierung von elektronischen Nachschlagewerken,
- die Unterstützung von klinischen Studien,
- die Integration in die Pflege oder
- das Monitoring von klinischen Parametern im Rahmen von Disease Management Programmen.

Massenattraktive m-Health Anwendungen werden wahrscheinlich nur über Smartphone Anwendungen umgesetzt, wobei Anbieter wie **AvantGo** (2003) speziell auf die Anforderungen der einzelnen Palmnutzer zugeschnittene Profile bietet, die Informationen über Gesundheitsthemen kostenfrei einem interessierten Leihenpublikum zur Verfügung stellen. Die Technologie wird medizinische Informationen und Services anbieten, die für breite Anwenderkreise einen Nutzen haben und zugleich kostengünstig sind.

Wenn man davon ausgeht, dass m-Health Lösungen die Zukunft gehört, ergibt sich ein bisher wenig beachtetes Problem: Laut Prognosen werden selbst im Jahr 2007 noch ca. zwei Drittel der Mobilfunkkunden auf der Basis von Guthabenkarten (prepaid) telefonieren. Prepaid-Abrechnungssysteme erlauben jedoch noch keine in Rechnung Stellung von Datendiensten für ihre Kunden. GPRS-Dienste werden heute fast keinem prepaid-Kunden angeboten. Bei UTMS wird sich ein ähnliches Problem einstellen.

Eine **Liberalisierung des Datenschutzes** ist notwendig, um m-Health Lösungen zum Durchbruch zu verhelfen. Die Übermittlung elektronischer Daten kann nicht ohne Einwilligung des Patienten erfolgen. Auch die generelle Datensicherheit auf mobilen Endgeräten und deren hohe Diebstahl- oder Verlustgefahr ist noch problematisch. Zudem sind weder Haftungsfragen bisher juristisch und politisch ausreichend behandelt worden, noch adäquate Vergütungssysteme für die neuen Anwendungen entwickelt.

Letztlich müssen sich alle zukünftigen m-Health Lösungen einem vernünftigen Verhältnis von Kosten zu Nutzen unterwerfen. Bisher ist im deutschsprachigen Raum nur eine Minderzahl der e-Health-Pilotprojekte in den Routinebetrieb übergegangen (Viola G (2001)) geschweige denn wirtschaftlich erfolgreich. Aus diesem Grund ist das Angebot deutschsprachiger Software im Segment des PDA-m-Health im Moment auch sehr beschränkt. In den USA dagegen werden bereits routinemäßig von Kliniken kostenfrei PDAs an Assistenzärzte für die Stationsarbeit ausgegeben (Fischer S et al. (2003)). Damit soll der Zeitersparnis durch das Prinzip "information at your fingertips" Rechnung getragen werden (Tschopp M et al. (2002)). Standardmäßig sind dort Applikationen zur Patientenführung, wie beispielsweise **Patientkeeper** (2003)) als **m-Patientenakte** installiert. Wirklich durchsetzen werden sich m-Health Lösungen jedoch erst, wenn Sie als standardisierte Anwendungen einen tatsächlichen Mehrwert in der alltäglichen Praxis erbringen.

Health Screening
– Kommerzialisierung der Prävention?

Manuel Römer und Karl Jähn

Einleitung

Frühe Anzeichen und Begleitsymptome potentiell lebensbedrohlicher Krankheiten können teilweise über Jahrzehnte andauern. Sie durchlaufen nach der Vorstellung der Unternehmung HealthScreen America (HSA) (2003) in dem nachfolgend beschriebenen Kontext meistens bis zu sechs Stadien, welche sich folgendermaßen aufgliedern:
- Befund ohne Krankheitsrisiko,
- Vorhandensein relevanter Risikofaktoren,
- erste Frühsymptome,
- Ausbruch der Erkrankung und ihren Begleiterscheinungen,
- ggf. Rezidiv, Folgeerkrankung, chronische Behinderung,
- ggf. Tod.

Mit Hilfe moderner diagnostischer Verfahren können viele Krankheiten bereits vor ihrem Ausbruch entdeckt und einer wissenschaftlichen Empirie zugänglich gemacht werden. Die Befundung wird jedoch eher in einem späteren Stadium einer Erkrankung durchgeführt – dient also mehr einer versorgenden als einer präventiv ausgerichteten Medizin. Die Zielsetzung einer Predictive Medicine (HealthScreen America (HSA) (2003)) wäre demgegenüber, hochentwickelte medizinische Verfahren einem größeren Anteil der Bevölkerung zugänglich zu machen, um den Identifikationsprozess eines krankhaften Prozesses in Richtung der ersten drei genannten Stadien zu verschieben.

Neue Wege der Prävention?

In den Universitäten wird den angehenden Medizinern fast ausschließlich gelehrt, dass der Patient ihre Hilfe benötigt, wenn bestimmte Symptome auf eine Krankheit verweisen (Balbona E (2001)). Sowohl der Betroffene als auch das Versorgungssystem befassen sich demzufolge eher mit der bereits klinisch auffälligen Symptomatik – nicht wenige Patienten tun dies sogar erst dann, wenn sie durch die Beschwerden im Lebensalltag spürbar behindert sind.

Letztlich ist ungeklärt, welche Effizienz mit dem forcierten Einsatz modernster diagnostischer Verfahren verbunden sein könnte. Dies mag auch darin begründet sein, dass den Investitionen in präventive Maßnahmen selten valide Angaben über die Minderung von individuellem Leiden oder den Nutzen für die öffentliche Gesundheit gegenüberstehen. Das seltenere Eintreten einer Erkrankung, die verzögerte Exazerbation derselben, die Vermeidung von Komplikationen oder auch eine beschleunigte Rehabilitation lassen sich nur in Langzeitbeobachtungen erfassen und bedingt bewerten. Postuliert wird, dass die erst zu einem späteren Zeitpunkt einsetzende Behandlung von Erkrankungen zumeist durch einen höheren Kostenaufwand geprägt und im Endeffekt ineffizienter ist. In diesem Sinne lässt sich beobachten, dass die Präventivmedizin in den USA einen höheren Stellenwert hat, als dies beispielsweise in Deutschland der Fall ist. Im Rahmen der Prävention werden dort vermehrt bildgebende, labormedizinische und insbesondere molekulargenetische Diagnoseverfahren eingesetzt.

Die Koronare Herzkrankheit (KHK) gehört nicht nur in den USA zu den häufigsten Todesursachen von Männern und Frauen. So stehen ca. eine Million Herzinfarkte pro Jahr in den USA etwa 270.000 Fällen pro Jahr in Deutschland gegenüber, wobei ungefähr ein Drittel der Betroffenen an einem plötzlichen Herztod versterben, ohne dass sich dieser im Vorfeld durch Beschwerden angekündigt hätte (Grundy SM (1999)). Die Atherosklerose beginnt oft schon in einem relativ jungen Lebensalter, während die klinischen Symptome oft erst bei einer erheblichen Behinderung des Blutflusses in einem der Herzkranzgefässe auftreten, d. h.

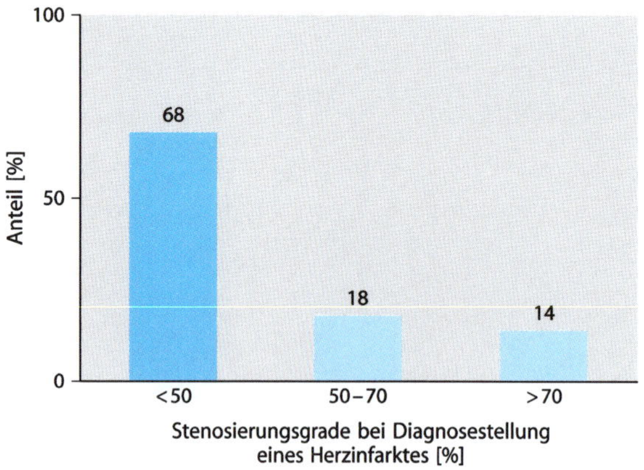

Die für eine bevorstehende KHK beweisende Identifikation von sogenannten **atherosklerotischen Plaques** ist mithilfe der **Computertomographie (CT)** bereits bei einer Stenosierung der Gefäße von weit unter 50% möglich (Balbona E (2001)) (s. ◘ Abb. 2).

Der Kalzium-Score der Herzkranzgefäße gilt dabei als ein prognostischer Parameter für die Beurteilung der Notwendigkeit einer forcierten Prävention (s. ◘ Abb. 3). Bei Werten zwischen 1 und 99 erlitten 2,1% der Betroffenen pro Jahr einen Herzinfarkt bis hin zu einem plötzlichen Herztod. Bei Werten zwischen 100 und 400 betrug die Rate 4,1% und bei einem darüberliegenden Wert 4,8% (Raggi P et al. (2000)).

Die CT kann auch zur Früherkennung von **Lungenkrebs** eingesetzt werden. Die 5-Jahres-Überlebensrate von Individuen, bei denen ein Bronchialkarzinom diagnostiziert wurde, beträgt nur 12% bis 14%, da die Ausbreitung des Tumors bei Auftreten der ersten klinischen Symptome oder bei einem Zufallsbefund durch eine Röntgen-Thoraxaufnahme oft bereits zu weit fortgeschritten ist. Es haben sich jedoch weitreichende Hinweise ergeben, dass eine vielfach höhere 5-Jahres-Überlebensrate erreicht werden könnte, wenn der Tumor frühzeitiger erkannt werden würde (Henschke C et al. (1999)). Verschiedene Studien weisen darauf hin, dass die Anwendung von "Low-Dose" CT-Aufnahmen die vierfache Anzahl an Lungenkrebs erkennen lässt, verglichen mit einer Untersuchung mit Röntgenstrahlen (Henschke C und Yanklewitz D (2000)).

◘ **Abb. 1.** Zusammenhang zwischen Herzinfarkten und Stenosierung der Herzkranzarterie (FALK S, et al. (1997))

in der Regel ab einer **Stenosierung** von bzw. einer Verringerung des Gefäßvolumens um 70%. So wird in der Mehrzahl der Fälle die Koronare Herzkrankheit erst durch das Auftreten von **pectangiösen Beschwerden** wie Brustschmerzen evident. Untersuchungsverfahren, wie das **Belastungs-EKG** sind ab einer höhergradigen Stenosierung aufschlussreich, wären jedoch im präventivmedizinischen Sinne weniger dienlich, da 68% der Herzinfarkte bereits bei einer Stenosierung der Herzkranzgefäße von weniger als 50% auftreten (s. ◘ Abb. 1).

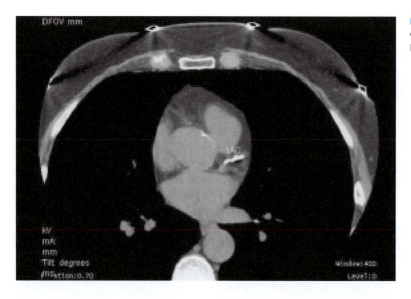

◘ **Abb. 2.** Atherosklerotische Plaques der linken Herzkranzarterie in einer Computertomographie

4.7 · Health Screening – Kommerzialisierung der Prävention?

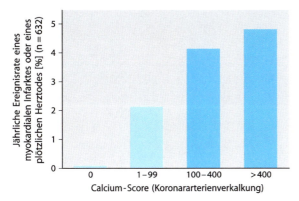

Abb. 3. Eintrittswahrscheinlichkeit eines myokardialen Infarktes oder eines plötzlichen Herztodes in Abhängigkeit vom Calcium-Score (Raggi P und Callister T et al. (2000))

Auch der Dickdarmkrebs zählt zu den häufigsten bösartigen Krebserkrankungen. Ohne Screeningprogramme beziehungsweise ohne jegliche Art der Prävention würde die Morbidität von Betroffenen mit einem Kolonkarzinom weltweit etwa 17 Millionen Menschen umfassen (Müller A und Sonnenberg A (1995)).

Eine weitere mögliche Screening Methode ist die Virtuelle Koloskopie, die sich mittelfristig gegenüber der konventionellen Koloskopie als vorteilhafter erweisen könnte. Sie kann ohne den Einsatz von Beruhigungsmitteln durchgeführt werden und birgt nicht die Gefahr einer Perforation des Darmes oder anderweitiger Komplikationen. Das Verfahren erlaubt dem Untersucher, den Dickdarm als virtuelle, dreidimensionale Nachbildung aus verschiedensten Perspektiven und in einer hohen Auflösung zu beurteilen (s. Abb. 4). Diese nicht unumstrittene Möglichkeit, den gesamten Dickdarm nach Tumoren abzusuchen, hat sich unter anderem auch deshalb noch nicht als Untersuchungsmethode im klinischen Alltag etablieren können, weil die Möglichkeit einer Probeekzision nicht gegeben ist und sich die Datenauswertung als noch zu kostenintensiv (McGrath JS et al. (2002)) und als zu aufwendig (Bartram HP und Burgstaller M (2002)) herausgestellt hat.

Obschon die Virtuelle Koloskopie dem Radiologen dereinst eine wesentliche Rolle bei Screening-Programmen zur Verhütung und Früherkennung von Dickdarmkrebs versprechen könnte (Ferucci JT (2001)), bleibt fraglich, ob die in Kauf zu nehmende Strahlenbelastung für eine breite Anwendung vertretbar ist (Rust GF et al. (2001)).

Der umstrittene US-Business Case

In den USA ist es im Gegensatz zu Deutschland Anbietern von Gesundheitsdienstleistungen einfacher möglich, medizinisch-diagnostische Dienstleistungen öffentlich zu vermarkten. So ist es das propagierte Unternehmensziel von HealthScreen America (HSA) (2003), in dem wachsenden Marktsegment des prädiktiven Health Screenings die Marktführerschaft zu erreichen (s. Abb. 5). Dabei werden ausschließlich Technologien auf dem neuesten Entwicklungsstand angewendet. Das Dienstleistungsangebot umfasst eine Risikobestimmung für folgende Erkrankungen bzw. Auffälligkeiten:

– Koronare Herzkrankheit (KHK) (Computertomographie),
– Schlaganfall (Ischämischer Insult),
– Diabetes mellitus (Labordiagnostik),
– Alzheimer (Urintest),
– Osteoporose,
– Lungen-, Prostata-, Darm- und Ovarkarzinom (Computertomographie),
– hormonelle Stoffwechselstörungen (Testosteron, luteinisierendes Hormon, Östrogen, Follitropin, u.a.),
– gendiagnostisch erfassbare hereditäre Erkrankungen,
– Beeinträchtigungen des Hör- und Sehvermögens (Hör- und Sehtests) sowie
– Auffälligkeiten an Schilddrüse, Halsschlagader und Bauchaorta (Ultraschalluntersuchungen).

Die Dienstleistung des Direct-To-Consumer (D2C) Health Screening Tests ist ausschließlich auf Frühdiagnostik und nicht auf Therapie ausgerichtet. Die Unternehmung zielt auf eine vergleichsweise moderne und anspruchsvolle Zielgruppe ab und hat daher viele Aktivitäten für die Kundenakquise und -bindung in das Internet verlagert.

Der Kunde hat die Möglichkeit, verschiedene Untersuchungsangebote wahrzunehmen. Die Inanspruchnahme des Gesamtangebotes beansprucht etwa drei Stunden ohne jegliche Wartezeiten. Nach den Untersuchungen werden erneut Angaben bezüglich des persönlichen Profils und der Krankengeschichte des Kunden erhoben. Abschließend wird der Kunde nach seinem Einverständnis gefragt, die Untersuchungsergebnisse pseudonymisiert an Dritte weitergeben zu dürfen. Durch einen Verkauf dieser Patientenkollektiv-Daten an Forschungs- und Entwicklungsabteilungen, öffentliche Gesundheitseinrichtungen, -dienstleister oder

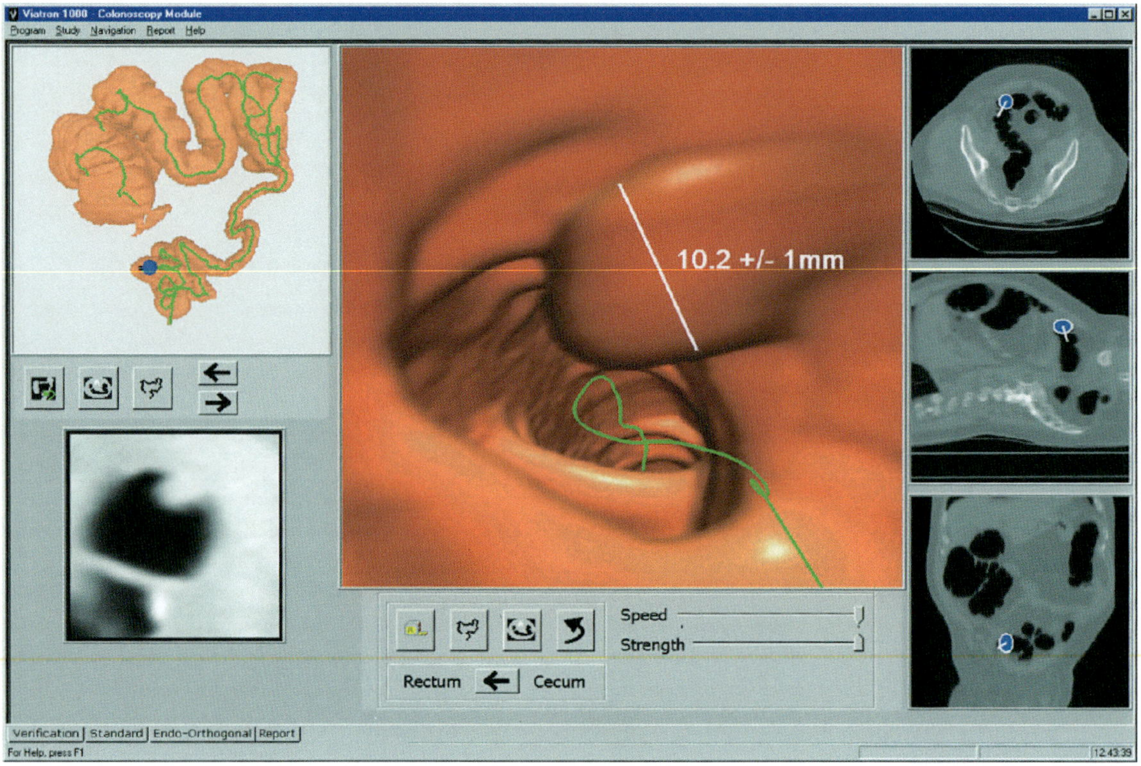

Abb. 4. Virtuelle Koloskopie mittels einer aufbereiteten Computertomographie

Krankenkassen, erhofft sich das Unternehmen eine zusätzliche Einnahmequelle.

HSA bot seine Dienstleistungen zunächst auch in so genannten **Mobile Screenings** an. Hierzu reisten Mitarbeiter mit vollständig ausgestatteten Fahrzeugen direkt bei Firmen oder anderen Organisationen an. Das ermöglichte einen schnellen "Check in der Mittagspause". Unabhänig vom Untersuchungsort erhält der Kunde seinen **persönlichen Gesundheitsreport** in Form einer Broschüre und einer CD-Rom. Seine Untersuchungsergebnisse werden in dem leicht verständlich aufgebauten Report zur besseren Orientierung mit den seiner Person entsprechenden Normwerten verglichen.

Das Angebot von HSA beinhaltet Untersuchungspakete von einem Preis zwischen 50 € und 2.500 €. HSA überlegt, diese Untersuchungen in Zukunft auch in Einkaufszentren anzubieten.

Der "e-Cube" für pseudonymisierte Patientenkollektivendaten

Das Prinzip der kommerziell angebotenen **Predictive Medicine** baut auf eine überregionale Generierung und Analyse relevanter Gesundheitsdaten auf, wie sie bislang nicht im Mittelpunkt der Einrichtungen des öffentlichen Gesundheitswesens oder der privat- bzw. kassenärztlichen Versorgung standen. Jeder einzelne Kunde liefert – seine Einwilligung vorausgesetzt – der anvisierten Erstellung einer **e-Cube-Datenbank** bis zu 450 unterschiedliche Befragungs- und Untersuchungsergebnisse (s. **Abb. 6**). Der Name "e-Cube" verweist dabei auf eine dreidimensionale Darstellung des Datenpools, anhand derer verschiedenste Querschnitte definiert bzw. Analyseoptionen genutzt werden können, ohne dass eine kostenintensive Indivdualprogrammierung notwendig ist.

4.7 • Health Screening – Kommerzialisierung der Prävention?

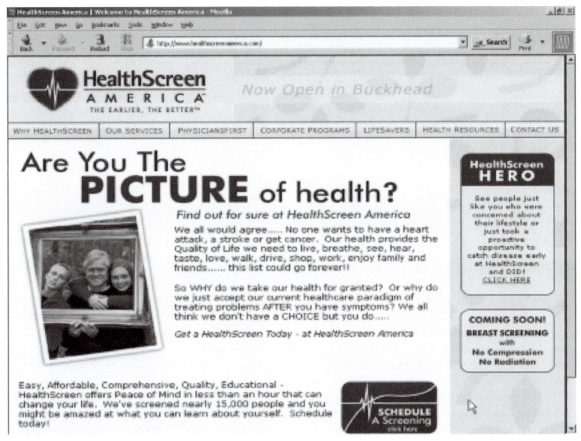

◘ **Abb. 5. Screenshot** – Health Screen America (HSA) **(2003)**

Die Untersuchungsbefunde werden gegebenenfalls auf einem hohe Sicherheitsstandards erfüllenden Server abgelegt, auf den die Kunden über die Website von HSA Zugriff haben. In einem **passwortgesicherten Zugriffsbereich** erhalten sie die Möglichkeit, weitere Anamnesedaten zu Allergien oder dem Impfstatus hinzuzufügen, um somit die grundsätzlichen Funktionalitäten einer persönlichen e-Gesundheitsakte in Anspruch nehmen zu können.

Hinsichtlich des **gesellschaftlichen Wertes** einer derartig kommerzialisierten Prävention bzw. Prädiktion stellt sich die Frage nach dem tatsächlichen Nutzen einer derartigen überregionalen Datenbank für die medizinische Forschung, die öffentliche Gesundheit oder die Arbeit der Forschungs- und Entwicklungsabteilungen in den Life-Science Industrien. In den USA werden die gewonnenen Erkenntnisse bereits in die Praxis umgesetzt. Die auf Health Screening spezialisierten Unternehmen sammeln die über den Kunden gewonnenen Daten und Untersuchungsergebnisse auf speziellen Servern. Diese erhalten dann in persönlichen, passwortgesicherten Bereichen Zugriff auf ihre Befunde. Der Patient erhält dadurch die Möglichkeit, jederzeit Auskünfte über sein individuelles Gesundheits- bzw. Krankheitsbild abzurufen. Zusätzlich können er oder ein Arzt seines Vertrauens spätere Befunde mit den bereits archivierten Daten vergleichen.

Für **Arbeitgeber** wird die perspektivisch differenziert zu bewertende Möglichkeit angeboten, Risikoprofile ihrer Gesamtbelegschaft erstellen zu lassen. Die Arbeitnehmer bekommen ihre persönlichen Gesundheitsdaten mitgeteilt und die Arbeitgeber eine personenunabhängige Gesamt-

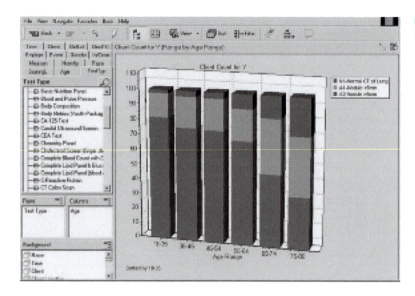

Abb. 6. Screenshot – "e-Cube"-Datenbank mit Patientenkollektiv-Daten

beurteilung des Gesundheitsstandes ihrer Belegschaft. Dadurch haben sie die Möglichkeit, arbeitsmedizinische Ziele zu unterstützen und auf einer valideren Basis mit Krankenkassen oder Health Maintenance Organizations (HMOs) zu verhandeln.

Erhebliche **Schwierigkeiten** dürften sich für HSA bei dem Anliegen ergeben, ihre Datenbankstruktur als Standard durchzusetzen. Darüber hinaus sind auch in den USA enge Restriktionen des Datenschutzes zu berücksichtigen. Nicht zu unterschätzen sind auch die Bedenken seitens der Kunden, ihre Gesundheitsdaten freizugeben. Unternehmen wie HSA werden sehr viel Energie in die Kommunikation mit potentiellen Kunden investieren müssen, um eine Akzeptanz dieser Art medizinischer Dienstleistungen zu erreichen.

Perspektiven

Die Zukunft der Prävention beziehungsweise der **Predictive Medicine** wird neben den Neuentwicklungen der bildgebenden Verfahren oder der Biotechnologien von mehreren Entwicklungen begleitet werden:

- Der **demographischen Entwicklung**: Die strategischen Überlegungen der Unternehmung HSA basieren auf der Prognose, dass sich in den USA die Bevölkerungszahl der über 65 jährigen bis zum Jahr 2015 verdoppeln wird (**Organisation for Economic Co-Operation and Development (OECD)** (2002)). Dies lässt darauf schließen, dass Arbeitgeber und Regierungen allein zusehends weniger in der Lage sind, demographisch gesteuerte Kosten zu kontrollieren.
- Der **gesundheitspolitischen Handlungszwänge**: Die verminderten Einnahmen im solidarisch ausgerichteten Gesundheitswesen zwingen zu einer Liberalisierung im Gesundheitswesen, die von einer Kürzung beziehungsweise Rationierung medizinischer Services begleitet sein wird.
- Der **informationstechnologischen Entwicklung**: Die globalen Kommunikationsmöglichkeiten in Kombination mit innovativen medizinischen Verfahren bereiten den Weg für eine sehr attraktive Umgebung für Gesundheitsfürsorge-Konsum.

Diese Entwicklungen weisen auf die mögliche Nachfrage nach einem Gesundheitsfürsorgeangebot hin, welches auf individuelle Bedürfnisse fokussiert ist. Darauf beziehend lässt sich international in den letzten Jahren ein deutlicher Anstieg der Marketingbudgets für Gesundheitsdienstleistungen beobachten. In den USA werden bereits geschätzte 178 Mrd. US-Dollar von den Kunden für Gesundheitsdienstleistungen und -Produkte ausgegeben (Stein Wellner A (2000)).

Viele Menschen wollen größeren Zugang zu fortschrittlichen Technologien sowie Services, auch wenn sie dafür bezahlen müssen. Somit steigt die Nachfrage nach personalisierter Gesundheitsfürsorge mit dem Wissensstand der Individuen über "Presymptomatic Diseases" (**Forrester Research** (2001)). Vor diesem Hintergrund ist zu überlegen, ob präventive – oder gar prädiktive Leistungen als marktwirtschaftlich orientierte Dienstleistungen einen Teil der Gesundheitsversorgung übernehmen sollten oder werden. Gerade in Deutschland bestehen gegenüber neuen Gesundheitsdienstleistern Bedenken, die eine erhebliche **Markteintrittsbarriere** darstellen könnten. Da die begrenzte Gesundheitsfürsorge in Deutschland bislang quasi unentgeltlich schien, kann es großer Anstrengungen bedürfen, neue Gedankengänge in Bezug auf eine eigenverantwortliche und kostenpflichtige Vorsorge einzugliedern. Die Frage bleibt, ob die derzeitigen prädiktiven und frühdiagnostischen Möglichkeiten nicht auch einen Bedarf im **Gesundheitsmarkt** wecken, der nicht unerhebliche gesundheitsökonomische und medizinethische Probleme mit sich bringt.

Dienstleistungsszenarien

Volker Pfahlert und Hamid A. Emminger

Einleitung

Das deutsche Gesundheitswesen durchläuft einen dramatischen Veränderungsprozess. Drei Faktoren machen strukturelle und institutionelle Neuordnungen der bestehenden Organisationen unumgänglich:
- die Vernetzung, Effizienzsteigerung und Kostensenkung,
- die Globalisierung und damit verbundene Deregulierungen,
- der medizinische Fortschritt.

Das Internet wird dieser Entwicklung als Katalysator dienen. Internetbasierte Informations- und Kommunikationstechnologien machen den Patient zum souveränen Akteur im Gesundheitswesen. Um ihm gerecht zu werden, müssen die Qualitätsstandards steigen, sowohl für die Therapieangebote, als auch Aufklärungs- und Präventiv-Maßnahmen. Dafür kann das Internet mit seiner dank des World Wide Web in den Neunziger Jahren rasant angestiegenen Reichweite zum wichtigsten Informationsmedium werden (s. Abb. 1).

Für alle Beteiligten im Gesundheitswesen ist es deshalb geboten, kommende Möglichkeiten frühzeitig zu nutzen.

In Deutschland nutzten bereits im Jahr 2000 18,3 Mio. Erwachsene in Deutschland das Internet (Van Eimeren und Gerhard H (2000)). Aktuelle Studien zeigen, dass bislang 95% der Menschen heute den PC nutzen, um ins Internet zu kommen. Doch multifunktionale TV-Geräte und Mobiltelefone werden diese Funktion übernehmen können, wenn die Art der Informationsaufbereitung nutzerfreundlich ist und es speziell darauf zugeschnittene Content-Angebote gibt. Man geht davon aus, dass bald Services und Angebote auf den Markt kommen, die den direkten Zugang zum Internet vereinfachen, womit die Nutzerzahlen des Internets steigen werden und zudem der Umgang der Kunden mit den Angeboten souveräner werden wird.

Status im Gesundheitswesen

Bis vor wenigen Jahren war die reine Informationsdarbietung das zentrale Anliegen der meisten Websites. Oft handelte es sich um kaum mehr als eine einseitige Informationsvermitt-

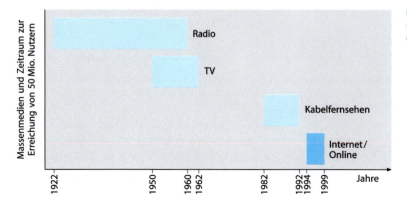

Abb. 1. Das Internet entwickelt sich schneller als alle vorangegangenen Medien (nach Cyberdialog (2000))

lung über eher einfach gehaltene Homepages von Firmen oder Organisationen. Darauf folgte die Entwicklung zu einer **Interaktion,** wie der e-Mail-Kommunikation, die sich immer mehr zur **Transaktion** ausweitet: Handlungen zwischen den Marktteilnehmern sind nun möglich. Daraus ergeben sich große Chancen, etwa im Bereich e-Procurement, d. h. des elektronischen Einkaufs und bei e-Sales.

Bislang stehen wir nicht zuletzt wegen der Begrenzung der technischen Möglichkeiten in der Phase des Übergangs von der Interaktion zu der Transaktion. Etliche Internetangebote zeigen jedoch heute schon, dass ihre zahlreichen Nutzer auch bereit sind, für deren Services und Dienstleistungen zu bezahlen. So bieten Experten Patienten gegen Entgelt Ratschläge an. Moderne Informations- und Kommunikationstechnologien können also künftige Entwicklungen zu einer neuen Dimension der **Vernetzung der verschiedenen Player** vorantreiben, wobei der Patient im Mittelpunkt stehen sollte. Die telekommunikative Begleitung des Patienten über sein gesamtes Leben hinweg, ist dabei eine maßgebliche Herausforderung, auf die hin rationalisierte Prozesse auf dem Markt zu konzipieren sind.

Die **Auswirkungen der Informationstechnologie** auf das Gesundheitswesen und seine Akteure sind bereits erkennbar: Mit dem Informationsbedürfnis und entsprechenden Angeboten wächst auch der Kenntnisstand der Menschen. Meist werden dazu Internet-Expertenräte genutzt, wo sich Patienten gezielt an Fachleute wenden können. Die Patienten werden über neueste Forschungswege und Therapiemöglichkeiten zu ihrer Krankheit Bescheid wissen. Bereits heute zeigt sich, dass der Nutzen der Online-Gesundheitsinformationen die Risiken hinsichtlich der möglichen Fehlinformationen deutlich überwiegt (Potts HWW und Wyatt JC (2002)). Entsprechend wird sich auch der behandelnde Arzt über das Internet informieren und fortbilden.

Mit gesteigerten Informationsangeboten werden **Strukturen, Prozesse und Geschäftsabläufe transparenter.** Jeder Anbieter von Produkten und Dienstleistungen im Gesundheitswesen muss sich künftig im Internet dem Preis- und Leistungsvergleich stellen. Spezialisten, Nischenanbieter und medizinische Experten werden direkt such- und abrufbar. Schon heute publizieren Arztpraxen, Krankenhäuser und Krankenhausbetreibergesellschaften im Internet über die bislang übliche Kurzdarstellung hinaus spezifische Gesundheitsinformationen bis hin zu den eigenen Benchmark- und Leistungskriterien (s. Abb. 2).

Zudem führt die Vernetzung zur Effizienzsteigerung und einer verbesserten Ausnutzung von bereits bestehenden technischen Möglichkeiten. Mit dem Standard **Electronic Data Interchange (EDI)** für einen effizienten Austausch von Geschäftsinformationen in Computer-Netzen können z. B. Monitoring-Geräte für die Messung von Blutzucker- oder Gerinnungswerten mit Zentralen vernetzt werden und die Daten einer automatischen Evaluation und Supervision zugeführt werden. Die Beratung von Patienten kann durch e-Mail, Fax, Handy oder PC erfolgen.

Eine Form der **Globalisierung,** die das Internet mit sich bringt, vollzieht sich **im Handel.** Für das Gesundheitswesen zeigt sie sich am e-Rezept. Bei spezialisierten Anbietern kann es vom "elektronischen Arzt" in Minuten ausgestellt werden. Der Patient ist so in der Lage, an jedem beliebigen Ort die für ihn nötige Medizin zu erwerben, etwa auch in einer geografisch ungebundenen **Internetapotheke.** Zudem werden über das Netz **ausländische Krankenhausketten auf inländische Märkte** drängen und Ärzte ihre Beratungsleistungen auch über nationale Grenzen hinweg anbieten.

Trends im Gesundheitswesen

Das deutsche Gesundheitswesen wird sich wandeln müssen, unabhängig von der Entwicklung des Internets. Veränderungen von Strukturen und Qualitätsstandards haben zu einer stärkeren Fokussierung auf die **evidenzbasierte Medizin** geführt. Die Einführung und Weiterentwicklung von medizinischen Leitlinien werden auf dem deutschen Markt dafür sorgen, dass Benchmarks aufgestellt werden können und in der individuellen Prozessbewertung an Bedeutung gewinnen. Ein grundlegender Gedanke zur Reform im Gesundheitswesen ist die Stärkung der Präventionsleistungen. Der informierte Patient wird zum souveränen und kritischen Kunden, die **Prävention** tritt an die Stelle der Konzentration auf Nachsorgeleistungen. Dadurch ergeben sich neue Chancen. Bislang beginnt die Gesundheitsversorgung, wenn eine pathologische Veränderung bereits zustande gekommen ist. Sie umfasst Diagnostik, Therapie und Nachsorge, wobei die Nachsorge oft den breitesten Raum einnimmt. Doch bei einigen Indikationen ist diese **Nachsorge** durch neue medizinische Möglichkeiten und den erhöhten Lebensstandard **überflüssig** oder wesentlich seltener nötig geworden (s. Abb. 3). Rechtzeitige Aufklärung und wirksame Prävention stehen nun im Mittelpunkt der Behandlung dieser Indikationen.

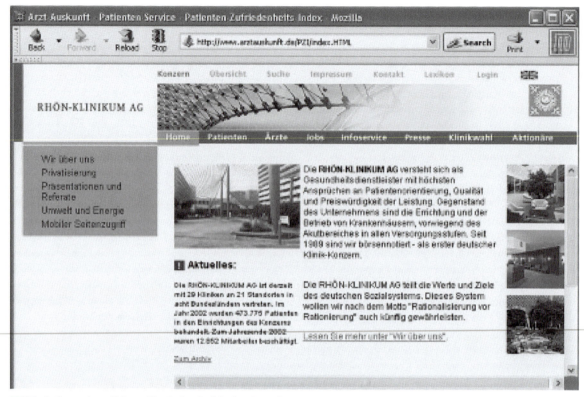

◘ Abb. 2. Screenshot – Zeitgemäßes Online-Projekt der Rhön-Klinikum AG (2003)

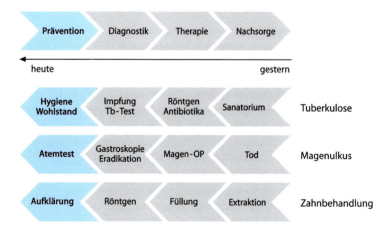

◘ Abb. 3. Entwicklung in Richtung einer größeren Bedeutung der Prävention anhand der früheren und der heutigen Behandlung von Tuberkulose, Magenulkus oder Zahnleiden

Auch das Human Genome Project (HUGO) dient der Prävention. Nachdem die vollständige Gensequenz des Menschen analysiert wurde, ist die Basis für die neue Wissenschaft Pharmacogenomics geschaffen, um in Zukunft individuelle maßgeschneiderte Pharmakotherapien zu entwickeln. Zudem wird durch die sogenannte Proteomics die Rolle von Proteinen, die auf der Grundlage der Gene im Körper gebildet werden und zu Krankheiten führen, er-

Tabelle 1. Entwicklungen des Gesundheitswesens in den nächsten zehn Jahren

Leistungen/Inhalte	Institutionelle Veränderungen	Standards in der Versorgung
• Patienten sind bereit, mehr für Leistung zu zahlen	• Wegfall der kassenärztlichen Vereinigungen	• Veröffentlichung von Best-of-Listen
• Neuordnung des Leistungskataloges der gesetzlichen Krankenkassen	• Krankenhausketten	• Therapiefreiheit der Ärzte zugunsten von Leitlinien aufgehoben
• Pharmacogenomics	• Apothekenketten	• Neuer, wichtiger Stellenwert moderner Diagnostik (Risikostratifizierung)
	• Ärzte-Netzwerke und Telemedizin	

forscht werden. Aus der Analyse der Proteine ergibt sich die Möglichkeit, auf Grundlage der menschlichen Gene Krankheiten dort zu bekämpfen, wo sie entstehen. Erste Produkte sind auf dem Markt, die auf spezielle genetische Substanzen für bestimmte Patienten angewandt werden können. In diesem Zusammenhang wird das Verlangen von Patienten nach Einsicht in ihre persönlichen Daten und Prüfung auf mögliche Krankheitsrisiken die Ärzte vor vollkommen neuen Herausforderungen stellen, die noch nicht absehbare Anforderungen an Ethik, Medizin und schließlich die Informationstechnik stellen.

Die erfolgreiche Behandlung eines Patienten könnte in Zukunft vor allem der Ansatz des Disease Modeling gewährleisten. Ziel ist die effektive Patientensteuerung durch die Prognostizierung der Auswirkungen heutiger Therapieentscheidungen auf die weitere medizinische Entwicklung des Patienten und die Kosten der Behandlung. Das bedarf des Aufbaus von IT-basierten Infrastrukturen und Denkkonstrukten, die die bestehenden Sektoren im Gesundheitswesen optimal vernetzen sowie adäquate Therapiemöglichkeiten zugänglich machen.

Auf der Leistungs- und Inhalte-Ebene gehen im deutschen Gesundheitswesen zweierlei Entwicklungen in eine ähnliche Richtung:
— Die Zahlungsbereitschaft der Patienten für gesundheitsrelevante Leistungen steigt zunehmend an – während sie im Wellnessbereich seit jeher zu beobachten war;
— die gesetzliche Krankenversicherung wird in den kommenden zehn Jahren eine Neuordnung der GKV-Kataloge vollzogen haben, so dass bestimmte Leistungen nicht mehr übernommen werden.

Die Transparenz im Gesundheitswesen in Bezug auf die Versorgungsstandards wird zu einer Veröffentlichung von Benchmarks, Qualitätsmerkmalen und Best-of-Listen für Ärzte und Krankenhäuser führen, wie es in den USA bereits in Ansätzen zu beobachten ist. Diese Listen könnten auch Angaben darüber enthalten, welche Art der Therapie sich in welcher Region bei welcher Indikation am besten bewährt hat. Das zugrundeliegende Rating könnte mithilfe von z. B. Leistungsbelegen aus dem Bereich der Wissenschaften oder des Continuing Medical Education (CME) durchgeführt werden. Gleichermaßen denkbar ist eine Anbindung an datenbankunterstützte Arzt-Such-Services, in denen Patienten u. a. persönliche Beurteilungen von den einzelnen Ärzten zur Verfügung stellen (s. Abb. 4).

Der gestiegene Stellenwert von Qualitätssicherung und Therapiestandards wird die Therapiefreiheit der Ärzte über kurz oder lang einschränken zugunsten von Therapieleitlinien aus Strukturverträgen. Moderne Diagnostik, Risikostratifizierung und Disease Modeling werden einen hohen Stellenwert erhalten.

Die Umsetzung dieser inhaltlichen Veränderungen wird institutionelle Neuordnungen nach sich ziehen müssen. Wenn der Anspruch an die Qualität von Therapie und Prozessen zunimmt, die zahlenden Krankenkassen also die jeweils beste Qualität an qualifiziertester Stelle einkaufen müssen, ist durchaus denkbar, dass die Kassenärztlichen Vereinigungen als Gesamtvertretung von Kassenärzten

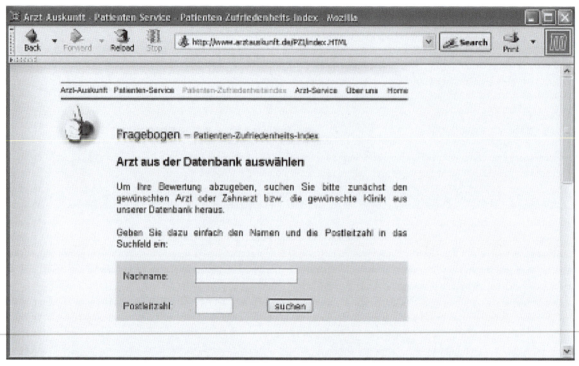

Abb. 4. Screenshot – Arzt-Auskunft (2003), Arzt-Such-Service der gemeinnützigen Stiftung Gesundheit e. V.

überflüssig werden. Auch **multinationale Krankenhausketten** können ebenso wie **Apothekenketten** oder **Ärztenetzwerke** Realität werden.

Perspektiven

Produkte und Dienstleistungen können und müssen sich künftig vermehrt aus der **Kundensicht** heraus ableiten. Die Differenzierungsmöglichkeiten für die Unternehmen im Gesundheitswesen waren nie größer. Etliche Spielräume entstehen, in denen sich ein Anbieter positionieren kann. Um aber einen Positionierungsvorteil zu erlangen, sind grundsätzliche Strukturen zu schaffen. Die Nutzung der Neuen Medien sowohl im Bereich der Forschung und Entwicklung sowie der Produktion als auch im Marketing und Vertrieb und eine damit einhergehende Vernetzung ist die Basis. Eine effektive Kommunikation, Disease Modeling, softwarebasierte Informationsservices, eine Ausrichtung an evidenzbasierte Medizin sichern effektive und effiziente Patientenbehandlung und eröffnen Chancen für neue Dienstleistungen.

e-Business Optionen für die Life Science Industrie

Michael M. Brucksch

Einleitung

Nach der Konsolidierung der e-Business Märkte in 2001 haben sich unterschiedliche unterschiedlichste Ansätze für e-Health-Lösungen nachhaltig in der Wertschöpfungskette der Gesundheits- und Pharmaindustrie etabliert. E-Lösungen haben sich besonders in allen informations- und transaktionsintensiven Bereichen wie Marketing, Vertrieb, Knowledge-Management, Distribution oder Planung erfolgreich im Unternehmensalltag bewährt.

Am Markt kristallisiert sich derzeit zunehmend heraus, welche e-Lösungen Lösungen in der Praxis Bestand haben und welche nicht. Viele der alten und neuen e-Solutions wurden entweder vom Nutzer nicht akzeptiert oder ließen sich im betrieblichen Umfeld nicht etablieren. Aktuell lässt sich jedenfalls feststellen, was jene, die e-Business-Lösungen betreiben, um innerbetriebliche Abläufe oder Kundenprozesse zu optimieren, von e-Business-Lösungen erwarten. Auch der endnutzende Kunde der Industrie selbst hat eine klare Erwartungshaltung und genaue Vorstellungen über den Mehrwert, den er aus den e-Solution-Angeboten der Industrie ziehen möchte. Die Nutzer verlangen zunehmend nach hochindividueller, so genannter „customized" beziehungsweise detailed e-Solution, unabhängig davon, ob diese Angebote Services kostenpflichtig oder kostenfrei sind. Der Mehrwert, den Unternehmen betriebsintern und marktseitig durch den Einsatz dieser detaillingfähigen Lösungen erzielen können, ist je nach realisierter Lösung sehr hoch.

e-Business Aktivitäten der Pharmaindustrie

Die pharmazeutische Industrie gehört nicht gerade zu den Vorreitern bei der Integration von e-Business-Lösungen in ihr jeweiliges Tagesgeschäft. Noch Mitte 2002 wollten sich nur 40 % der pharmazeutischen Unternehmen erst dann mit e-Business-Lösungen auseinandersetzen, wenn Wettbewerber erfolgreich bewiesen haben, dass solche Lösungen einen Wettbewerbsvorteil schaffen (Brucksch M (2002a)).

Entlang der gesamten Wertschöpfung im Gesundheitswesen sind durch e-Business-Lösungen im Gesundheitsmarkt neben den erhofften Effizienzsteigerungen je nach Autor zwischen 5 und 70% Einsparpotentiale zu erreichen:
- Bei der pharmazeutischen Herstellung,
- dem Vertrieb von Arzneimitteln oder bei der
- Leistungserbringung in Diagnostik, Therapie und Prävention.

Geht man davon aus, daß in Zukunft etliche Leistungen in der pharmazeutischen und medizinisch-therapeutischen Leistungserbringung auf eine andere Art und an anderer Stelle erbracht werden als heute, so werden sowohl Einspar- wie auch Realisierungspotentiale steigen. Erst So können beispielsweisedie durch die Industrie angestrebten Disease-, Case-Care- und Patienten-Management, Eigen-, Fern- oder Compliance-Monitoring-Verfahren erst durch e-Healthlösungen sinnvoll umgesetzt werden.

An vorderster Stelle der e-Business-Bemühungen der Pharma-Industrie stehen nach wie vor die Bereiche Marketing und Vertrieb mit den Zielkunden Arzt, Apotheker und Patient. Noch steht die gezielte persönliche Ansprache der verschiedenen Berufsgruppen des Gesundheitswesens, die bisher Zielgruppe des Außendienstes waren, im Vordergrund. Trendweisend ist hier die Ansprache über e-Detailling-Lösungen oder Informationsportale. E-Lösungen ermöglichen. Der direkte Kontakt zwischen Industrie und Patienten mit ihren Angehörigen kann heute über so genannte Customer Contact Center oder Patient Interaction Center sichergestellt werden. Sales Force Automatisation oder Außendienstportale ermöglichen darüber hinaus eine Optimierung des Vertriebes.

Nur wenige Pioniere unter den Pharmaunternehmen sehen die e-Chancen im Absatzmarkt. Solche Unternehmen beginnen allerdings mit e-Business-Lösungen in Marketing und Vertrieb und bauen völlig neue Geschäftsmodelle neben den bereits etablierten auf. Dies umfaßt u. a. den Verkauf von Arzneimitteln über das Internet oder das Anbieten personalisierter Produkte und Services für den einzelnen Patienten.

Vorreiter bei den innovativen Konzepten sind US-amerikanische Pharmaunternehmen. Sie betreiben nicht nur Online-Apotheken, sie verkaufen auch ausgewählte Produkte (z. B. Impfstoffe) direkt an Ärzte oder an den entsprechenden Point of Care.

Viele dieser Unternehmen bieten auch patienten- und arztfokussierte Dienstleistungen über das Internet an. Ärzten werden personalisierte Portale eingerichtet, über die diese ihre täglichen Praxis-Aktivitäten unterstützen lassen können. Dieser Kommunikationskanal jenseits von Symposien und Außendienstbesuchen hat eine wesentlich höhere Akzeptanz bei verschreibenden Medizinern, als herkömmliche Websites oder Massenprint-Medien. Auf diesen Plattformen werden auch webasierte Unterstützungsleistungen für die Durchführung von Compliance Monitoring und Therapiedatenerfassung von Patienten realisiert.

Im Bereich der Forschung und Entwicklung (F&E) gewinnen interne und externe, zumeist auf Knowledge Management Systeme ausgerichtete Projektmanagement- und Kollaborationsplattformen (Intra-, Extranets) zur Unterstützung der Dokumentationspflichten, der klinischen Prüfungen beziehungsweise zur Abwicklung von Zulassungsverfahren an Bedeutung. E-Business-Lösungen können so besonders in den späteren Phasen der Produktentwicklung die Prozesse verkürzen und führen damit zu einer schnelleren Markteinführung. Der F&E-Bereich der pharmazeutischen Industrie ist in klassischen Struktur- und Prozessverhalten am stärksten verhaftet. Entsprechend schwierig ist die Etablierung von e-Health-Lösungen.

Im Bereich der pharmazeutischen Produktion gewinnen Kollaborationsplattformen, insbesondere in der im Supply Chain Management, zunehmend an Bedeutung. Pharmaunternehmen, Zulieferer und Abnehmer können diese gleichermaßen zum Datenaustausch nutzen. Absatz- und Produktionsplanung werden sicherer, transparenter und effizienter, ohne dass jeweils Einzellösungen mit jedem der unterschiedlichen Partner aufgebaut werden müssen.

Die Komplexität der Abläufe in der pharmazeutischen Industrie wird in allen Bereichen der Wertschöpfung durch Forschungs- und Vertriebskooperationen, durch Outsourcing weitere Teile der Supply Chain, durch eine ständig wachsende Informationsflut sowie durch zunehmende regulatorische Anforderungen wachsen und zu weiteren e-Business Aktivitäten führen.

Forschung und Entwicklung (F&E)

In der pharmazeutischen Industrie umfasst die Forschung und Entwicklung (F&E) die Bereiche Grundlagenforschung, Target Identifikation und Validierung, Lead Generierung und Lead Optimierung, die Bearbeitung der InVivoModelle und der Tiermodelle, die Galenik und die klinischen Phasen 1 - 3, in einer späteren Phase des Lebenszyklus eines Produktes auch die Phase 4 (Anwendungsstudien). Vermehrt ergänzen und unterstützen heute externe Ressourcen und Strukturen in die unternehmensinterne Forschung.

Maßgebliches Prozessziel im F&E-Bereich ist die schnelle Entwicklung von zulassungsfähigen Medikamenten bei möglichst geringem Aufwand. Fehlerraten, insbesondere in späten Phasen der Entwicklung (klinischen Forschung), müssen aus diesem Grunde vermieden werden.

Im F&E-Bereich sind vier Bereiche maßgeblich in vier Bereiche durch e-Health-Lösungen zugänglich und deutlich zu verbessern:
- Das gesamte Wissensmanagement als zentrales Element der Wertschöpfung im F&E-Sektor,
- Projekt- und Studienmanagement für die präklinische und klinische Entwicklung,
- die Koordination und Kooperation von und zwischen Forschern und Entwicklern,
- der so genannte Outcome Research von Medikamenten und medizintechnischen Produkten für therapeutische Maßnahmen.

Mit der Zunahme der verfügbaren Wissensmenge steigt der Bedarf an notwendigen Informationen für Forschung und Entwicklung erheblich an. Moderne webbasierte und upgradebare Wissensmanagementsysteme sind somit unabdingbar. Erfahrungen gehen davon aus, dassdaß hierin Kostenoptimierungspotentiale von über dreißig Prozent liegen (Brucksch M (2002b)).

Projekt- und Studienmanagement in der pharmazeutischen und medizintechnischen Industrie wird vermehrt über Internet oder intranetbasierte Plattformen abgewickelt. ASP-basierte Multiprojekt-Management-Tools steuern Ressourcen und die zeitliche Abwicklung von Forschungs-Projekten. Webtechnologien ermöglichen eine orts- und zeitunabhängige Verfügbarkeit des einzelnen Projektstatus. Gleichzeitig werden auf einer Management-Informationssystem-Ebene die Ergebnisse zusammengefasstzusammengefaßt und der Studien- bzw. Unternehmensleitung zugänglich gemacht. Eine unternehmens- und marktadäquate Steuerung der Projekte wird hierdurch möglich.

Insbesondere bei der Durchführung von klinischen Studien mit webbasierten Werkzeugen bieten so genannte e-Trials breite Effizienzsteigerungspotentiale. Allein durch die Plausibilitätsprüfungen, die frühe Verfügbarkeit von Ergebnissen und die Kommunikation zwischen den Studienteilnehmern lässt sich ein Optimierungs- und Effizienzsteigerungspotential von 25 % realisieren. Schwerpunkt dieser Lösungen ist eine elektronische Erfassung der klinischen Daten am Patienten beziehungsweise am Point of Care und eine schnelle Weiterverarbeitung der Daten über ein Webinterface.

Kollaborationsplattformen ergänzen in Zukunft die e-Trialplattformen. Diese häufig auch auch als Center of Excellence bezeichneten e-Health-Lösungen ermöglichen den Teilnehmern mit den gleichen wissenschaftlichen Daten zu arbeiten und gemeinsam zu forschen. Zugang zu dem Netzwerk erhält nur derjenige, der seine Daten der gesamten Gruppe ganz oder teilweise zur Verfügung stellt. Erste Erfahrungen mit solchen Netzwerken in der Verbundforschung und in Forschungsnetzen zeigen eine erhebliche Steigerung der Ergebnisgenerierung und der Innovationsgeschwindigkeit.

Eine Vielzahl von e-Anwendungen sind bereits im Bereich der Registrierung und im Approval-Management von Arzneimitteln im Einsatz. Drei Aspekte sind hier von Bedeutung:

- Die frühzeitig elektronische Erfassung zulassungsrelevanter Daten und Information, die Aufbereitung und das Management der Zulassungsunterlagen in elektronischer Form. Hier ist insbesondere eine enge prozessuale Schnittstelle zu den e-Trials aus den klinischen Studien zu suchen,
- das Management der Registrierungsunterlagen von zugelassenen Produkten,
- das Management von IP (Intellectual Property). Dies umfasst Lizenzen, Patentschriften oder z. B. in der Diagnostik oder Medizintechnik Konstruktions- und Funktionsprinzipienprinzipien.

Mittelfristig werden die Zulassungsbehörden nur noch elektronische Dokumente akzeptieren. Das hierzu notwendige webbasierte Dokumenten- und Datenmanagement der Zulassungs- und IP-Unterlagen steigert neben der Erfüllung der behördlichen Regulatorien die Effizienz und Effektivität der entsprechenden unternehmensinternen Abläufe. Personalressourcen können so um bis zu 25 % reduziert, Kosten im Zulassungsabschnitt um 10 bis 25 % gesenkt werden.

Launch und Marketing

Das Launch und Marketing schließen sich als Wertschöpfungsprozesse direkt an die Zulassung eines Medikamentes an. Prelaunch und Launch durch Global Launch Teams und Launch Efficiancy Teams beginnen ihre industrieseitige Tätigkeit bereits in den klinischen Entwicklungsphasen eines Medikamentes Grundlagen für diese Prozesse bildet das Medizinischen Marketing. Es mischt sich an dieser Stelle mit dem klassischen Pharma-Marketing. Die hier notwendige Etablierung von crossfunktionalen Teams bedürfen dann vielfältiger Informations- und Kommunikationsansprüche, die heute durch e-Health Applikationen sichergestellt werden können.

Maßgebliches Prozessziel dieser Marketingprozesse sind die schnelle Informationsbeschaffung über den Markt sowie die schnelle Informationsverwertung für die eigene Organisation und für den Kunden. Beides, Beschaffung und Verwertung von Information, ist sehr kostensensitiv. Kommt es hier zu einem fehlerhaften Marktbild für Unternehmen und Produkt, ist dies nur schwer korrigierbar.

Im Launch und Marketing sind folgende Bereiche maßgeblich durch e-Health-Lösungen zugänglich und deutlich optimierbar:

- Das gesamte Wissens- und Erfahrungsmanagement in einzelnen Märkten als zentrales Element der Wertschöpfung im Launch und Marketing Sektor,
- frühzeitige Plazierung von Marketingmaßnahmen in der Medical Community,
- Informationsversorgung der jeweiligen Medical Communities und der potentiellen Kunden einschließlich der zukünftigen Patienten,
- Prozessgestaltung der Marketing- und Produktmanagementprozesse im Unternehmen,
- Durchführung von Pre-Marketing und Marketingstudien (Phase 4, Anwendungsbeobachtungen),
- Aufbau eines Kundendialoges,
- Etablierung eines Customer Relation Management Systems (CRM) und in Zukunft eines Patient Relation Management Systems (PRM),
- Vermarktung von handlungsrelevanter Information um die Zielindikation und das Produkt herum.

Für die optimale Prozessgestaltung der Launch- und Marketing Teams und die damit verbundene Bewältigung der zunehmenden Wissensmenge sind **Kollaborationsplattformen** am besten geeignet. Über ein Portal hat man beispielsweise Zugriff auf alle relevanten Informationen. Gleichzeitig ist ein umfangreicher Dialog zwischen den Fachbereichen möglich. Um solche Systeme unternehmensintern zu nutzen, bedarf es zumeist eines Cultural Change im Unternehmen. Etablierte Prozesse und Arbeitsgewohnheiten müssen aufgegeben werden. Das größte Problem stellt hierbei das Überwinden der sektoralen Grenzen, das Informationssharing und der Abbau der Informationshoheit im Unternehmen dar. Erfahrungsgemäß am schwierigsten ist die Überwindung der sektoralen Abgrenzung zwischen F&E und Marketing.

Die **Portallösung** als e-Health Instrument hat sich auch kundenseitig bereits etabliert und gilt heute fast als Standard. Über Zugriffsrechte wird einem ausgewählten Kreis von Nutzern Zugriff auf Informationen gewährt. Die bestehenden Expertenforen und Forschungsplattformen, aber auch Patienten-, Ärzte und Apothekerportale von Unternehmen sind dafür gute Beispiele.

Insbesondere der Patient wird vermehrt als Kunde entdeckt, den man informieren und binden muß. Dies bezieht sich nur auf die im nationalen Recht festgeschriebene erlaubte Information über Medikamente und Indikationen. Moderne e-Health-Systeme gehen weiter. Chronisch Kranke werden von einem **Patientenmanagementsystem** über webfähige ASP-Lösungen in ihrem Krankheitsverlauf individuell informiert und mit Handlungsanweisungen versorgt.

Mit steigender Informationsmenge rückt die Individualisierung von Informationsversorgung für den Kunden zunehmend in den Vordergrund. E-Detailling ist hier eines der innovativsten Instrumente im Kundenmanagement. Diese Systeme umfassen Lösungen, die den Arzt, Patienten oder Wissenschaftler, auf den individuellen Bedarf zugeschnitten, mit Informationen versorgen. In solchen e-Detailling-Systemen trifft der Außendienst auch seinen Arzt im Internet. Erfahrungen im angelsächsischen Raum zeigen, dass bei diesen personalisierten Sessions, die Besuchszeit deutlich ansteigt. Dauert ein normales Außendienstgespräch 3–4 Minuten, so liegt die Dauer der Websession mit 10–15 Minuten deutlich höher (Brucksch M (2002a)).

Hohes Potential zeigen e-Health-Lösungen, die den OTC respektive den Selbstmedikationsbereich betreffen. Durch die neu regulierte Erstattung solcher Arzneimittel ändert sich das spezifische Marketing stark in Richtung Consumer-Marketing. Entsprechend wichtig werden soziodemographische Segmentierungen der Patientengruppen. Ziel vieler in diesem Bereich angesiedelten Lösungen ist ein patientenindividualisiertsns **Informations- und Monitoringangebot**. Mit der zunehmenden Etablierung von therapeutischen Richtlinien und, der Einführung evidenzbasierter Risikoabschätzung und dem so genannten **Lifelong Outcome Research** bei Medikamenten wird sich der Monitoringtrend auch auf Patienten ausdehnen, die mit ethischen respektive verschreibungspflichtigen Medikamenten therapiert werden. dies noch weiter zunehmen.

Gerade in diesem Bereich wird auch die Durchführung von Anwendungsbeobachtungen, heute als Marketingmaßnahme etabliert, vermehrt und ohne großen Aufwand über e-Trial-Lösungen abgewickelt und mit einem personalisierten Informationsdienst verbunden werden. Moderne **Contentmanagementsysteme** ermöglichen diesen Prozess.

Allerdings steigt mit der ständigen Verbesserung und Modifizierung der e-Health Instrumente die ankommende **Informationsflut** beim Nutzer. Generell gilt, je bedarfsgerechter und somit individualisierter die Information ist, desto eher erreicht die Information ihr Ziel. Zunehmend werden auch e-Health-Lösungen angeboten, die dem professionellen Kunden eine Optimierung seiner eigenen beruflichen Prozessgestaltung ermöglichen. Dies trifft insbesondere für das Management des Praxisalltages beim Arzt oder

Apotheker zu (B2B). Lösungen dieser Art werden in Zukunft weitgehend als ASP-Lösungen angeboten.

Vertrieb und Kundenmanagement

Der Vertrieb und das Kundenmanagement schließen die eigentliche Wertschöpfungskette der Pharmaindustrie ab. Der Vertrieb wird zunehmend durch webbasierte Plattformen unterstützt. Inwieweit dieser, langfristig wahrscheinlich vollständig oder auch nur teilweise ersetzt wird, ist Gegenstand heutiger Spekulationen. Der Arztaußendienst wird wahrscheinlich auch in Zukunft bestehen bleiben, während das eigentliche Kundenmanagement an Bedeutung gewinnt. Notwendig ist hierzu die ständige Ermittlung des „Kundenbedarfs", mit dem Ziel, diesen auch zu erfüllen. Dies dient als Vehikel, die primären Prozessziele, die Erhöhung der Verschreibungs- beziehungsweise der Verordnungsquote oder den Verkauf des medizintechnischen Gerätes zu erreichen. Hierzu muss einmal der direkte Mehrwert des Produktes (z. B. Wirksamkeit, therapeutischer Outcome) herausgestellt, und indirekt über Vorteilsnahme ein Kauf oder eine Verordnung erreicht werden. Dies geschieht heute, durch kostenlose Fachinformationen, Payback, Kongreßreisen u.v.a. mehr oder weniger verdeckte Absatzförderungsmaßnahmen. Diese kostenspieligen Unterfangen werden in Zukunft vermehrt über e-Health-Lösungen als kostenoptimierte und zielgruppengerechte Maßnahmen plaziert und abgewickelt.

Im Vertriebs- und Kundenmanagement Prozess sind folgende Bereiche maßgeblich durch e-Health-Lösungen zugänglich und deutlich optimierbar:

- Das gesamte Wissens- und Erfahrungsmanagement im Vertrieb (leasons learned) über Arzt, Apotheker, Klinik und Patient,
- zeitnahes Vertriebskontrolling,
- Optimierung und Gestaltung des gesamten Vertriebsprozesses,
- Management von Kundendaten und optimale Erfassung des Kundenbedarfes.

In Außendienstportalen kann über UMTS-Technologie der Informationsbedarf des Außendienstes auf PDA-Formate zugänglich und nutzbar gemacht werden. Direkte Außendienststeuerung und zeitnahes Vertriebskontrolling, d. h. zeitnahe Auswertung des Außendienst-Reportings, kann durch unterschiedlichste Systeme gewährleistet werden. Der Außendienstmitarbeiter sendet seinen Besuchsbericht, die Anforderung von Information oder Werbematerialien über Interfaces an das Portal. Von dort wird er automatisiert, teilautomatisiert oder manuell entsprechend mit Material und Information versorgt und erhält auch eine Auswertung seiner Leistung. Als optimal gilt die Zusammenführung aller Außendiensterfordernisse in einem Portal, um dem Vertriebsmitarbeiter ein effizientes One-Stop-Information-Shopping zu ermöglichen.

Über solche Portale können zudem die kostenaufwendigen Außendienstschulungen durch webbasierte e-Learningsysteme abgelöst werden. Eine Kostensenkung von mittelfristig 50 % ist damit bei gleichzeitiger Effizienzsteigerung erreichbar.

Das Management von Kundendaten (Arzt, Klinik, Apotheker, Patient) vollzieht derzeit den Schritt von der Modeerscheinung zum etablierten CRM-Prozess im Unternehmen mit vielfältigsten Ausrichtungen und Varianten. Kundendaten wurden üblicherweise durch die Erhebung des Außendienstes erfasst. Heute ermöglichen moderne System die Zuspielung soziodemographischer Daten und erweitern den Handlungsraum für werbliche Aktivitäten. Erfasste und neu zusammengestellte Kundendaten werden aufbereitet und können über ein Management-Interface der gesamten Organisation zur aktiven und breiten Nutzung zur Verfügung gestellt werden. In der Vergangenheit war dies nur schwer möglich. Somit wird es immer einfacher, die gesamte corporate creativity auf den Kunden auszurichten.

Perspektiven

E-Health-Lösungen bringen deutliche Vorteile für die gesamte Gesundheitsindustrie. Dies haben auch viele Ministerien erkannt und ihre nationale Gesundheitsversorgung angewiesen Telematik-Plattformen aufzubauen und Optimierungspotentiale zu realisieren. Dies bietet für die Industrie eine weitere Chance kundenseitig e-Health Instrumente einzusetzen, von diesen Plattformen zu partizipieren bzw. diese auch aktiv durch modulare Lösungen für die Optimierung der medizinisch therapeutischen Leistungen zu unterstützen. Unternehmensintern wird sich durch e-Health-Applikationen die Transparenz über die bestehenden Aktivitäten und die vorhandene Intellectual Property einer Organisation deutlich erhöhen. Zudem führen e-Business-Lösungen zu einer Fokussierung auf Effizienz und Effektivsteigerung der nahezu aller betroffenen Leistungsprozesse.

Vorhandene Ressourcen können dort eingesetzt werden, wo sie konform mit der Unternehmensstrategie zusätzliche Umsätze beziehungsweise Einsparungen bringen. Gleichzeitig wird durch e-Health-Lösungen ein Meinungsaustausch zwischen Entscheidungsträgern und Experten verschiedener Geschäftsbereiche in Gang gebracht. Abläufe und Strukturen im Unternehmen werden dabei zwangsläufig besser aufeinander abgestimmt und auf den Markt ausgerichtet. Es ist davon auszugehen, dass binnen weniger Jahre nahezu die Hälfte aller Prozesse in pharmazeutischen Unternehmen mit e-Health-Unterstützung mehr oder weniger optimiert ablaufen, wenn entsprechende Transformations- und Change Managementprozesse erfolgreich umgesetzt werden.

Quellenverzeichnis

0800DocMorris (2003): Erste europäische Online-Apotheke, 0800DocMorris N.V. Landgraaf, Niederlande, http://www.docmorris.com, Abfrage: 15.09.2003

Active Corporation (2003): When life is on the line. EKG-Monitoring mit dem PDA, http://www.activecenter.com, Active Corporation 15 Main Street, PO Box 1000 Castine, Maine 04421, USA, Abfrage: 15.09.2003

Adis International (2003): Customized healthcare communication – Informationsdienstleistungen für die Pharmazeutische Industrie, http://www.adis.com, Abfrage: 15.09.2003

Aktionsforum Telematik im Gesundheitswesen (ATG) (2003): Von dem BMGS, dem BMBF und einer Vielzahl von Personen und Institutionen der Selbstverwaltung gegründete Konsensplattform unter dem Dach der Gesellschaft für Versicherungswissenschaft und -Gestaltung e.V. (GVG), http://atg.gvg-koeln.de/, Abfrage: 15.09.2003

Apotheek.org (2003): Niederländische Online-Apotheke, http://www.apotheek.org, Abfrage: 15.09.2003

Arthur Andersen (2003): Krankenhaus 2015: Wege aus dem Paragraphendschungel, Arthur Anderson Fachstudie 2000, http://www.arthurandersen.de/AAHome.nsf/d7a25ae472384024c1256be7005ed714/Flyer_2000_Krankenhaus2015.pdf/$File/Flyer_2000_Krankenhaus2015.pdf, Abfrage: 15.09.2003

Arzt-Auskunft (2003): Arzt-Such-Service der gemeinnützigen Stiftung Gesundheit, http://www.arztauskunft.de, Abfrage: 15.09.2003

AvantGo (2003): Mobile Unternehmenssoftware für, http://www.avantgo.de, Lindwurmstraße 23 80337 München, Deutschland, Abfrage: 15.09.2003

Balas EA, Iakovidis I (1999): Distance technologies for patient monitoring. bmj (1999); 319, 1309, http://bmj.com/cgi/content/abridged/319/7220/1309?maxtoshow=&HITS=10&hits=10&RESULTFORMAT=&searchid=1047915619216_12182&stored_search=&FIRSTINDEX=0&volume=319&firstpage=1309&resourcetype=1,2,3,4,10, Abfrage: 15.09.2003

Balbona E (2001): The New Paradigm of Personalized Medicine, SMI Pharmaceutical Conference on Predictive Medicine, London, 2001

Bartram HP, Burgstaller M (2002): What is better: virtual or endoscopic coloscopy? The colonoscope has not become superannuated so fast! MMW Fortschr Med (2002); 2, 144, 7, 14

Benefon (2003): Mobile Telematikanwendungen für Professionals, Benefon, Salo, Finland, http://www.benefon.com/ Abfrage: 15.09.2003

BIT4Health (2003): BIT4Health - Bessere IT für bessere Gesundheit, Ausschreibung des BMGS für das Projekt Telematik / Gesundheitskarte, http://www.bmgs.bund.de/deu/gra/aktuelles/pm/bmgs03/bmgs3_3682.cfm, Abfrage: 15.09.2003

Bludau HB, Koop A, Herzog W (2001): Mobile Computer im Gesundheitswesen: Nützliche Werkzeuge für den Arzt. Deutsches Ärzteblatt (2001); 3, 22-25

Bluetooth im Krankenhaus (m-creations) (2003): Anbieter von Funktechnologien für den Krankenhausbereich, http://www.m-creations.com/deutsch/index_dtl.htm, Abfrage: 15.09.2003

Buscher HP (1998): HepatoConsult, Hepatologisches Second Opinion Programm, ed. Medical, U. 1998

Bocionek S, Brandt S, Cseh J, Haskell B, Rucker D, Thomas D (2001): Am Erfolg orientiert: Die neuen IT-Lösungen von Health Services für den klinischen und administrativen Bereich. electromedica (2001); 69, 2, 76, http://www.med.siemens.com/medroot/en/news/electro/issues/pdf/heft_2_01_d/Am%20Erfolg%20orientiert.pdf, Abfrage: 15.09.2003

Bordon S (2001): Digital Hospital. Technology Review (2001); 7/8, 30

Boston Collaborative Drug Surveillance Program (BCDSP) (2003): Boston University, School of Medicine, http://www.bu.edu/bcdsp/, Abfrage: 15.09.2003

Brucksch M (2002a): eHealth Market Survey pharmacentical Industry 2002, Arthur D. Little Healthcare Group, Arthur D. Little GmbH, Düsseldorf (2002)

Brucksch M (2002b): eHealth Market Survey Knowledge Management in Pharmacentical Industry 2002, Arthur D. Little Healthcare Group, Arthur D. Little GmbH, Düsseldorf (2002)

Bundesregierung (2002): Informationsgesellschaft Deutschland. Fortschrittsbericht der Bundesregierung zum Aktionsprogramm „Innovation und Arbeitsplätze in der Informationsgesellschaft des 21. Jahrhunderts", Berlin (2002)

Buscher HP (1998): HepatoConsult. Hepatologisches Second Opinion Programm. Ulstein Medical, 1998

Caremark (2003): US-amerikanische Versandapotheke, http://www.rxrequest.com, Abfrage: 15.09.2003

Clasbrummel B, Schmitz J, Bolz A (2002): Kann man durch poststationäre Patientenbetreuung mittels Televisite Kosten senken?, Tagungsunterlagen Workshop „Telemonitoring und Tele Home Care", 25.- 27. September 2002, Karlsruhe

Code of Ethics and Standards (2003): Verbindliche Regelung für e-Commerce-Aktivitäten von der Royal Pharmaceutical Society Of Great Britain (RPSGB), http://www.rpsgb.org.uk/pdfs/MEP27s2.pdf, Abfrage: 15.09.2003

Council for International Organizations of Medical Sciences (CIOMS) (2003): Internationale unabhängige Organisation, Genf, CH. Gegründet von der Weldgesundheitsorganisation (WHO) und der UNESCO, CH, http://www.cioms.ch, Abfrage: 15.09.2003

Cyberdialog (2000): The Future of e-Health, http://www.cyberdialog.com, Abfrage: 15.09.2003

Deutsche Gesellschaft für Medizinische Informatik, Biometrie und Epidemiologie e.V. (GMDS) (2003): Verband zur Förderung der Medizinischen Informatik einschließlich der Medizinischen Dokumentation, der Medizinischen Biometrie und der Epidemiologie in Theorie, Anwendung, Forschung und Lehre, http://www.gmds.de, Abfrage: 15.09.2003

Deutsches Herzzentrum (2003): Virtueller Krankenhaus-Rundgang, http://www.dhzb.de/panoramen, Abfrage: 15.09.2003

Diesch R, Cooper T, Peachey J (1999): From pharmacovigilance to pharmacoperfomance. PricewaterhouseCoopers LLP (1999); 1-5

Dokumentationszentrum schwerer Hautreaktionen (DsH) (2003): Universitätsklinik der Albert-Ludwigs-Universität Freiburg. http://www.ukl.uni-freiburg.de/haut/dzh/homede.htm, Abfrage: 15.09.2003

Dr. Feelgood (2001): Projekt der European Media Laboratory GmbH (EML) zum Einsatz des mobilen Monitorings in der ärztlichen Praxis, http://www.medizin.uni-koeln.de/projekte/gmds-mocomed/workshop2001/tagungsband/14_low.pdf, Abfrage: 15.09.2003

Drugstore.com (2003): US-amerikanische Versandapotheke, http://www.drugstore.com, Abfrage: 15.09.2003

e-Commerce-Richtlinie der EU (2003): Eur-lex - das Portal zum Recht der Europäischen Union, http://europa.eu.int/eur-lex/de, Abfrage: 15.09.2003

Eikemeier C, Grutter R, Heitmann K (2000): A new generation of remote data entry: using WAP-phones in clinical trials. Stud Health Technol Inform, 2000, 77, 338

EMBASE-Datenbank (Elsevier Science) (2003): Biomedizinische und Pharmakologische Datenbank, http://www.elsevier.com/locate/embase, Abfrage: 15.09.2003

Epocrates (2003): Verordnungen und Medikamentenprofile auf dem Handheld, http://www.epocrates.com, ePocrates, Inc., San Mateo, CA, USA, Abfrage: 15.09.2003

Europäische Arzneimittelagentur (EMEA) (2003): The European Agency for the Evaluation of Medicinal Products (EMEA) für das zentrale Zulassungsverfahren von Arzneimitteln, http://www.emea.eu.int, Abfrage: 15.09.2003

European Media Laboratory GmbH (EML) (2003): Privates Forschungsinstitut für Informationstechnik (IT) und ihre Anwendungen, Heidelberg, http://www.eml.villa-bosch.de, Abfrage: 15.09.2003

Falk S (1997): Thyroid Disease: Endocrinology, Surgery, Nuclear Medicine, and Radiotherapy, Lippincott-Raven, Philadelphia, 1997

Ferucci JT (2001): Colon cancer screening with virtual colonoscopy: promise, polyps, politics. AJR Am J Roentgenol 2001 Nov;177(5): 975-88

Fittkau & Maaß (2003): Marktforschung und Beratung für interaktive Medien: Nutzerverhalten im WWW. Ergebnisse der 14. WWW-Benutzeranalyse, http://www.w3b.de/, Abfrage: 15.09.2003

Fischer S, Stewart TE, Mehta S, Wax R, Lapinsky SE (2003): Handheld computing in medicine. J Am Med Inform Assoc, 2003, 10, 139

Flintrop J (2000): Beachtliches Maß an Ineffizienz. Deutsches Ärzteblatt (2000); 2430.

Food and Drug Administration (FDA) (2003): US Amerikanische Zulassungsbehörde für den Gesundheitsmarkt, Rockville, Maryland, USA, http://www.fda.gov, Abfrage: 15.09.2003

Forrester Research (2001): Internationales Marktforschungsunternehmen, http://www.forrester.com, Abfrage: 15.09.2003

Frauenklinik, Universität Düsseldorf (2003): Webseite der Frauenklinik an der Heinrich-Heine-Universität in Düsseldorf, http://www.uni-duesseldorf.de/WWW/MedFak/ObGyn/, Abfrage: 15.09.2003

GiantFood (2003): US-amerikanische Einzelhandelskette, http://www.giantfood.com, Abfrage: 15.09.2003

Gillingham W, Holt A, Gilles J (2002): Hand-held computers in healthcare: what software programs are available? N Z Med J, 2002, 115, U185

Gnann W (2000): Der Einsatz der Telemedizin. Deutscher Universitätsverlag, Wiesbaden, 2000

Grote A (2001): Gesundheitscheck durch körpernahe Sensorik, http://www.heise.de/newsticker/data/jk-08.08.01-003/, Abfrage: 15.09.2003

Grundy SM (1999): Primary Prevention of Coronary Heart Disease: Selection of Patients for Aggressive Cholesterol Management, Proceedings of Symposium. The American Journal of Medicine (1999); 107, 2

HealthScreen America (HSA) (2003): Kommerziell ausgerichtetes US-Unternehmen für Frühprävention und prediktive Diagnostik, http://www.healthscreenamerica.com, Abfrage: 15.09.2003

Henschke C, McCauley DI, Yankelevitz DF, Naidich DP, McGuinness G, Miettinen OS, Libby DM, Pasmantier MW, Koizumi J, Altorki NK, Smith JP (1999): Early Lung Cancer Action Project: Overall design and findings form baseline screening. Lancet (1999); 354, 99-105

Henschke C, Yanklewitz D (2000): CT screening for lung cancer, Radiologic Clinics of North America (2000); 38, 3, 487

Heuser J (1998): Intranets – Maßanzüge für Unternehmenskultur. In: Heuser, J und Lüthy, A (Hrsg.): Praxishandbuch Internet und Intranet@Krankenhaus, Baumann, Kulmbach, 1998, 83-120

Hielle I (2002): Das „digitale Krankenhaus" wird nur langsam Realität. FAZ (2002); 05.08.2002, 16

Institute of Medicine (IOM) (2003): Berichte des USA Institute of Medicine, http://www.iom.edu, Abfrage: 15.09.2003

Intel (2003): Sicherheit für WLAN, http://www.intel.com/deutsch/eBusiness/pdf/pp022001_sum.pdf, Abfrage: 15.09.2003

International Conference on Harmonization (ICH) (2003): International Conference on Harmonisation of Technical Requirements for Registration of Pharmaceuticals for Human Use, Genf, CH, c/o International Federation of Pharmaceutical Manufacturers Associations, http://www.ich.org, Abfrage: 15.09.2003

Jönsson B (2002): „Revealing the cost of Type II diabetes in Europe. Diabetologia 45 (2002); 5-12

King LA, Fisher JE, Jacquin L, Zeltwanger PE (2003): The digital hospital: opportunities and challenges. J Healthc Inf Manag. 2003 Winter;17(1):37-45

Klinik am Rosengarten (2003): Webseite der Klinik am Rosengarten, eine Klinik für medizinische Rehabilitation, http://www.klinikamrosengarten.de/deu/unser_haus/unser_haus.html, Abfrage: 15.09.2003

Klinikmarkt.de (2003): Webseite der Krankenhaus Umschau (ku) mit einem Online-Verzeichnis aller deutschen Krankenhäuser und Reha-Kliniken, http://www.klinikmarkt.de, Abfrage: 15.09.2003

Köck C (1996): Das Gesundheitssystem in der Krise. Herausforderungen zum Wandel für System und Organisation. In: Heimerl-Wagner, P und Köck, C (Hrsg.): Management in Gesundheitsorganisationen. Strategien, Qualität, Wandel, Ueberreuter, Wien, 1996, 17-71

Kondo Y (2002): Medical image transfer for emergency care utilizing internet and mobile phone, Nippon Hoshasen Gijutsu Gakkai Zasshi, 2002, 58, 1393

Kraemer HP (2001): Global Drug Safety, Bayer AG, 2001

Quellerverzeichnis

Krankenhaus Agatharied (2003): Interaktive Kommunikation und Downloads, http://www.khagatharied.de/info.htm, Abfrage: 15.09.2003

Lexi-Comp (2003): Lexi Comp - Providing Unique Knowledge and Tools to Improve the Quality of Patient Care. Handheld Datenbanken für den medizinischen Einsatz, http://www.lexi.com/, 1100 Terex Road Hudson, Ohio 44236, USA, Abfrage: 15.09.2003

Lindquist M, Edwards IR, Bate A, Fucik H, Nunes AM, Stahl M (1999): From association to alert – a revised approach to international signal analysis. Pharmacoepidemiol Drug Saf 1999;8: 15-25

Marey A, Buchner M, Noethe S (2003): „Dr. Feelgood" – eine Entwicklung am Beginn des Weges zum Einsatz in der ärztlichen Praxis. Projekt der European Media Laboratory GmbH (EML), http://www.medizin.uni-koeln.de/projekte/gmds-mocomed/workshop2001/tagungsband/14_low.pdf, Abfrage: 15.09.2003

Mayo-Kliniken (2003): Zielgruppenorientiertes Internet-Marketing, http://www.mayoclinic.org und Gesundheitsportal der Mayo-Kliniken, http://www.mayoclinic.com, Abfrage: 15.09.2003

McCreadie SR, Stevenson JG, Sweet BV, Kramer M (2002): Using personal digital assistants to access drug information. Am J Health Syst Pharm, 2002, 59, 1340

McGrath JS, Ponich TP, Gregor JC (2002): Screening for colorectal cancer: the cost to find an advanced adenoma. Am J Gastroenterol (2002); 97, 11, 2902-2907

Medicalmnemonics (2003): Datenbankbasierte Textsammlung für die medizinische Ausbildung, http://www.medicalmnemonics.com, Abfrage: 15.09.2003

Medi-Service (2003): Schweizerische Direct-Service-Apotheke, http://www.medi-service.ch, Abfrage: 30.03.03

Medicines Monitoring Unit (MEMO) (2003): Ninewells Hospital and Medical School, University of Dundee. http://www.dundee.ac.uk/memo/, Abfrage: 15.09.2003

Meffert H, Bruhn M (2000): Dienstleistungsmarketing. Grundlagen – Konzepte – Methoden. Mit Fallstudien, Gabler, 3. Auflage, Wiesbaden, 2000

Merck-Medco (2003): US-amerikanische Versandapotheke, http://www.merck-medco.com, Abfrage: 15.09.2003

Mobile Devices für den Arzt (2003): Homepage von Fujitsu PC Corporation, http://www.fujitsupc.com/www/products_pentablets.shtml, Abfrage: 15.09.2003

Mobile Entscheidungsunterstützung in der pädiatrischen Medikation (2001): Klinische Entscheidungsunterstützung mittels persönlicher digitaler Assistenten, Institut für medizinische Informatik der RWTH Aachen und Klinik für Pädiatrie des Universitätsklinikums Aachen, http://www.mocomed.org/projekte_frameset.html, Abfrage: 15.09.2003

Mobile extranet-based integrated user solutions (Moebius-Projekt) (2003): Entwicklung von drahtlosen virtuellen privaten Netzwerken, Kooperations-Forschungsprojekt innerhalb des Information Sociecty Technology (IST) Programms der EU; http://www.ist-moebius.net, Abfrage: 15.09.2003

Mobile life (2003): Informationsdienst der Deutschen Krankenversicherung für WAP-fähige Handys, http://www.dkv-mobilelife.de/index, Abfrage: 15.09.2003

Müller A, Sonnenberg A (1995): Prevention of Colorectal Cancer by Flexible Endoscopy ans Polypectomy. Ann Intern Medicine (1995); 123, 904-910

Nelder T, Sterzel A, Wassener D (2001): Analyse potenzieller Auswirkungen einer Ausweitung des Pharmaversandes in Deutschland, http://www.inifes.de/Doku/folien-pharmav.pdf, Abfrage: 15.09.2003

Nordwest-Krankenhaus Sanderbusch (2003): Internetauftritt mit einem virtuellen Gästebuch, http://www.sanderbusch.de/klinik/nordwest-krankenhaus-sanderbusch.html, Abfrage: 15.09.2003

Oberender P, Hacker J, Meder G (2001): „Krankenhauszentrierte Integrierte Versorgung". krankenhaus umschau (2001); 7, 574-577

Ochs JR (2003): ‚Hospital of future' rises in Birmingham. Manag Care. 2001 Jun;10(6):60-1

O'Connor R (2003): Medicalmnemonics - Merksätze zum Memmorieren medizinischer Lerninhalte - für den Palm, http://www.medicalmnemonics.com, 90 Westland Square Sandwidth Street Dublin 2, Ireland, Abfrage: 15.09.2003

Olsson S, Edwards IR (2001): The WHO international drug monitoring programme. In: Aronson JK (Hrsg.): Side effects of drugs – Annual 24. Elsevier 2001:552-557

Organisation for Economic Co-Operation and Development (OECD) (2002): OECD Health Data 2002; 4th ed., http://www.oecd.org, Abfrage: 15.09.2003

Patientkeeper (2003): Die Patientenakte für den Palm, http://www.patientkeeper.com, Brighton Landing East 20 Guest St., 5th Floor Brighton, MA 02135, USA, Abfrage: 15.09.2003

Pharmacy2U (2003): Britische Online-Apotheke, http://www.pharmacy2u.co.uk, Abfrage: 15.09.2003

Potts HWW, Wyatt JC (2002): Survey of Doctor`s Experience of Patients Using the Internet. Journal of Medical Internet Research 2002;4(1): e5, http://www.jmir.org/2002/1/e5/, Abfrage: 15.09.2003

PubMed (2003): Online-Suchmaske des US National Institute of Health für die Literaturdatenbank MedLine der US National Library of Medicine, http://www.pubmed.gov, Abfrage: 15.09.2003

Pyxis (2003): Medikamentierungssystem von der Firma Pyxis, http://www.pyxis.com/products/medstation2000.asp, Abfrage: 15.09.2003

Raggi P, Callister TQ, Cooil B, He ZX, Lippolis NJ, Russo DJ, Zelinger A, Mahmarian JJ (2000): Identification of patients at increased risk of first unheralded acute myocardial infarction by electron-beam computed tomography. Circulation (2000); 101, 850

Reichert M (2001): Prozessmanagement im Krankenhaus-Nutzen, Anforderungen und Visonen. Das Krankenhaus (2001); 92, 11, 903-909

Reiher M, Jähn K (2003): Informationstechnologien in bayerischen Krankenhäusern. Studie des Institut für Medizinmanagement und Gesundheitswissenschaften, Universität Bayreuth in Kooperation mit dem Bayerischen Staatsministerium für Arbeit und Sozialordnung, Familie und Frauen. Abschluss Oktober 2003

Rhön-Klinikum AG (2003): Teleportal für Ärzte, Patienten und Investoren, http://www.rhoen-klinikum-ag.com, Abfrage: 15.09.2003

Roujean JC, Kelly JP, Naldi L, Rzany B, Stern R, Anderson T, Auquier A, Bastuji-Garin S, Correia O, Locati F, Mockenhaupt M, Paoletti C, Shapiro S, Shear N, Schöpf E, Kaufman DW (1995): Medication use and the risk of Stevens-Johnson syndrome or toxic epidermal necrolysis. The New England Journal of Medicine (1995); 333, 1600-1607

Rust GF, Sackmann M, Eisele O, Reiser M (2001): Virtual large intestine imaging with multi-level CT. Pain free coloscopy–that works! MMW Fortschr Med (2001); 8, 143, 45, 32-36

Sachpazidis I, Stassinakis A, Memos D, Fragou S, Vamvatsikos V, Stravropoulou A, Fonseca M, Magalhaes R, Valente B, D`Aquila A, Ferreira J, Aguira C (2002): @home ein neues EU-Projekt zum Tele

Home Care, http://www.igd.fhg.de/igd-a7/publications/isachpaz/health_academy_01-2002.html, Abfrage: 15.09.2003

Sani-Kick S, Gmelin M, Schöchlin J, Bolz A (2002): Recording and transmission of digital wound images with the help of a mobile device. Biomedizinische Technik (2002); 47, Ergänzungsband 2, 968-969, http://wwwneu.fzi.de/mit/publikationen.php?id=935, Abfrage: 15.09.2003

Scheuch, Ricken D, Hellmann W (2002): Hilfe zur Selbsthilfe. Anregungen zur Erstellung von Patientenpfaden. krankenhaus umschau (2002); 1, 52-54

Schewe S (1999): RheumaTutor. Fallbasiertes rheumatologisches Trainingsprogramm. Ulstein Medical, 1999

Schiller J (2000): Mobilkommunikation, Addison-Wesley, München, 2000

Schlüchtermann J, Sibbel R, Prill M-A (2002): Die deutschen Kliniken beherrschen den Internet-Auftritt. führen und wirtschaften im krankenhaus (f&w) (2002); 19, 4, 360-366

Schröder M, Schröder S (1999): Digitales Krankenhaus: Die multimediale Patientenakte im Klinikum Krefeld am Beispiel der Radiologie. In: Braun G E (Hrsg.): Handbuch Krankenhausmanagement, Schäffer-Poeschel, Stuttgart, 1999, 624

Schwing C (2001): Vorurteil Billigmedizin überwunden. Klinik Management aktuell (2001); 10, 16-17

Schwing C (2002): Der Zettelkram ist sehr aufwendig. Klinik Management Aktuell (2002); 2, 78

smed (2003): Beispiel einer Workflow Lösung für das Krankenhaus, http://www.smed.com/solutions/clinical.php, Abfrage: 15.09.2003

Skyscape (2003): Medizinische Datenbank für den mobilen Einsatz, Scyscape, Hudson, MASS, US, http://www.skyscape.com, Abfrage: 30.03.2003

Speedie S, Pacala J, Vercellotti G, Harris I, Zhou X (2001): PDA support for outpatient clinical clerkships: mobile computing for medical education. Proc AMIA Symp, 2001, 632

Spreckelsen C, Lethen C, Heeskens I, Spitzer K (2001): Mobile Entscheidungsunterstützung in der pädiatrischen Medikation. Klinische Entscheidungsunterstützung mittels persönlicher digitaler Assistenten, Institut für medizinische Informatik der RWTH Aachen und Klinik für Pädiatrie des Universitätsklinikums Aachen, http://www.medizin.uni-koeln.de/projekte/gmds-mocomed/workshop2001/tagungsband/7_low.pdf, Abfrage: 15.09.2003

Stein Wellner A (2000): Best of Health: Demographics of Health Care Consumers, 2000

Tapellini D (2003): A Wireless Doctor Is in The House. WIRED NEWS (2003), http://www.wired.com/news/technology/0,1282,40560-2,00.html, Abfrage: 15.09.2003

Taylor A, Feuerstein I, Wong H, Barko W, Brazaitis M, O'Malley P (2001): Results from Prospektive Army Coronary Calcium Project. American Heart Journal (2001); 141, 3, 463-468

Telematische Traumatologie (Teltra) (2003): Homepage der Gesellschaft für Telematische Traumatologie mbH, die informationstechnisches und medizinisches Know-how verbinden, um Wissensmanagement und Arbeitsabläufe innerhalb der Traumatologie effizienter zu gestalten, http://www.teltra.org, Abfrage: 15.09.2003

Tschopp M, Lovis C, Geissbuhler A (2002): Understanding usage patterns of handheld computers in clinical practice, Proc AMIA Symp, 2002, 806

Trill R (2000): Krankenhaus-Management: Aktionsfelder und Erfolgspotentiale. Luchterhand, Neuwied-Kriftel, 2. erw. und überarb. Auflage, 2000

Tuschken KH, Quaas M (2001): Bundespflegesatzverordnung. Kommentar mit einer umfassenden Einführung in das Recht der Krankenhausfinanzierung, Kohlhammer, 5. Auflage, Stuttgart u.a., 2001

Uppsala Monitoring Centre (UMC) (2003): "Global Intelligence Network for Benefits and Risks in Medicinal Products" unter der Schirmherrschaft der Weltgesundheitsorganosation (WHO), Uppsala, Schweden, http://www.who-umc.org, Abfrage: 15.09.2003

Van Eimeren, Gerhard H (2000): ARD/ZDF-Online-Studie 2000: Gebrauchswert entscheidet über Internetnutzung. Mediaperspektiven (2000),8:338-349

Verified Internet Pharmacy Practice Site – Siegel (VIPPS) (2003): Siegel der National Association of Boards of Pharmacy (NABP), http://www.nabp.net/vipps/intro.asp, Abfrage: 15.09.2003

Viola G (2001): „Mobile Visite" begann mit der Motaradbatterie, IT-Business News, 2001, 14

Vitaphone (2003): Das Herz-Handy®-ein von der FDA zugelassenes Mobiltelefon zum Monitoring von Herzpatienten, http://www.vitaphone.de/de/Products, Abfrage: 15.09.2003

Wallbrück K, Stellbrink C, Santini M, Gill J, Hartmann A, Wunderlich E (2002): The value of permanent follow-up of implantable pacemakers- first results of an european trial. Biomed Tech (2002); 47, Suppl 1, 2, 950-953

Walter M (2001): Verbesserung der Dokumentation und Zeitersparnis für den Arzt; ein Widerspruch? Erstmalige Anwendung von meditrace im Krankenhaus. Trauma Berufskrankheit (2001); 3.1, 61-64

Willyard KE (2003): Ectopic Brain - Eine Sammlung von Internetseiten für den mobilen Arzt mit Schwerpunkt PDA, http://pbrain.hypermart.net/medapps.html, 13347 Warwick Boulevard Newport News, Virginia 23602, USA, Abfrage: 15.09.2003

Wong ICK, Pharm S (1999): Pharmacovigilance resources in the United Kingdom. Pharmaceutical Journal (1999); 263, 7059, 285-288, http://www.pharmj.com/Editorial/19990821/articles/pharmacovigilance.html, Abfrage: 15.09.2003

Wood L, Coulson R (2001): Revitalizing the General Practice Research Database: plans, challenges, and opportunities. Pharmacoepidemiol Drug Saf (2001); 10, 379-383

World Health Organization (WHO) (2000): Consumer reporting of adverse drug reaction. WHO Drug Information 2000; 14:211-215

Zerdick A, Picot A, Schrape K, Artopé A, Goldhammer K, Lange UT, Vierkant E, López-Escober E, Silverstone R (2001): Die Internet-Ökonomie. Strategien für die digitale Wirtschaft, 3. Auflage, Berlin u.a. 2001.

Zierenberg O (2000): Vortragsunterlagen, Berlin, 17.09.2000, MSD Sharp & Dohme GmbH (2000)

e-Patient Relations:
e-Health-Ethik und -Recht

5.1 Haftungs- und sozialrechtliche Aspekte   – 274
Christian Dierks

5.2 Rechtsfragen im Überblick   – 280
Thomas Schlegel

5.3 Medienethik und Gesundheitsinformation   – 285
Uwe Breitenborn

5.4 e-Patients in der Onkologie   – 289
Marcus Oehlrich und Nicole Stroh

5.5 e-Patient-Communities   – 296
Hugo Kitzinger, Robert Hirsch und Silke Blohm

5.6 Ärztlich moderierte Diskussionsforen   – 303
Karl Jähn

5.7 e-Patient Relationship Management   – 308
Rolf Badenhoop und Christian Sattlegger

5.8 e-Mail-Kommunikation zwischen Arzt und Patient   – 315
Karl Jähn und Julika Mayer

5.9 Arzt-Patient-Beziehung im Wandel   – 320
Julika Mayer

5.10 Wer verantwortet Online-Rat
durch medizinische Expertensysteme   – 326
Ulrich Krohs

5.11 Angewandte Ethik e-Health   – 331
Ulrich Krohs

Quellenverzeichnis   – 337

Haftungs- und sozialrechtliche Aspekte

Christian Dierks

Einleitung

Der zunehmende Einsatz von telematischen Anwendungen im Gesundheitswesen stellt auch das Haftungs- und Sozialrecht vor neue Herausforderungen. Besonders die **räumliche Distanz** zwischen dem Erbringer und dem Empfänger einer Dienstleistung erfordert eine juristische Bewertung. Sowohl die Art der Leistung, die Weise seiner Überbringung und seiner Vergütung werfen neue Fragen auf. Davon sind die Rechtsbeziehungen aller im Gesundheitswesen Beteiligten – Arzt, Patient und Versicherer – berührt. Da die Entwicklung noch sehr neu ist, sind Urteile, Aufsätze und Stellungnahmen zu diesem Thema bisher rar. Erst mit der weiteren Verbreitung telematischer Anwendungen wird auch die Rechtswissenschaft diesen Bereich weiter entwickeln können.

Haftungsrecht

Das Haftungsrecht befasst sich mit der Frage, wer für einen eingetretenen Schaden einstehen muss oder wer für einen eingetretenen Schaden in Anspruch genommen werden kann. Im Regelfall setzt die Haftung ein, wenn ein Verschulden (Vorsatz oder Fahrlässigkeit) vorliegt. In einigen Fällen kann eine Haftung auch ohne Verschulden einsetzen, wie etwa bei der Gefährdungshaftung für Arzneimittel oder der Halterhaftung beim Kfz. Im Gesundheitswesen aber gilt: Wer einen anderen für einen eingetretenen Schaden haftbar machen will, muss darlegen, dass ihm ein Schaden entstanden ist, und dass der in Anspruch Genommene schuldhaft gehandelt bzw. etwas unterlassen hat. Wird die Darlegung des Geschädigten bestritten, muss er in einem Prozess die geltend gemachten Anspruchsvoraussetzungen beweisen (Laufs A (1996)).

Von diesen universellen Grundsätzen des Haftungsrechts gibt es nun für den Fall der **ärztlichen Behandlung** und der Geltendmachung eines ärztlichen Behandlungsfehlers einige wichtige Ausnahmen. Die zivilgerichtliche Rechtsprechung hat in Jahrzehnte langer Spruchpraxis die Beweisführung für den geschädigten Patienten erleichtert, um den Wissensvorsprung des Arztes auszugleichen (Deutsch E (1999)). Die wichtigsten Voraussetzungen für **Beweiserleichterungen** zu Gunsten des geschädigten Patienten in einem Arzthaftungsprozess liegen in:

- der Berufung auf unterlassene oder unzureichende Aufklärung,
- unterbliebene oder ungenügende Dokumentation,
- die Geltendmachung eines "groben Behandlungsfehlers",
- Fehlern in der Organisation oder Abweichungen vom typischen Behandlungsverlauf.

Ohne die Inanspruchnahme dieser Beweiserleichterungen sind Haftungsprozesse im Gesundheitswesen für einen Patienten kaum zu gewinnen. Daher ist auch beim Einsatz von Telematik im Gesundheitswesen eine haftungsrechtliche Relevanz vor allem dort zu erörtern, wo sich ein potenziell Geschädigter auf Beweiserleichterungen berufen kann.

Zudem ist als Besonderheit des Einsatzes von Telematik aus haftungsrechtlicher Sicht zu berücksichtigen (Steffen E (2001)):

- die telematische Infrastruktur kann eigene und zusätzliche Haftungsrisiken in sich bergen,
- der Einsatz der Telekommunikation kann zu Informationsdefiziten und zu unzulässiger Delegation und damit zu Qualitätsverlusten führen,
- das Auseinanderfallen von Handlungs- und Erfolgsort der telematischen Dienstleistungen wirft Fragen des internationalen Privatrechts auf.

5.1 • Haftungs- und sozialrechtliche Aspekte

Tabelle 1. Haftungsrisiko bei telematischen Anwendungen

Anwendung	Beispiel	Beteiligte	Typischer Nutzer	Rechtlicher Rahmen	Haftungsrisiko
Information	Website	P,D	Jedermann	BGB, TDG	+
Kommunikation	e-Mail	P2P, P2D, D2D	Patient	BGB, TDG, Datenschutz	+++
Dienstleistung	Telemonitoring, Telepsychiatrie etc.	P2D	Chroniker	BGB, TDG, Datenschutz, Berufsrecht	+++

Telematische Anwendungen können in drei Stufen unterteilt werden (HEALTHE PEOPLE (2001)). Sie erfolgen zu Zwecken der:
- Information,
- Kommunikation,
- Dienstleistungen.

Aus den Rechtsbeziehungen der Beteiligten und den einschlägigen Rechtsvorschriften steigt für die Erbringer der Dienstleistung mit jeder Stufe das Haftungsrisiko (s. Tab. 1):

Die Regeln zur Haftung für Informationen auf einer Website entsprechen auch im Gesundheitswesen jenen für Printmedien. Besonderheiten bestehen für medizinrelevante Websites darin, dass zwischen dem Bereithalten eigener Inhalte, dem Bereithalten fremder Inhalte und der reinen Zugangsvermittlung etwa durch einen (Hyper-)Link unterschieden werden muss. Das ergibt sich sowohl aus § 5 des Teledienste-Datenschutzgesetzes (TDG) als auch aus § 5 des Mediendienste-Staatsvertrages (MDStV). Für das Bereithalten eigener Inhalte gelten die allgemeinen Haftungsregeln. Das Bereithalten fremder Inhalte führt zu einer Haftung des Anbieters, wenn er von diesen Inhalten Kenntnis hatte. Die reine Zugangsvermittlung oder -gewährung führt demgegenüber selbst dann nicht zu einer Haftung, wenn der Diensteanbieter von den rechtswidrigen fremden Inhalten weiss, zu denen er den Zugang vermittelt (Spindler G (2002)).

Im Bereich der Kommunikation, insbesondere zwischen Arzt und Patient und Ärzten untereinander (P2D, D2D) treten weitere Haftungsrisiken hinzu. Aus haftungsrechtlicher Sicht ist zu prüfen, ob die Telekommunikation für den angestrebten Zweck ausreichend ist und die im Vergleich zum persönlichen Kontakt vorhandenen Defizite die Einhaltung des gebotenen Standards ermöglichen. Die Abgrenzung zu den Fällen der "notorischen Telefondiagnose" (Giesen D (1988)) muss im Einzelfall getroffen werden. Zusätzliche Risiken können sich aus dem freien Zugang zum Internet ergeben: Der Datenschutz, d. h. Minimalprinzip, Anonymität bzw. Pseudonymität und Verschlüsselung, stellt zusätzliche Anforderungen an diese Kommunikationsform (Einbecker Empfehlungen (2003)). Die Verletzung datenschutzrechtlicher Vorschriften kann zu Schadensersatzansprüchen des Betroffenen führen (§ 7 BDSG in der Fassung vom 18.05.2001, BGBl).

Für eine telematisch erbrachte Dienstleistung bzw. Service ist die Rechtslage komplizierter. Der Einsatz telematischer Anwendungen für ärztliche Dienstleistungen kann erhebliche Auswirkungen auf das Arzthaftungsrecht haben. Die Besonderheit des Arzthaftungsrechts liegt darin, dass es nicht auf bestimmten Gesetzen oder sonstigen codifizierten Rechtsgrundlagen fußt. Seine Entwicklung beruht auf der Rechtssprechung und Urteilen, ist also ein ausgeprägtes Richterrecht, das Sorgfaltsmaßstäbe konkretisiert und Darlegungs- und Beweislastregeln aufstellt und sich kasuistisch fortentwickelt (Steffen E und Dressler WD (2002), Geiss K und Greiner HP (2001)). So kann das Arzthaftungsrecht auf neue Entwicklungen flexibel reagieren. Gesetzesänderungen sind in der Regel nicht nötig, um neuen Methoden in Diagnostik und Therapie Rechnung zu tragen.

Der wesentliche Maßstab für die haftungsrechtliche Beurteilung ärztlichen Handelns ist die Sorgfaltspflicht, d. h. die Ausrichtung des eigenen Handelns an dem Stand der medizinischen Erkenntnis (Dierks C (1996)). Diese Sorgfaltspflicht eines Arztes wird sich durch die Möglichkeiten der telematischen Anwendungen allerdings verändern. Verbesserte Untersuchungs- oder Behandlungsmethoden werfen die Frage auf, ob deren Anwendung geboten ist (Pflüger F (1999)). Ohne Zweifel sind telematische Anwendungen, die zum medizinischen Standard gehören, dem Patienten geschuldet. Ihr Unterlassen kann, im Fall des Eintritts eines Schadens, Haftungsansprüche begründen.

Wann aber wird eine neue Methode zum Standard, wann verdrängt sie das Althergebrachte mit der Konsequenz, dass ihre Nichtanwendung als fehlerhaft zu gelten hat? Die Rechtsprechung hat hierzu folgende Kriterien entwickelt. Eine neue Methode wird dann zum Standard,

- wenn sie an einem für Aussagen über die Nutzen-Risiko-Bilanz ausreichend großen Patientengut medizinisch erprobt und im Wesentlichen unumstritten ist,
- in der Praxis nicht nur an wenigen Zentren, sondern verbreitet Anwendung findet,
- für den jeweils betroffenen Patienten risikoärmer oder weniger belastend ist,
- bessere Heilungschancen verspricht (Steffen E und Dressler WD (2002)).

Eine telematische Anwendung, die erst in wenigen Spezialkliniken erprobt oder durchgeführt wird, ist noch nicht als Standard anzusehen. Ihre Existenz kann allerdings die Frage aufwerfen, ob der Patient mit einer speziellen Erkrankung dorthin überwiesen werden muss, wo diese telematische Anwendung möglich ist (Kern BR (2000)).

Telematik ermöglicht und vereinfacht Kooperation auf Distanz. Sie ist ein wesentliches Instrument für die Zusammenarbeit zwischen verschiedenen Leistungserbringern im Gesundheitswesen, auch über Berufs- und Fachgebietsgrenzen hinweg. Bei dieser sogenannten horizontalen Arbeitsteilung legt das Haftungsrecht die dem jeweiligen Haftungsschuldner zugewiesene Aufgabe zugrunde je nach seiner Gebietsbezeichnung, berufsständischen Vereinbarung und konkreter Rollenverteilung (Steffen E und Dressler WD (2002)). Im Einzelfall wäre also zu prüfen, wer aufgrund seiner Qualifikation, der üblichen Konventionen oder der Aufgabenverteilung für was verantwortlich war. Telematische Anwendungen, z. B. bei der Vernetzung ärztlicher Praxen, können nicht immer auf tradierte Arbeitsteilungen zurückgreifen, wie sie etwa zwischen Chirurgen und Anästhesisten geregelt sind. Lässt sich im Haftungsprozess nicht klären, in wessen Verantwortungsbereich die schädigende Maßnahme oder der ursächliche Fehler lag, kann dem klagenden Patienten die Beweiserleichterung eines Organisationsverschuldens zugute kommen (Laufs A et al. (1999)). Dann müssen die beklagten Leistungserbringer nachweisen, dass sie auch durch eine bessere Organisation und Aufgabenverteilung den eingetretenen Fehler nicht hätten vermeiden können.

Um dieses Risiko zu minimieren, sind bei telematischen Anwendungen, insbesondere wenn sie arbeitsteilig erfolgen, klare Kompetenz- und Verantwortungsbereiche festzusetzen. Die so etablierten Strukturen müssen regelmäßig überprüft und an Neuentwicklungen angepasst werden. Bei komplexeren Strukturen empfiehlt sich im Rahmen eines Risk-Management (Ulsenheimer K (1996)) das Erstellen einer Fehlermatrix, um Haftungsrisiken gezielt vorzubeugen. Schließlich ist darauf hinzuweisen, dass auch die Haftpflichtversicherungen einem Anspruch bei telematischen Anwendungen deren Ungewöhnlichkeit entgegenhalten und damit ihre Einstandspflicht ablehnen können.

Die der Telematik immanente räumliche Distanz zwischen den Beteiligten birgt zudem das Risiko einer unzulässigen Delegation in sich. Grundsätzlich gilt für den Behandlungsvertrag, dass der Arzt die Leistung im Zweifelsfall persönlich zu erbringen hat (§ 613 S.1 BGB). Eine Delegation ist auch bei telematischen Anwendungen nur in dem Umfang zulässig, wie dies bei herkömmlichen Anwendungen der Fall war. Eine Unterschreitung des Facharztstandards (BGH vom 27.09.1983 – VI ZR 230/81 = NJW 1984, 655) führt jedoch zu einer unzulänglichen und damit unzulässigen Fernbehandlung. Überdies darf die Telemedizin das persönliche Gespräch und die persönliche Diagnostik und Therapie nur dann ersetzen, wenn nennenswerte Defizite im Vergleich zum unmittelbaren Arzt-Patienten-Kontakt nicht zu erwarten sind (Einbecker Empfehlungen (2003)).

Telematische Anwendungen ermöglichen in der Regel eine einfache, umfassende und zeitnahe Dokumentation, da die erhobenen Daten digital vorhanden sind und problemlos zu Dokumentationszwecken gespeichert werden können. Darin liegt aber auch zugleich die Schwäche des digitalen Dokumentationssystems: Herkömmliche Speichermedien lassen eine unbemerkte, auch nachträgliche Veränderung der Dokumentation zu, was eine Gefahr für die Qualität der fortlaufenden Behandlung, den Therapieerfolg und insbesondere arbeitsteilige Prozesse im Gesundheitswesen sein kann (Dierks C et al.(2003)). Im Haftungsfall kommt einer Dokumentation, die allein aus herkömmlich gespeicherten Daten besteht, auch nur ein geringer Beweiswert zu. Die übliche Patientenakte mit ihrem Gemisch aus handschriftlichen Notizen, eingehefteten Ausdrucken und Bildern lässt wesentlich eher Rückschlüsse auf vermeintliche Änderungen zu und hat folglich in der Regel einen höheren Beweiswert. Für die elektronische Dokumentation telematischer Anwendungen eignen sich daher Techniken, die nur eine *einmalige Beschreibung des Mediums* zulassen oder durch Signatur und Zeitschlüssel Nachweise ihrer Unverfälschtheit bieten.

Durch die EG-Signatur-Richtlinie wurde die qualifizierte *elektronische Signatur* als europaweiter Standard für die Beweisqualität elektronischer Dokumente eingeführt. In Deutschland sind diese europäischen Anforderungen durch das Signaturgesetz vom 20.05.2001 und das Formgesetz vom 22.06.2001 umgesetzt worden. Damit ist die qualifizierte elektronische Signatur nach § 126 Abs. 3 BGB als elektronische Form eine echte Alternative für die gesetzliche Schriftform geworden. Von der elektronischen Signatur kann nur in fünf Fällen nicht Gebrauch gemacht werden: für die Kündigung des Arbeitsvertrages, die Erteilung eines Zeugnisses, eine Bürgschaftserklärung, ein Schuldversprechen nach § 780 BGB und ein Schuldanerkenntnis nach § 781 S. 1 BGB (Geis I (2002)).

Nach § 371 S. 2 der Zivilprozeßordnung (ZPO) kann auch mit elektronischen Dokumenten ein Beweis angetreten werden, wobei sich die Beweisführung nach den Regeln über den Beweis des Augenscheins richtet. Qualifizierten elektronischen Signaturen kommt als *virtuellen Urkunden* die höchste Beweisqualität zu.

Sozialrecht

Die Verpflichtung zur Mitgliedschaft in der Gesetzlichen Krankenversicherung erfasst rund neunzig Prozent der Bevölkerung in Deutschland. Dementsprechend ist auch das Gesundheitswesen wesentlich von den sozialrechtlichen Vorschriften über die GKV geprägt. Mehr als 100 Gesetze und rund 4.000 Verordnungen, Richtlinien und Verträge bestimmen den rechtlichen Rahmen dieses Bereichs der Sozialversicherung. Mittlerweile sind es so viele Regelungen, dass sich der Gesetzgeber oft selbst im Dickicht der untergesetzlichen Regelungen verirrt (Plantholz M (2001)). Die Komplexität der Rechtsmaterie wirkt sich auf die Implementierung telematischer Anwendungen im Gesundheitswesen hemmend aus. Hinzu kommt, dass telematische Anwendungen nahezu alle Rechtsbeziehungen in der GKV betreffen. Die beiden wichtigsten sozialrechtlichen Aspekte für die Telematik in der Gesetzlichen Krankenversicherung betreffen die Fragen, wann telematische Methoden von den Versicherten zu Lasten der GKV beansprucht werden können, und für welche dieser Anwendungen die Leistungserbringer eine Vergütung erhalten können.

Umfang der Leistungspflicht

Das fünfte Buch des Sozialgesetzbuchs ist der rechtliche Rahmen für den Anspruch des Versicherten auf die in § 11 des SGB V genannten Leistungen. Die Krankenkassen erbringen diese Leistungen durch Verträge, die sie mit den Leistungserbringern, zum Beispiel Ärzten oder Krankenhäusern, abschließen. Zu den Leistungen zählen an erster Stelle die ärztliche und zahnärztliche Behandlung, medizinische Vorsorgeleistungen, die Versorgung mit Arznei-, Verbands-, Heil- und Hilfsmitteln, die Krankenhausbehandlung und medizinische Rehabilitationsmaßnahmen. Das Sozialgesetzbuch trennt die Leistungen (Leistungsrecht) von den Modalitäten, wie diese Leistungen zu erbringen sind (Leistungserbringungsrecht). Seit den so genannten "September-Entscheidungen" des BSG aus dem Jahre 1997 (z. B. BSG vom 16.09.1997 – 1 RK 17/95 – MedR 1998, 230) dient das Leistungserbringungsrecht der Konkretisierung des Leistungsrechts. Für ärztliche Behandlung hat das zur Folge, dass nur solche Leistungen vom Versicherten beansprucht werden können, die vom Bundesausschuss Ärzte und Krankenkassen als Bestandteil des Systems akzeptiert wurden und die im *einheitlichen Bewertungsmaßstab (EBM)* als abrechnungsfähige Leistungen benannt sind.

Dieser Umstand führt zu der oft ungeklärten Frage, ob:
- eine telematische Anwendung die Unterstützung bzw. Erbringungsmodalität einer bereits von der GKV akzeptierten Maßnahme ist (z. B. Arztbrief per e-Mail statt per Post)
- oder ob es sich um eine ganz neue Behandlungsmethode handelt (zum Beispiel Telepsychiatrie), die ohne Bewertung nicht zu Lasten der GKV erbracht werden darf.

Für viele Leistungslegenden des einheitlichen Bewertungsmaßstabes (EBM) ist auch nicht geklärt, ob sie zumindest teilweise auf telematischem Wege erbracht werden dürfen. Aus Sicht der Krankenkassen besteht freilich wenig Handlungsbedarf, solange die Leistungserbringer telematische Anwendungen auf eigenes Risiko einsetzen. Einzig aus der möglichen Verbesserung der Qualität oder einer effizienteren Behandlung lässt sich bisher ein erweiterter Leistungsanspruch des Versicherten herleiten (Dierks C (2000)). In Einzelfällen nutzen Krankenkassen die Möglichkeit der Durchführung von Modellvorhaben nach §§ 63 ff. SGB V, um Effizienzsteigerungen, z. B. die Vermeidung unnötiger Krankenhauseinweisungen durch den Einsatz telematischer Anwendungen, zu bewerten. Diese Modellvorhaben können dazu führen, dass positiv bewertete Verfahren anschließend auch in den Katalog abrechnungsfähiger Leistungen des EBM aufgenommen werden.

Im einheitlichen Bewertungsmaßstab (EBM) sind folgende telematische Anwendungen vorstellbar:

- Ein therapeutisch hausärztliches Gespräch nach Ziffer 10 könnte über Telefon, in einem Diskussionsforum (Newsgroup) oder als Online-Chat geführt werden.
- Die konsiliarische Erörterung nach Ziffer 42 könnte zeitversetzt per e-Mail stattfinden.
- Die Aufzeichnung und Beurteilung eines Langzeit-EKGs nach Ziffer 606 könnte als Telemonitoring- oder m-Health-Anwendung ohne Arzt-Patienten-Kontakt stattfinden.
- Die Erhebung eines histologischen Befundes nach Ziffer 4900 ist ebenso telematisch denkbar.

Bislang sind es allerdings nur wenige Leistungen im EBM bei denen eine telematische Unterstützung oder Erbringung ausdrücklich vorgesehen ist, wie z. B. für die Ziffer 602, die ein Elektrokardiogramm (EKG) "ggf. auf telemetrischem Wege" ausdrücklich benennt. Bei den meisten anderen vorstellbaren Anwendungen ist weiterhin fraglich, ob der Inhalt der Leistungslegende tatsächlich vollständig erbracht wurde, wenn es an Teilen der Leistung (z. B. Aufbereitung des histologischen Präparats) durch den abrechnenden Arzt oder an einem direkten Arzt-Patienten-Kontakt fehlt (Schneider G (2000)).

Nach einer Entscheidung des Landessozialgerichts Nordrhein-Westfalen (LSG NRW vom 25.09.1996 – L 11 Ka 41/96 in: Arztrecht 5/1998, S. 132) ist die Abrechnung radiologischer Befunde jedenfalls dann nicht zulässig, wenn die Röntgenbilder in 200 Meter entfernten Räumen durch eine RTA gefertigt werden. Demgegenüber sieht die zum 01.07.2002 novellierte Fassung der Röntgenverordnung die Möglichkeit der Teleradiologie ausdrücklich vor (Verordnung zur Änderung der Röntgenverordnung und anderer atomrechtlicher Verordnungen vom 18.06.2002, BGBl. I, S. 1869). § 2 Nr. 24 RÖV definiert Teleradiologie als "Untersuchung eines Menschen mit Röntgenstrahlung unter der Verantwortung eines Arztes nach § 24 Abs. 1 Nr. 1 (Anm.: Radiologe), der sich nicht am Ort der technischen Durchführung befindet und der mit Hilfe elektronischer Datenübertragung und Telekommunikation insbesondere zur rechtfertigenden Indikation und Befundung unmittelbar mit Personen am Ort der technischen Durchführung in Verbindung steht". Nach der Verordnung ist am Ort des Patienten nur noch die Anwesenheit eines Arztes, der über die erforderlichen Kenntnissen im Strahlenschutz verfügt, sowie einer/eines fachkundigen MT(R)A, der/dem die technische Durchführung obliegt, erforderlich.

Mit dieser Regelung soll jedoch nicht die umfassende Einführung der Teleradiologie erreicht werden, sondern die schnelle und effiziente radiologische Notfallversorgung bei reduzierter Belegschaft außerhalb der Regelarbeitszeit gewährleistet bleiben. Die Verordnung beschränkt daher den Betrieb einer Röntgeneinrichtung zur Teleradiologie auf den Nacht-, Wochenend- und Feiertagsdienst, soweit nicht ein darüber hinausgehendes Bedürfnis bei der Patientenversorgung besteht (Vgl. § 3 Abs. 4 S. 2, 3 RÖV). Für die Teleradiologie müssen nach der Röntgenverordnung weitere Voraussetzungen erfüllt werden: So muss bei der Durchführung der teleradiologischen Untersuchung der Arzt, der die rechtfertigende Indikation stellt und für die Befundung verantwortlich ist, mit den Personen vor Ort unmittelbar in Verbindung stehen und in einem für die Notfallversorgung erforderlichen Zeitraum am Ort der technischen Durchführung eintreffen können. Datenübertragung und Bildwiedergabe am Ort der Befundung müssen dem Stand der Technik entsprechen. Eine Beeinträchtigung der diagnostischen Aussagekraft der übermittelten Daten und Bilder darf nicht eintreten. Die Verordnung regelt darüber hinaus Anforderungen an die im Grundsatz zulässige digitale Speicherung und die Ersetzung schriftlicher Aufzeichnungspflichten durch die elektronische Form (S. §§ 28 Abs. 4–6, 43 RÖV).

Zudem steht auch die Musterberufsordnung der deutschen Ärztinnen und Ärzte (MBOÄ) (2003) einer Teleradiologie nicht entgegen: Nach § 7 Abs. 3 ist es dem Arzt zwar untersagt, individuelle ärztliche Behandlung, insbesondere auch Beratung, ausschließlich brieflich, in Zeitungen oder Zeitschriften sowie ausschließlich über Kommunikationsmedien oder Kommunikationsnetze durchzuführen, doch betrifft dieses Verbot ausdrücklich nur die ausschließliche individuelle Beurteilung bzw. Befundung. Gegen einarbeitsteiliges Zusammenwirken, bei denen einer der Ärzte telematisch hinzugezogen wird, ist ebensowenig einzuwenden, wie gegen die telematische Überbrückung von Behandlungsintervallen (Steffen E (2001)).

Aus Sicht des Strahlenschutzrechts, des Haftungsrechts und des Berufsrechts ist die Teleradiologie daher grundsätzlich zulässig. Sozialrechtlich ist sie jedoch noch nicht etabliert, sodass es an der Möglichkeit zur Abrechnung teleradiologischer Leistungen in der ambulanten vertragsärztlichen Versorgung gegenwärtig noch fehlt. In Zusammenarbeit mit einem Krankenhaus darf der Radiologe seine teleradiologischen Leistungen an stationären Patienten gegenüber dem Krankenhaus abrechnen. Im ambulanten Bereich ist ihm dies, zumindest beim Kassenpatienten, gegenwärtig nicht möglich. Ähnlich verhält es sich mit zahlreichen anderen Leistungen, wie zum Beispiel in der Telekardiologie oder Telepathologie, bei denen noch nicht geklärt ist, wie weit eine telematische Unterstützung oder Erbringung der ärztlichen Leistung reichen darf.

Perspektiven

Dieses Beispiel zeigt, dass das Sozialrecht meist mit einiger Verzögerung auf die Einführung von Innovationen reagiert. Diese verzögerte Reaktion ist auch geboten, wenn man sich die Gefahren eines zu schnell ablaufenden Diffusionsprozesses für neuartige Anwendungen vor Augen führt. Das Gesundheitswesen ist nicht nur ein Markt, von dem Unternehmer und ihre Beschäftigten leben und abhängig sind, sondern auch ein System, das von der Knappheit der zur Verfügung stehenden Mittel geprägt ist. Medizinisch technische Innovationen müssen daher kontrolliert eingeführt werden, um zu verhindern, dass unerwünschte Mengeneffekte die finanzielle Grundlage des Systems erschüttern. Die einzelnen Anwendungen sind daher nach ihrem zu erwartenden Nutzen zu ordnen und in das System zu integrieren (Sachverständigenrat für die konzertierte Aktion im Gesundheitswesen (2003)).

Auch das Haftungsrecht reagiert flexibel auf die Einführung von technischen Neuerungen. Wer vor dem Hintergrund einer sich Bahn brechenden Integration telematischer Anwendungen in die Heilberufe ein gesetzlich ausgeprägtes Haftungsrecht fordert, muss sich darüber im Klaren sein, dass dazu ein bislang nicht codifiziertes Haftungsrecht in neue und eben auch starre gesetzliche Formen gefasst werden müsste. Das erscheint jedoch nicht sinnvoll. So werden sich die Grundsätze für die Haftung telematischer Anwendungen im Gesundheitswesen aus Anwendung der bisherigen Rechtsprechung und ihrer Weiterentwicklung ergeben. Die Rechtsprechung muss und wird sich dieser Aufgabe stellen (Puhl W und Dierks C (2000)).

Rechtsfragen im Überblick

Thomas Schlegel

Einleitung

Das Internet hat seit Mitte der 90er Jahre dazu beigetragen, dass ein bislang nahezu ausschließlich für die Erbringer medizinischer Leistungen vorbehaltenes Wissen in kurzer Zeit dem Leistungsempfänger zugänglich gemacht wurde. Damit hat ein Aufbruch des Wissensmonopols stattgefunden. Gleichsam wird die elektronische Infrastruktur des Internets zusehends dafür genutzt, eine zur Steigerung der Qualität und Effizienz der medizinischen Versorgung unter Aufhebung zeitlicher und räumlicher Grenzen zu erzielen. Dabei wird letzterer Trend der so genannten Telemedizin zugeordnet.

Beide Entwicklungen haben Einflüsse auf die Akteure im Gesundheitswesen, womit rechtliche Fragen aufgeworfen werden. Die hier diskutierten Rechtsfragen sind weitestgehend als Problemsensibilisierung zu verstehen, da viele von ihnen bislang unbeantwortet sind und sich erst durch den Einsatz der beschriebenen Systeme sowie durch die Schaffung rechtlicher Rahmenbedingungen regulieren lassen.

Informationsangebot (selbständig)

Die medizinischen Angebote für medizinische Laien und Patienten haben in den vergangenen Jahren stark zugenommen. Zumeist handelt es sich um unentgeltliche Angebote von Selbsthilfegruppen oder professionellen Anbietern, die medizinisches Fachwissen, für den Patienten verständlich aufbereiten (z.B. NetDoktor.de (2003), healthvillage (2003)). Diese Angebote müssen in Deutschland insbesondere das Heilmittelwerbegesetz und Arzneimittelgesetz beachten. Beide stellen Einschränkungen der Informationen an das „nicht zur Fachgruppe gehörende Zielpublikum" dar. Für das Internet ist mangels einer räumlichen Begrenzung der juristische Streit um den Geltungsbereich dieser Informationen uneinheitlich geführt worden. In der Regel unterliegt ein deutschsprachiges Angebot von einem Anbieter, der seinen Sitz auf deutschem Boden hat deutschem Recht. Allein die vollständige Ausgliederung eines Angebotes beispielsweise einer deutschen Gesellschaft und Eingliederung in eine (Tochter-)Gesellschaft mit Sitz im (möglicherweise nichteuropäischen) Ausland kann dieses Zurechnungsproblem umfahren. Dieses so genannte Territorial- oder Standortprinzip beruht zwar auf der Umsetzung einer europäischen Richtlinie, wird aber noch nicht von allen deutschen Gerichten berücksichtigt.

Der Internetpatient, der des Englischen mächtig ist, dürfte keine Probleme haben, jedwede Form und Inhalt an medizinischen Informationen zu finden. Für ihn bestehen keinerlei rechtliche Beschränkungen, jedoch stellt sich für ihn die Frage nach der Validität der Informationen, sowie die nach der Haftung, da der rechtliche Zugriff auf schadhafte Fehlinformationen zumeist nicht möglich sein wird.

Bei der Information von fachfremden Kreisen wird insbesondere aufgrund der Breitenwirkung des Internets auf die bewährte Form der redaktionell bearbeiteten Inhalten für Fachfremde zurückgegriffen. So werden nicht selten Fachinformationen durch Selbsthilfegruppen und deren Fachbeirat für die Mitglieder redaktionell gefiltert und sowohl ihnen als auch regelmäßig jedem Interessenten zur Verfügung gestellt. Hier überwiegt die Pressefreiheit in Verbindung mit dem informationellen Selbstbestimmungsrecht des Patienten die Restriktionen der Werbung für bestimmte Therapien bzw. Präparate.

Für die Haftung der Inhalte gilt (soweit der Gerichtsstand dies ermöglicht) dasselbe, wie für gedruckte Inhalte.

Informationsangebot (unselbständig)

Das vorangegangene Angebot umschrieb das Informationsangebot, welches aus sich heraus eine Kernleistung darstellt (z.B. Therapieinformationen, Symptomerkennung o. ä.). Anders verhält es sich bei Informationsangeboten, welche unselbständig dazu dienen, ein weiteres Kernprodukt anzubieten. Das können medizinische Dienstleistungen aber auch handelbare (meist physische) Produkte sein (z.B. Arzneimittel). Soweit es sich um medizinische Dienstleistungen handelt, unterliegen diese auf deutschem Boden dem hiesigen Standesrecht und sind damit einer restriktiven Darstellung der Leistungen unterworfen. Das Internet hatte in diesem Bereich bis vor kurzem keine besonderen Innovationen aufzuzeigen, da Ärzte hierzulande im Internet nicht sehr viel mehr Angaben machen durften, als auf dem Praxisschild und im Wartezimmer. Doch diese Einschränkungen unterliegen einem liberalen Wandel.

Rechtlich bedeutender ist der Streit um handelbare Produktangebote, welche mit Informationen im Internet zum Erwerb angeboten werden. Hier wird offenbar, wie wichtig das Vertrauen auf die Validität der Informationen und – noch mehr – die Qualität der gelieferten Produkte ist. Insoweit stehen Kriterien und gegebenenfalls Kontrollen dieser Angebote noch aus, um den Empfänger und Besteller vor (beispielsweise gesundheitsgefährdender) Produktpiraterie zu schützen.

Informationsbeschaffung

Außerhalb des Geltungsbereichs des deutschen Heilmittelwerbegesetzes ist grundsätzlich jede Information durch das Internet für Patienten verfügbar geworden. Deshalb stellt sich die Frage für den Gesetzgeber, ob der bezweckte Gesetzesschutz vor Fachinformation von medizinisch Fachfremden noch Gültigkeit hat. Wegen der Spezialität des Fachvokabulars steht die Gefahr der Mißinterpretation fremdsprachiger Fachtexte im Vordergrund – hier kann wohl weniger ein Gesetz als entsprechende Aufklärung und ggf. informationelle Unterstützung in der Muttersprache Abhilfe schaffen.

Unabhängig von der rechtlichen Angebotsrestriktion stellt sich für jeden Informations- (und ggf. Produkt-)beschaffer die Frage nach der Authentizität und Qualität der Information bzw. des Produktes. Hier wird der Nutzer im Rahmen der hilflosen Suche nach Qualitätsmerkmalen des Anbieters nicht selten auf etablierte Marken zurückgreifen. Ein seriöser Anbieter wird also aufgrund seiner Gewinnerzielungsabsicht gute Ware und Informationen liefern in der Kenntnis, dass er bei mangelhafer Leistung Einbußen in der Gewinnerzielung hinnehmen muß, wenn dies aufgrund der geographischen Trennung schon nicht justiziabel ist. Insoweit könnte das Recht in diesem Bereich aufgrund mangelnder Praktikabilität eine untergeordnete Rolle spielen – immerhin ist die Publizitätswirkung von veröffentlicher mangelhafter Leistung in vielen Fällen wahrscheinlich bedrohlicher als ein (nicht-öffentlich) geführter Rechtsstreit.

Telekonsil und Telemonitoring

Eine der naheliegenden Anwendungen der Telemedizin ist die gegenseitige Beratung von Leistungserbringern bei der Diagnosefindung. Ein Telekonsil ist in seiner rechtlichen Bedeutung grundsätzlich nichts Neues. Allenfalls die Aufhebung von räumlichen Grenzen durch die Nutzung des Internets wirft rechtliche Fragen auf: Wenn ein Arzt in Deutschland mit Hilfe der Telemedizin einen Objektträger mit einer Gewebeprobe in Heidelberg unter ein Mikroskop legt, welches per Internet in Washington D.C. von einer dem US-Militär unterstellten medizinischen Einrichtung gesteuert wird, um von den dortigen medizinischen Experten einen Befund zu erhalten, müssen die Regelungen des Datenschutzes eingehalten werden und es muß Klarheit darüber bestehen, wer für die Diagnose letztlich haftet und ob die Übermittlung der Daten in Kenntnis des Patienten erfolgt. Insoweit ergeben sich jedoch keine anderen rechtlichen Maßstäbe, als wenn das Telekonsil auf deutschem Boden stattfindet (Dierks C et al. (2003)).

Die Telematik ermöglicht auch die durchgehende Überwachung von vitalen Lebensfunktionen, welche in regelmäßigen Intervallen oder auch dauerhaft an die überwachende Stelle übermittelt wird. So können Patienten, die bislang primär zur Überwachung stationär gebunden waren, einem geregelten Tagesablauf nachkommen. Bei einem Akutzustand, der eine Behandlung notwendig werden läßt (e-Gesundheitsakte Lifesensor (2003), (s. ◘ Abb. 1)) kann eine Überwachungsfunktion Auffälligkeiten automatisiert an authorisierte Personen weiterleiten.

Problematisch erscheint hier die rechtliche Bedeutung der zentralen Speicherung von personenbezogenen Daten auf einem Zentralrechner, da hierbei besondere Datenschutzregelungen eingreifen, die eine solche zentrale Speicherung

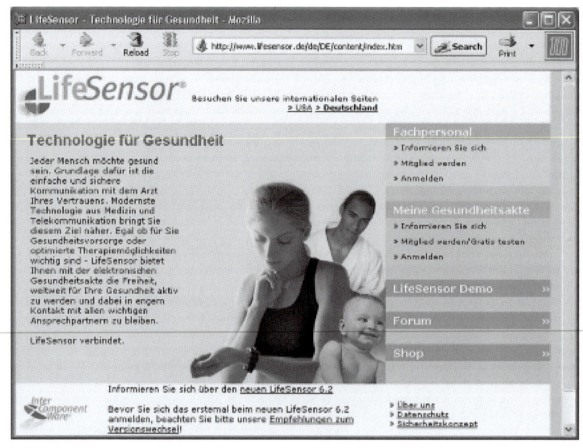

Abb. 1. Screenshot – e-Gesundheitsakte Lifesensor (2003)

einschränken (Dierks C et al. (2003)). Ob eine Speicherung der Daten lediglich auf einer Chipkarte des Patienten stattfindet und diese lediglich Signale im Rahmen von vorher definierten Auffälligkeiten an die Überwachungszentrale übermittelt oder andere technische Möglichkeiten zur Einhaltung der Datenschutzbestimmungen entwickelt werden, ist rechtlich zunächst nicht relevant, denn letztlich entscheidet der Wille des Patienten, der insbesondere im Falle einer chronischen Erkrankung diese Art der Überwachung seiner Lebensfunktionen möglicherweise als Steigerung seiner Lebensqualität empfindet.

Teleabrechnung, Zahlungssysteme und Smart Cards

Eine weitere naheliegende Anwendung ist die Übermittlung von Geldleistungen in dem System: Leistungserbringer, -träger und -empfänger.

Es stellt sich hierbei die grundsätzliche Frage, ob im GKV-System die Kassenärztlichen Vereinigungen für die Abrechnung mit dem Leistungsträger und den Leistungserbringern noch notwendig sind, da diese direkt erfolgen kann. Voraussetzung hierfür ist allerdings ein sicheres Abrechnungssystem. Der Gesetzgeber hat hierfür (u. a.) ursprünglich das Signaturgesetz geschaffen, um einen sicheren und für Sender und Empfänger authentifizierbaren Transferweg zu gewährleisten. Rechtlich wäre dieser Nutzungsweg einwandfrei und wird bereits von der DATEV und den angeschlossenen Steuerberatern eingesetzt.

Um den rechtlich hohen Hürden des Signaturgesetzes Stand zu halten, findet eine Kommunikation mittels Trust-Center statt, welches die Signatur für versandte Dateien abwickelt. Hierfür ist bislang der Einsatz von Smart Cards notwendig, auf denen die Daten des Kartenbesitzers gespeichert sind. Unabhängig von der öffentlichen Datenschutzdiskussion stellt sich allerdings die Frage der Emissionsstelle für Smart Cards. Sollten im Gesundheitssystem die Krankenkassen bzw. -versicherungen die Karten emittieren und wenn ja, welche Daten sollten auf den Karten gespeichert werden? Dafür spricht, daß die Anschaffung einer solchen Karte im Wege der Authentifizierung des Karteninhabers an strenge rechtliche Schritte gebunden ist und außerdem der Erwerb einer Karte durch eine Privatperson keinen direkten Anreiz bietet, es sei denn, daß diese Karte mit anderen Nutzungsmöglichkeiten versehen ist (Bahncard, EC-/Kreditkarte, Personalausweis, Führerschein). Allerdings sollten die Probleme der Zahlungssysteme nicht allzu hoch bewertet werden, da es in Deutschland ein intaktes Lastschriftsystem gibt, welches den Einsatz von Smart-Cards zur Authentifizierung des Kontoinhabers sehr einfach erscheinen läßt. Direkte Zahlungsfunktionen auf der Karte, die mit hohem technischen Aufwand realisiert werden, sind daher weitesgehend entbehrlich.

Der Datenschutz kommt allerdings im Rahmen der Speicherung von gesundheitsrelevanten und persönlichen Daten in einem Smart-Card-System zum Tragen.

e-Rezept, e-Patientenakte und Dokumentation

Bei dem Einsatz von Zentralrechnern zur Speicherung gesundheitsbezogener Daten, aber auch bei der Datenspeicherung auf Smart-Cards ergeben sich zwei zentrale Fragen:
— Wer bestimmt, welche Daten in Datenbanken oder auf einer dem Nutzer zugeordneten Karte aufgenommen werden?
— Wie sollen die Befugnisse zum Schreiben/Speichern von und zum Zugriff auf Gesundheitsdaten geregelt werden?

Die erste Frage kann grundsätzlich als rechtlich unproblematisch eingestuft werden, da gegen den Widerspruch des Betroffenen keinerlei Daten aufgenommen werden dürfen (Dierks C et al. (2003)). Es können nur Daten verfügbar sein, die der Patient freiwillig im Sinne seiner Behandlung beitragen möchte. Zwar ist es wünschenswert, alle Daten einer Gesundheitsgeschichte eines Patienten aus ärztlicher Sicht verfügbar zu halten, da der Patient oftmals nicht alle Daten verfügbar hat oder die Kenntnis über manche Daten nicht erhalten hat. Dennoch wäre eine Zwangspräsentation seiner gesundheitlichen Vorgeschichte gegen seinen nach eventueller Beratung aufrecht erhaltenen Widerspruch ein Übermaß und eine Entmündigung, die mit der Selbstverantwortung des Patienten nicht vereinbar ist.

Die zweite Frage ist ungleich schwerer zu beantworten, da grundsätzlich ein Austausch der Daten beispielsweise zwischen einem Rettungsassistenten, dem Notarzt, dem Krankenhaus und dem Apotheker und ggf. sogar in Verbindung mit dem Leistungsträger Versicherung wünschenswert erscheint und somit ein offener Zugriff auf den ersten Blick plausibel ist. Es wird der Regelungskompetenz der beteiligten Fachleute im Gesundheitswesen zu überlassen sein, Befugnisse einzelner Gruppenzugehörigkeiten zuzuordnen bzw. einzuschränken. Insoweit würde beispielsweise der Angehörige einer bestimmten Berufsgruppe sich über seinen eigenen Authentifizierungsmechanismus (Smart-Card o. ä.) Zugang zu den Daten des zu behandelnden Patienten verschaffen können. Dieser Zugang übermittelt seine Berufsgruppenzugehörigkeit und damit auch den Umfang seiner Befugnisse im Hinblick auf die Patientendaten. Es könnte daraus beispielsweise ein Nur-Lese-Status abgeleitet werden. Es muß allerdings gewährleistet bleiben, daß Zugriffsbefugnisse nur dann genutzt werden, wenn die Daten zur Behandlung einer Person notwendig sind. Das ist bei Daten, die auf der Karte des Patienten gespeichert sind, leichter zu lösen als bei Daten, die in einem Zentralrechner verwaltet werden.

Das Szenario für die Übermittlung, Speicherung und den Zugriff auf gesundheitsbezogene Daten sowie die Notwendigkeit, die Fachgruppenbefugnisse sorgfältig zu analysieren läßt sich folgendermaßen darstellen (Jakob J (1996)).

Am Ende eines Einstellungsgespräches bittet der Vertreter des Betriebes den Kandidaten, seine Gesundheitsdaten durch den hierfür hinzugezogenen Betriebsarzt lesen zu lassen. Der Kandidat weiß zwar, daß schon die Bitte unzulässig ist und er sie von Rechts wegen abschlagen könnte, aber er weiß auch, daß er dann die Stelle nicht bekommt. Welche technischen, organisatorischen oder rechtlichen Mittel schützen den Kandidaten so, daß er seine Gesundheitsdaten nicht präsentieren muß und seine Einstellung nicht gefährdet?

Perspektiven

Ein zentraler Bewertungsmaßstab bei künftigen Entwicklungen in der Gesundheitsversorgung sollte die Mitwirkung bzw. Compliance der Patienten an ihrer Behandlung bleiben. Die medizinisch viel ersprechende Erhebung, Speicherung und Übermittlung von Daten für eine longitudinale Erhebung des individuellen Gesundheitszustandes des Patienten hat auch zur Folge, dass sich das Mitwirken des Patienten am Behandlungserfolg anhand der Daten nachvollziehen lässt.

Dieser Aspekt wirft wichtige Fragestellungen auf:

- Ist der Behandlungserfolg oder -misserfolg künftig eine relevante Rechtsgröße? Bislang ist die Herbeiführung eines Behandlungserfolges zwar keine geschuldete rechtliche Größe, doch im Zuge der Diagnosis Related Groups-Fallpauschalen rückt die Betrachtung des Behandlungserfolges in ein neues Licht. Dem Patienten kann „Mitverschulden" angelastet werden.
- Wenngleich die Problematik des Mitverschuldens eine haftungsrechtliche Komponente beinhaltet, stellt sich zivilrechtlich für den Leistungsträger die Frage, wer für die Kosten der Therapie aufkommt, wenn nachweislich entgegen den Anweisungen verfahren wird und der Patient sich als non-compliant herausstellt.
- Verweigert sich der Patient an der Mitwirkung an einer Therapie, weil er z.B. kaum zu ertragende Nebenwirkungen befürchtet, oder leistet er nur sporadischen Beitrag zum Behandlungserfolg, stellt sich die Frage, ob ein Versicherungsschutz für die Therapie oder sogar für notwendige Folgebehandlungen mangels der Mitwirkung des Patienten versagt werden könnte?

Diese Fagen repräsentieren nur einen Teil der im Zuge der aktuell anstehenden Entwicklungen zu erwartenden Diskurse. Eine rechtliche Bewertung wird sich mit dem zunehmenden Einsatz der Telematik herausbilden.

Medienethik und Gesundheitsinformation

Uwe Breitenborn

Einleitung

Die Fragen zur **Medienethik** sind von großer Bedeutung bei der Bewertung von Informationen und deren Verbreitung. Mit dem Zuwachs an Sendern, Spartenkanälen und dem damit steigenden Programmvolumen sind diese Fragen zu einem wichtigen Gegenstand geisteswissenschaftlicher Forschung geworden (Leschke R (2001), Rath M (2000)). Eine Medienethik kann als die „Beantwortung der Frage nach dem menschlichen Sollen unter Berücksichtigung des neuen Könnens in der Welt der Medien [...] und des dort vorherrschenden neuen Müssens" (Weil F (2001)) verstanden werden. Es geht also um die Frage, ob und in welcher Form innerhalb moderner Funktionslogiken und Sachzwänge die herkömmlichen ethischen Regeln zwischenmenschlicher Kommunikation aufrechterhalten werden können.

Die regulierende Kraft eines deregulierten Marktes vermochte es nicht, inhaltliche und qualitative Mindeststandards, die den Ansprüchen einer christlich-humanistisch orientierten demokratischen Gesellschaft gerecht werden können, aufrecht zu erhalten. **Tabubrüche** und Verletzungen von ethischen Regeln sind mittlerweile ein Mittel in der modernen Medienwelt. Nicht nur Funiok R et al. (1999) weisen auf die besondere Verantwortung im Medienbereich hin. Es stellt sich die Frage, welche Menschenbilder und ethische Orientierungen der Informationsgesellschaft zugrunde liegen und wie mit der Verantwortung in Anbetracht weiterer medialer bzw. informationstechnologischer Entwicklungen umzugehen ist.

In Bezug auf **medizinisch-gesundheitsorientierte Themenbereiche** ist auch insofern eine besondere Verantwortung für die anstehende gesellschaftliche Diskussionen zu propagieren, weil hier verschiedenste Entwicklungen zusammenspielen könnten:

- die Forderung nach einer vermehrten, auch für Laien verständlichen Information der Patienten im Interesse des so genannten Patient Empowerment;
- die geforderte Transparenz im Gesundheitswesen mit ihren Auswirkungen auf die Umgangsweise mit Patientendaten;
- die mit den technologischen Möglichkeiten der Medizin und dem Bestreben einer forcierten Prävention von Krankheiten einhergehende Steigerung des sozialen Anspruches an das Individuum „gesund zu sein".

Information versus Skandalisierung

Die Diskussion um eine Ethik der Medien wird in den Medien selbst nur nach Katastrophen und Skandalen geführt, wie z. B. über die mediale Begleitung des Geiseldramas von Gladbeck (1988) oder vom Tod Prinzessin Dianas (1997). Doch die **Sogwirkungen des Marktes** und der kommerzielle Druck, dem Fernsehen, Hörfunk, Printmedien und deren Korrelate im Internet ausgesetzt sind, lassen die Diskussion schnell wieder verstummen. Die Frage aber bleibt: Wenn die Medien ihrem ursprünglichen Auftrag entsprechend weiterhin angehalten sind, **Informationen zum Nutzen der Allgemeinheit** zu verbreiten, wer definiert dann künftig diesen Nutzen? Oder in Bezug auf medizinische Themen: Wer definiert den Schaden der möglichen Desinformationsstrukturen durch die Skandalisierung von Sachinformationen? Ist das oft entgegnete Argument der „Mündigkeit der Medienutzer und Rezipienten" wirklich haltbar in einer Zeit, in der durch die Spartenbildung in den Medien Programmstrukturen aufbrechen, die vormals für einen akzeptablen zumeist öffentlich-rechtlichen Mix aus Information und Unterhaltung verantwortlich waren? Das vereinfachende Gegeneinander von öffentlich-rechtlichen und privaten Medienhoheiten hilft in dieser Auseinandersetzung nicht weiter.

Dem Informationsauftrag und -anspruch der journalistischen Profession steht ein zunehmender Entertainment- und Skandalisierungsdruck gegenüber. Der **massenmediale Verkauf von Informationen** entzieht sich nach Meinung der Betreiber dieser Medien ethischen Argumentationen. Sie verweisen auf Zuschauerbedürfnisse und Informationspflichten. Trotzdem ist nach den ethischen Grenzen der medialen Berichterstattung zu fragen.

Das ambivalente Verhältnis von Aufklärung und Desinformation zeigt sich auch in der Diskussion um das so genannte **Disease-Mongering:** In einigen Fällen wurde beobachtet, dass Unternehmen oder Angehörige medizinischer Professionen über die Wege der wissenschaftlichen Meinungsbildung oder die Massenmedien versuchen, die medizinische Relevanz einer nichtpathologischen Gegebenheit oder die Verbreitung bzw. die Risiken einer Krankheit zu überzeichnen, um den Markt für eine Therapie zu vergrößern. Diskutiert werden in diesem Zusammenhang z. B. die Glatzenbildung, das Reizdarmsyndrom, die Sozialphobie oder die Erektile Dysfunktion (Moynihan R (2002)). Ein weiteres mögliches Beispiel ist die weit verbreitete Refluxösophagitis bzw. die Kampagne **Alarmzeichen Sodbrennen!** (2003), in der ein Hersteller von Protonenpumpenblockern in Zusammenarbeit mit dem ZDF vor der Gefahr der Entwicklung eines Adenokarzinom der Speiseröhre warnt. Eckhardt VF (2002) weist darauf hin, dass die Kampagne in Anbetracht des letztlich sehr geringen Krebsrisikos und der nicht belegten Effektivität von Präventionsmaßnahmen nur zu einer unverhältnismäßigen Verängstigung in der Bevölkerung und einer Zunahme nicht indizierter Untersuchungen führen könnte. Auch das industriekritische **Arznei-Telegramm** (2003) gibt Auskunft über den Sinn und Unsinn solcher Kampagnen.

Als besonders bedenklich sollten Marketingstrategien angesehen werden, die versuchen, gegenüber der Ärzte- und der Patientenschaft neue Krankheitsbegriffe zu definieren ("Weibliche sexuelle Dysfunktion") und dabei mangels wissenschaftlichem Hintergrund vornehmlich die Massenmedien aktivieren („Sissi-Syndrom").

Klassische und Neue Medien

Die Themen Medizin und Gesundheit werden in den audiovisuellen Medien in folgenden Genres und Formaten dargestellt:

- **Bildend** als wissenschaftliche Dokumentationen;
- **informierend** als aktuelle Informationen zur Gesundheitspolitik, zu Rechts- und Versicherungsfragen;
- **unterhaltend** und imageprägend im Unterhaltungsbereich als Arztfilme, Arztserien, Vorabendsoaps;
- **beratend** als Ratgebersendungen (publizistische Magazine, Gesprächsrunden).

Zu den regelmäßigen Ratgebersendungen im öffentlich-rechtlichen Fernsehen und ihren „Online-Ablegern" zählen z. B.:

- BR alpha, BR online: **Gesundheitsgespräch** (2003);
- MDR: **Hauptsache Gesund** (2003);
- ZDF: **Praxis – das Gesundheitsmagazin** (2003);
- SFB: **Quivive – Medizin aus Berlin** (2003);
- WDR: **ServiceZeit Gesundheit** (2003);
- NDR: **Visite – Das Gesundheitsmagazin** (2003) ;
- ARD: **ARD Ratgeber Gesundheit** (2003) (s. ◘ Abb. 1)).

Hauptanliegen dieser Sendungen sind Beratungs- und Informationsangebote, worin der Zuschauer auch interaktiv durch **Telefonate (Call Ins)** und **Chatrooms** Fragen stellen kann. In der Regel werden Themen aufgegriffen, die eine größere Anzahl von Zuschauern betreffen können. Ein intensives Arzt-Patienten-Gespräch kann in dieser Form natürlich kaum geleistet werden.

Andere Formate in boulevardorientierten Medien nehmen für sich ebenfalls in Anspruch, über medizinische Sachverhalte zu informieren und zu beraten, was aber nur in den wenigsten Fällen wirklich zutrifft. Schlagzeilen der Boulevardpresse wie „Pfusch im OP", „Killerviren" oder auch voreilige und unsachliche Berichte von angeblichen sensationellen medizinischen Entdeckungen führen zu desinformierenden Effekten (Schulte von Drach M (2002)). Ursache für dieses Problem ist aber nicht nur der Skandalisierungsdruck in den Medien. Auch die unzureichende Kommunikation zwischen den Ärzten und Wissenschaftlern einerseits und den Journalisten andererseits sowie deren mitunter zu beobachtende mangelnde Sattelfestigkeit in der Begrifflichkeit tragen dazu bei. Vor allem stellt sich die ethische Frage nach dem Verantwortungsbewusstsein über die Wirkungspotentiale und Konsequenzen solcher Meldungen. Anbetracht der Entwicklungen in den Massenmedien haben e-Health-Konzepte, die explizit der Aufklärung, der Diskussion von Informationen und der Beratung dienen, durchaus gute Chancen. Zwar besteht eine Hinderung des Zuganges vor allem für ältere Menschen, da die Vorausset-

5.3 · Medienethik und Gesundheitsinformation

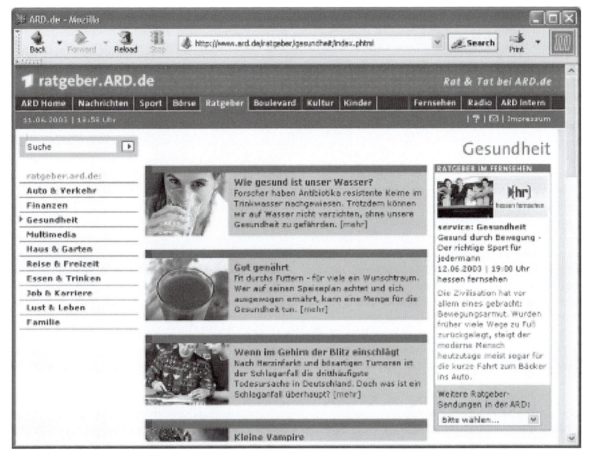

◘ **Abb. 1.** Screenshot – ARD Ratgeber Gesundheit (2003)

zung zu deren Nutzung PC-Erfahrung ist. Trotzdem nimmt die Bedeutung dieser e-Health-Angebote auch als ein konkurrierendes mediales Plateau zu etablierten Ratgeberformaten in Hörfunk und Fernsehen zu.

Interaktivität und Intimität

Gesundheitsportale im WWW oder so genannte **Interactive health communication (IHC) applications** (Gustafson et al. (1999)) bieten oft den direkten digitalen Kontakt zwischen Nutzer (Patient) und Dienstleister (Arzt). Die neue Qualität dieser Kommunikationsvorgänge z. B. innerhalb von Diskussionsforen ist zweifellos die letztlich doch anonyme **Interaktivität und Intimität.** Herkömmliche mediale Beratungsforen durch Livetelefonate (Call ins) in Hörfunk- und Fernsehsendungen sind stets öffentlich, was von den Nutzern verbale „Darstellungsqualitäten" erfordert. Darüber hinaus sind diese Sendungen nicht auf den Patienten, sondern auf die Zuschauer ausgerichtet, was zusätzlicher emotionalisierender Elemente bedarf. Diese Fernsehsendungen werden nun oft von Chatforen in dem korrelierenden Internetauftritt begleitet, in denen beteiligten Ärzten nur eine begrenzte Gesprächsintensität und Genauigkeit möglich ist. E-Health-Angebote, die ausschließlich im Internet betrieben werden, sind demgegenüber intimer und zwangloser. Sie sind durchaus in der Lage, durch die Verknüpfung von Interaktivität und Intimität neue Kommunikationsstrukturen aufzubauen, um die bisherigen Medien- oder gar Versorgungsangebote zu ergänzen (Jähn K (2002)).

Allerdings ist ein **Missbrauch derartiger Chat- oder Diskussionsforen** nicht ausgeschlossen. Auf die offenen medizinischen Chatforen und e-Health-Angebote greifen auch Nutzer zurück, deren Interessen und Sichtweisen der angedachten Zielgruppe konträr gegenüberstehen. Derartige Phänomene können nur durch eine stringente fachlich-redaktionelle Zensur abgeschwächt werden, die der sonst üblichen Offenheit solcher Chat- und Diskussionsforen entgegensteht.

Perspektiven

In den Massenmedien zeichnet sich die Tendenz ab, auch das Thema Gesundheit und Medizin in **Big Brother-Dimensionen** hinabzuführen: OP-Begleitung durch ein Kamerateam oder die Geburt in Doku-Soaps (z. B. „Hallo Baby!") finden bei den privaten Fernsehsendern Raum. Diese Entwicklungen, die den aktuellen Marktbedingungen und dem Profilierungsdruck der Medien entsprechen, reißen ethische Barrieren nieder. Zahlreiche e-Health-Angebote korrelieren mit dieser Entwicklung und sind dennoch eine interessante Möglichkeit, Desinformationen einzudämmen. Hilfestellung könnten bieten hierbei:

- die Vernetzung der Informationsangebote von Populärmedien und Fachverlagen,
- die Kommunikation zwischen Laien, Nichtauthorisierten und Fachleuten,
- die auch in ökonomischer Hinsicht gegebene Möglichkeit für den Arzt, in der Diskussion mit dem Ratsuchenden Informationen gebührend zu kommentieren, die dieser mit Hilfe des Internet in die Beurteilung seiner Situation eingebracht hat.

Mit netzgebundenen Diskussionsforen kann demnach durchaus ein ergänzendes System zu den etablierten Mediensystemen installiert werden, aber den verantwortungsorientierten Fragen nach dem **Können** und **Dürfen** können auch sie sich letztlich nicht entziehen.

e-Patients in der Onkologie

Marcus Oehlrich und Nicole Stroh

Einleitung

Die heute verfügbaren Informations- und Kommunikationstechnologien wie das Internet haben die Strukturen und Prozesse des Gesundheitswesens radikal verändert und so die Voraussetzungen für eine Weiterentwicklung der Arzt-Patient-Beziehung geschaffen. Unter dem Begriff des Patient Empowerment entwickeln Patienten zunehmend den Anspruch, an der Behandlungsplanung zu partizipieren (Shared decision making). Das Internet bietet ihnen die Möglichkeit, sich die dazu erforderlichen Informationen zu beschaffen und das traditionelle Informationsgefälle zwischen Arzt und Patient zu überwinden (Knowledge sharing). Dies begünstigt die Entwicklung einer professionellen Partnerschaft mit selbstverantwortlichen Patienten (Slack WV (1997)), was die Anforderungen an den behandelnden Arzt hin zu einer verstärkten individuelleren Patientenbetreuung durch Selektion, Aufarbeitung, Übersetzung und qualitative Bewertung medizinischer Informationen verschiebt (Silliman RA et al. (1998), Anderson JG (2001)).

Gerade bei chronischen oder lebensbedrohlichen Erkrankungen ist eine verstärkte Nutzung der neuen Informationstechnologien zu beobachten (Mizsur G (1997), Pinker S (1999)). Für das Internet läßt sich dies zum einen aus Effizienzgesichtspunkten begründen, da es eine ortsunabhängige, niederschwellige und ohne zeitliche Begrenzung zugängliche Informationsquelle darstellt, die sich gerade für Patienten eignet, die im Zweifelsfall zu wenig Zeit haben oder zu weit weg sind. Es wäre jedoch eine stark vereinfachte Sichtweise, die Nutzung des Internet durch Patienten allein auf seine Effizienz zurückzuführen (Oehlrich M und Stroh N (2001)). Dies lässt sich am Beispiel der vielfrequentierten Website für Krebspatienten Krebs-Kompass.de (2003) verdeutlichen (s. Abb. 1).

Besonderheiten bei der Diagnosestellung „Krebs"

Die Diagnose „Krebs" ist zwar zunehmend seltener ein unausweichliches Todesurteil, sie versetzt jedoch den Betroffenen einen großen Schock. Quälende Fragen und die ständige Angst vor einem Wachstumsschub des Tumors oder der Streuung von Metastasen führen dazu, daß das Leben eines Patienten von Hilflosigkeit und Hoffnungslosigkeit geprägt wird. Er verliert die Kontrolle über viele Dinge des Lebens und sieht sich quasi als „Objekt" Symptomen und belastenden Behandlungsmaßnahmen ausgesetzt, ohne sie zu verstehen. Der Patient erhält dadurch das Gefühl, nicht an den existentiellen Entscheidungen seines Lebens teilhaben zu können und dies verstärkt die ohnehin schon unermeßliche psychische Belastung (Kerr J et al. (2003)).

In einer solchen Grenzsituation des Lebens ist die eigentliche Bedeutung des Informationsgewinns aus Sicht des Patienten neu zu definieren. Nicht so sehr der Inhalt der Information ist für den Patienten von Wert, sondern vielmehr das Informieren an sich (Jenkins et al. (2001)). Denn etwa der Wunsch, die Erkrankung und die angewandten Therapiemaßnahmen zu verstehen, zielt darauf ab, der Situation der Hilflosigkeit zu entfliehen. Das Verständnis kann dem Patienten das Gefühl vermitteln, selbst etwas zu seiner Genesung beizutragen; diese Wirkung wird noch verstärkt, wenn man versucht, sich aktiv zu beteiligen etwa durch die Suche nach neuen Therapiemaßnahmen. Auf den ersten Blick scheint es paradox, doch gerade die Momente, in denen sich Patienten mittels Internet intensiv mit ihrer Erkrankung beschäftigen, schenken ihnen neuen Lebensmut und Hoffnung. Erfahrungsberichte zeigen: Mit dem besseren Wissen zur eigenen Situation und der selbständigen Partizipation steigt die Lebensqualität (Oehlrich M und Stroh N (2001)). Dies birgt wichtige Implikationen für

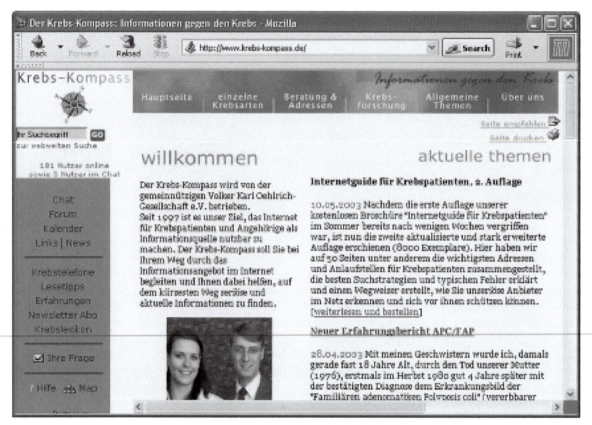

Abb. 1. Screenshot – Informationsportal für Krebspatienten und ihre Angehörige Krebs-Kompass.de (2003), Volker Karl Oehlrich-Gesellschaft e.V., Darmstadt

den behandelnden Arzt, der oftmals diesen Gesichtspunkt übersieht und nur die Inhalte der Information betrachtet. Für ihn liegt der Wert der Information ausschließlich in den Entscheidungen, die davon abgeleitet werden. Informationen, die eine (antizipierte) Entscheidung nicht beeinflussen, sind somit wertlos. Insbesondere in der Onkologie ist es eher unwahrscheinlich, daß die vom Patienten gefundenen Informationen aus medizinischer Sicht relevant sind (Mossman J et al. (1999)). So sehen sich viele Ärzte durch die selbständige Information ihrer Patienten im Internet unnötig belastet. Es ergibt sich ein erhöhter Beratungs- und Erklärungsbedarf:

— Zum einen erfragen „Internet-affine" Patienten detaillierte Informationen zu ihrer Diagnose, die sie für die Informationssuche im Internet benötigen.
— Zum anderen muss der behandelnde Arzt die Therapieentscheidung „verteidigen", wenn der Patient auf andere Therapiemöglichkeiten gestoßen ist – selbst wenn diese aus ärztlicher Sicht nicht in Frage kommen.

Der Arzt sollte dies aber nicht als Angriff auf seine medizinische Kompetenz ansehen oder die Informationen als irrelevant abtun, sondern die dahinter stehenden Bedürfnisse des Patienten erkennen (Oehlrich M und Stroh N (2002)). Denn die Internet-Recherchen können quasi als Second Opinion auch das Vertrauen des Patienten in seinen Arzt stärken und die Compliance erhöhen.

Erwartungen und Nutzungsverhalten der e-Patients

Die neuen Informations- und Kommunikationstechnologien haben nicht nur das Informationsverhalten radikal verändert, sondern sie bieten mit Diensten wie e-Mail (Informationsdienst Krebsschmerz (2003)), Foren (Diskussionsforen auf Krebs-Kompass.de (2003)), Chat oder Mailinglisten auch neue Wege in der Kommunikation. Damit ändert sich neben dem Arzt-Patient-Verhältnis auch das Verhältnis der Patienten untereinander (Larkin M (2000a), Han HR, Belcher AE (2001)). Das Grundelement besteht dabei darin, daß dem Betroffenen das Bewußtsein vermittelt wird, nicht alleine zu sein. So werden gerade junge Frauen von Selbstzweifeln geplagt, wenn sie an Brustkrebs erkrankt sind. Im Internet werden sie schnell feststellen, wie viele junge Frauen vom Mammakarzinom betroffen sind oder waren. Bereits diese Erkenntnis hilft bei der Bewältigung der eigenen Erkrankung, ohne daß eine Kommunikation stattfindet. Dies läßt sich an dem Bedarf nach den Erfahrungsberichten auf Krebs-Kompass.de (2003) erkennen. Im Vordergrund steht hier die erlebte Kompetenz: Andere Betroffene sprechen im Gegensatz zu Ärzten nicht primär über medizinische Sachverhalte, sondern bringen aus eigener Erfahrung ihre Gefühle, Ängste und Erlebnisse zum Ausdruck (Fogel J et al. (2002)).

Auf diesem Gefühl gegenseitigen Verständnisses basieren Patienten-Communities. Diese können zwar auch ein Informations-Element beinhalten, indem sich Patienten in den 44 Diskussionsforen auf Krebs-Kompass.de (2003), dem Chat oder den Mailinglisten gegenseitig über neue Therapien und Ansätze informieren. Im Vordergrund steht jedoch der Austausch mit anderen Betroffenen. Die Patienten haben die Gewißheit, sich einander in schweren und traurigen Momenten unterstützen zu können. Das ist wichtig, weil sie ab dem Moment der Diagnose ganz andere Interessen und Perspektiven haben als die Familienangehörigen und Freunde. Der (anonyme) Kontakt mit anderen Betroffenen erleichtert die Auseinandersetzung mit dem Thema, da den Betroffenen die Möglichkeit geboten wird, durch Betroffene verstanden zu werden, Trost, Verständnis, Aufmerksamkeit und auch Hoffnung zu erhalten. Ein anderer wichtiger Aspekt liegt darin, daß im Austausch mit anderen Betroffenen das eigene Selbstwertgefühl gesteigert wird. Das Erlebnis, nicht nur sich von anderen halten zu lassen, sondern auch selbst Trost und Zuspruch spenden zu können, wirkt wiederum in die eigene Krankheitsbewältigung hinein.

Inwieweit dem gegenseitigen Austausch eine klinische Relevanz zugeschrieben werden kann, ist jedoch umstritten (Goodwin PJ et al. (2001)).

Missbrauch in Communities und Gegenmaßnahmen

Leider ist gerade in der Onkologie eine gehäufte Zahl von Mißbräuchen zu verzeichnen, die Betreiber und Moderatoren solcher Communities vor große Probleme stellen. Die Motive für Mißbrauch in medizinischen Patienten-Communities sind vielfältig; die Häufigkeit der einzelnen Motive hängt vom betrachteten Krankheitsbild ab: In Communities für Krebspatienten dürften an erster Stelle gewerbliche Interessen und die Absicht der Gewinnerzielung stehen, wobei bestimmte Produkte oder Dienstleistungen (Heilmittel, Bücher, kostenpflichtige Kurse o. ä.) abgesetzt werden sollen. Da unter den in Communities teilnehmenden Patienten trotz der Anonymität (Verwendung von Nicknamen und Vermeidung von jeglicher Registrierung als Nutzer) ein großes Vertrauensverhältnis besteht, bieten Communities für den Urheber des Mißbrauchs die Chance, dieses Vertrauen auf seine Produkte zu übertragen, indem er als angeblicher Patient von einer erfolgreichen Nutzung des Produktes oder der Dienstleistung berichtet. In der Onkologie spielt für die massive Häufung solchen Mißbrauchs gewiß eine Rolle, daß über ein solches Vorgehen zahlreiche Werbeverbote umgangen werden können und die Gewinnspannen bei diesen lebensbedrohenden Erkrankungen hoch sind.

Eine weitere Personengruppe, die einen großen Anteil der Fälle einnimmt, sind Ärzte und Heilpraktiker. Denn das ärztliche Berufsrecht schränkt die Möglichkeiten eines Arztes, auf seine Tätigkeit hinzuweisen stark ein (§§ 27, 28 der Musterberufsordnung der deutschen Ärztinnen und Ärzte (MBOÄ) (2003)). Für das Auftreten im Internet bestehen besondere Einschränkungen (Bundesärztekammer (BÄK) (1999)). Die Teilnahme an Communities unter Vorspiegelung falscher Identitäten und erfundener Krankengeschichten stellt einen scheinbaren Ausweg dar, um trotz der eindeutigen Rechtslage auf die eigenen erfolgreichen Behandlungsmethoden hinweisen zu können. Die zweite wichtige Personengruppe stellen Hersteller bzw. Vertreiber von Heilmitteln dar, wobei besonders pharmazeutische Produkte hervorzuheben sind. Ungeachtet der Tatsache, daß viele der im Internet angebotenen vermeintlichen **Wunderpräparate** gegen Krebs (**Ärzte Zeitung** (2001)) im arzneimittelrechtlichen Sinne grundsätzlich zulassungspflichtig sind, stellt auch hier das Umgehen der Werbeverbote des Heilmittelwerbegesetzes (HWG) das hervorstechende Motiv für die mißbräuchliche Nutzung von Communities dar. Denn die Vorschriften des Arzneimittelgesetzes (AMG) können zwar über geschickte Gestaltungen (Import über internationale Apotheken gemäß § 73 III AMG) umgangen werden (**Arzneimittelkommission der deutschen Ärzteschaft** (2001)), doch das umfassende Werbeverbot für Heilmittel zur Behandlung von Geschwulstkrankheiten kann nur umgangen werden, wenn die Aussagen nicht vom (pharmazeutischen) Unternehmer stammen, sondern offensichtlich von einem Patienten. Während eine direkte Werbung des Unternehmers mit Krankengeschichten nach § 11 Nr. 3 HWG unzulässig ist, kann niemand einem Patienten das Recht absprechen, in Communities über seinen Behandlungserfolg zu berichten.

Es sind jedoch auch **Mißbrauchsfälle ohne Gewinnerzielungsabsicht** zu beobachten. Die erste Personengruppe stellen hier **Anhänger „medizinischer Ideologien"** dar. Gerade in der Onkologie stoßen die Therapieverfahren des medizinischen Standards bei einigen Verfechtern alternativmedizinischer Verfahren auf starke Ablehnung, so daß zahlreiche Krebsdiäten oder etwa eine Konfliktlösung als erhoffte Alternative zur chirurgischen, chemo- oder strahlentherapeutischen Behandlung von Krebs propagiert werden. Zwar konnten viele solcher Multiplikatoren die Entstehungsphase des Internet geschickt nutzen, um ahnungslose Patienten mit unwahren Behauptungen von der Vorteilhaftigkeit der vertretenen „Behandlung" zu überzeugen, doch sind im Zuge der **Qualitätssicherung** seit einigen Jahren auch Gegenbestrebungen zu beobachten (**Quackwatch** (2003), **krebsinfo.de** (2003)). Das gesteigerte Bewusstsein über die mangelnde Verläßlichkeit medizinischer Informationen im Internet hat zur Folge, daß kritische Patienten gefundene statische Informationen über Außenseitermethoden in der Medizin nicht ohne Hinterfragen anwenden, sondern diese mit Drittinformationen abgleichen. Da sich dadurch eine gewisse Immunität bei den Patienten gegenüber unwahren Informationen eingestellt hat, gehen Verfechter solcher Außenseitermethoden nun vermehrt dazu über, in Patienten-Communities unter Vorspiegelung falscher Identitäten über ihre erfolgreiche Behandlung oder sogar Heilung zu berichten. Anders als bei statischen Informationsseiten kann der ahnungslose Patient im direkten, anonymen Austausch die Aussagen seines Gegenübers kaum überprüfen. Dabei profitiert der mißbräuchliche Nutzer von der Reputation der anderen Teilnehmer der Community, da man etwa in seinem „Stamm-Forum" routiniert den Austausch mit anderen Teilnehmern pflegt und Mißbrauch nur in anderen, unbekannten Foren vermutet. Erschwerend kommt hinzu, daß Verfechter von Außenseitermethoden neuerdings gezielt medizinische **Fachtermini** verwenden, um ihren wahren Hintergrund zu verschleiern. So wird die ideologische generelle Ablehnung der chirurgischen, chemo- oder strahlentherapeutischen Behandlung von Krebs mitunter auch als „Wait-and-see"-Strategie ausgegeben. Für den in der evidenzbasierten Medizin ungeschulten Patienten ist es ohne Kenntnis entsprechender Leitlinien nicht möglich, diese Vorgehensweise zu enttarnen.

Eine weitere bedeutende Personengruppe, die Mißbrauch in Communities betreibt, ist relativ heterogen, da Einzelpersonen dahinterstecken, die persönliche Motive hegen, indem sie etwa versuchen, durch **Vorspiegelung einer schweren Krebserkrankung** die Aufmerksamkeit anderer auf sich zu ziehen. Zwar benötigen solche Menschen selbst dringend Hilfe, doch stellen sie für den Betreiber oder Moderator der technischen Plattform einer Community zunächst einmal ein Problem dar, da sie mit ihrem Handeln das gegenseitige Vertrauen erschüttern. Die negativen Auswirkungen eines solchen Mißbrauchs auf die Community sind dabei um so stärker, je länger eine solche Person das Vertrauen anderer Teilnehmer ausnutzt. Diese Personengruppe unterscheidet sich damit von den anderen genannten, die aufgrund ihrer Motive nicht am persönlichen Austausch interessiert sind, sondern eine möglichst breite Masse ansprechen möchten und daher den einmaligen Kontakt suchen. Wenn ein redlicher Teilnehmer der Community herausfindet, daß der langjährige, vertraute Chat- oder Forumpartner seine Krebserkrankung nur vorgespielt hat, reagiert er meist mit der sofortigen Abkehr von der Community. Für den Betreiber oder Moderator ergibt sich dadurch die Aufgabe, solchen Mißbrauch so früh wie möglich zu unterbinden und die Teilnehmer auf das grundsätzliche Risiko solchen Mißbrauchs hinzuweisen. Inwieweit die kritische und vorsichtige Grundhaltung der Nutzer gefördert werden kann, ohne das grundsätzliche Vertrauen in Frage zu stellen, ist im Einzelfall zu entscheiden. Ein Verschweigen dieses Risikos sowie entdeckter Mißbrauchsfälle ist als Verletzung der **Sorgfaltspflicht des Betreibers oder Moderators** zu werten, da der Patient nicht nur abstrakt über einen Vertrauensmißbrauch geschädigt wird, sondern durch die falschen Informationen einer erfundenen Krankengeschichten auch gesundheitliche Schäden erleiden kann.

Wie weit solche erfundenen Krankengeschichten gehen können, zeigt der Fall der so genannten Chemokids, der bislang noch nicht aufgeklärt werden konnte. Die Homepage der Chemokids wurde vorgeblich von krebskranken Kindern erstellt, die wegen ihrer Erkrankung und der belastenden Behandlung den persönlichen Kontakt zu ihren Freunden nicht mehr aufrecht erhalten konnten und über das Internet Aufmunterung und neue Freunde suchten. Diese Website hat eine große Resonanz und Welle der Hilfsbereitschaft hervorgerufen (Wohlfahrt R (2002)). Der Leser war erschüttert, wenn er die mit Fotographien abgebildeten Kinder sah und ihre Krankengeschichten las. Offensichtlich waren jedoch alle Beteiligten erfunden; die Bilder krebskranker Kinder waren identisch mit denen auf amerikanischen Websites, wo jedoch andere Namen und Krankengeschichten angegeben waren. Nachdem diese Vorwürfe in den zahlreichen Communities, in denen zuvor Unterstützungsaktionen für die Kinder organisiert wurden, bekannt wurden, wurde die Website kommentarlos vom Netz genommen.

Obwohl die beschriebenen Motive des Mißbrauchs sehr heterogen sind, so sind die Vorgehensweisen doch ähnlich. Fast ausschließlich werden falsche Identitäten vorgespielt, so daß die dargebotenen Informationen über den Nutzer zumindest teilweise erfunden sind. Nur in den seltensten Fällen geschieht ein Mißbrauch offen, indem sich etwa ein Arzt oder Unternehmer direkt als solcher zu erkennen gibt und Patienten auffordert, sich an ihn zu wenden. Wie die Praxis zeigt, werden in vielen Fällen nicht nur einzelne falsche Identitäten vorgebracht, sondern gleich eine Vielzahl. So berichtet der Nutzer A von einem neuen exotischen Saft, mit dem er seine Krebserkrankung erfolgreich bekämpfen konnte. Die Nutzer B und C bestätigen dann seine Aussagen anhand eigener Erfahrungen und verteidigen ihn gegen kritische Bemerkungen anderer Nutzer. Dies erschwert dem Betreiber oder Moderator, entschieden gegen Mißbrauch einzuschreiten, da immer die Gefahr besteht, daß Nutzer zu Unrecht des Mißbrauchs beschuldigt werden. Schließlich kann es nicht im Interesse des Betreibers sein, jeglichen Austausch über Außenseitermethoden in der Onkologie zu unterbinden. Zudem sind die Grenzen zwischen den nicht-evaluierten Außenseitermethoden und solchen, die der Komplementäronkologie zugerechnet werden können, fließend. Daher ist es für den Moderator unerläßlich, zumindest Grundkenntnisse in den onkologischen Standardtherapien und der Komplementäronkologie zu besitzen (Schmoll HJ et al. (1999), Beuth J (2002)), um Aussagen und Empfehlungen von Nutzern beurteilen zu können.

Für den Betreiber oder Moderator ist aufgrund der beschriebenen Probleme auf den ersten Blick nur in den seltensten Fällen eine zweifelsfreie Identifizierung eines Mißbrauchs möglich. Meist sind über die inhaltliche Beurteilung der Aussagen eines Nutzers hinaus „kriminalistische" Nachforschungen unvermeidlich, bei denen die individuellen Daten eines vermeintlich mißbräuchlichen Nutzers ausgewertet werden. Hierzu zählen zum einen Daten, die von ihm offen angegeben werden wie z.B. sein (Nick-)Name und gegebenenfalls seine e-Mail-Adresse, sowie zum anderen Daten, die vom Webserver erhoben werden. Aufgrund der Bestimmungen des Datenschutzes und entsprechender Selbstverpflichtungen der Betreiber (Aktionsforum Gesundheitsinformationssystem (afgis) (2003), Health on the Net Foundation (HON) (2003)) ist die Zahl der auswertbaren Daten begrenzt. Da gerade in den onkologischen Patienten-Communities zumeist auf eine zwingende Nutzerregistrierung verzichtet wird, steht dabei die IP-Adresse des Nutzers im Mittelpunkt, die in der Regel in Log Files dauerhaft gespeichert wird (z.B. Apache HTTP Server).

Um einen möglichen Mißbrauch zu erkennen, sind vom Betreiber Maßnahmen zu etablieren, die etwa eine regelmäßige Sichtung neuer Forenbeiträge sicherstellen. Zusätzlich hat sich die Einrichtung einfacher Feedback-Möglichkeiten bewährt, mit denen die Nutzer etwa einen verdächtigen Forenbeitrag mit einem einzigen Klick dem Moderator melden können. Bei einem vermuteten Mißbrauch (wenn beispielsweise eine Außenseitermethode übermäßig empfohlen wurde) sollten zunächst alle beteiligten Identitäten überprüft werden. Der einfachste Nachweis eines Mißbrauchs besteht darin, daß bereits anhand der IP-Adresse die Vorspiegelung mehrerer Identitäten ersichtlich ist, da unterschiedlichen Identitäten dieselbe IP-Adresse aufweisen. Auch bei dynamischen IP-Adressen, die von Einwahl zu Einwahl wechseln, können über die sog. Traceroute zumindest vage Aussagen getroffen werden, ob mehrere Foreneinträge verschiedener Identitäten von einer Person getätigt wurden. Zusammen mit weiteren Daten des Webservers zum Betriebssystem des Nutzers oder der verwendeten Browserversion ergibt sich zumindest ein Indizienbeweis für die Vorspiegelung mehrerer Identitäten. Darüber hinaus kann überprüft werden, ob der entsprechende Nutzer andere Forenbeiträge

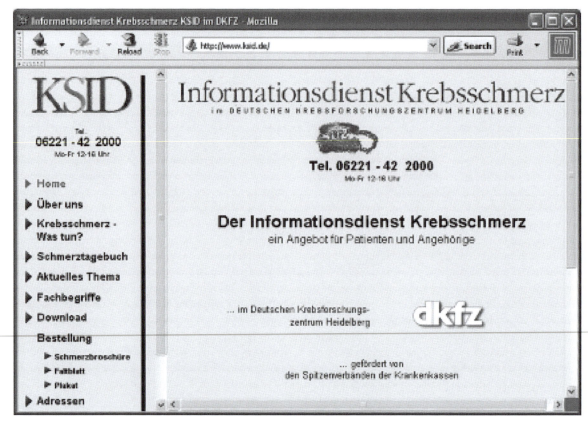

Abb. 2. Screenshot – Beratungsdienst für Krebspatienten vom **Informationsdienst Krebsschmerz (KSID)** (2003)

getätigt hat und somit an einem Austausch mit anderen Betroffenen interessiert scheint.

Für den Betreiber erschwerend ist die Tendenz, daß mißbräuchliche Nutzer zunehmend technische Hilfsmittel einsetzen. An erster Stelle stehen hier so genannte **Anonymizer,** die die wahre IP-Adresse des mißbräuchlichen Nutzers verschleiern sollen. Statische Anonymizer werden meist im Rahmen von Forschungsprojekten oder von Verfechtern der Internet privacy kostenlos angeboten werden und können z.B. als Proxy auch von Laien einfach konfiguriert werden. Eine größere Herausforderung für den Betreiber stellen allerdings dynamische Anonymizer dar, bei denen der mißbräuchliche Nutzer bei jedem Seitenaufruf eine neue dynamische IP-Adresse ungesicherter Proxies zugewiesen bekommt. Da die entsprechende Software allerdings meist aus den USA stammt und die geloggten IP-Adressen zum Bereich der amerikanischen ARIN oder der asiatisch-pazifischen APNIC gehören, ist es zur Zeit noch leicht zu erkennen, wenn ein solcher Anonymizer eingesetzt wird.

Dem Betreiber einer Community stehen **Gegenmaßnahmen** zur Verfügung, mit denen er die Gefahr eines Missbrauchs zumindest mindern kann. Um Gegenmaßnahmen überhaupt erst zu ermöglichen, sollte bei der Nutzung jeglicher Community-Elemente die IP-Adresse des Nutzers geloggt werden. Diese Daten ermöglichen den beschriebenen Vergleich vorgeblich unterschiedlicher Nutzer. Falls ein Mißbrauch nachgewiesen wurde, sollte z.B. über eine Whois-Abfrage beim **RIPE Network Coordination Centre** (2003) zunächst der entsprechende Provider des Nutzers ermittelt werden, bei dem unter Vorlage der IP-Adresse, der Nutzungszeit und einer Beschreibung des Mißbrauchs eine (Abuse-)Beschwerde erfolgen sollte mit der Bitte, daß die Verbindungsdaten des Nutzers über die üblichen 3 Monate hinaus gespeichert werden, um möglicherweise in einem Ermittlungsverfahren Verwendung zu finden. Bei gravierendem Mißbrauch (Beleidigung, Verstoß gegen AMG oder HWG) sollte unverzüglich Strafanzeige bei der Staatsanwaltschaft oder einer anderen zuständigen Stelle (Regierungspräsidien, Bezirksregierungen) erstattet werden, um einem erneuten Mißbrauch in Zukunft vorzubeugen. Wenn die Vermutung besteht, daß ein Arzt involviert ist, sollte die zuständige Landesärztekammer informiert werden. Bei akuten Verstößen wie etwa Flooding von Foren und Chats sollte der Betreiber sofort einschreiten und nicht zögern, zum Schutze der Mehrheit der Teilnehmer gegebenenfalls auch die Sperrung eines kompletten IP-Adreßbereich für den Zugang zur Community zu erwägen, um weiteren Mißbrauch zu verhindern.

Die wichtigste Maßnahme ist jedoch, daß der Betreiber oder Moderator bei Mißbrauchsfällen **Präsenz** zeigt und die Community-Teilnehmer sofort und umfassend darüber informiert. Dies geschieht am besten in der gleichen Form, in der auch der Mißbrauch stattfand, also beispielsweise bei Foren-Flooding durch entsprechende Foren-Einträge. Keinesfalls sollten solche Mißbrauchsfälle verschwiegen werden, weil sich dann der Betreiber oder Moderator einer Vertrauensverletzung gegenüber seinen Community-Teilnehmern schuldig macht und weiterer Mißbrauch provoziert wird.

Perspektiven

Mehr als andere chronisch kranke Patienten profitieren Krebspatienten von den Informations- und Kommunikationstechnologien des Internet. Ihre schwere und meist lebensbedrohende Erkrankung stellt sie vor eine existentielle Krise. Der damit einhergehenden Hilfs- und Hoffnungslosigkeit können sie gerade durch die Teilnahme an Communities entgehen. Der Grad der Organisierung in solchen virtuellen Selbsthilfegruppen rechtfertigt es, in der Onkologie von e-Patients zu sprechen. Leider ist gerade in diesem Bereich eine gehäufte Zahl von **Mißbräuchen** zu verzeichnen, denen die unterschiedlichsten Motive zugrunde liegen, was Betreiber und Moderatoren solcher Communities vor große Probleme stellt. Die geltende Rechtslage und die in der Entwicklung befindlichen Maßnahmen zur Qualitätssicherung bei Gesundheitsinformationen zielen darauf ab, daß der Betreiber nur solche Nutzerdaten erhebt, die für den laufenden Betrieb notwendig sind. Diese Grundtendenz des Schutzes der informationellen Selbstbestimmung ist gerade im Rahmen der Bereitstellung von Gesundheitsinformationen grundsätzlich zu begrüßen, da hier einer der sensibelsten Bereiche der Privatsphäre betroffen ist. Allerdings darf dies nicht zu einer Duldung oder Relativierung des Mißbrauchs führen. Denn langfristig nimmt die Community und mit ihr jeder Teilnehmer Schaden durch solche Entwicklungen. Auf der anderen Seite sollten sich Betreiber und Moderator immer bewußt sein, daß die redlichen Teilnehmer der Community im Mittelpunkt stehen. Denn nicht nur der Mißbrauch selbst, sondern auch die Bekämpfung von Mißbrauch birgt die Gefahr, daß der Austausch in der Community beeinträchtigt wird. Betreiber und Moderator müssen daher ihre Maßnahmen immer im Einzelfall in Hinblick auf die Community abwägen.

e-Patient-Communities

Hugo Kitzinger, Robert Hirsch und Silke Blohm

Einleitung

Der Wandel des deutschen Gesundheitssystems zu einer sektorübergreifenden integrierten Versorgung führt zu neuen Anforderungen: Optimale qualitätsgesicherte Patientenversorgung soll bei zugleich hoher Wirtschaftlichkeit erreicht werden. Voraussetzung für eine Effizienzsteigerung sind gut informierte, partizipierende Patienten und Ärzte, die sich auf dem neusten Stand des medizinischen Wissens befinden. Die Einlösung dieser Forderung wird durch die moderne Informationstechnologie begünstigt: Digitalisierung und Vernetzung ermöglichen den Austausch großer Datenmengen und die orts- und zeitunabhängige Kommunikation. Im Internet ist so eine neue Kommunikationsform entstanden: **virtuelle Gemeinschaften** (Communities).

Die Interessen und Bedürfnisse der Internetnutzer sind im Gesundheitsbereich vielseitig, sie reichen von:

- **Lifestyle- und Präventionsfragen** über
- **Krisenbewältigungsstrategien** bis zum
- **Online-Disease-Management** (Klein A et al. (2000)).

Patienten-Communities können in Zukunft eine informative und integrative Funktion auf allen Ebenen der medizinischen Betreuung erfüllen:

- Prävention,
- Diagnose,
- Behandlung und
- Nachsorge.

Um den Ansprüchen eines modernen Versorgungsmodells gerecht zu werden, sind jedoch noch zahlreiche institutionelle, strukturelle und rechtliche Hindernisse zu überwinden.

Virtuelle Communities

Virtuelle Gemeinschaften sind Gruppen von Menschen, die sich aufgrund **gemeinsamer Interessen, Probleme oder Aufgaben** zusammenfinden und voneinander profitieren wollen, und deren Mitglieder unabhängig von ihrem Aufenthaltsort interagieren können (Bullinger HJ et al. (2001)). Die ersten virtuellen Kommunikationsplattformen entstanden in den siebziger Jahren als Nebeneffekt wissenschaftlicher Computernetze. Sie ermöglichten den Wissenschaftlern neben dem reinen Datenaustausch die Kommunikation untereinander mit e-Mails und in Chats. Später etablierte sich das USENET als Anbieter von Online-Diskussionsforen, den sogenannten **Newsgroups,** deren Zahl schnell anstieg und eine thematische Gliederung und hierarchische Struktur der Inhalte nötig machte.

Die „Mutter aller Communities", **The WELL.com** (2003), stellte schon in den achtziger Jahren ein ausgefeiltes Konferenzsystem und einen e-Mail-Zugang für alle Teilnehmer zur Verfügung. Durch die Entwicklung des World Wide Web wurden Netz-Communities bei kommerziellen online-Anbietern wie CompuServe, AOL oder Btx/T-Online möglich.

Communities stellen somit eine übergeordnete interaktive Gemeinschaft dar, die mit Hilfe verschiedener digitaler Kommunikationswege eine Basis für ihre Ziele schafft.

Grundsätzlich lassen sich virtuelle Communities in:

- einer **technologischen,** die technischen Möglichkeiten beschreibenden,
- einer **sozioökonomischen,** d.h. die gruppendynamischen Aspekte beschreibend und
- einer **strategischen,** d.h. im weiteren Sinne das Geschäftsmodell beschreibenden **Dimension** betrachten.

Technologisch bestehen Communities aus drei verschiedenen Modulen:
- generische Informationsdienste
- personalisierte Informationsdienste
- Interaktionsdienste

Dabei können von den Betreibern der Community verschiedene Module eingesetzt werden, etwa ein Chat-Modul, Foren-Modul, Personalisierungs-Modul oder ein Mitgliederverwaltungs-Modul. Diese typischen Werkzeuge einer Community entfalten sich in vier Richtungen:
- synchron – asynchron (Chats – Foren),
- offen – geschlossen (News – Projektgruppen),
- 1:1 bzw. n:n-Verbindungen (Instant Messaging – Gruppenkommunikation),
- pull – push (Newsletter – Mailingliste) (Bullinger HJ et al. (2001).

In sozioökonomischer Hinsicht eröffnen virtuelle Communities einen räumlich und zeitlich grenzenlosen Kommunikationsraum. In Vergleich zu unseren bisherigen Kommunikationsgewohnheiten ist der virtuelle Raum singulär: Er ist gleichzeitig öffentlich und anonym, gemeinschaftlich und individuell (Burrows R et al. (2001)). Diese Eigenschaften verändern die Kommunikationsmuster seiner Nutzer, ein Teil der sozialen Interaktion verlagert sich in den Cyberspace. Traditionelle Bereiche des gesellschaftlichen Lebens wie Hilfe und Selbsthilfe verändern sich.

Communities schaffen einen Markt für neue Dienstleistungen wie Online-Information und -beratung oder elektronischen Handel. In einer virtuellen Gemeinschaft eröffnet sich ein dynamisches Verhältnis zwischen Geschäftsmodell und dem Einfluss des Nutzers, der durch seine Beiträge selbst Inhalte erzeugt und dadurch unmittelbar an der Steuerung teilhat.

Bei Community handelt es sich nicht bloß um Plattformen mit nutzergenerierten Inhalten. Jede virtuelle Community schafft eine komplexe Struktur, die wie eine reale Gemeinschaft verwaltet, moderiert und gegebenenfalls kontrolliert werden muss. Das erfordert einen technischen und personellen Aufwand, der unabhängig vom Geschäftsmodell Kosten verursacht, die mit ihrer Größe wachsen. Deshalb setzt eine funktionierende Community Mindestteilnehmerzahlen voraus. Ein Forum sollte eine Mindestanzahl von Einträgen pro Tag vorweisen, um dem Anspruch an Aktualität gerecht zu werden. Ein Chatroom wiederum benötigt wesentlich mehr Mitglieder als ein Forum. Man geht davon aus, dass sich permanent etwa zehn bis fünfzehn Nutzer in einem Chatroom aufhalten sollten, damit das Angebot angenommen wird (Döring N (2001)). Ein "Expertenrat" bzw. ein fachlich moderiertes Diskussionsforum funktionieren nur dann, wenn die Anfragen gleichermaßen zügig wie kompetent beantwortet werden.

Aus der Summe an Transaktionen folgt, dass schnell eine erhebliche Menge an Daten und Nutzerprofilen unter großen Aufwand verwaltet werden muss. Allerdings können genaue Nutzerprofile einen erheblichen Wert für den Anbieter darstellen. Sie geben Aufschluss über Interessen, Bedürfnisse und Konsumverhalten des Nutzers (Data Mining, Data Warehouse) und dienen der Erfassung von Kundenwünschen, der Kundenpflege und als Werbeplattform.

Communities können also nicht nur als öffentliches Diskussionsforum oder Informationsplattform fungieren, sondern in einer weiterentwickelten Form auch personalisierte Angebote erstellen. Letzteres erfordert aber einen wesentlich größeren administrativen Aufwand und ist mit erheblichen rechtlichen Problemen etwa beim Datenschutz behaftet. Zurzeit finden sich personalisierte Community-Angebote hauptsächlich in den USA.

Gesundheitsmarkt

Die Qualität der Leistungen im Gesundheitssystem in Deutschland ist weiterhin hoch, der dafür nötige Aufwand im weltweiten Vergleich ebenfalls. Die sinkenden Einnahmen der gesetzlichen Krankenversicherer und steigende Kosten für Medikamente erhöhen jedoch den finanziellen Druck auf das System. Diese Entwicklung und die traditionelle Zersplitterung des Gesundheitsmarktes verursachen einen starken Bedarf an Information und Integration der Akteure (Baur A et al. (2001)).

Die Entwicklung der elektronischen Medien hat dazu geführt, dass Patienten sich über das Internet mit zusätzlichen Informationen versorgen oder eine Zweitmeinung zu einem medizinischen Problem einholen (Eysenbach G und Diepgen TL (2001), Licciardone JC et al. (2001)). Allerdings bietet das Internet eine unüberschaubare Informationsflut und die Inhalte unterliegen keiner wirklichen Kontrolle (Viell B (2002)). Für den Gesundheitsbereich aber wird eine Systematisierung der Internetangebote und die Bewertung ihrer Stellung innerhalb des angestrebten komplexen Versorgungssystems notwendig. Virtuelle Patienten-Communities werden für die Entwicklung zu einem **integrierten Informations- und Versorgungsmodell** eine zentrale Rolle spielen. Die Frage wird sein, ob und wie die Integration eines Community-Konzeptes in ein umfassendes Versorgungssystem gelingen kann.

Patienten-Communities

Virtuelle Patienten-Communities entstehen nicht von selbst. Ihnen zugrunde liegt ein Interesse der Beteiligten an Information und Austausch unter bestimmten Austauschbedingungen. Diese Bedingungen sind **Anonymität** und **Authentizität, Datenschutz** und **Datensicherheit**, sowie Zugangsverfügbarkeit (Klein A et al. (2001)). Die ersten Patienten-Communities entstanden aus dem Selbsthilfegedanken, das Informations- und Austauschbedürfnis von unmittelbar Betroffenen war der Auslöser. Diese Communities sind in der Regel nicht fachlich betreut. Das Potential solcher Plattformen wurde auch von verschiedenen Leistungserbringern erkannt. Sie boten moderierte Gemeinschaften an oder haben sie in ihr übliches Informationsangebot integriert (z. B. **Lifeline** (2003)). Das Angebot alleine garantiert jedoch noch keine funktionierende Community. Viele kommerziell ausgerichtete Community-Angebote im Gesundheitsbereich scheiterten bislang an der Akzeptanz der Nutzer (BAUR C und Deering MJ (2001), Heitner M (2001)).

Für die Leistungserbringer, aber auch für Leistungsträger stellen Communities ein Mittel dar, gezielt Informationen über die Eigenschaften der Community-Mitglieder zu **erhalten (Data Mining).** Umgekehrt können sie die Foren für die gezielte Informationsversorgung ihrer Mitglieder bzw. Patienten nutzen **(Patient Empowerment).** Je nach Zielstellung können Communities also für alle Abschnitte entlang der medizinischen Versorgung der Bevölkerung Bedeutung erlangen.

Im Bereich der allgemeinen Prävention sind Communities ein unproblematisches Kommunikations- und Informationsmedium: Eine definierte Zielgruppe ist schnell und zuverlässig erreichbar, die verbreiteten Informationen sind eher allgemeiner Natur. Weitaus schwieriger stellt sich das für den Bereich der **Diagnostik** dar. Eine Diagnosestellung im Internet ist meist **nicht möglich** und auch nicht wünschenswert, der erforderliche Kontakt zwischen Patient und Arzt kann durch eine virtuelle Gemeinschaft nicht ersetzt werden. Patienten können jedoch durch das Netz zum mündigeren Patienten werden (Schröder P (2002)). Communities können zudem im Rahmen eines anonymen Erstkontaktes beim ratsuchenden Patienten **Schwellenängste bei sensiblen Fragestellungen verringern,** wie die Foren des Patientenportals **Die Kinderwunsch-Seite** (2003) (s. Abb. 1) zeigen. Damit wird der Weg zu einem Direktkontakt des Hilfesuchenden zum Arzt für eine gezielte Diagnostik oft erst bereitet (Jähn K und Mayer J (2001)).

Communities vereinen generische und individuelle Informationen in einem **räumlich und zeitlich unabhängigen Medium.** Sie können besser als jedes andere Medium auf akute Bedürfnisse reagieren, denn Schmerzen oder Fragen zu einem medizinischen Problem treten nicht zu festgesetzten Zeiten an festgelegten Orten auf. Bei der Behandlung chronisch Kranker, bei **Rücksprachen** zur Medikation oder potentieller Nebenwirkungen kann die digitale Patienten-Arzt-Kommunikation eine wesentliche Rolle übernehmen und zur Effizienz der Behandlung beitragen. Gleiches gilt für die **Nachsorge** nach operativen Eingriffen und vor allem die **Langzeitbetreuung** bei chronischen Erkrankungen. Dies ist bereits ein Bestandteil des Online-Disease-Management-Konzeptes. Hier entfalten sowohl der medizinische Aspekt (z. B. Verlaufkontrollen/Medikation) als auch der psychosoziale Aspekt von Communities ihre Wirkung. Gerade bei schwerwiegenden lebensbedrohenden oder tabuisierten Erkrankungen kann eine Patienten-Community Aufgaben übernehmen, die im direkten Kontakt weder auf medizinischer noch auf psychosozialer Ebene möglich sind.

Virtuelle Gemeinschaften können innerhalb eines vernetzten Systems mehrere grundlegende Versorgungsaufgaben übernehmen:

- **Informationsversorgung** durch Informationsräume – es geht weniger darum, neue Inhalte zu erstellen, sondern die vorhandenen Informationen in einen mobilen Informationsraum für eine ganz bestimmte Zielgruppe zusammenzufassen bzw. den richtigen Hinweis zu geben (Klein A et al. (2000)),
- **Bereitstellung einer Interaktionsplattform** zwischen Arzt-Patient, Patient-Patient oder Arzt-Arzt,
- sektorübergreifende **Gewährleistung von psychosozialem Support** für alle möglichen Zielgruppen, insbesondere solchen, die Ausgrenzung oder sonstiger gesellschaftlicher Isolation ausgesetzt sind.

Unterscheidet man nach Betreiber- bzw. Finanzierungsmodellen, lassen sich gegenwärtig drei Hauptkategorien von Communities im Gesundheitsbereich identifizieren:

- **Kommerzielle Angebote:** Communities in Fachportalen oder innerhalb von Industrieangeboten (z. B. **Netdoktor.de** (2003));
- **Privatinitiativen:** Foren für Ärzte oder Betroffene (z. B. **INKAnet.de** (2003) (s. Abb. 2));
- **Vereine, Institutionen:** Selbsthilfeorganisationen, öffentliche Initiativen, Krankenkassen (z. B. das **Kompetenznetz-Depression.de** (2003)).

Erwartungsgemäß besteht in diesem Bereich der Online-Analyse gegenwärtig eine **unklare Datenlage** (Cornford J (1999), Powell J und Clarke A (2002)). Die Verteilung der vorhandenen Angebote fällt auch hinsichtlich ihrer Nutzung sehr unterschiedlich aus: Eine aktuelle Studie aus dem Jahr 2001 über 60 deutsch- und 40 englischsprachigen Websites zum Thema Krebs fand in etwa einem Drittel ein Community-Angebot, konnte aber lediglich in neun der untersuchten Foren einen regelmäßigen Austausch von mehr als fünf Beiträgen pro Tag feststellen (Daum M et al. (2001)). Unterhalten wurden die Websites zu 64% von Vereinen und Institutionen, 18% basierten auf Privatinitiativen und 14% waren kommerzielle Angebote. Chats und Foren werden vorwiegend bei schwerwiegenden Erkrankungen, psychosozialen Problemen und tabuisierten Themen genutzt. Die Ergebnisse bestätigen die Erfahrung, dass die weit überwiegende Zahl der vorhandenen Community-Angebote im Gesundheitsbereich durch Selbsthilfegruppen und/oder öffentlich geförderte Initiativen getragen wird.

Der Zustand des Community-Marktes spiegelt mithin die überwiegende **Entwicklung von Communities "von unten"**, durch Nutzer und Betroffene wider. Insofern unterstreicht die gegenwärtige Situation die psychosozialen und informativen Bedürfnisse der Nutzer, ohne die Anforderungen an eine Steigerung der Effizienz des Versorgungssystems ausreichend berücksichtigt zu haben. Wie auch in vielen anderen Bereichen der Entwicklung von Internetapplikationen handelt es sich um einen spontanen, ungesteuerten Prozess. Ändert sich das nicht, könnte das Potential von Patienten-Communities durch eine Reihe von **negativen Begleiterscheinungen** beeinträchtigt werden, etwa dadurch,

- dass die von den Nutzern in Communities selbst erstellten und rezipierten Gesundheitsinformationen zwar einen erheblichen Zuwachs an Content bedeuten, oft jedoch kein tatsächlicher Wissenszuwachs sind,
- dass das Community-Angebot unüberschaubar ist,
- dass eine Qualitätskontrolle kaum möglich ist,
- dass die Vielzahl von Communities zum gleichen Thema zu einer erheblichen Streuung potentieller Nutzer und Experten gleichermaßen führt und damit ebenso zu einem Informationsverlust,
- dass vielen Communities die Möglichkeit fehlt, auf sich aufmerksam zu machen,
- dass der Zugang zur richtigen Information oft zufällig ist und eine Plattform fehlt, die eine Übersicht bietet.

Schlüsselaspekt für eine erfolgreiche Patienten-Community ist neben einer durchdachten technischen Infrastruktur und kompetenter redaktioneller Betreuung die Fähigkeit, die Mehrzahl der jeweils Betroffenen für die Community zu gewinnen und an sie zu binden. Nur so kann sich langfristig eine Gemeinschaft entwickeln, welche die Nutzer möglichst umfassend informiert und gleichzeitig den Betreibern Rückschlüsse über Bedürfnisse der Nutzer liefert. Dieses Ziel wird jedoch auf Dauer nur erreicht, wenn eine horizontale und vertikale Integration aller beteiligten Akteure in ein gemeinsames Konzept gelingt.

Virtual Community Care?

Ziel eines Virtual Community Care Konzeptes ist die Effizienzsteigerung im Versorgungssystem. Der Nutzer einer entsprechenden Community wird zunächst zu der für ihn wichtigen Information zu Prävention, Diagnose, Therapie oder sozialer Betreuung geführt **(Informationstrichter)**. Nach Diagnostik und Behandlung durch einen Arzt erfolgt die Integration in ein flexibles, orts- und zeitunabhängiges Nachsorgeprogramm mit interaktiven Community-Modulen. Dabei wird die Compliance gefördert. Virtual Community Care ist somit Bestandteil eines Disease-Management-Programms.

Zeit- und ortsunabhängige Versorgungssysteme und gut informierte Patienten führen zu einer effektiveren Ressourcennutzung im Gesundheitsbereich. Drei Aspekte sind dafür Voraussetzung:

- fachliche Kompetenz **(Content Management, Marktkompetenz),**
- technische Erfahrung **(Datenstruktur, Verwaltung, Auswertung),**
- wirtschaftliche Komponente **(Finanzierung, Marketing).**

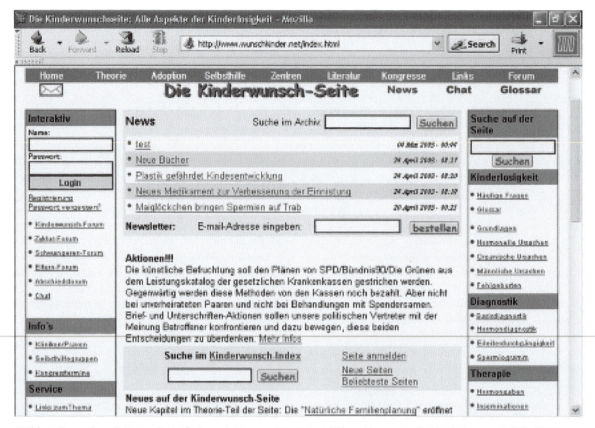

Abb. 1. Screenshot – Patienten-Portal für Reproduktionsmedizin, Geburtshilfe und Neonatologie Die Kinderwunsch-Seite (2003)

Damit eine Patienten-Community vom Nutzer angenommen wird, ist zusätzlich ein glaubwürdiges **unabhängiges Image** notwendig. In dem Spannungsfeld zwischen unabhängigen, nichtkommerziellen Interessengemeinschaften und dem Interesse von Industrie und Dienstleistern an gebündelten Informations- und Datenquellen wächst ein **spezifisches Verbraucherbewusstsein.** Dies erschwert Akteuren mit kommerziellem Hintergrund den direkten Zugang zu den Nutzern selbst dann, wenn es sich um reine Informations- und Supportangebote ohne kommerzielle Absicht handelt (Jupiter Media Metrix (2001)). Umgekehrt fehlen unabhängigen Anbietern oft die finanziellen Mittel und der Wissenshintergrund, um ihre Informationen auf dem Niveau der technisch-personellen bzw. redaktionellen Mindestanforderungen zu halten.

Sinnvoll kann daher nur eine Community-Struktur erscheinen, die Kompetenzen aller Bereiche bündelt. Eine **Zusammenarbeit von Leistungsträgern, Leistungserbringern, Pharmaindustrie und Interessengruppen der Patienten** (Selbsthilfegruppen, Vereinen) würde diese Struktur entscheidend voranbringen. Ein solches integriertes Modell, das den Interessen aller Beteiligten gerecht wird, ist aber bislang nicht realisiert. Insbesondere Finanzierungsmodelle müssen erst noch entwickelt werden.

Einen Schritt in Richtung Virtual Community Care gehen z. B. die vom Bundesministerium für Bildung und Forschung ins Leben gerufenen Kompetenznetzwerke in der Medizin, die im Rahmen einer dem Diagnosis Related Groups Konzept (DRG) folgenden Variante eine sektorübergreifende Verzahnung von Informationsangeboten im Interesse des Patienten versuchen (Hegerl U und Bussfeld P (2002)). Einen weitergehenden systematischen Ansatz liefert das **cosmos-Projekt** der TU München. Im Verbund verschiedener Universitäten, dem Krebsinformationsdienst des

5.5 · e-Patient-Communities

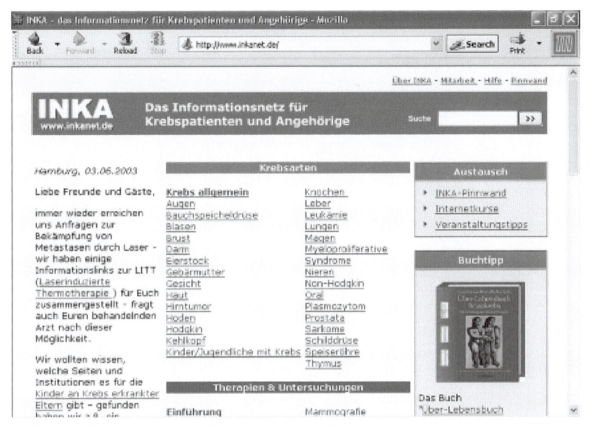

Abb. 2. Screenshot – Patienten-Portal für Krebserkrankungen INKAnet.de (2003)

DKFZ, weiteren Selbsthilfegruppen und einer Krankenkasse wird das viel versprechende Projekt **Brustkrebserkrankungen** (2003) mit Hilfe zweier Pilot-Communities (Life-Style und Brustkrebserkrankungen) umgesetzt (cosmos (2002)). Das Projekt umfasst nach einer Marktanalyse die Konzeption und Umsetzung solcher Communities sowie die anschließende Entwicklung von Service-, Geschäfts- und Betreibermodellen. Die Ergebnisse werden möglicherweise wegweisend für weitere Integrationsmodelle sein (Klein A et al. (2000), Reichwald R et al. (2000)).

Perspektiven

Trotz der stetig steigenden Nutzerzahlen sind das Internet und das deutsche Gesundheitssystem kein Traumpaar. Viele Akteure erkennen nur langsam die Vorteile des neuen Mediums.

Tatsächlich bergen virtuelle Gemeinschaften gewisse intrinsische **Risiken.** Dazu gehört z. B. die Gefahr unkontrollierter Selbsttherapie. Eine aktuelle Studie (Smith R (2001)) zeigt jedoch, dass Schädigungen der Gesundheit der Nutzer bislang Ausnahmeerscheinungen geblieben sind. Angebote wie z. B. atuline, die dem Nutzer gegen Gebühr konkrete diagnostische und therapeutische Hilfe versprechen (**atuline.com** (2003)) und womöglich nicht auf die Grenzen des Mediums hinweisen, begeben sich nicht nur in berufsrechtlicher Hinsicht auf eine Gratwanderung. Außerdem können Nutzer, die sich ausschließlich auf das Medium Community beschränken, in latenten sozialen Rückzugstendenzen bestärkt werden. Das gilt vor allem für Patienten mit emotionalen Störungen oder anderen mentalen Problemen. Für bestimmte Risikogruppen (z. B. Suizidgefährdete) könnten sich Communities als zweischneidiges Kommunikationswerkzeug erweisen. Dennoch scheinen die potentiellen Vorteile der virtuellen Gemeinschaft ihre möglichen Nachteile bei weitem zu überwiegen.

Im Zentrum der Versorgungssysteme der Zukunft soll der Patient stehen, der Arzt rückt von der Spitze einer pyramidalen Hierarchie in die Peripherie einer Gesamtstruktur. Das medizinische Wissen wird nicht länger individuelles Eigentum, sondern potentiell frei zugängliches Gemeinschaftsgut (Tatsumi H et al. (2001)), denn tatsächlich schafft die technologische Entwicklung eine "Demokratisierung der Information". Nirgendwo wird dies deutlicher als im Gesundheitsbereich (Gerber BS und Eiser AR (2001), Cain M et al. (2000)). Doch viele der ursprünglich hochgelobten Community-Eigenschaften, die für soziale "Netzwärme" sorgen sollten, wurden als "Mythen" bezeichnet: Selbstorganisation, Egalität oder Partizipation (Döring N (2001)). Für eine Reihe von virtuellen Gemeinschaften in der Netzgesellschaft mögen diese versprochenen menschenfreundlich-emanzipatorischen Eigenschaften tatsächlich ausgeblieben sein. Doch brauchen gut organisierte, redaktionell betreute und moderierte Patienten-Communities diesen Vorwurf nicht zu fürchten.

Entscheidend für den Erfolg von Virtual Community Care wird neben verlässlichen Qualitätskriterien eine sichere Orientierung im bislang völlig unüberschaubaren Informationsangebot sein. Notwendig ist eine sinnvolle Auswahl und die Darbietung in allgemein verständlicher Sprache. Der Nutzer muß sich rasch orientieren können und einen schnellen Zugang zu der gewünschten Information erhalten. Mit der Zunahme des Patientenwissens ist auch der Arzt gefordert, sich laufend auf den aktuellen Stand des jeweiligen medizinischen Wissens zu bringen. Eine institutionalisierte Interessengemeinschaft aus allen am Gesundheitsdienst Beteiligten könnte als Wegweiser und Qualitätswächter fungieren.

Der nächste und entscheidende Schritt auf dem Weg zu Virtual Community Care wird die Integration der verschiedenen Teillösungen unter Entwicklung funktionierender Geschäfts-, Service- und Betreibermodelle für das Community-Engineering im Gesundheitsbereich sein. Trotz der bisher dürftigen Ergebnisse nähren die bestehenden Integrationsversuche (z. B. das Aktionsforum Gesundheitsinformationssystem (afgis) (2003)) und systematische Forschungsansätze (cosmos (2003)) die Zuversicht, dass mittelfristig tragfähige Lösungen umgesetzt werden können.

Ärztlich moderierte Diskussionsforen

Karl Jähn

Einleitung

Für eine Betrachtung der Informations- und Interaktionsmöglichkeiten im deutschsprachigen WWW sind nicht nur die reinen Informationsangebote konventioneller Websites oder fachlich bzw. gesundheitsorientierter Portalbetreiber zu berücksichtigen, sondern auch alle weiteren Anwendungen für die Interactive Health Communication (IHC) (Gustafson DH et al. (1999)). IHC kann umschrieben werden als die Interaktion eines Individuums (Verbraucher, Patient, Gesundheitsversorger) mit einer Kommunikationstechnologie zum Austausch von Gesundheitsinformationen oder anderweitiger Unterstützung bei gesundheitsrelevanten Fragestellungen. IHC-Applications sind demnach:

- Gesundheitsrelevante Websites,
- Diskussionsforen (bzw. Newsgroups),
- Chatforen,
- Mailing-Lists (in englischer Sprache siehe Topica (2003)),
- CD ROMs und DVDs (vereinzelt mit Online-Anbindung).

In Bezug auf die kommunikativen Möglichkeiten und die Verbreitung spielen bei diesen Anwendungen die Diskussionsforen eine besondere Rolle, da sie die Vor- (und Nach-)teile der personenbezogenen, vornehmlich textbasierten Interaktion (in Analogie zur e-Mail-Funktion) und der zeitunabhängigen Wissensvermittlung (in Analogie zu einer Online-Datenbank) mit denen der Reichweite eines Massenmediums (durch die zeit- und ortsunabhängige Zugriffsmöglichkeit) miteinander verbinden: Die Nutzer eines zumeist einem Themenbereich oder einer Nutzergruppe zugeordneten Diskussionsforums können jederzeit Textbeiträge zu einem neuen Thema veröffentlichen (Postings), Antworten auf vorherige Beiträge hinzufügen (Follow ups) oder die gesamten so entstandenen Informationsstränge (Threads) in beliebiger Abfolge lesen. Beiträge von Moderatoren oder Webmastern sind dabei zumeist gesondert gekennzeichnet. Darüber hinaus verfügen diese in der Regel über gesonderte Administratorenrechte, wie z.B. die Möglichkeit, missbräuchliche Beiträge zu löschen. Bislang im WWW noch seltenere Formen von Diskussionsforen ermöglichen dem Moderator, oder eingehende Beiträge vorab zu sichten bzw. zu filtern oder dem Nutzer, den Einträgen HTML-Dokumente, Bilder oder Video-Files anzufügen. Eine weitere noch wenig genutzte Option ist die (heutzutage unorganisierte) Bewertung stattgehabter Beiträge bzw. Informationen.

Hier unberücksichtigt bleibt das so genannte Usenet (User Network – Sammelbegriff für das weltweite Netzwerk der Newsserver). Das bereits 1979 entwickelte und gegenüber dem WWW gesondert zu betrachtende Mitteilungssystem eignet sich ob der etwas schwierigeren Einrichtung und Handhabung weniger als ein breites Kommunikationsmedium.

Onlinedienste mit moderierten Diskussionsforen

Gemessen an den Visits (grob ermittelte Besucherzahl einer Website) ist der hauptsächliche Traffic von Gesundheitsportalen im Bereich der Diskussionsforen zu beobachten. Während nicht moderierte, so genannte freie Foren neben dem sinnvollen Austausch von („aktiven") e-Patients untereinander (je nach Kontrolle durch den Betreiber) auch der Verbreitung von unseriösen oder gar schadhaften Empfehlungen Vorschub leisten können, bergen ärztlich moderierte Foren die Chance, mit der fachlichen Kommentierung der Anfragen allgemeingültige aber dezidierte medizinische Informationen vermitteln zu können. Zudem werden die

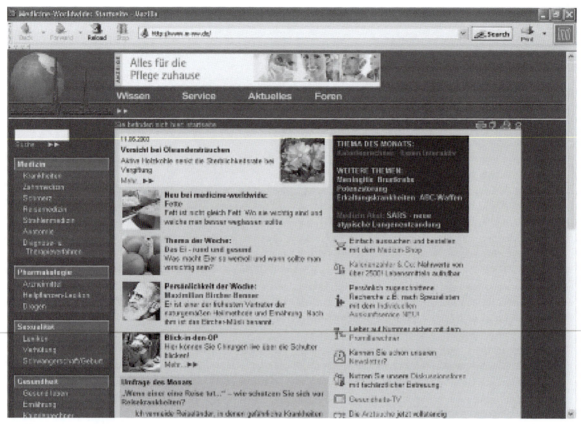

Abb. 1. Screenshot – Diskussionsforen auf Medicine Worldwide (2003), Online-Beratung für Patienten

einzelnen Postings in den verschiedenen Threads von einer weitaus größeren Anzahl von („passiven") Health Seekern zielgerichtet gelesen. Damit potenzieren sich der Aufklärungseffekt und die Imagebildung für das ärztliche Handeln um ein vielfaches.

Im deutschsprachigen WWW werden von verschiedenen Onlinediensten offen zugängliche und fachlich moderierte Diskussionsforen verschiedenster Themengebiete angeboten, z.B.:

— Deutsches Medizin-Forum (2003),
— FOCUS (2003),
— Lifeline (2003),
— Medicine Worldwide (2003) (s. Abb. 1),
— Qualimedic (2003).

Während die Einrichtung eines Diskussionsforums ohne nennenswerte zeitliche oder finanzielle Aufwendungen möglich ist, kann die Startphase schwierig sein. Solange nur vereinzelte Postings pro Tag zu verzeichnen sind und die geringe Anzahl der Alteinträge noch keinen Anreiz für das Verfassen eines eigenen Beitrages darstellt, kann sich keine Community bilden. Dies mag auch ein Grund sein, warum die „zeitabhängigen" Chatforen keine Bedeutung zu gewinnen vermochten. Gemäß eigener Erfahrungen (Jähn K und Mayer J (2001)) sind für die Ausbildung einer Community zahlreiche Einträge pro Tag bzw. eine vierstellige Anzahl Visits pro Tag notwendig, um auch das Interesse der dann oft täglich wiederkehrenden Vielnutzer zu gewinnen. Dieser Einschätzung entsprechen auch die Nutzungsentwicklungen jener Diskussionsforen, die sich einem spezifischen Fachthema verschrieben haben:

— Diabetes-world.net (2003),
— Dialyse-Online (2003),
— Die Kinderwunschseite (2003),

- Hungrig-online (2003),
- Impodoc.de (2003),
- Kompetenznetz Depression (2003).

Auf die Notwendigkeit von praktisch verwertbaren Studien über die Patientenbedürfnisse in den Diskussionsforen oder den damit verbundenen Limitierungen aus klinischer Sicht haben bereits im Jahr 2000 Mair F und Whitten P hingewiesen. Vorab verwies Meacham R (1999) auf die Chancen der so genannten cybermedizinischen Vorabinformation in Diskussionsforen zur Selektion und Delegation von medizinischen Problemfällen, die bislang nicht oder nur verzögert den Weg in eine kompetente Behandlung gefunden haben.

Die offen zugänglichen Diskussionsforen könnten ihren Stellenwert darin finden, Patienten zu erreichen, die ansonsten einer ärztlichen Beratung nicht zugänglich wären bzw. diese über das anonyme Medium Internet gegebenenfalls zu einem Arztbesuch zu motivieren (Juhnke C (2003)).

Darüber hinaus hat eine Umfrage unter 260 ärztlichen Moderatoren deutschsprachiger Diskussionsforen im Jahr 2001 ergeben, dass viele Anfragen auch dem Einholen einer (gemäß der Beschränkungen des Mediums vergleichsweise allgemein zu haltenden) Second Opinion entsprechen. Diese mehr von den e-Patients als von der Ärzteschaft forcierte Option könnte dereinst einem Doctor Hopping entgegenwirken, ohne die reale Arzt-Patient-Beziehung zu beeinträchtigen (Jähn K (2002)). Bereits aus diesem Grunde ist diese nur vermeintlich mit Chatforen assoziierte Kommunikationsform relevant, als eine neue Form der Informationsgewinnung für Gesundheitsinteressierte berücksichtigt zu werden – die Präsenz von fachkundigen Moderatoren vorausgesetzt.

Fachdiskussion und Online-Konsile für Ärzte

Sowohl einige Fachonlinedienste als auch Fachportale ermöglichen Medizinern den fachlichen Austausch untereinander. Einige bieten auch Expertenräte an, die über geschlossene Diskussionsforen Ärzten die Möglichkeit geben, ein Online-Konsil einzuholen (s. Abb. 2).

Abzuwarten bleibt, welchem Stellenwert die nunmehr im WWW einfach zu erreichenden Diskussionsforen für Ärzte neben dem direkten Austausch am Arbeitsplatz, dem Besuch von Konferenzen, der Kommunikation über Telefon oder e-Mails oder der Nutzung von Mailing-Lists für das Professional Networking werden erreichen können

(Washer P (2002)). Während erste demographische Anhaltspunkte über die aktiven oder passiven Nutzer von ärztlichen Diskussionsforen bekannt sind (Angelo SJ und Citkowitz E (2001)), fehlen bislang Studien zu dem möglichen Nutzen dieser praxisnahen Kommunikation- und Informationsform für die klinische Anwendung. Ein relevanter Faktor könnte dabei ein über Suchfunktionen aufgewertetes Archiv vorangegangener Postings sein, das zudem mit Kasuistiken oder weiterführender Literatur verknüpft sein könnte. Inwiefern im Umkehrschluss Diskussionsforen auch als Anreizsystem für die Akzeptanzbildung bei der Einführung der neuen e-Gesundheitskarte darstellen könnten, ist heute noch nicht Gegenstand der Diskussion.

Mit der Verbreitung der Nutzung des Internet etabliert sich eine interdisziplinäre Online-Forschung, die das Medium einerseits als Untersuchungsgegenstand und andererseits als Instrument für eine wissenschaftliche Datenerhebung analysiert (Bosnjak M und Batnic B (1999)). So kann z.B. die Diskussion über den Wandel der Arzt-Patient-Beziehung auch durch die wissenschaftliche Betrachtung von öffentlichen Diskussionsforen für Patienten und Gesundheitsinteressierte unterstützt werden. Die Sichtung der geposteten Informationen kann Aufschlüsse über die Bedürfnisse der Betroffenen geben und mögliche Forschungsgebiete aufzeigen (Eysenbach G und Wyatt J (2002)). Inwieweit sich dereinst auch ein konkreter methodischer Ansatz für einen epidemiologischen Erkenntnisgewinn ableiten lasssen mag, bleibt abzuwarten.

Medizinethische Aspekte

Während Diskussionsforen als offene Kommunikationsform unter Kollegen unbedenklich sind, dringen nichtmoderierte Diskussionsforen für konkret Hilfe suchende Patienten (e-Patients) oder Gesundheitsinteressierte (Health Seeker) quasi in die ärztlichen Beratungs- und Entscheidungsfelder ein – mit der Gefahr der Fehlinformation durch Patienten-Selbstberatung (Koubenec H-J (2001)) oder auch durch verdeckte kommerzielle Interessen einiger Nutzer (Culver JD et al. (1997)).

Im Gegensatz zu diversen Diskussionsforen von Selbsthilfegruppen oder privaten Einzelinitiativen im deutschsprachigen WWW, in denen dank einer konsequenten administrativen Betreuung Empathie und zwischenmenschliche Unterstützung verantwortungsvoll geleistet wird, ist die Mehrzahl der nicht ärztlich moderierten Diskussionsforen

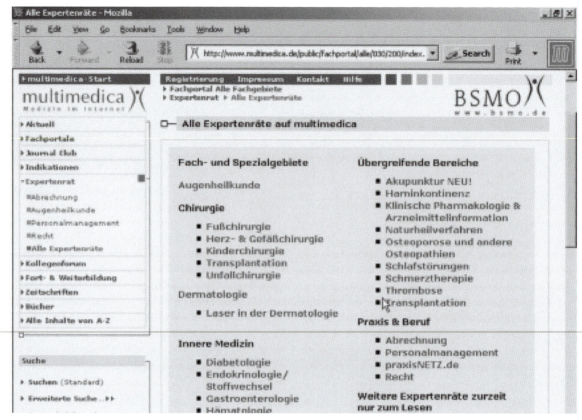

Abb. 2. Screenshot – multimedica (2003), inklusive Online-Beratung für Ärzte in Expertenräten

aus medizinethischer Sicht eher als bedenklich einzustufen. Eine ärztliche Moderation aller relevanten Postings erscheint sinnvoll, um die Chancen der zusehends genutzten neuen Möglichkeiten fördern und die damit verbundenen Risiken eingrenzen zu können.

Problematisch bleibt dabei das genaue Tätigkeitsprofil der ärztlichen Moderatoren in Diskussionsforen: Während in Portugal – in Übereinstimmung mit der e-Commerce-Richtlinie der Europäischen Kommission – sogar Nichtmediziner eine europaweite medizinische Beratung anbieten können, darf der Arzt in Deutschland gemäß Paragraph 7 der Musterberufsordnung der deutschen Ärztinnen und Ärzte (MBOÄ) (2003) „die individuelle ärztliche Behandlung, insbesondere auch Beratung, weder ausschließlich brieflich noch in Zeitungen oder Zeitschriften noch ausschließlich über Kommunikationsmedien oder Computerkommunikationsnetze durchführen." Betreiber von Diskussionsforen argumentieren demgegenüber, nur allgemeingültige medizinische Informationen im Sinne eines Information Brokerage zu vermitteln. Die Praxis zeigt jedoch, dass die Grenzen zwischen der Informationsvermittlung und der angewandten Medizin fließend sind. Der Arzt wird immer in der Verantwortung stehen, gemäß des jeweiligen Anliegens und des jeweils verwendeten Mediums angemessen zu handeln und die Art der Interaktion gegenüber dem Betroffenen klar zu kommunizieren (Eysenbach G (2000)). Für eine verantwortungsvolle Moderation von Diskussionsforen ist es unumgänglich, die Grenze zwischen der reinen Versorgung mit medizinischer Information und der Vergabe eines medizinischen Rates genauer zu definieren (Ferguson T (1998)).

Bisherige Initiativen zur Qualitätssicherung medizinischer Informationen im Internet beziehen sich entweder auf die öffentlichen, vornehmlich text- und bildbasierten

Inhalte von Webseiten oder auf die direkte e-Mail-Kommunikation zwischen Arzt und Patient. Diskussionsforen waren bislang – analog zu telefonischen Callcentern oder der Beratung über TV-Formate – kaum Gegenstand der Diskussion. Da jedoch die Qualität der ärztlichen Moderation in Diskussionsforen stark variieren und die Möglichkeit der dem Nutzer nicht ersichtlichen kommerziellen Ausrichtung der Informationsdienstleistung gegeben ist, sind spezifische Regularien dringend erforderlich.

Perspektiven

Zahlreiche Studien haben aufgezeigt, dass das Gespräch zwischen Arzt und Patient im klinischen Alltag gestört ist (Tautz F (2002)). Die Kommunikation zwischen Arzt und Patient muss für ein bestmögliches Ergebnis Information, Instruktion und Zuwendung enthalten (Siegrist J (1995)). Diskussionsforen könnten hierbei nach Ansicht sowohl von Nutzern als auch von ärztlichen Moderatoren (Jähn K (2002)) eine begleitende Rolle erlangen, wie z.B. bei:

- der Vermittlung gesundheitsrelevanter Informationen im Zuge der durch die Informationstechnologien forcierten Bedeutung der präventiven Gesundheitsaufklärung (Anderson JG et al. (2003)),
- dem Versuch, behandlungsbedürftige Patienten zu erreichen und zu einem Arztbesuch zu motivieren, die anderweitig nicht den Weg in die medizinische Gesundheitsversorgung gefunden hätten (Meacham R (1999)) – ohne dabei das möglicherweise vorhandene Streben nach einer Selbstbehandlung zu unterstützen,
- der Unterstützung des Patienten bei der Internetrecherche (Eysenbach (1999), Saccheti P et al. (1999)) und der Aufklärung über die Gefahren diagnostischer oder therapeutischer Empfehlungen im Internet.

Neben der Übertragung von Text- oder Bilddateien in einem Diskussionsforum ist bereits heute ein paralleles ggf. nicht-öffentliches Videoconferencing vorstellbar. Mit den weiter ansteigenden Übertragungsraten und der zu erwartenden Lösung der bislang diskutierten Sicherheitsprobleme werden verschiedene, heute noch mit Skepsis betrachteten Kommunikationstechnologien die anerkannten Standards früherer regionaler Telemedizin-Anwendungen erreichen können. Fraglich bleibt, ob die medizinischen Professionen sich den rasanten Entwicklungen anschließen werden, um die neue Kommunikation der Patienten untereinander (Johnsen JA et al. (2002)), die Prozesse für das mit einer hohen Erwartungshaltung behaftete Patient Empowerment sowie die Aktivitäten medizinassoziierter und -fremder Branchen im Internet mit zu gestalten.

e-Patient Relationship Management

Rolf Badenhoop und Christian Sattlegger

Einleitung

In etlichen Ländern ist die **Eigenverantwortung der Patienten** für ihre Gesundheit und deren Kosten bereits Realität. Auch in Deutschland wird sie nun zunehmend eingefordert. Damit erhöht sich die Nachfrage des Patienten nach medizinischen Informationen. In Zukunft werden vor allem chronisch kranke Patienten über einen besseren medizinischen Kenntnisstand verfügen und Einfluss auf ihre Behandlung nehmen.

Der Patient wird in Zukunft als Kunde betrachtet. Das führt zur steigenden Mitsprache des Patienten. Letztlich werden einzelne informierte Patientengruppen ein größeres Mitspracherecht bei Entscheidungen über Therapie und Medikation einfordern, was eine Verschiebung der Machtverhältnisse vom Arzt hin zum Patienten nach sich ziehen wird. In den USA ist diese Entwicklung bereits in Gang gekommen. Nicht nur die so genannten "Direct-to-Consumer"-Anzeigen in Print-Medien und im TV, sondern vor allem das Internet hat zu einer Verschiebung der Machtverhältnisse zwischen Arzt und Patienten beigetragen.

Der mündige Patient und Patientenbindungsprogramme

Früher war der Arzt der Entscheider über Diagnose und Therapie, der Patient willigte meist vertrauensvoll ein und respektierte Wissen und Erfahrung seines Therapeuten. Sein Kenntnisstand über Krankheiten und Behandlungsmethoden war niedrig. Nachfragen und Reklamationen beim Arzt oder medizinischen Personal gab es kaum, die Therapie-Compliance war je nach Schweregrad der Erkrankung durchschnittlich bis schlecht (<50%).

Heute haben sich die Gegebenheiten verändert: Der Patient will über seine Krankheit und mögliche Therapiealternativen Bescheid wissen und über den Behandlungsablauf und seine Lebensqualität während einer Therapie mitentscheiden. Besonders gilt dies für Entscheidungen zur Therapie von chronischen Krankheiten, bei akuten und bald abklingenden Beschwerden werden sie zumeist weiterhin dem Arzt oder Apotheker überlassen.

Allerdings sind die therapeutischen Angebote und Konzepte erklärungsbedürftiger geworden. Arzt und Patient müssen komplexe Wirkmechanismen und Behandlungsprotokolle verstehen, der Therapieerfolg steht und fällt mit einer umfassenden und dauerhaften Therapie, etwa bei Brustkrebs, Multiple Sklerose oder Psoriasis. Damit hat die Notwendigkeit des **Compliance Awareness** sowohl für den behandelnden Arzt als auch für den Patienten stark an Bedeutung gewonnen. Das bedeutet: Neben dem erfolgreichen Wirkprinzip muss zukünftig auch die Führung des Patienten bei der für ihn festgelegten Therapie sichergestellt werden.

Waren Recherchen über Krankheiten und deren Therapiealternativen bislang nur dem medizinischen Fachpersonal in speziellen Fachzeitschriften zugänglich, so hat die Entwicklung des Internet einen **globalen Zugang zu medizinischen Publikationen, Studien und Konferenzen** auch dem Laienpublikum ermöglicht. Dadurch ist für alle Beteiligten eine völlig neuartige Transparenz über Krankheiten und Therapien entstanden.

Neben dem Internet geben etwa auch **medizinische Call Center** von Gesundheitsdienstleistern, Krankenkassen oder der Industrie Informationen. Die Vorteile solcher Kanäle für die Nutzer sind die **stetige, individuelle Verfügbarkeit,** die kurzfristige Abrufbarkeit sowie eine weitgehend anonyme Nutzung. Dies kann in Vorbereitung eines Arztbesuches oder auch im Nachgang eines Krankenhausaufenthaltes von besonderem Interesse sein.

Der Endkonsument im Visier des Pharma-Marketings

Der informierte Patient beginnt Einfluss auf seinen behandelnden Arzt auszuüben. In dem Ausmaß, in dem der Patient die Produktwahlentscheidung des Arztes mitbeeinflusst, wird er zu einer wichtigeren Komponente in den Marketingstrategien der Pharma-Unternehmen.

Viele dieser Unternehmen sehen im Internet die große Chance, mit dem Patienten, dem Endkonsumenten ihrer Produkte, in direkten Kontakt zu treten. Während noch vor zwei Jahren knapp fünfzig Prozent der Unternehmen ihren Zugang zum Patienten als mangelhaft und stark verbesserungswürdig einschätzten, suchen sie inzwischen sehr gezielt den Kontakt mit dem Patienten (Cap Gemini Ernst & Young (2001)). Immerhin knapp sechzig Prozent der Pharma- und Diagnostika-Unternehmen in Deutschland und der Schweiz planen in naher Zukunft den Aufbau spezieller Patientenbindungsprogramme. Diese Programme können unter dem Oberbegriff Patient Relationship Management (PRM) zusammengefasst werden. Dabei bestehen die patientenorientierten Konzepte aus folgenden grundlegenden Bestandteilen:
- der Entwicklung neuartiger Produkt- und Dienstleistungsangebote,
- der Einrichtung und Verknüpfung vielfältiger Kunden-Kontaktkanäle (Internet, e-Mail, Call Center, Außendienst etc.),
- dem Einsatz neuartiger (Informations-)Technologien,
- der bewussten Neugestaltung von Geschäftsprozessen,
- der gezielten Beeinflussung von Einstellungen und Handlungsweisen der Mitarbeiter hinsichtlich der erweiterten Zielgruppenbetrachtung.

In jüngster Vergangenheit verlegte die Pharmaindustrie ihr Beziehungsmanagement zunehmend auf internet-basierte Aktivitäten. Es wird geschätzt, dass die Branche in den letzten Jahren eine Summe in Höhe von 0,5 bis 1% ihres Umsatzes im Online-Bereich investiert hat (Cap Gemini Ernst & Young, INSEAD (2001)). Demgegenüber mussten viele e-Health Unternehmen erkennen, dass etliche neue e-Business-Modelle auf Dauer nicht tragfähig sind. Der Markteintritt in dieser Branche ist für Neueinsteiger sehr riskant (z. B. WebMD, Dr. Koop.com oder Drugstore.com). Die hohe Komplexität des Gesundheitsmarktes verhinderte die schnelle Entwicklung und Umsetzung von vergleichsweise einfachen e-Health-Lösungen. Unabhängig davon haben heute mehr als drei Viertel aller Pharma-Unternehmen Abteilungen, die sich mit e-Business beschäftigen. Ziel ist es, das tatsächliche Potenzial von "e" für das eigene Unternehmen zu erschließen, wobei die meisten Unternehmen bereits über eine erste Internet- oder Intranet-Infrastruktur verfügen, welche die zukünftige Umsetzung von tragfähigen "e"-gestützten Initiativen erlaubt.

Instrumente zum Beziehungsaufbau mit dem Patienten

Das Internet und die eigene Homepage spielen bei der direkten Ansprache von Patienten und deren Bindung an das eigene Unternehmen bzw. Produkt eine dominante Rolle. Rund 84% von 38 befragten Pharma- und Diagnostika-Herstellern in Deutschland nutzen dieses Instrument. Die herkömmliche Werbung in Print-Medien, TV und Rundfunk erzielt in dieser Umfrage lediglich einen Wert von 46%, sogar die gedruckten Info-Broschüren über Krankheitsbilder liegen mit 70% deutlich hinter der Internetnutzung (Cap Gemini Ernst & Young (2002)) (s. Abb. 1).

Inhalte und Funktionen der Unternehmens-Homepages werden sich in den kommenden Jahren weiter verändern. Stehen heute noch Informationen zu den eigenen Produkten und entsprechenden Therapiemöglichkeiten im Vordergrund, so werden in Zukunft verstärkt interaktive Funktionen aufgebaut: Downloads über e-Mail-gestützte Beratung bis hin zu konkreten Bestellmöglichkeiten von Produkten oder Patiententagebüchern. Bislang werden die Inhalte nur sporadisch aktualisiert, die zukünftig zur Verfügung gestellten Funktionen müssten dann aber mehrmals im Monat angepasst werden.

e-Disease Management-Ansätze

Über 40% der Pharma-Unternehmen haben bereits erste Erfahrungen mit e-Disease-Management-Projekten sammeln können (Cap Gemini Ernst & Young, INSEAD (2001)). Bei diesen patientenorientierten Initiativen wurden vor allem internetbasierte Instrumente aufgebaut, die die Behandlung des Patienten durch den Arzt unterstützen sollen. Über die Verbesserung der Therapiekontrolle, der Compliance und der Lebensqualität des Patienten kann auch eine verstärkte Bindung an das eingesetzte Medikament erreicht werden. Die Möglichkeit, bestehende Werbeverbote für verschrei-

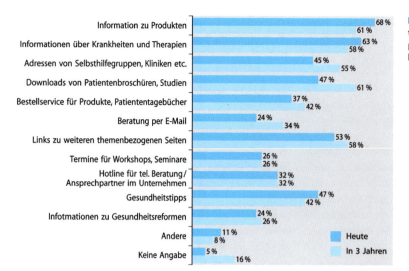

Abb. 1. Welche für Patienten relevanten Informationen beinhaltet Ihre Homepage? (n=38, Mehrfachnennungen möglich; Cap Gemini Ernst & Young (2002))

bungspflichtige Medikamente durch die **Platzierung von eigenen Produkten in standardisierten Therapie-Verfahren** zu umgehen, wird in Deutschland in den nächsten Jahren an Bedeutung gewinnen. Die jüngsten gesetzlichen Änderungen fordern den Aufbau verschiedener Disease Management-Programme und erlauben auch der Industrie die Option einer Beteiligung. Bestandteile dieser Programme werden online Health Communities sein, wie beispielsweise Pfizer sie bereits betreibt (s. Abb. 2). Pharma-Hersteller werden zunehmend die Verknüpfung mit industrieunabhängigen Internet-Portalen suchen, da diese in der Regel ein höheres Vertrauen bei Patienten genießen als eigene Produkt-Websites.

e-Health-Portale als e-Patient Relationship Management-Plattformen

In den letzten fünf Jahren hat es auf dem Gesundheitsmarkt in Deutschland bedeutende technologische Fortentwicklungen gegeben: etwa die medizinisch-technischen Weiterentwicklungen wie nicht invasive Diagnostika, minimal invasive Chirurgie, Telemedizin oder stärker am individuellen Krankheitsmuster orientierte Behandlungsformen (Beispiel Onkologie: Test Kit und Therapie). Zudem etablierten sich Anbieter mit neuartigen Geschäftsmodellen im Gesundheitsmarkt, die sich stärker an den Patientenbedürfnissen und weniger an einem pharmazeutischen oder technischen Produktportfolio ausrichten.

Die Schweizer Investoren der Metro-Gruppe (**Gesundheitsscout24** (Abb. 3)) oder Crédit Suisse/Winterthur (**Medvantis** Holding AG, Wiesbaden) konzipierten mit ihren Internet/Call Center-Angeboten völlig neue Dimensionen der e-Health-Dienstleistungsangebote.

Inspiriert von den Angeboten, die in den USA schon seit über zehn Jahren am Markt existieren, wurde in Internet und Call Center sowie in den Aufbau von Case und Disease Management-Ansätzen investiert. Nach einer konzeptionellen Phase erfolgt nun die stetige Umsetzung der Angebote.

Da die Geschäftsmodelle der frühen **e-Health-Portale** wirtschaftlich nicht tragfähig waren, liegt die Zahl der relevanten Portal-Anbieter im deutschsprachigen Raum mittlerweile unter fünfzehn. Der Grund für den Rückgang war unter anderem die geringe Bereitschaft der Nutzer, für Informationsangebote zu bezahlen.

Interaktive Gesundheitsbetreuung im Internet

Je nach Indikationsgebiet nutzen bis zu 80% der chronisch Kranken das Internet, um sich über ihre Krankheit und das therapeutische Angebot zu informieren. Dabei erwartet der Nutzer aktuelle, verständliche und gegebenenfalls personalisierte Informationen, kompetente Suchfunktionen und entsprechende Links. Dieses Angebot sollte tagesaktuell sein, rund um die Uhr erfolgen und über die nötige Seriosität und medizinische Kompetenz verfügen. Neben der Informa-

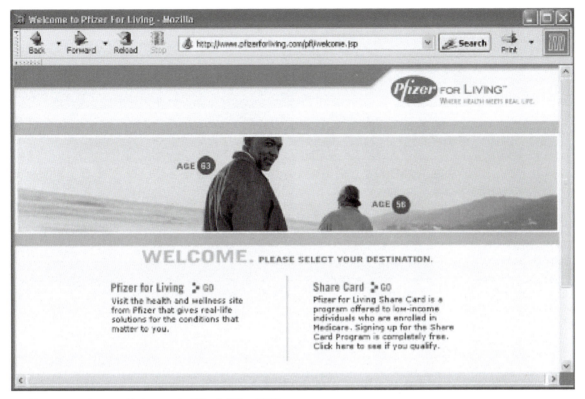

◘ **Abb. 2.** Screenshot – Health Community Pfizerforliving (2003)

tion sind Beratungsangebote gefragt, wie in Deutschland z. B. NetDoktor (2003) zeigt. Neben der Möglichkeit einer Expertenansprache wird darin der Zugang zu Hotlines, medizinischen Call Centern und gegebenenfalls einer e-Mail-Beratung sowie interaktive Chats mit anderen Betroffenen in Selbsthilfegruppen oder Gesundheitsforen angeboten. In einem nächsten Schritt wird ein Online-Gesundheitsshop mit Lieferung nach Hause eingerichtet.

Die e-Health-Geschäftsmodelle der Anbieter sind unterschiedlich ausgerichtet: Unabhängige Portale finanzieren sich über Werbung und gegebenenfalls Nutzergebühren, andere Anbieter wie Krankenkassen oder die pharmazeutische Industrie nutzen diesen Vertriebs- und Kommunikationsweg, um ihr Image und ihren Bekanntheitsgrad zu erhöhen und das eigene Produktangebot im Sinne eines Campaign Management gezielt anzubieten.

Ob dabei auch neue Arzneimittel-Distributionswege erschlossen werden können, ist von den rechtlichen Rahmenbedingungen der einzelnen Länder abhängig, aber auch davon, ob für den Verbraucher Zusatznutzen erkennbar ist. Projekterfahrungen von Cap Gemini Ernst & Young aus der Schweiz zeigen, dass selbst viele Jahre nach ihrer Einführung die Versandhandelsapotheke nur wenig genutzt wird (<5%).

Disease und Case Management als neue Serviceangebote könnten dem Informationsbedürfnis der Patienten entgegenkommen: Eine Befragung von über 2.100 Deutschen hat ergeben, dass sich immerhin 46% der krankenversicherten Patienten durch den Arzt in der Praxis schlecht informiert fühlen (Janssen-Cilag (1999)). Auch wenn niedergelassene Ärzte in Deutschland eine hohe Wertschätzung genießen, sind doch viele Patienten mit deren Erklärungen wenig oder überhaupt nicht zufrieden und fühlen sich mit ihrer Krankheit oft allein gelassen. In der Verknüpfung von Informationsangebot und Internet- sowie Call Center-basiertem Krankheitsmanagement liegt die Zukunft von differenzierten, am einzelnen Patienten ausgerichteten Disease- oder Case Management-Programmen (DMP, CMP). In Deutschland wurden seit dem 1. Juli 2002 die Kranken-

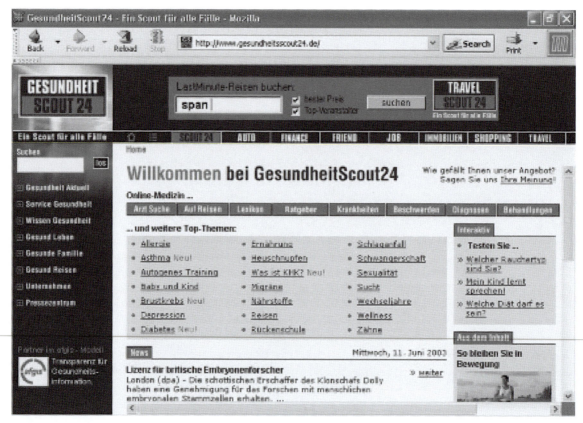

Abb. 3. Screenshot – Care-Management-Organisation Gesundheitscout24 (2003)

kassen per Rechtsverordnung verpflichtet, für ausgewählte Indikationen DMP-Programme einzuführen (z. B. Brustkrebs und Diabetes Mellitus). Gleichzeitig werden durch den Risikostrukturausgleich finanzielle Anreize für die Kostenerstatter geschaffen. Auch wenn die praktische Ausgestaltung dieser Programme immer noch diskutiert wird, werden nun erstmals Leitlinien-basierte Behandlungs- und Betreuungsformen entstehen, die neben einer Verbesserung der medizinischen Qualität auch eine Kostenersparnis bewirken sollen. Damit entstehen in Deutschland neue Strukturen der Prävention und Therapie von chronisch Kranken, die nur durch die Unterstützung durch IT-Medien wie Internet, Call Center und der Verknüpfung von Service- und Produktangebot erfolgreich sein können.

In den Internet Portalen der Krankenkassen wurden zunächst Informationen zum Leistungsspektrum der Versicherungspolicen der jeweiligen Krankenversicherung angeboten, im nächsten Schritt sind Informationsangebote zu Erkrankungen, möglichen Diagnose- und Therapieformen sowie Versorgungszentren hinzugekommen. Nun wird eine Ausrichtung auf Disease- und Case Management-Ansätze erfolgen.

Dem Patienten steht damit – insbesondere bei chronischen Erkrankungen – ein umfassendes und integriertes Versorgungsmodell zur Verfügung. Angeregt durch ein Angebot etwa seiner Krankenkasse, einen speziellen Service kostenfrei wahrzunehmen, nimmt er Kontakt mit seiner Versicherung bzw. einem beauftragten Gesundheitsdienstleister auf. Nach einer ersten Abfrage zu den Details seiner Erkrankung (Schweregrad, Beschwerden etc.) wird der Patient mit modernen (Selbst-)Diagnosegeräten, z. B. Blutzuckermessgerät, versorgt. In Zusammenarbeit mit dem Hausarzt kann er dann an einem Schulungsprogramm für seine Erkrankung teilnehmen. Dabei werden ihm nicht nur Informationen zum

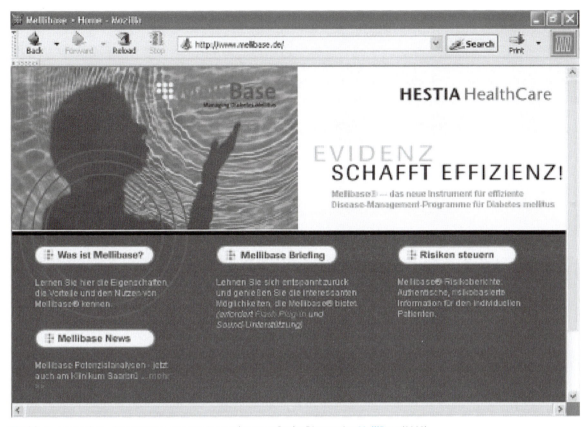

Abb. 4. Screenshot – Disease Management-Anwendung von Roche Diagnostics, MelliBase (2003)

Umgang mit seiner Erkrankung erteilt, er erhält zudem die Möglichkeit IT-Medien-unterstützte Angebote kennen zu lernen, etwa die Nutzung eines Internet-Schlagwortregisters, das von Ernährung über Urlaubsangebote bis hin zum Notfallregister alle Informationen per Knopfdruck anbietet oder ein prognoseorientiertes Softwaretool, das ihm und gegebenenfalls auch seiner Krankenkasse ein routinemäßiges Compliance Management ermöglicht (s. Abb. 4). So könnte etwa das Blutzuckerprofil in regelmäßigen Abständen an das medizinische Service Center übermittelt, eine Therapieverbesserung dem Patienten und der Krankenkasse aufgezeigt und in Notfällen sogar interveniert werden. Von dieser eigenverantwortlichen Mitarbeit des Patienten (Compliance Awareness), profitieren letztlich alle: der Patient selbst, sein betreuender Arzt, die Krankenkasse und die Pharma- bzw. Diagnostikaindustrie.

Perspektiven

Der informierte Patient steht im Vordergrund aller e-Health-Aktivitäten. Erfahrungen aus den USA zeigen, dass im nächsten Schritt alle an die Patienten gerichteten Behandlungs- und Betreuungsaktivitäten durch IT-Unterstützung verbessert werden müssen. Dem Patienten werden interaktive technologiegestützte **Erinnerungs- und Arzneimittel-Compliance-Angebote** gemacht, um den Behandlungserfolg zu optimieren ("real-time" Informations-Netzwerk). Allen beteiligten Leistungserbringern wird ermöglicht, die aktuellen Patienteninformationen – unter Berücksichtigung des Datenschutzgesetzes – zu erhalten und den Verordnungs- und Betreuungsprozess im Gesundheitsnetzwerk besser abzustimmen. Die Grundlage wird durch eine Datenplattform geschaffen, die sowohl Patientenbindungs- als auch Disease Management-Programme unterstützt.

Das Ziel muss es sein, Bedingungen zu schaffen, in denen der Erkrankte ein mündiger und informierter Patient werden kann. Zudem sollten Betreuungs- und Behandlungsqualität bei chronischen Krankheiten standardisiert werden, um die Qualität zu verbessern und Kosten zu sparen. Erste Erfahrungen in anderen Ländern, insbesondere in den USA, bestätigen, dass diese Ziele mit entsprechenden Programmen erreicht werden können. Alle Beteiligten im Gesundheitswesen in Deutschland sind nun gefordert, diese Ansätze zur Verbesserung der Patientenversorgung auch hierzulande umzusetzen.

e-Mail-Kommunikation zwischen Arzt und Patient

Karl Jähn und Julika Mayer

Einleitung

In den USA kommuniziert eine Vielzahl von Patienten mittels e-Mail mit der Praxis ihres behandelnden Arztes – im Jahre 2000 waren es bereits 3,7 Millionen. Eine britische Studie ergab, dass mittlerweile 33% der niedergelassenen Internisten bzw. Allgemeinmediziner mit ihren Patienten elektronisch korrespondieren. Und das Interesse von Seiten der Patienten steigt: Fast alle Patienten, die im Internet nach Gesundheitsinformationen suchen, würden sich wünschen, mit ihrem behandelnden Arzt per e-Mail in Kontakt stehen zu können (Ferguson T (2000)).

Als Vorteile eines Kontaktes zum betreuenden Arzt über e-Mail werden von Patienten die Geschwindigkeit, Unkompliziertheit, Bequemlichkeit und Nützlichkeit für die Klärung einfacher Fragestellungen sehr geschätzt. Daher wird prognostiziert, dass in naher Zukunft der Patientenbedarf dafür deutlich steigen wird und auch Ärzte zunehmend Interesse entwickeln werden, das Internet zu nutzen, um mit ihren Patienten in Verbindung zu bleiben (Larkin M (2000b)).

Im Vergleich zu den Patienten sehen Ärzte die e-Mail-Kommunikation mit den eigenen Patienten jedoch zur Zeit eher skeptisch. Ein wesentlicher Grund hierfür ist in der Sorge zu sehen, dass die sorgfältige Beantwortung der e-Mails eine zusätzliche zeitliche Beanspruchung mit sich bringen könnte statt eine Entlastung (Ferguson T (2000)). Darüber hinaus wird diese Tätigkeit in Deutschland nicht vergütet. Im weitgehend privat finanzierten amerikanischen Gesundheitswesen gibt es erste Entwicklungen, eine kostenpflichtige e-Mail-Konsultation zu etablieren, wobei die Patienten per Kreditkartennummer mit einer vom Arzt veranschlagten Gebühr belastet werden (Von Grätz G P (2002)). Diese Praxis wird von den Patienten gut angenommen.

Chancen eines e-Mail basierten Arzt-Patienten Kontaktes

Gemäß § 7 der Musterberufsordnung der deutschen Ärztinnen und Ärzte (MBOÄ) (2003) verbietet es sich dem Arzt „die individuelle ärztliche Behandlung...ausschließlich über Kommunikationsmedien oder Computerkommunikationsnetze durchzuführen." Ein e-Mail-Kontakt darf demnach nur einen ergänzenden Charakter zu einer bereits bestehenden Arzt-Patient-Interaktion innehaben. In diesem Sinne sind jedoch künftig verschiedene Aspekte für diese moderne Kommunikationsform vorstellbar, wie sich im Rückblick in Bezug auf die „Kommunikationstechnologie Telefon" in der medizinischen Praxis entwickelt haben (Spielberg AR (1998)). Im Vergleich zum Telefon ergibt sich hier auch die Perspektive der Einbindung einer beweiskräftigen Dokumentation in eine vorhandene Patientenkartei bzw. Praxissoftware und insbesondere in eine e-Patientenakte.

Eine elektronische Verbindung ist vor allem für chronisch Kranke sinnvoll. Sie könnten über die ärztliche Dokumentation hinaus in e-Patiententagebüchern oder e-Gesundheitsakten routinemäßig etwa Werte von Blutzucker oder Gewichtsentwicklung eintragen, der Arzt kann sie direkt einsehen (Larkin M (2000)).

E-Mails, die bislang üblicherweise zwischen den Patienten und ihrer ärztlichen Praxis ausgetauscht werden, beinhalten zum einen administrative Belange wie Terminabsprachen oder Bitten um Rezepte bei chronisch Kranken. Zum anderen werden aber auch zentrale ärztliche Aufgaben wie Befundübermittlungen, medizinische Ratschläge und Empfehlungen mittels elektronischer Kommunikation ausgetauscht. Eine computergestützte Korrespondenz ist z.B. dann nützlich, wenn Patienten nach dem Arztbesuch noch zu klärende Fragen haben. Oft vergessen Patienten während der Sprechstunde, wichtige Fragen zu stellen, haben Empfehlungen nicht ganz verstanden oder bereits beim Verlassen der Praxis wieder vergessen. Ein erneutes Aufsuchen des Arztes bzw. eine telefonische Nachfrage können mit einer e-Mail vermieden werden. Zudem bleibt sowohl für den Arzt als auch dem Patienten ein geschriebenes Dokument über die gegebenen Anweisungen, das sogar in der e-Patientenakte verwahrt werden kann (Kane B und Sands D Z (1998)).

Fürsprecher der elektronischen Kommunikation mit Patienten weisen darauf hin, dass die Beantwortung der Patientenanfragen per e-Mail auch zeitsparend sein kann, wenn es sich um einfache Fragen handelt, für deren Beantwortung vorgefertigte Antworttexte angepasst werden können. Borowitz S M und Wyatt J C (1998) berichteten über zweieinhalbjährige Erfahrungen aus einer pädiatrisch-gastroenterologischen Klinik, dass das Lesen und Beantworten einer e-Mail-Anfragen durchschnittlich vier Minuten in Anspruch nahm, wobei 81% der Anfragen von Eltern oder Verwandten kamen. Ein weiterer Vorteil von elektronischer Korrespondenz ist, dass Ärzte anders als bei telefonischen Fragen flexibel entscheiden können, wann sie die Anfragen beantworten möchten.

Fragen der Datensicherheit

Ungeklärt war bislang die Sicherheit der e-Mail-Kommunikation. Auch bei einer berufsrechtlich weniger strittigen, vornehmlich administrativ ausgerichteten e-Mail Kommunikation zwischen dem Arzt und seinen ihm persönlich vertrauten Patienten bliebe zu berücksichtigen, dass 90% aller Patienten die mit ihrem Hausarzt über e-Mail kommunizieren, auch vertrauliche Daten versenden (Neill RA (1994)). Bislang konnte nicht ausgeschlossen werden, dass elektronische Nachrichten von Dritten gelesen, kopiert oder gar verändert werden. Elektronische Nachrichten sind jedoch, zumindest beim unverschlüsselten Datenaustausch, leicht abhör- und manipulierbar (Weichert T (2000)). Darüber hinaus kann bei ungeschützten e-Mails auf einfachste Weise eine Absenderfälschung vorgenommen werden – ein Mißstand, der nur durch die Verwendung einer digitalen Signatur behoben werden kann.

Die etablierte Verfahrensweise von Kreditwesen und Handel, z.B. beim Online-Banking Rechtsgeschäfte mittels e-Mail abzuwickeln, lässt sich nicht ohne weiteres auf die Kommunikation zwischen Arzt und Patient übertragen. Banken und Handel gehen in ihrer Kommunikation mit dem Kunden von einem bestimmbar kleinen, aber dennoch vorhandenen Anteil verfälschter Datenübermittlung aus. Der daraus entstandene Schaden ist bezifferbar und wird in der Gesamtkalkulation auf alle Kunden umgelegt. Im Gesundheitswesen hingegen kann eine Verletzung der Schweigepflicht standesrechtlich und ethisch nicht hingenommen und einfach „verrechnet" werden. Die Sicherheitsmechanismen von Banken, Handel und Industrie sind auf die Übermittlung personenbezogener Patientendaten im Gesundheitswesen nicht übertragbar. Es müssen eigene Sicherheitsstrukturen gefunden und eingesetzt werden, um die Integrität der Arzt-Patienten-Beziehung zu wahren.

Ein weiteres Problem der e-Mail-Kommunikation ist wie bei jeder Datenübertragung die Gefahr der Übermittlung von bösartiger Software (Malware):

- Viren, d.h. vermehrungsfähige Programmsequenzen, die sich z.B. in dem Rechner des Empfängers an dort bestehende Programme anfügen (Nicht-überschreibende Viren), originale Programmsequenzen ersetzen (Überschreibende Viren), sich in dem Hauptspeicher des Rechners einnisten (Speicherresidente Viren) oder in vielfältiger anderer Weise versuchen, Schaden anzurichten (z. B. Source-Code Viren, Call Viren,...);
- Trojanische Pferde, d. h. Programme, die nach außen hin scheinbar korrekt arbeiten, zusätzlich aber noch in der Lage sind, verdeckte Operationen auszuführen. Obschon Trojanische Pferde nicht die Fähigkeit zur Selbstreproduktion innehaben, bergen sie ein hohes Gefahrenpotenzial;
- Würmer, d. h. im Gegensatz zu Viren eigenständig laufende Programme oder Skripte, die vollständige Kopien von sich selber anfertigen können.

Sicherheitstools, wie die häufig zu aktualisierenden Virenschutzprogramme (mit ihrem Digitalen Immunsystem (DIS)), Firewalls oder entsprechende Verhaltensmaßnahmen können eine gewisse Sicherheit gewährleisten (vgl. Taskforce "Sicheres Internet" (2003)). Vor allem Letztere können auch gegenüber den so genannten Makroviren Schutz bieten, die sich in einer der e-Mail angehängten Datei befinden können, die z. B. mit einem Textverarbeitungs- oder Tabellenkalkulationsprogramm erstellt worden ist.

Eine ausreichende Lösung für den geforderten Viren- und Datenschutz wird jedoch eher in dem gegenüber dem Internet zumindest einseitig abgegrenzten Intranet zu finden sein, in denen die Nachrichten mit Hilfe von Verschlüsselungsverfahren zusätzlich gesichert werden, so dass

5.8 e-Mail-Kommunikation zwischen Arzt und Patient

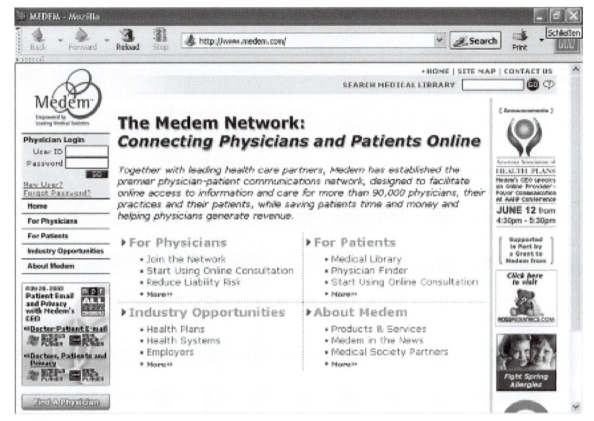

◘ Abb. 1. Screenshot – Secure Messaging zwischen Ärzten und ihren Patienten mit der Unterstützung des Patienteninformationsdienstes medem (2003)

z.B. dem Empfänger einer e-Mail auch die Authentizität des Absenders zugesichert werden kann.

Secure Messaging für Ärzte

Sowohl die Frage der sicheren E-Mail-Kommunikation als auch das Problem der Nichtvergütung ist in den USA in einer gemeinsamen Anstrengung zahlreicher Fachgesellschaften bearbeitet worden: Der Onlinedienst Medem (2003) bietet ein eigens entwickeltes, in Praxishomepages integrierbares System für Secure Messaging zwischen authentifizierten Ärzten und ihren Patienten an, das an ein Abrechnungssystem angebunden ist. Das Geschäftsmodell sieht vor, dem Patienten 20–30$ für eine Online Consultation in Rechnung zu stellen (s. ◘ Abb. 1).

Für die Kommunikation im deutschen Gesundheitswesen könnte sich der von dem Verband der Deutschen Arztpraxis-Software (VDAP) (2003) entwickelte Quasistandard VDAP Communication Standard (VCS) etablieren, der die notwendigen Schnittstellen zu Praxis-Softwaresystemen und Kartenlesegeräte berücksichtigt und dessen Verschlüsselungsverfahren (Public-Private-Key) z.B. von dem Deutschen Gesundheitsnetz (DGN) (2003) oder Telemed (2003) als so genannte Trustcenter koordiniert wird.

Unabhängig von der Wahl des Sicherheitsstandards wird sich die geplante Einführung der Health Professional Card (HPC) als sinnreich wenn nicht gar notwendig erweisen.

US-Richtlinien für die e-Mail-Korrespondenz mit Patienten

Als Orientierung zum richtigen Einsatz von computerbasierter Kommunikation mit Patienten gibt die **American Medical Informatics Association's Internet Working Group (AMIA INT-WG)** (2003) seit 1998 Richtlinien heraus, die zwei Schwerpunkte besonders berücksichtigen:
- die Gewährleistung einer effektiven, zuverlässigen Kommunikation mit dem Patienten,
- die Einhaltung rechtlicher und ethischer Vorgaben.

Zur Gewährleistung einer effektiven, zuverlässigen Kommunikation sind gemäß der Richtlinien die folgenden **Abmachungen mit dem Patienten** hilfreich (Kane B und Sands D Z (1998)):
- Vereinbarung einer maximalen Bearbeitungsfrist von z.B. 2 bis 3 Tagen;
- Hinweis darauf, dass die e-Mail-Korrespondenz nicht für dringliche Anfragen geeignet ist (z.B. eine Beschränkung auf Rezeptanforderungen, Terminabmachungen, Befundübermittlungen und medizinische Auskünfte);
- Verweis darauf, wer außer dem direkten Adressaten die Nachricht noch einsehen kann (z.B. von dem Arzt konsultierte Kollegen oder Vertretungen);
- Bitte um die Angabe des vollständigen Namens des Patienten, da e-Mail-Absender nicht immer aussagekräftig sind;
- Bitte um die Nennung des Nachrichteninhaltes gemäß vorgegebener Kategorien in dem „Betreff"-Feld, zur Vereinfachung der Bearbeitung.

Gerade von größeren Kliniken, wo ein exklusiver und vertraulicher Umgang mit e-Mails nicht immer vorausgesetzt werden kann, sollten auch **inhaltliche Einschränkungen** vorgenommen werden, z. B. bei HIV-Infektionen, Geisteskrankheiten oder auch einer Arbeitsunfähigkeit.

Diese verschiedenen Abmachungen sollten mit dem Patienten besprochen und in der Akte dokumentiert oder in gedruckter Form vom Patienten ggf. unterschrieben werden. Auf der Rückseite von Visitenkarten lassen sich einige Regelungen auflisten (Tab. 1).

Der **Umgang mit Nachrichten im Praxisablauf** sollte ebenfalls klar geregelt sein:

Tabelle 1. Beispiel für Patienteninformationen zur e-Mail-Kommunikation auf einer Visitenkarte

dsands@caregroup.harvard.edu

Please Follow These Rules to Improve Communication

- Use alternative forms of communication for:
  - emergencies and other time-sensitive issues
  - sensitive information (do not assume e-mail is confidential)
- Be concise
- Put your name and identification number in the subject line
- Keep copies of e-mail you receive from me
- I may save e-mail I send and receive in your record
- I may share your messages with my office staff or with consultants (if necessary)

- Einrichtung einer automatischen Antwortfunktion, die dem Patienten den Eingang seiner Nachricht und die zu erwartende Bearbeitungszeit mitteilt;
- Hinzufügung des Hinweises an den Patienten, sich telefonisch an die Praxis zu wenden, wenn eine persönlichere Kommunikationsform erwünscht ist oder ein dringendes Anliegen vorliegen könnte;
- verbindliche Anfrage nach einer kurzen Empfangsbestätigung der ärztlichen Antwort, wenn diese wichtige Informationen enthält;
- Ausdruck sämtlicher Korrespondenzen und Aufbewahrung in der Patientenakte;

Wenn **Rundmails** mit Informationen an alle Patienten verschickt werden, sollte unbedingt darauf geachtet werden, **geblindete Kopien** zu verwenden ("blind cc"), damit die Patienten-Empfänger nicht untereinander erkennbar sind.

Bei den **Antworten** sollten Ärzte darauf achten, eine gewisse Diskretion einzuhalten, da die Patienten eventuell weniger Sicherheitssysteme für Programme und Bildschirme haben, als erforderlich. "Ergebnis Ihres HIV-Tests" etwa ist keine akzeptable Angabe in dem Betreff-Feld. Die Wortwahl der e-Mail sollte sachlich sein, auch wenn manche Patienten dazu tendieren, per e-Mail Gefühle stärker auszudrücken, als sie es vielleicht wagen, wenn sie dem Arzt direkt gegenüber sitzen. Geschriebene Antworten mit leichtfertigen, unbedachten emotionalen oder allzu kritischen Untertönen werden unter Umständen von Patienten Monate oder Jahre aufbewahrt und können den Arzt lange Zeit verfolgen.

Über die beschriebenen Richtlinien hinaus gibt es Empfehlungen, die Patienten eine **Einwilligung** zur Benutzung von Internet-Kommunikation unterschreiben zu lassen, um den inhärenten Unzuverlässigkeiten und Risiken der e-Mail-Korrespondenz vorzubeugen. Darüber hinaus sollte man die Patienten über entsprechende existierende technische Sicherheitsvorkehrungen in der Praxis aufklären, also über den generellen Sicherheitsgrad des Internet, die Existenz einer Firewall oder Verschlüsselungsmechanismen. Ferner sollten Patienten darauf hingewiesen werden, dass technische Störungen, die außerhalb der Verantwortlichkeit des Arztes liegen, die Zuverlässigkeit einer e-Mail-Korrespondenz beeinträchtigen können, wie Systemzusammenbrüche oder Speicherkapazitäten. Außerdem sollten geöffnete e-Mails nicht auf dem Bildschirm belassen werden und Bildschirmschoner mit Kennwörtern geschützt sein.

Perspektiven

Mit dem Einsatz der Internet-Technologie in der Arztpraxis verbinden sich etliche Vorteile: Routine-Anfragen können schneller beantwortet, unnötige Wiederholungsbesuche vermieden werden. Der Arzt kann auch auf einer eigenen Website Informationen vermitteln. Das ist begrüßenswert, denn insgesamt zählen die Informationen, die durch die Praxis des behandelnden Arztes verbreitet werden, zu den Online-Gesundheitsangaben, die sich Patienten am meisten wünschen (Ferguson T (1998)).

Die Gefahren des Internet liegen in der Sicherheit, aber auch in einer ungeregelten Kommunikation. Abmachungen mit dem Patienten über den Inhalt und Umfang der übermittelten Daten sind unerlässlich. Vor allem muss beim elektronischen Kontakt mit dem Patienten sichergestellt sein, dass die **persönliche Arzt-Patienten-Beziehung** nicht durch eine Geräte-Patienten-Beziehung ersetzt wird. Es muss für Ärzte und Patienten außer Frage stehen, dass die neuen Kommunikationstechnologien niemals das ärztliche Beratungsgespräch, die Anamnese und die körperliche Untersuchung ersetzen, da diese eine unerlässliche Vertrauensbasis schaffen und für eine qualifizierte Betreuung unerlässlich sind. Dennoch könnte der e-Mail-Kontakt z.B. auch eine Ergänzung zu der Arztkonsultation oder vereinzelt auch zu dem Hausbesuch sein. Der bequeme und günstige Weg der Informationsvermittlung könnte zumindest das eine oder andere Telefonat oder einen Wiederholungsbesuch ersetzen. Mittmann R und Cain M (1999) gehen davon aus, dass die Ärzte e-Mail akzeptieren werden, wie zuvor Fax und Telefon. Allerdings konnte auch in den USA bislang nicht verzeichnet werden, dass durch e-Mail-Kommunikation die Anzahl der Routine-Arztbesuche vermindert werden (Larkin M (2000)).

Die Kommunikation über die neuen – auch mobilen – Kommunikationstechnologien wird im Praxisalltag des Arztes in Zukunft stark zunehmen. Ob aber schließlich diese Form der Kommunikation ihre Vorzüge voll entfalten kann, hängt entscheidend davon ab, wie die niedergelassenen Ärzte – aber auch die Krankenhäuser – den Umgang mit dem Internet organisieren. Die Ärzte und Krankenhausverwaltungen stehen dabei vor einer großen Herausforderung, der sie sich aber letztlich nicht werden entziehen können.

Arzt-Patienten-Beziehung im Wandel

Julika Mayer

Einleitung

Mit der Verbreitung des Internets offenbaren sich zweierlei Aspekte: Zum einen bieten die leicht zugänglichen und oft redaktionell bearbeiteten Inhalte zahlreicher Gesundheitsportale die Möglichkeit, sich über eine Erkrankung, eine Therapie- oder eine Präventivmaßnahme zu informieren. Dem Arzt wird somit, solange es nicht jetzt schon der Fall ist, zunehmend ein besser informierter Patient gegenübertreten, der aufgrund seines Wissens ärztliche Maßnahmen mit beeinflussen und bestimmen möchte. Zum anderen aber sind der Patientenautonomie Grenzen gesetzt, denn letztlich obliegt dem Arzt die Verantwortung, die medizinisch am ehesten indizierte Maßnahme anzuraten. Sowohl die für ein Laienpublikum konzipierten Online-Informationen als auch der Zugang zu schwer verständlicher Fachinformation aus nunmehr öffentlich zugänglichen medizinischen Datenbanken können auch zu Missverständnissen zwischen Arzt und Patient führen.

In diesem Spannungsfeld bewegt sich der Einsatz des Internets vor allem während der ersten Phase einer Patientenkarriere, also dann, wenn eine Erkrankung neu diagnostiziert oder eine neue Behandlung begonnen wurde.

Entwicklung der Patientenautonomie

Ein Vertrauensverhältnis zwischen Arzt und Patient ist die Grundvoraussetzung für die Ausübung des ärztlichen Berufes. Der Patient wendet sich hilfesuchend an den Arzt. Bei seinem Handeln ist der Arzt nur seinem Patienten verpflichtet. Das Arzt-Patienten-Verhältnis beginnt im Normalfall mit einem Gespräch und der Erhebung der Anamnese. Es folgt die körperliche Untersuchung, die dem Patienten eine verantwortliche Gründlichkeit vermitteln muss. Wenn schon bei der ersten Begegnung technische Untersuchungen Vorrang haben, kann das notwendige Vertrauensverhältnis nicht entstehen (Schlungenbaum W (2001)).

Darüber hinaus wird das Arzt-Patienten-Verhältnis wesentlich durch die Art der Erkrankung beeinflusst. Vom Chirurgen erwartet der Patient einzig operatives Geschick, während sich der Arzt bei der Betreuung einer chronischen Erkrankung immer wieder neu bewähren muss.

In den letzten Jahrzehnten hat sich in den meisten Teilen der westlichen Welt die Beziehung zwischen Patienten und Arzt grundlegend geändert. Bis ins 19. Jahrhundert war das Verhältnis vornehmlich paternalistisch ausgerichtet: Aufgrund seines Wissens- und Erfahrensvorsprunges traf der Arzt allein die bestmögliche Entscheidung, während der Patient seinen Anweisungen zu folgen hatte.

In einer humanistisch-demokratischen Gesellschaft, in der jeder Mensch die Verantwortung für sein eigenes Tun selbst trüge und in der die meisten Menschen über einen Bildungsstand verfügen, der zumindest ein Teilverständnis von medizinischen Sachverhalten erlaubt, ist ein medizinischer Paternalismus in vielen Bereichen unangebracht und anachronistisch. Das Prinzip der Patientenautonomie hat das des Paternalismus weitgehend abgelöst. Der Patient wird im Gesundheitswesen zu einem kooperierenden, gleichgestellten Partner, der Einfluss auf die Arzt- und Therapiewahl nimmt und diese maßgeblich sowie autonom mitbestimmt. Die Massenmedien und nicht zuletzt das World Wide Web haben dieser Entwicklung durch die Vermittlung von Fachinformationen für Laien entscheidend zum Durchbruch verholfen.

Damit der Patient in der Lage ist, einen kompetenten Entschluss treffen zu können, sollten vier Vorbedingungen erfüllt sein:
- Der Patient muss über genügendes Wissen und Verständnis verfügen.

- Der Patient muss die Möglichkeit, die Fähigkeit und die Zeit zum Überlegen haben.
- Ein Entschluss darf nicht erzwungen sein.
- Ein Entschluss sollte authentisch sein, d. h. soweit als möglich mit der Weltanschauung des Patienten übereinstimmen, um als von einem entscheidungsfähigen Menschen kommend zu gelten. Einen Patienten in diesem Aspekt zu unterstützen und so zur Autonomie zu befähigen, bezeichnet man auch als Patient Empowerment.

Patient Empowerment

Der Gedanke des Empowerment (engl.: Ermächtigung, Bevollmächtigung, Übertragung von Verantwortung auf Untergebene) des Patienten lässt sich verstehen als eine Befähigung zur aktiven Bewältigung seiner gesamten gesundheitlichen Situation. Dieser ist neben dem Umgang mit akuten Krankheiten eine Umsetzung von gesundheitsfördernde Verhalten zuzurechnen. Dazu müssen die Handlungs-, Entscheidungs- und Kontrollspielräume des Patienten zunehmen. Gleichzeitig steigt seine Eigenverantwortung. Das Bewusstsein eines Patienten, Situationen und Ereignisse prinzipiell beeinflussen zu können, hängt auch wesentlich von der Kompetenz ab. Die Vermittlung des benötigten Wissens ist somit ein essentielles Instrument für das Patient-Empowerment.

Beim Empowerment von Patienten lassen sich unterschiedliche Intensitätsgrade identifizieren:

- **Einwilligung in eine Behandlung** – sie ist ohnedies schon unerlässliche Voraussetzung für das ärztliche Handeln,
- **Vorschlagsrecht** – der Patient geht mit eigenen Vorschlägen auf den Arzt zu,
- **Auswahlrecht**, – der Patient hat die Möglichkeit, zwischen Alternativen wählen zu können,
- **Mitbestimmung** – dem Arzt obliegt noch immer die letzte Entscheidungsgewalt,
- **Selbstbestimmung** – der Patient handelt völlig autark.

Es gibt aber auch Variabilität der Patientenautonomie. Nach wie vor gibt es viele Patienten, die es vorziehen, die Entscheidungen Ärzten zu überlassen (Richards T (1998)). Denn Patientenautonomie kann auch zu einer Selbstbelastung führen. Patienten oder Angehörigen wird eine Entscheidungsverantwortung zugemutet, für die sie nicht gerüstet sind. Der Patient ist nicht stets ein informierter Kunde, sondern oft ein hilfesuchender Mensch, der seinem Arzt Vertrauen entgegenbringt und die Verantwortung auf ihn überträgt.

Auch für den Arzt kann möglicherweise ein ethisches Dilemma entstehen, wenn der Patientenwille zu einer anderen Behandlungskonsequenz führt, als sie der Arzt für geboten ansieht und die er mit seinem eigenen Gewissen nicht vereinbaren kann. Doch der Arzt ist kein „Gesundheitsbürokrat", der zur Durchführung oder Unterlassung von Behandlungen gezwungen werden kann. Für die Sinnhaftigkeit und Grenzen der Patientenautonomie gilt: „Der Patient ist weder der Gefangene des Arztes, noch ist der Arzt der Agent des Patienten".

Informationsquelle WWW

Über die Notwendigkeit der Aufklärung hinaus muss der Arzt mehr als früher das **Informationsbedürfnis** seines Patienten nach Hintergrundwissen, Wirk- und Entstehungsmechanismen sowie Behandlungsalternativen befriedigen. Häufig wird von Patienten beklagt, Ärzte hätten nicht genug Zeit für das Gespräch, sie erfüllten insbesondere nicht die Erwartungen der Patienten nach Information. Generell wird die Wichtigkeit des „Informiertseins" von Patienten deutlich höher eingestuft als von den niedergelassenen Allgemeinmedizinern bzw. Internisten. Daten zeigen, dass Ärzte den Umfang ihrer gegebenen Informationen überschätzen (Richards T (1998)).

Die Bedeutung des World Wide Web als **Informationsquelle** wird den Prognosen zufolge erheblich zunehmen (Koubenec H-J (2001)). Einige Beobachter meinen, das Internet würde die Arzt-Patienten-Beziehung tiefgreifend und irreversibel verändern. Informationen zu Krankheitsbildern, Präventionsmaßnahmen, Diagnostik- und Therapieverfahren sind nicht nur für Ärzte, sondern auch für Patienten ständig verfügbar. Eine Umfrage bei über 1000 Internet-Benutzern zeigte, dass 43 % es für sinnvoll hielten, vor einem Arztbesuch im Internet nach Informationen zu suchen, ebenso viele gaben an, sie würden auch nach einem Arztbesuch das Internet konsultieren (Petersen C (1998)). Andere Berichte sprechen davon, dass zum Teil mehr als ein Drittel der Patienten ihre Ärzte mit Daten aus dem Netz konfrontieren und sie dazu befragen (Ferguson T (2000)).

In einer **Online-Umfrage** der **Health on the Net Foundation (HON)** (2003) gaben im Jahr 2001 die Hälfte der Patienten, die sich vor dem Arztbesuch über das Internet informiert haben an, dass sich dadurch die Kommunikation mit dem behandelnden Arzt verbessert habe und die Beratung als konstruktiver empfunden worden sei. Als ein wesentlicher Vorteil wurde der eigene Wissenszuwachs gewertet. Damit wird das Arzt-Patient-Gespräch in der Kürze der verfügbaren Zeit auf ein anderes Niveau gehoben: vom reinen Erklären der medizinischen Fakten, zum Dialog mit Beantworten ganz spezifischer Fragen (Köhler C und Eysenbach G (2002)). Vor allem kann der Patient den Arzt kontrollieren, z. B. ob seine Diagnostik und Therapie dem aktuellen Stand des Wissens bzw. Leitlinien entsprechen und sogar weitere Behandlungsempfehlungen neben dem Arzt in Anspruch nehmen, z. B. durch Online-Support-Gruppen (Koubenec H-J (2001)).

Die Online-Umfrage der Health on the Net Foundation (HON) (2003) bei Ärzten ergab wiederum, dass knapp 80% der Mediziner Patienten haben, die mit ihnen Ergebnisse von Internet-Recherchen besprechen. Der Arzt muss sich auch als Moderator von Informationen betätigen, der dem Patienten hilft, Informationen einzuschätzen und dann zu entscheiden.

Es ist auch abzusehen, dass sich zunehmend eine neue Patientengruppe in dem Zwischenraum zwischen Arzt und Patienten herausbildet: die so genannten Online-Helfer, also Patienten, die sich selbst ein umfangreiches Wissen über ihr eigenes Erkrankungsbild angeeignet haben und andere Betroffene unterstützen. Sie fungieren – in der Regel ehrenamtlich – als kompetente Ansprechpartner für ein spezielles Krankheitsbild, suchen die geeigneten Links heraus, stellen Informationen zusammen oder veröffentlichen aktuelle Studienergebnisse auf ihrer Website. Online-Helfer legen, da sie selbst Patienten sind, oft mehr Wert auf Bereiche, die von Ärzten eher als zweitrangig eingestuft werden, aber für die Betroffenen eine erhebliche Bedeutung haben: Lebensqualität, Auswirkungen der Krankheit auf das soziale Umfeld und psychische Folgen. Eine Zusammenarbeit zwischen ihnen und den Ärzten wäre optimal, es gibt sie bislang aber erst vereinzelt (Ferguson T (2000)).

Positive Auswirkungen und Chancen

Information erhöht die Compliance: Ein informierter Patient erfüllt die ärztlichen Verordnungen besser und gewissenhafter, weil er über die Bedeutung der Therapie und die Konsequenzen einer Nicht-Behandlung aufgeklärt ist. Ein Patient, der über mögliche Nebenwirkungen einer Therapie Bescheid weiß, kann mit seinem Arzt besser kooperieren, indem er die Nebenwirkungen als solche erkennt und mit ihnen umzugehen weiß. So kann eine gute Information in den meisten Fällen auch die medizinischen Ergebnisse (Outcomes) verbessern. Darüber hinaus wirken Information und Kontrollbewusstsein angstreduzierend und erhöhen die allgemeine Zufriedenheit mit der medizinischen Versorgung (Köhler C und Eysenbach G (2002), Johnson GL und Ramaparasad A (2000)).

Der Vorteil der elektronischen Patienteninformation liegt darin, dass der Patient die Auswahl der herausgesuchten Fakten und Erläuterungen auf seine eigenen Bedürfnisse zuschneiden kann. Eine Studie an Patienten, die auf eine Herzoperation warteten, zeigte, dass die Aufklärung mithilfe einer Website genauso effektiv war, wie durch eine gedruckte Broschüre, und diese Patienten darüber hinaus weniger besorgt waren und sich besser unterstützt fühlten. Medizinische Informationen können auch Patienten, die sonst eventuell einen Arzt gar nicht aufgesucht hätten, dazu motivieren, eine medizinische Beratung oder Behandlung in Anspruch zu nehmen. Das Internet bietet dafür neue Wege. Gleichzeitig ist das Aufeinandertreffen von Ärzten und immer besser informierten Patienten ein indirekter Qualitätssicherungsprozess. Der Fortbildungsdruck auf Ärzte wird steigen, ebenso der Druck, nach Leitlinien zu diagnostizieren und zu behandeln.

Negative Auswirkungen und Gefahren

Die Fülle von leicht zugänglichen Informationen ist keinerlei Qualitätsstandards unterworfen. Der ratsuchende Patient wird nicht selten mit Informationen überflutet, deren Inhalte er nicht beurteilen kann. Aus mangelhafter Qualität oder zweifelhafter Seriösität medizinischer Informationen können Risiken für den Patient erwachsen (Köhler C und Eysenbach G (2002)). Unseriöse Werbeangebote und wunderheilerische Versprechungen werden nicht selten neben seriösen Informationen präsentiert, und widersprüchliche Aussagen und Empfehlungen können den Laien schließlich noch ratloser machen, als er es schon war. Es hat sich bereits gezeigt, dass Verbraucher und Patienten Angaben aus dem World Wide Web relativ undifferenziert verwenden, ohne z.B. auf den Absender der Informationen zu achten. Dies ist gerade angesichts der nach wie vor gegebenen Qualitätsunterschiede im WWW problematisch und zeigt, dass auf dem Gebiet der Verbraucheraufklärung noch große Lücken zu schließen sind. Risiken können dabei allerdings nicht nur durch den Gebrauch irrelevanter oder falscher Information entstehen, sondern auch durch Missverstehen von per se wichtiger und wertvoller Information.

Die Konsequenzen falscher oder falsch verstandener Internet-Informationen können für den Patienten unterschiedlich sein: Es kann zu körperlichen Schäden kommen, z. B. durch falsch angewandte oder unangemessene Behandlungen und deren Nebenwirkungen, oder auch durch die Nicht-Behandlung einer Erkrankung. Bisher sind nur wenige Fallberichte von Patienten, die durch Internetnutzung tatsächlich zu physischen Schäden gekommen sind, bekannt. Allerdings besteht – wie auch bei anderen Medien – noch ein großer Bedarf bei der Identifizierung und Dokumentation solcher Fälle. Das bislang größere Problem sind unnötige finanzielle Mehrausgaben, die z. B. durch Ausgaben im Zusammenhang mit unnötigem Einholen einer Zweitmeinung und Inanspruchnahme von unangemessenen Leistungen oder Produkten entstehen können (CROCCO AG et al. (2002)). Für das Arzt-Patienten-Verhältnis besonders relevant dürften vor allem die psychisch-emotionalen Auswirkungen falscher Ängste oder Hoffnungen sein, die durch nicht fundierte diagnostische, prognostische und therapeutische Information entstehen können.

Unqualifizierte oder falsch verstandene Internetangaben können zu einer überzogenen Anspruchshaltungen des Patienten gegenüber dem Arzt führen. Daraus resultieren oft Spannungen und Unzufriedenheiten zwischen Arzt und Patient. Viele Ärzte betrachten das World Wide Web mit Skepsis und sehen es als Bedrohung der Arzt-Patienten-Beziehung an. Eine Umfrage unter mehr als 1000 Internisten ergab, dass nur 11% das Internet für ein sinnvolles und nützliches Mittel zur Patienteninformation und -aufklärung halten. Bei den Ärzten, die im Jahr 2001 in der Online-Umfrage der Health on the Net Foundation (HON) (2003) eine Besprechung von Internet-Daten mit Patienten als "nicht hilfreich" einstuften, stellten etwa ein Drittel fest, dass die Information Mißtrauen erzeugt habe. Weitere Gründe für eine negative Einstufung des Gebrauchs von Internet-Daten waren Zeitverschwendung, Verlust der ärztlichen Kontrolle und – als wichtigstes Argument – das Risiko der Selbstbehandlung des Patienten. Demgegenüber gaben in einer kanadischen Untersuchung mehr als 80% der Ärzte (und mehr als 90% der Patienten) an, dass die Informationstechnologien das Verhältnis zwischen Arzt und Patient verbessern werden (Jadad (1999)).

Der Eindruck des durch die Medien und des Internet vermittelten Fortschritts der Medizin führt zunehmend dazu, dass der Patient den Behandlungserfolg als einen berechtigten, vom Arzt zu erfüllenden Anspruch sieht, der natürlich nicht immer eingelöst werden kann (Schlungbaum W (2001)). Doch kann diese "verlangende Haltung" des Patienten (Demanding Patient) dazu führen, dass Ärzte sich unter Druck gesetzt fühlen, eine bestimmte Behandlungsalternative für den Patienten zu wählen, die für den Betroffenen nicht unbedingt die beste ist (Johnson GL und Ramaprasad A (2000)).

Praktische Empfehlungen für Ärzte

Um Spannungen und Unzufriedenheiten im Arzt-Patienten-Verhältnis zu vermeiden, sind von Köhler C und Eysenbach G (2002) eine Reihe von Verhaltensempfehlungen zum Umgang mit internetinformierten Patienten aufgestellt worden.

Demnach sollten Ärzte:
- positiv reagieren, wenn Patienten Internetinformationen mitbringen (Patienten loben, dass er sich informiert);
- den Patienten auf Variabilität und manchmal mangelhafte Zuverlässigkeit von Internetinformationen aufmerksam machen;
- bei momentanem Zeitmangel darauf aufmerksam machen, dass sie in der Kürze der Zeit nicht auf alle Informationen eingehen können (z. B. anbieten, die Internetausdrucke da zu lassen, so dass man sie sich später in Ruhe ansehen kann);
- jeden aktiven Beitrag des Patienten als wertvoll erachten;
- akzeptieren, dass Patienten relevante und gute Informationen im Internet finden können, die ihnen bisher nicht bekannt waren.

Ärzte sollten nicht:
- ablehnend oder bevormundend reagieren;
- sich abfällig über Anmerkungen in einer Internetinformation äußern;
- ablehnen, im Internet gefundene Informationen zu berücksichtigen;
- jegliches Material als falsch und unwissenschaftlich betrachten, nur weil es aus dem Internet kommt;
- Behandlungsideen ablehnen, nur weil sie vom Patienten kommen;

◼ Tabelle 1. Einflüsse von DTC-Werbung auf den Patienten (Johnson GL und Ramaprasad A (2000))

		Absicht der Informationsvermittler (z.B. Pharmaindustrie, Anbieter von med. Leistungen)	
		beabsichtigt	unbeabsichtigt
Konsequenzen für Arzt/Patient	erwünscht	der informierte Patient	der bestärkte, autonome Patient
		der compliante Patient	der einbezogene Patient
		der aktive Patient	der bemühte Arzt
	unerwünscht	der fordernde Patient	der verwirrte Patient
		der ausgenutzte Patient	der leichtfertige Patient
		der getäuschte, fehlinformierte Patient	der irregeführte Patient

— sich attackiert oder bedroht fühlen, wenn ein Patient sie mit Internetinformationen konfrontiert.

Direct-to-Customer (DTC) Werbung

Ein weiteres Problem sind Websites, die als Informations-Plattformen für Eigenwerbung dienen. Oft werden darin interessensgeleitete, fachlich fundierte – oder fachlich verkleidete – Informationen vermittelt, um die Vermarktung eines Produkts oder Services voranzutreiben. Die Life Science Industrie entdeckt zunehmend den Endverbraucher, also den Patienten als Ziel für Werbestrategien (Direct-to Customer (DTC)). Dem Verbraucher entzieht sich die jeweilige Firmenphilosophie und somit eine realistische Einschätzung über die Seriösität der Informationen. Mittlerweile ist die direkte oder indirekte Werbung von Herstellern pharmazeutischer Produkte zu einer wesentlichen Informationsquelle für Patienten geworden (Johnson GL und Ramaprasad A (2000)). Mehr als 80% aller Patienten, die im Internet nach Gesundheitsinformationen suchen, interessieren sich auch für Medikamente. Insbesondere wenn es sich um verschreibungspflichtige Präparate handelt, kann diese DTC-Werbung einen erheblichen Einfluss auf die Arzt-Patienten-Beziehung ausüben. Eine US-amerikanische Studie ergab, dass 92% der befragten erwachsenen Konsumenten bereits Werbung für ein verschreibungspflichtiges Medikament gesehen oder gehört hatten, 35% von ihnen sprachen ihren Arzt dann auf ein solches Medikament an, und in einem Drittel der Fälle kam es nach dem Gespräch zu einer Verschreibung des Präparats. Zwei Drittel der befragten Patienten gaben sogar an, dass vor allem die DTC-Werbung ihnen ermöglicht habe, mehr in ihre Behandlung und gesundheitliche Versorgung einbezogen zu sein (Johnson GL und Ramaprasad A (2000)). Einschlägige Werbestrategien können nicht nur eine Über-Medikation oder gar einen Medikamentenmissbrauch mit sich bringen (wie z. B. bei Appetitzüglern und verschiedenen anderen Präparaten zur Gewichtsreduktion); die zur Einnahme des beworbenen Präparates motivierten Patienten können mit ihrem Anspruch auch die Arzt-Patienten-Beziehung deutlich belasten.

◼ **Tabelle 1** fasst die Auswirkungen von DTC-Werbung zusammen, wie sie sich einmal aus Sicht der Anbieter bzw. Informationsvermittler präsentieren (beabsichtigte/unbeabsichtigte Auswirkungen), und wie sie aus der Perspektive von Ärzten und Patienten wahrgenommen werden (erwünschte/unerwünschte Auswirkungen).

Perspektiven

Das Internet wird die Arzt-Patienten-Beziehung grundlegend verändern. Die Autonomie des Patienten wird gestärkt, er wird zum Partner des Arztes. Im Einklang mit anderweitigen gesellschaftlichen Entwicklungen bringen die Informationstechnologien eine Dynamik in die Arzt-Patienten-Beziehung, die nunmehr für eine tatsächliche Verbesserung der Versorgungsqualität genutzt werden muss.

Doch bislang ist nur schwer abschätzbar, welche weiteren Konsequenzen sich aus der zunehmenden Nutzung des Internets für die medizinische Versorgung ergeben werden. Nicht auszuschließen ist etwa auch ein Aufbrechen der regionalen Struktur der Versorgung, da die überregionale Informationsbeschaffung auch eine Lockerung der festen regionalen Bindung zum Arzt begünstigen und zu einem Patienten-Tourismus führen kann. Kliniken, die eine – vermeintlich – seltene oder einzigartige Behandlung anbieten und dies im Internet publik machen, oder konkrete Empfehlungen von anderen Betroffenen in Diskussionsforen oder Chat Groups veranlassen möglicherweise einen Patienten dazu, auf eigene Initiative einen Arzt im In- oder Ausland aufzusuchen.

Fraglich bleibt, ob damit letztlich dem Patienten gedient ist. „Trotz aller Erfolge hat es in der Geschichte der Medizin so wenig Zeiten mit so viel unzufriedenen Patienten gegeben.", lautet eine Feststellung von Diepgen aus dem Jahre 1938, und sie scheint ihre Gültigkeit nicht verloren zu haben, sondern sich auch im „Informationszeitalter" zu bewahrheiten, wenn sich falsche Hoffnungen und Ansprüche aus der Informationsflut, die dem Patienten per Internet zugängig sind ergeben.

Wer verantwortet Online-Rat durch medizinische Expertensysteme?

Ulrich Krohs

Einleitung

Die Welt des e-Health ist virtuell, doch wird in den virtuellen Communities reale Medizin praktiziert. Denn real ist der Patient, der sich als Healthseeker (HS) im Internet medizinischen Rat holt, und real ist sein Leiden. Sein Gegenüber muss kein realer Arzt sein. Sowohl die Diagnose als auch die Erstellung von Therapieplänen können in wachsendem Umfang von wissensbasierten Systemen übernommen werden. Dem HS tritt statt eines Subjekts ein Computer gegenüber, genauer ein Programm, ein Expertensystem (ES), das auf Arztwissen basiert. Einerseits profitiert der Patient von dieser Situation: Er kann einen Rat erhalten, der auf dem Wissen und der Art des Entscheidungsprozesses eines Experten basiert, der ihm persönlich nicht zur Verfügung stände. Der Einsatz von Expertensystemen im e-Health ermöglicht eine breitere und gerechtere Verteilung des Expertenrates. Er könnte unter diesem Aspekt sogar moralisch geboten sein. Andererseits stellt sich angesichts beträchtlicher Risiken automatisierter Patientenabfertigung die Frage, wer den computergenerierten medizinischen Rat zu verantworten hat. Diese Frage ist nicht nur von haftungsrechtlicher Relevanz für e-Health-Anbieter. Sie stellt sich als moralische Frage dem Nutzer wie dem Anbieter. Für den Nutzer ist relevant, wem er eigentlich vertraut und sein Schicksal in die Hand legt, wenn er sich auf den Rat eines Expertensystems hin z. B. für eine bestimmte Therapie entscheidet. Auf Anbieterseite ist entsprechend zu klären, wer die moralische Verantwortung für den Rat trägt. In Frage kommen der Betreiber des Expertensystems und die Entwickler. Auch eine Eigenverantwortlichkeit des Nutzers ist in Betracht zu ziehen. Zwei Arten der Verantwortung für ES-Ratschläge sind zu unterscheiden: die Verantwortung für das Erteilen des Ratschlags einerseits, und die Verantwortung für die Umsetzung eines Ratschlags andererseits. Vor allem der erste der beiden Punkte wird zu untersuchen sein. Die Unabhängigkeit beider Aspekte soll an einer Parallele bei Zubereitungshinweisen in einem Kochbuch verdeutlicht werden: Vom Autor eines Rezeptes für die Zubereitung des giftigen Kugelfisches erwarten wir, dass sein Rezept alle Gefahren weitestgehend ausschließt, aber trotzdem zusätzlich auf die bestehende Gefahr hinweist. Damit wird der Leser in die Lage versetzt, zu entscheiden, ob er sich auf die riskante Delikatesse einlassen will. Die Verantwortung für die Rezepttreue bei der Zubereitung trägt der kochende Leser. Der Autor ist jedoch damit nicht aus jeder Verantwortung entlassen. Beschreibt er im Rezept eine Art der Zubereitung, die das Gift des Kugelfisches entgegen seiner Aussage nicht inaktiviert, so halten wir die Veröffentlichung des Rezeptes trotz eines Gefahrenhinweises für unverantwortlich. Die Publikationsfreigabe des Rezepts ist eine Handlung, die dem Autor moralisch zugerechnet wird, die er zu verantworten hat. Dies bleibt unberührt von einer Verantwortung des Lesers bzw. Kochs bei der Umsetzung des Rezepts. Beim „man nehme" des Kochbuchs ist das handelnde Subjekt und damit der moralisch Verantwortliche leicht auszumachen: es ist der Autor. Wer aber wäre verantwortlich für ein vollständig computergeneriertes Rezept? Entsprechend stellt sich das Problem: Ist jemand – und ggf. wer – im Bereich des e-Health moralisch verantwortlich für medizinischen Rat, der nicht von einem Arzt, sondern von einem ES erteilt wird?

Handlung und Akt

Manchmal wird vorgeschlagen, dem ES selbst die Verantwortung für seine Ratschläge zuzuschreiben. Snapper glaubt, einen Beleg dafür zu haben: Ein Krankenhaus könne sich gegen Fehler eines von ihm betriebenen ES versichern. Damit werde offensichtlich die Verantwortlichkeit des ES anerkannt (Snapper JW (1998)). Entgegen Snappers Auffassung ist sein Versicherungsbeispiel jedoch ein sehr starkes Indiz dafür, dass gerade nicht dem ES, sondern dem Krankenhaus als ES-Betreiber die Verantwortung zugeschrieben wird. Wäre das ES „selbst" verantwortlich, so benötigte das Krankenhaus keine Versicherung gegen dessen Fehler. Verantwortlichkeit ist auf Subjekte beschränkt, die frei handeln, die auch anders hätten entscheiden können. Handlungssubjekt in diesem Sinne können Einzelpersonen, evtl. Institutionen sein, jedoch kein ES. Die „Tätigkeit", die Aktion eines ES, ist nicht als Handlung anzusehen. Sie soll als bloßer Akt bezeichnet werden. Ein Akt kann „automatisch" vollzogen werden. Reflexe und Instinktvollzüge sind Akte, aber keine Handlungen. Auch Maschinen können in diesem Sinne Akte vollziehen. Handeln können sie nicht, denn Handlungen sind nur diejenigen Akte, die dem freien Willen eines Subjekts entspringen. Nur Handlungen sind dem Subjekt moralisch zuzuschreiben. Jedoch kann, was auf den ersten Blick als bloßer Akt erscheint, gleichwohl Teil der Handlung eines Subjekts sein. Ein Subjekt, das sich einer Maschine bedient, um eine bestimmte Tätigkeit zu erledigen, handelt mittels der Akte dieser Maschine. Solche Akte sind dem Subjekt moralisch zuzurechnen, es hat sie veranlasst und zu verantworten. Wer handelt mittels der Akte eines ES?

Expertensystem (ES) -interne Moral

Lässt sich das Verantwortungsproblem nicht – zumindest auf praktischer Ebene – umgehen? Es könnte ja dafür Sorge getragen werden, dass in den Akten des ES moralische Aspekte von vornherein berücksichtigt sind. Entsprechende Regeln könnten von den Entwicklern implementiert werden. So würde versucht, das ES mit einer „internen Moral" auszustatten, so dass es immer moralisch richtig agierte.

Diese „interne Moral" des ES wäre eine partielle Repräsentation ethischen Wissens und Entscheidens. Jedoch stößt der Versuch, ein ES nicht nur zum fachlichen, sondern zugleich auch zum moralischen ES zu machen, auf Probleme, sofern die zugrunde zu legenden moralischen Regeln nicht hierarchisch angeordnet werden können (Khalil OEM (1993)). Ein solcher hierarchischer Aufbau ist derzeit nicht verfügbar und seine Entwicklung nicht absehbar. Die im Bereich der Medizinethik auftretenden Normenkonflikte sind deshalb nicht automatisiert lösbar. Zudem ist auch ein ES nicht unfehlbar. Nicht nur bezüglich medizinischer, sondern auch bezüglich ethischer Belange wäre nie auszuschließen, dass es nicht auch de facto falsche Empfehlungen geben könnte. Weder kann die Korrektheit aller dem System möglichen Entscheidungspfade überprüft werden (Cass K (1996)), noch gibt es eine Möglichkeit, zu überprüfen, ob das Wissen des konsultierten Experten korrekt und vollständig im ES repräsentiert ist (Khalil OEM (1993)).

Das theoretische Problem der moralischen Verantwortung wäre damit aber ohnehin nicht gelöst. Denn auch ein ES, das ethisches Expertenwissen repräsentiert, vollzieht lediglich Akte und handelt nicht. Auch einem ES mit „interner Moral" sind seine Empfehlungen oder Anweisungen moralisch nicht zurechenbar (Johnson DG und Mulvey JM (1995)). Falls die Akte eines ES nicht bloße schicksalhafte Ereignisse sind, so muss die verantwortende Instanz dem System extern sein.

Eigenverantwortung der Healthseeker?

Einige e-Health-Sites verweisen auf eine weitgehende Eigenverantwortlichkeit des Anwenders, z.B. NexCura, der Betreiber der „CancerProfiler". Dies sind ES, die auf der Site cancerfacts.com zur Verfügung stehen. In den „Terms and conditions" von NexCura, auf die der entsprechende Link von cancerfacts.com verweist, ist zu lesen: „It remains your responsibility to evaluate the accuracy, completeness, and usefulness of all opinions, advice, services, and other information found in the Profilers" (Cancerfacts.com (2003)).

Bei der Beurteilung des Versuchs, die Verantwortung dem Nutzer anzutragen, muss die Verantwortung für die Umsetzung eines Ratschlags von derjenigen für die Erteilung des Ratschlags unterschieden werden. Alle Versuche seitens der Betreiber, dem Nutzer die Verantwortung aufzuerlegen, können allenfalls den ersten Bereich betreffen, die Verantwortung für die Umsetzung, denn diese ist eine Handlung des Nutzers. Hingegen kann die Erteilung des Ratschlags durch ein ES nicht sinnvoll als Handlung des Nutzers beschrieben werden. Auch kann die Verantwortung für die Erteilung eines Ratschlags nicht durch die Verantwortung für die Umsetzung ersetzt werden. Eine vollständige Eigenverantwortlichkeit des HS ist damit ausgeschlossen. Die Verantwortung für die Erteilung der Ratschläge verbleibt bei Entwicklern und Betreibern des ES.

Verantwortlichkeit der Entwickler

Unstrittig ist, dass die Entwickler eines ES zumindest dafür verantwortlich sind, dass sie ihre Aufgabe gewissenhaft und nach den Standards ihres jeweiligen Faches erledigen (Cass K (1996)). Ähnlich den Konstrukteuren eines Autos oder einer Achterbahn entwerfen und realisieren sie mit einem ES ein Werkzeug, das seinen Anwendern schaden kann. Und ähnlich wie bei der Konstruktion eines Autos für die verschiedenen Baugruppen unterschiedliche Verantwortlichkeiten bestehen, gibt es auch bei der Entwicklung eines ES entsprechende Zuständigkeiten. Cass unterscheidet diverse technische Rollen bei der Entwicklung eines ES: vom Manager, der die Entwicklung eines ES anordnet, über den Experten, den Knowledge Engineer, die Programmierer bis zum Nutzer. Sie schreibt jeder dieser technischen Rollen bestimmte moralische Verpflichtungen zu, die in erster Linie Sorgfaltspflichten sind. Deshalb kommt sie zu dem Schluss: "we are misguided if we blame the technology for what goes wrong" (Cass K (1996)). Statt dessen sei für jedes einzelne Problem der Inhaber der entsprechenden Rolle verantwortlich. Jedoch reichen Cass' Argumente nicht hin, um zu belegen, dass damit alle in Frage kommenden Verantwortlichkeiten abgedeckt sind. Denn es bleibt offen, wer die prinzipiell nicht auszuschließenden Fehler des ES zu verantworten hat, mit denen auch dann zu rechnen ist, wenn alle an der Entwicklung und am Betrieb des ES Beteiligten ihre technischen Rollen tadellos erfüllt haben. Das Zusammenspiel verschiedener Instanzen kann Fehler hervorbringen, die vorab nicht erkennbar sind.

Nach Cass ist für solche Fehler tatsächlich niemand verantwortlich. Jeder einzelne Rolleninhaber verantwortet ausschließlich seinen Bereich. Ein außerhalb aller dieser Verantwortungsbereiche verursachter Schaden kann nach diesem Modell lediglich ein unverschuldetes Ereignis sein, wie etwa ein Blitzschlag auf freiem Feld. Ein ES wäre nach diesem Modell, da es nicht-verantwortete Fehler machen kann, als Risikofaktor für den Anwender zu betrachten. Diese Sichtweise könnte jedoch nur befriedigen, falls die Akte des ES nicht doch als Bestandteile von Handlungen eines moralischen Subjekts ausgewiesen werden können.

Verantwortlichkeit des Betreibers

Neben den Entwicklern eines ES kommt dessen Betreiber als moralisch Verantwortlicher für die ES-Akte infrage. Er entscheidet über den Einsatz des ES und zieht aus dessen Betrieb ggf. wirtschaftlichen Nutzen. Er wendet es als sein Werkzeug an. Diese Sicht wird auch durch das Beispiel des Krankenhauses nahe gelegt, das sich gegen Fehlleistungen eines von ihm betriebenen ES versichert, was zumindest eine juristische Verantwortlichkeit des Betreibers anzeigt. Die Frage ist, ob dem Betreiber eines ES, sei es ein Krankenhaus oder ein e-Health-Anbieter, Fehlleistungen seines ES auch moralisch zuzurechnen sind.

Die folgende Situation verdeutlicht die Verantwortung des Betreibers: Der Betreiber einer e-Health-Site will qualifizierten medizinischen Rat anbieten. Aus Mangel an zeitlichen bzw. personellen Ressourcen oder an fachlicher Qualifikation bedient er sich bei seiner Beratungstätigkeit eines wissensbasierten Systems. Er hat den Willen, beratend tätig zu sein, sich jedoch entschieden, die konkreten Beratungs-Handlungen mittels eines ES auszuführen. Er handelt mittels der Akte des ES, durch das er sich Arbeit abnehmen lässt.

Der bereits angesprochene Betreiber von cancerfacts.com handelt genau in dieser Weise. NexCura stellt seine über cancerfacts.com als "Cancer Profiler Service" angebotenen Dienste im "privacy statement" folgendermaßen dar: "The Cancer Profiler™ service... is an interactive decision support system that generates reports based on information that you enter into the system. These reports can be used to support treatment decisions" (Cancerfacts.com (2003)). Es liegt nach dem oben Gesagten nahe, Akte eines ES wie das Erstellen von "reports" als Handlungen des Betreibers zu betrachten. Auch die Fortbewegung im Auto mit 200 km/h ist als Handlung des Fahrers anzusehen. Gefährdet er damit andere Verkehrsteilnehmer, so liegt das in seiner und nicht in seines Autos Verantwortung. Gefährdet im Bereich des e-Health ein ES-Betreiber die Healthseeker, so liegt das selbst dann in seiner Verantwortung, wenn er wie NexCura in den "Terms and Conditions" darauf hinweist, es würden keine "medical or professional services" angeboten (Cancerfacts.com (2003)). Allerdings ist ein Autofahrer nicht für Konstruktionsmängel des Autos verantwortlich zu machen, die das Gefahrenpotenzial erheblich erhöhen. Deshalb stellt sich die Frage bezüglich des Betreibers eines ES, ob er nicht ebenso wenig für Fehler des ES verantwortlich ist, soweit sie auf Systemmängeln beruhen. Im Unterschied zum Serien- und Massenprodukt „Auto" betreibt er jedoch ein Produkt, das ggf. speziell für ihn unter Berücksichtigung seiner Belange entwickelt wurde. Ein ES im e-Health unterliegt anders als ein Auto weder gesetzlichen Sicherheitsbestimmungen noch der unabhängigen Prüfung durch einen Technischen Überwachungsverein, dessen Typabnahme z. B. dem Autokäufer garantiert, dass sein Auto den technischen Anforderungen genügt. Die Sorgfaltspflicht und moralische Verantwortlichkeit eines ES-Betreibers könnte damit hinsichtlich der Qualität des von ihm betriebenen "Werkzeugs" über diejenigen des Autofahrers hinausgehen. Sie hängt von der Verteilung der Entscheidungskompetenzen zwischen Betreiber und Entwicklern des ES ab, die im Folgenden zu analysieren ist.

Das Geschäftsverhältnis zwischen Betreiber und Entwicklern

Der moralische Aspekt des Verhältnisses zweier Geschäftspartner zueinander wird in der Wirtschaftsethik meist als Rollenverhältnis zwischen einem Professionellen und seinem Klienten betrachtet. Je nach Größe des Einflusses des Klienten auf Handlungen des Professionellen wird das Verhältnis als paternalistisches, als partnerschaftliches, oder als Vertragsverhältnis beschrieben, ggf. noch unter Berücksichtigung von Zwischenstufen (Bayles MD (1989)). Im vorliegenden Fall ist der Entwickler eines ES in der Rolle des Professionellen zu sehen, der ES-Betreiber in der Rolle seines Klienten. Welchen Einfluss hat das Geschäftsverhältnis zwischen Entwickler und Betreiber auf die moralische Zurechenbarkeit der Akte des ES und damit auf die Verantwortlichkeit gegenüber dem Nutzer?

Zunächst soll als Geschäftsverhältnis das Vertragsverhältnis betrachtet werden. Der Betreiber erteilt einem Entwicklerteam den Auftrag, ein ES nach seinen Vorgaben zu entwickeln. Die Entwickler führen den Auftrag aus, genügen dabei all ihren Sorgfaltspflichten, haben aber wenig gestalterischen Einfluss auf das ES. Der Betreiber veranlasst also die Entwicklung, gibt weitgehend die Spezifikationen vor, und wählt ein Entwicklerteam. Er überzeugt sich von der Leistungsfähigkeit des Systems und setzt es daraufhin in seiner beratenden Tätigkeit ein. Er hat bereits die Tatsache zu verantworten, dass das ES überhaupt entwickelt wird, vor allem aber das Konzept des ES. Wendet er das ES in seiner Beratung von HS an, kann dem Betreiber deshalb weitreichende Verantwortung für die Akte des ES zugesprochen werden.

Läge zwischen ES-Entwicklern und dem Betreiber jedoch kein Vertragsverhältnis, sondern ein paternalistisches Geschäftsverhältnis vor, d. h., ließen die Entwickler dem Betreiber keine andere Wahl als ihr System einzusetzen, läge die Verantwortung für die Akte des ES statt beim Betreiber vollständig bei den Entwicklern, denn der Einsatz des ES wäre keine freie Handlung des Betreibers. Ein solches Verhältnis kann jedoch außerhalb von Zwangssituationen nicht vorkommen. Zu bedenken wäre allenfalls, dass ein Vertragsverhältnis in jenen Situationen eine paternalistische Komponente bekommt, in denen der Betreiber ein System einsetzt, auf dessen Entwicklungsprozess er keinerlei Einfluss hatte. Da ihm aber die Entscheidung über den Einsatz bleibt, ändert dies nichts Grundlegendes an der Verantwortlichkeit, die er auch im reinen Vertragsmodell hat.

Am ehesten realistisch erscheint die Annahme eines partnerschaftlichen Geschäftsverhältnisses zwischen Entwicklern und Betreiber des ES (Johnson DG und Mulvey JM (1995)). Entwickler und Betreiber haben dieser Annahme nach die wichtigen Entscheidungen über die Spezifikationen des ES gemeinsam getroffen. Sie haben das Konzept des ES damit auch gemeinsam zu verantworten. Es ist jedoch fraglich, ob dies eine Einschränkung der moralischen Verantwortung des Betreibers gegenüber dem HS zur Folge hat. Zwar erhöht sich der Einfluss der Entwickler auf die Gestaltung des ES gegenüber einer reinen Vertragsbeziehung. Die Entscheidung über den Einsatz trifft der Betreiber jedoch allein; der Einfluss der Entwickler endet mit der Freigabe für die Anwendung. Die moralische Verantwortung des Betreibers gegenüber den von ihm beratenen HS entspricht deshalb weitgehend derjenigen in einem Vertragsverhältnis.

Übernahme der Verantwortung durch Dritte

In einem weiteren Fall ändert sich die moralische Zurechenbarkeit der Akte des ES, und zwar, falls fachliche Standards etabliert werden, denen ein ES im e-Health genügen muss. Da diese Standards die Eigenschaften des ES mit bestimmen, ist zu erwägen, ob diejenigen, die die Standards zu verantworten haben, auch ES-Akte zu verantworten haben, soweit sie sich aus dem Einhalten der Standards ergeben. Wird die Einhaltung der Standards darüber hinaus durch eine Institution überwacht, gewissermaßen durch einen ES-TÜV, so trägt auch die überwachende Institution Verantwortung für das Einhalten der Standards. Eine solche Qualitätssicherung ist – nicht aus Gründen der Verantwortungsübernahme, sondern aus Gründen des ggf. vitalen Schutzes der HS – zu fordern. Denn mit der konsequenten Berücksichtigung des Hinweises darauf, einen ES-Rat immer nur nach Konsultation eines Arztes zu beherzigen, ist weder zu rechnen, noch würde dies die Chancen wahren, die e-Health für einen Gewinn an Patientenautonomie und an Verteilungsgerechtigkeit bezüglich der Ressourcen des Gesundheitssystems verspricht. Die Etablierung fachlicher Standards impliziert nicht, dass nicht gleichwohl ES-Leistungen moralisch zu fordern sind, die den Standard übertreffen, sowie erkennbar sein sollte, dass dieser keine hinreichend strengen Anforderungen stellt.

Partielle Nutzerverantwortung

Abschließend ist zu untersuchen, unter welchen Bedingungen die Verantwortung für die Umsetzung des ES-Rates beim Nutzer bzw. beim ES-Betreiber liegt, wobei als ES-Betreiber hier alle in Frage kommenden ES-Verantwortlichen gelten. Als Kriterium kommt das Arzt-Patienten-Verhältnis ins Spiel in seiner Ausgestaltung als **Betreiber-Patienten-Verhältnis.** Bestünde zwischen ES-Betreiber und HS ein paternalistisches Verhältnis, d. h. läge alle Entscheidungsbefugnis aufseiten des ES-Betreibers, so hätte dieser auch die Umsetzung des ES-Rates allein zu verantworten. Der HS hätte keinerlei Entscheidungsfreiheit, könnte also selbst nicht handeln, sondern bloß agieren. Ein streng paternalistisches Verhältnis wird jedoch in der Regel nicht vorliegen, da der HS das ES unverbindlich konsultiert und über die Umsetzung des Rates selbstständig entscheidet. Eher kann ein **Vertragsverhältnis** angenommen werden. Der Betreiber lässt sich darauf ein, auf Nachfrage einen Ratschlag mittels des ES zu erteilen. Die Entscheidung über die Umsetzung des Rates liegt zwar beim HS, als Laie hat er aber keine Möglichkeit, den Rat qualifiziert zu kritisieren. Deshalb kann in diesem Fall die Verantwortung für den Rat nicht unterteilt werden in die Verantwortung für die Erteilung des Rates und eine davon unabhängige für dessen Umsetzung. Damit trüge weiterhin der **Betreiber die volle Verantwortung** für einen Rat, den er mittels des ES erteilt. Insofern unterscheidet sich diese Situation nicht von derjenigen bei Zugrundelegung eines paternalistischen Verhältnisses zwischen ES-Betreiber und HS. Ist der HS medizinischer Laie, so besteht die einzige Möglichkeit, **Verantwortung** vom Betreiber **auf den HS** zu **übertragen** darin, das Geschäftsverhältnis als ein **partnerschaftliches** zu gestalten. Der ES-Rat und die Konsequenzen seiner Umsetzung müssten mit dem HS besprochen, der Rat seinen subjektiven Prioritäten angepasst werden.

Anders ist die Lage, wenn der HS nicht medizinischer Laie, sondern Fachmann ist. Cass unterscheidet aus diesem Grund zwischen der Verantwortung gegenüber einem "domain expert" und derjenigen gegenüber einem "domain novice" (Cass K (1996)). Ein Experte, der ein ES konsultiert, hat vorab eine bestimmte Erwartungshaltung bezüglich der Empfehlung, die ihm das ES geben wird, denn er besitzt Wissen über den Entscheidungsprozess und den möglichen Ausgang. Damit erfüllt er die Voraussetzung, nicht nur in einem partnerschaftlichen, sondern auch in einem Vertragsverhältnis erweiterte Eigenverantwortung zu tragen.

Perspektiven

Eine allgemein gültige Antwort auf die Frage, wer Ratschläge im e-Health zu verantworten hat, die mittels Expertensystemen erteilt werden, kann nicht gegeben werden. Die Verantwortlichkeit hängt von der Lage des Einzelfalls ab. Es ist jeweils eine genaue **faktische Beschreibung der Situation** erforderlich, die das Geschäftsverhältnis zwischen Betreiber und Entwickler des ES umfassen muss. Diese ist innerhalb des abgesteckten Rahmens für jede konkrete Anwendung gesondert zu erstellen.

Da für den Nutzer der ES-Rat eine irreduzible Risikokomponente enthält, sind strenge **Qualitätssicherungsstandards** vonnöten. Mit Einführung solcher Standards würden Dritte, die selbst über entsprechendes Expertenwissen verfügen, eine Teilverantwortung übernehmen.

Mischformen aus ES- und Expertenrat sollten analysiert und ggf. empfohlen werden: Die Kommunikation zwischen HS und ES könnte von einem **Experten** moderiert werden, der zumindest eine **Plausibilitätsprüfung** des ES-Rates vornehmen sollte. Der ES-Betreiber könnte durch die Kombination von ES und Experten mit geringem personellen Aufwand seiner Verantwortung dem HS gegenüber in erheblich weiterem Umfang nachkommen, als dies beim reinen ES-Rat der Fall ist.

Angewandte Ethik e-Health

Ulrich Krohs

Einleitung

Bestimmte Handlungen beurteilen wir unter moralischen Gesichtspunkten. Dazu gehören solche, die Einfluss auf die Gesundheit eines Menschen haben, einschließlich medizinischer Beratung und Bereitstellung von Information im Bereich des e-Health. So kann als moralisch falsch empfunden werden, über bestimmte Krankheiten keine hinreichende Aufklärung zu geben, oder auch zu weitreichende Aufklärung ohne direkte ärztliche Betreuung. Die Ethik-Codizes, denen sich e-Health-Anbieter unterwerfen (Winkler MA et al. (2000))(Internet Healthcare Coalition (2000), versuchen, moralische Leitlinien an die Hand zu geben.

Jedoch leiden die Ethik-Codizes oft an einem bemerkenswerten Mangel an Konkretheit und rechnen nicht mit dem Auftreten von Normenkonflikten. So werden Ehrlichkeit, Qualität und Datenschutz eingefordert, aber schon ein Hinweis darauf, dass die Grundregeln konfligieren können, gar eine Diskussion möglicher Auswege aus solchen Konflikten fehlt. Die Codizes bleiben Ausdruck eines Konsenses lediglich auf sehr abstrakter Ebene. Kein Arzt und kein Patient profitieren jedoch von hehren Idealen auf zu hohem Abstraktionsniveau, da die Handlungsrelevanz ohne eine Anleitung zur Umsetzung der Ideale gering bleibt.

In dem sich schnell entwickelnden Bereich des e-Health besteht gerade dort moralischer Klärungsbedarf, wo das Repertoire der Handlungsmöglichkeiten sich durch technische Fortentwicklung erweitert. Deshalb soll hier ein Instrumentarium an die Hand gegeben werden, das dem Handelnden eine eigene moralische Bewertung seiner Handlungen ermöglicht, auch und gerade wenn diese neuen Alternativen entspringen. Für viele Bereiche menschlicher Interaktion liegt ein solches Instrumentarium im Rahmen der so genannten Angewandten Ethik, präziser durch Nida-Rümelins Terminus der Bereichsethik beschrieben, bereits vor (Nida-Rümlin J (1996)). Für den Bereich des e-Health soll sie hier entworfen werden.

Die zu entwerfende Ethik ist weder fundamentalistisch noch kasuistisch: Ihr Geltungsanspruch beruht weder auf der Unerschütterlichkeit bestimmter moralischer Normen, noch auf einer unterstellten normativen Kraft von Präzedenzfällen. Sie geht vielmehr von einem in der Gesellschaft vorfindbaren System moralischer Überzeugungen aus. Zu diesem gehören sowohl generelle Normen als auch moralische Urteile über einzelne Fälle oder Handlungssituationen. Angewandte Ethik beschreibt, wie dieses System von Überzeugungen im Falle moralischer Konflikte der Situation angepasst werden kann, und gibt ein Korrektiv an, mithilfe dessen Beliebigkeit im Anpassungsprozess zu verhindern ist. Dieses Korrektiv ist die Forderung nach Konsistenz und darüber hinaus Kohärenz des Systems moralischer Überzeugungen. Der Kohärenzbegriff wird im Zusammenhang der Anpassung moralischer Prinzipien erläutert.

Es besteht ein weitreichender Konsens über moralische Grundregeln, die für den Bereich der Medizin im Allgemeinen und des e-Health im Besonderen gelten sollen. Diese können zur – revidierbaren – Grundlage einer Bereichsethik gemacht werden. Der Grundkonsens zeigt sich an medizinischen Standesethiken wie z. B. Isersons Vorschlag eines Telemedizin-Eids (Iserson K (2000)). Dieser kann als Spezifikation der von Beauchamp und Childress angegebenen Prinzipien der biomedizinischen Ethik angesehen werden (Beauchamp TL und Childress JF (2001)). Ziel der zu entwerfenden "Bereichsethik e-Health" ist es, Kriterien zur Handlungsbewertung zu erarbeiten sowie Strategien dafür aufzuzeigen, unter den fast regelmäßig in Anwendung der Bewertungskriterien auftretenden Normenkonflikten zu moralischen Urteilen zu gelangen. Die Methode wird nicht nach einem festen Schema zu Ergebnissen führen, sondern erfordert das Urteil des Anwenders. Es soll nicht unterschlagen werden, dass oft keine eindeutigen Antworten auf moralische Fragen zu finden sind. Der Handelnde wird dennoch in die Lage versetzt, die für ihn nach rationalen Kriterien am ehesten vertretbare Lösung aufzufinden.

Vier Felder moralischer Normen

In der biomedizinischen Ethik werden häufig moralische Normen in vier Felder unterteilt, die unter den Schlagworten "(Achtung der) Selbstbestimmung", "Wohltun", "Nichtschaden", und "Gerechtigkeit" firmieren. Die Schlagworte benennen die ethisch relevanten Aspekte medizinischen Handelns. Beauchamp und Childress haben die Einteilung in diese vier Felder 1979 in der ersten Auflage ihrer "Principles of Biomedical Ethics" eingeführt und die Normen herausgearbeitet, die jeweils darunter fallen.

Die Prinzipien der Selbstbestimmung werden von Beauchamp und Childress folgendermaßen zusammengefasst: Autonome Handlungen sollen keinen beherrschenden Einflüssen unterworfen werden. Ein wichtiger Anwendungsbereich ist die konkrete Ausgestaltung des Arzt-Patienten-Verhältnisses. Vorgestelltes Ideal ist heute nicht mehr das hippokratische, paternalistische Modell, in dem der Arzt als Fachmann zugleich alleiniger Entscheidungsträger für das therapeutische Vorgehen ist. Die hierdurch bedingte Einschränkung der Patientenautonomie bedürfte in jedem Fall einer gesonderten Rechtfertigung. Die Selbstbestimmung des Patienten ist eher in einem partnerschaftlichen Verhältnis zum Arzt gewahrt. Die Angebote des e-Health können helfen, das Informationsgefälle zwischen Arzt und Patient zu vermindern. Sie tragen so zu einem partnerschaftlicheren Arzt-Patienten-Verhältnis bei. Ein partnerschaftliches Verhältnis ist im Übrigen nicht nur aus moralischen Erwägungen dem paternalistischen Modell vorzuziehen. Oft wird die aktive Teilnahme des Patienten am Entscheidungsprozess als Voraussetzung für den Heilungserfolg angesehen. Ein weiterer wichtiger Aspekt der Patientenautonomie ist der Datenschutz. Zur Autonomie zählt das Recht auf informationelle Selbstbestimmung. Die Offenlegung von gesundheitlichen und persönlichen Daten, wie sie von vielen e-Health-Sites bei der Anmeldung oder während einer Beratung erhoben werden, stellt somit zunächst einen Eingriff in die Patientenautonomie dar. Die Problematik entspricht derjenigen der e-Patientenakte (Lauterbach K und Lindlar M (1999)). Nun wäre es wenig sinnvoll zu fordern, bei einer medizinischen Beratung keine Gesundheitsdaten zu erheben. Die von manchen Websites in Aussicht genommene Weitergabe dieser Daten ist jedoch ausgesprochen problematisch, ebenso die zusätzliche Erhebung persönlicher Daten, selbst wenn diese von den Gesundheitsdaten getrennt gespeichert werden.

Die Prinzipien des Wohltuns (beneficience) betreffen einerseits die unmittelbare Hilfe, andererseits das Abwägen verschiedener Einflüsse zum höchsten Gesamtnutzen für den Patienten (Beauchamp TL und Childress JF (2001)). In den meisten Fällen wird das medizinisch angezeigte Handeln mit dem moralischen Wohltun übereinstimmen. Aber nicht immer ist es möglich, Wohl zu tun ohne andere Prinzipien einzuschränken. Im Bereich des e-Health ergibt sich folgender Konflikt: Ein erheblicher Anteil der e-Health-Sites dient der Patienteninformation. Dies ist unter dem Aspekt des Respekts vor der Selbstbestimmung des Patienten unbedingt zu begrüßen. Aspekte des Wohltuns können aber in einigen Fällen dagegen sprechen, über die vom behandelnden Arzt geleistete und verantwortete Aufklärung hinaus den Patienten mit einer ggf. fatalen Ferndiagnose zu konfrontieren. Es wird noch zu zeigen sein, wie im Rahmen der Angewandten Ethik mit solchen Normenkonflikten rational umgegangen werden kann.

Das Prinzip des Nichtschadens fordert, keine Übel oder Schädigungen zuzufügen. Nichtschaden und das bereits besprochene Wohltun werden von einigen Autoren zum Prinzip der Fürsorge vereinigt (z. B. Jörlemann C (2000)), die Trennung erleichtert jedoch oft die Analyse einer Handlungssituation. Das Nichtschadensprinzip selbst bietet kaum unmittelbare Handlungsanleitung, wäre doch der gar nicht Handelnde als Nicht-Schädiger moralisch immer auf der sicheren Seite. Um der Verpflichtung zum Wohltun nachzukommen, muss der Arzt womöglich zunächst einen Schaden zufügen, z. B. bei einer Operation. Das Nichtschadensprinzip muss deshalb oft zugunsten eines "Nettonutzens" für den Patienten eingeschränkt werden. Die Zustimmung zu der Maßnahme ist in der Regel vorab einzuholen (Informed Consent). Die hinsichtlich des Eingriffs in die Autonomie bereits angesprochene elektronische Verwaltung von Patientendaten ist ebenfalls unter dem Aspekt des Nichtschadens zu betrachten: Gelangen Krankendaten in die falschen Hände, so kann dies über die Autonomieverletzung hinaus einen konkreten Schaden für den Patienten bedeuten. Über manche Krankheiten sollte der Arbeitgeber nicht informiert sein. So gut Patientendaten nach Erhebung auch immer gesichert sein mögen, oftmals werden sie unverschlüsselt erfasst, können also während der Übermittlung mitgelesen werden. Allenfalls durch entsprechende Verschlüsselungstechnologie für die Datenerfassung kann dem Nichtschadensprinzip genügt und die Patientenautonomie geschützt werden. Ein bloßer Hinweis auf die Gefahren der Preisgabe von persönlichen Daten mag das Gewissen des Anbieters entlasten, entzieht dem Patienten aber die Selbstbestimmung, da ihm für eine Risikoabschätzung und damit eine autonome Entscheidung keine hinreichenden Informationen angeboten werden.

Das Prinzip der Gerechtigkeit ist besonders bei Problemen der Verteilungsgerechtigkeit relevant, z. B. bei der Zuteilung von Spenderorganen. Das Problem tritt jedoch bei allen nur beschränkt verfügbaren Ressourcen auf, auch bei dem Zugang zu medizinischer Information. E-Health erleichtert diesen Zugang allen Internet-Nutzern, aber auch nur diesen. In einer unter mehreren möglichen Sichtweisen, unter dem Prinzip der "Pareto-Optimalität" (Buchanan A (1997)), birgt dies kein Gerechtigkeitsproblem: Paretos Prinzip besagt, dass bei Einführung einer Neuerung die Gerechtigkeit gewahrt ist, solange dadurch niemand schlechter gestellt wird, als er es vorher war. Jedoch ist bezüglich eines angemessenen Gerechtigkeitsbegriffs keinesfalls Einigkeit erreicht, und in einer anderen Sichtweise, welche die Gleichheit der Güterverteilung fordert, stellt sich ein Problem: Die Internetnutzung ist stark von sozialen und geografischen Faktoren sowie vom Alter abhängig. Zahlreiche Gruppen – trivialerweise z. B. Analphabeten – sind von der Nutzung der e-Health-Errungenschaften ausgeschlossen, was eine relative Ungerechtigkeit in der Verteilung von Gesundheitsinformationen hervorbringt oder verstärkt. Bedacht werden muss auch, ob mit der Bereitstellung von Mitteln für e-Health diese teilweise bei anderen medizinischen Versorgungsleistungen eingespart werden müssen, was darüber hinaus zu einer absoluten Schlechterstellung der Nicht-Nutzer führen könnte. Gerechtigkeitsrelevant ist auch die Verwendung einer für Laien verständlichen Sprache in e-Health-Communities, um nicht eine Verteilung der Information nach Vorbildung hinsichtlich medizinischer Fachsprache vorzunehmen. Ebenso ist die Verfügbarkeit der Informationen in der jeweiligen Muttersprache der Nutzer ein Aspekt der Verteilungsgerechtigkeit. Die sich in Praxen und Krankenhäusern langsam verbessernde muttersprachliche Versorgung nicht-deutschsprachiger Mitbürger ist im Bereich der deutschen e-Health-Angebote noch nicht nachvollzogen, die praktikable Einsatzmöglichkeit von computerunterstützten Übersetzungshilfen im Gesundheitswesen in weiter Ferne. Zwar stehen im länderübergreifenden Internet Angebote in zahlreichen Sprachen zur Verfügung; diese sind jedoch nicht auf die hiesige Infrastruktur abgestimmt.

Lösung von Normenkonflikten (1)

Die Prinzipien der vier Felder dienen sowohl der Rechtfertigung von Handlungen als auch der ethischen Analyse von Handlungssituationen (Quante M und Vieth A (2000)). Schöne-Seifert sieht in der Analyse sogar die primäre Rolle (Schöne-Seifert B (1996)). Die Analyse soll eine Klärung der Situation durch Herausarbeiten der moralisch relevanten Aspekte herbeiführen. In jedem konkreten Fall ist zu untersuchen, welche Implikationen Handlungentscheidungen – z. B. Entscheidungen über die Bereitstellung eines bestimmten Informationsangebots oder über das Verfügbarmachen eines Ferndiagnosesystems – hinsichtlich Autonomie-, Wohltuns-, Nichtschadens- und Gerechtigkeitsaspekten haben. Die Analyse wird in fast allen Fällen Normenkonflikte aufzeigen, denn das Instrumentarium der Angewandten Ethik wird in der Regel gerade dann bewusst eingesetzt werden, wenn begründete Unsicherheit über das moralisch richtige Handeln besteht. Hauptaufgabe ist es daher, einen rationalen Weg zu einer Handlungsentscheidung bei konfligierenden moralischen Prinzipien zu finden.

Beispiel: Eine kostenlos zugängliche Patienten-Community wird eingerichtet. Die Community soll durch jeweils lediglich einen Arzt und einen Psychologen betreut werden. Fraglich ist, ob bei Anmeldung eine Überprüfung der persönlichen Daten vorgenommen werden soll. Hierdurch könnten evtl. solche potentiellen Nutzer ferngehalten werden, die ohne eigenes medizinisches Bedürfnis vermeintlich die Hilfe der Community in Anspruch nehmen und so deren begrenzte Ressourcen vergeuden. Anhand der Beschreibung der Situation wird diese nun weiter analysiert: Die Erhebung der gesundheitsbezogenen Daten ist unvermeidlich. Die mögliche Verknüpfung dieser Informationen oder weiterer innerhalb der Community preisgegebener Daten mit den zur Überprüfung erhobenen persönlichen Daten birgt ein Schadenspotential, dem der Nutzen der Community für den Patienten gegenüberzustellen ist.

Der erste Schritt zur Lösung eines Normenkonflikts ist die Klärung der empirischen Basis, auf der Konflikt beruht. Die Situation wurde so beschrieben, dass für eine Patienten-Community die Alternative besteht, zwischen Erhebung persönlicher Daten und Vergeudung von Ressourcen. Zu untersuchen ist also, welcher Prozentsatz an Vergeudung tatsächlich durch das Anmeldeverfahren zu verhindern wäre. Dies ist kein moralisches, sondern ein empirisches Problem. Es lässt sich mit entsprechenden Methoden untersuchen. Zu untersuchen ist auch, wie viele "echte" Patienten sich durch das Anmeldeverfahren abschrecken lassen, wie vielen dadurch also – vielleicht unnötigerweise – der Nutzen der Community vorenthalten wird. Zu prüfen ist ferner, ob ein hinreichend sicheres und gerechtes Verfahren zur Überprüfung der persönlichen Daten zur Verfügung steht, um den vorgesehenen Ressourcenschutz überhaupt gewährleisten zu können.

Viele Normenkonflikte werden sich bereits nach Klärung der empirischen Grundlagen der getätigten Prognosen auflösen oder aber stark verschieben. Deshalb bedarf auch die durch den Einsatz von e-Health in Aussicht gestellte Veränderung des Arzt-Patient-Verhältnisses der empirischen Überprüfung, soll sie einen überwiegenden Nutzen des e-Health gegen Bedenken hinsichtlich des Datenschutzes oder der Verteilungsgerechtigkeit begründen helfen. Zunächst wird sie bloß prognostiziert, und dies mag Grund genug sein, die Einrichtung von e-Health-Sites in Hinblick auf eine mögliche Veränderung des Arzt-Patient-Verhältnisses zu fördern. Nur empirische Hinweise auf das Eintreffen der prognostizierten Veränderung können jedoch das Argument auch längerfristig stützen.

Lösung von Normenkonflikten (2)

Der zweite Schritt der Lösung von Normenkonflikten ist die **Klärung der Begriffe,** in denen die Situation beschrieben wird. Bleiben wir beim Arzt-Patient-Verhältnis. Ein erhoffter Effekt des e-Health ist es, dass dieses Verhältnis partnerschaftlicher gestaltet wird.

Im Internet treten sich **e-Patients** und **Cyberdocs** gegenüber. Das Verhältnis dieser Parteien läuft genauso Gefahr, paternalistisch zu sein, wie das des Patienten zu einem **Präsenzmediziner.** Der Patient schickt z. B. in einem ärztlich moderierten Diskussionsforum eine kurze Anfrage an den Cyberdoc, der fragt evtl. zurück, erteilt letztlich eine Auskunft. Zumeist ist dies eine allgemein gültige Fachinformation, die gegebenenfalls von dem Rat begleitet ist, einen Präsenzmediziner aufzusuchen, da eine Diagnose oder Therapieempfehlung über das Internet mit seiner Anonymität und seinen wenigen Übertragungsmodi (noch?) nicht verantwortbar ist. Dies ist sicher in vielen Fällen der einzig verantwortungsvolle Rat, jedoch kaum partnerschaftlich. Der Cyberdoc muss sich hier paternalistisch verhalten. Angenommen aber, er gäbe selbst eine Therapieempfehlung, wie partnerschaftlich oder wie paternalistisch mag dann die Entscheidungsfindung ablaufen? Pauschal lässt sich weder sagen, das Arzt-Patienten-Verhältnis im Internet sei inhärent paternalistisch, noch, ein eventueller Paternalismus auf dieser Ebene ließe nicht dennoch ein zugleich bestehendes klassisches Arzt-Patienten-Verhältnis partnerschaftlicher werden. Das Beispiel zeigt lediglich, dass **nicht ohne weitere Differenzierung** von nur **einem Arzt-Patienten-Verhältnis** gesprochen werden sollte, wenn es um Fragen des Einflusses von e-Health auf die Patientenautonomie geht. Es sind **zwei Verhältnisse** zu unterscheiden (Krohs U(2002)): das Verhältnis zwischen dem behandelnden Arzt und dem Patienten (**"A-P-klassisch"**) und das zwischen dem Cyberdoc und dem e-Patient (**"A-P-web"**). Beide sind unabhängig voneinander zu betrachten, können sich aber wechselseitig beeinflussen. Selbst wenn A-P-web paternalistisch sein sollte, könnte das in diesem Verhältnis vom Patienten erworbene Wissen dazu beitragen, dass A-P-klassisch partnerschaftlicher wird. Problematisch würde es jedoch, richtete sich der e-Patient, ohne zusätzlich einen Präsenzmediziner aufzusuchen, ausschließlich nach Therapieempfehlungen des Cyberdocs. In diesem Fall ergänzt A-P-web nicht A-P-klassisch, sondern ersetzt es. Ist A-P-web paternalistisch, kann damit sogar ein Autonomieverlust des Patienten durch e-Health einhergehen. Das Beispiel zeigt, dass in manchen Fällen die Situationsbeschreibung durch Begriffsklärungen präzisiert werden muss, um zu einer adäquaten moralischen Einschätzung der Handlungsoptionen gelangen zu können. Im besprochenen Fall macht die Begriffsklärung weitere empirische Klärungen erforderlich: A-P-web ist hinsichtlich der Achtung der Patientenautonomie zu untersuchen. Vor allem ist zu klären, ob A-P-web immer nur A-P-klassisch ergänzt oder es zumindest in Einzelfällen auch ersetzt.

Lösung von Normenkonflikten (3)

Erst als letzter Schritt zur Lösung von Normenkonflikten ist das System **moralischer Überzeugungen** anzupassen. Nötigenfalls sind die Prinzipien zu spezifizieren oder gegeneinander abzuwägen. Denn in einigen Fällen wird nach – ggf. wiederholten – empirischen und begrifflichen Klärungen der Konflikt bestehen bleiben. Er ist nach den Klärungen aber präziser zu fassen. Und die präzise Fassung ist Voraussetzung dafür, bei der Konfliktlösung durch Modifikation der Prinzipien die nötigen Änderungen so gering wie möglich zu halten.

Zur **Modifikation der Prinzipien:** Abzuwägen wäre z. B., ob eine kleine Einschränkung der Patientenautonomie nicht durch einen großen medizinischen Nutzen zu rechtfertigen ist. Spezifiziert werden könnte ein Prinzip der Verteilungsgerechtigkeit dahingehend, dass für eine gerechte Zuteilung von e-Health-Ressourcen die persönliche (nicht-)Verfügbarkeit präsenzmedizinischer Versorgung zu berücksichtigen ist. Das allgemeine Prinzip der Achtung der Selbstbestimmung kann z. B. dahingehend spezifiziert werden, dass im e-Health bei der Aufklärung des Patienten dessen Autonomie aus Gründen des Wohltuns nur in eingeschränktem Umfang geachtet werden darf, damit er nicht bei freizügiger Aufklärung mit einer niederschmetternden Auskunft an seinem Computer allein gelassen wird.

Jedoch darf die Spezifikation nicht willkürlich sein, sonst könnte durch modifizierte Prinzipien Beliebiges gerechtfertigt werden. Als Korrektiv dient das System der moralischen Überzeugungen als Ganzes. Dieses System wird analog einer wissenschaftlichen Theorie betrachtet: Prinzipien zusammen mit singulären moralischen Urteilen bilden eine Einheit, ähnlich Naturgesetzen im Verbund mit Beobachtungsaussagen im Falle einer wissenschaftlichen Theorie. Das System soll zumindest **konsistent,** d. h. widerspruchsfrei gehalten werden. Hierzu müssen gegebenenfalls Prinzipien (bzw. Gesetzesaussagen im Falle der wissenschaftlichen Theorie) im Lichte moralischer Urteile (bzw. Beobachtungen) revidiert werden. Umgekehrt müssen auch moralische Urteile (bzw. Beobachtungsaussagen) im Lichte der Prinzipien (bzw. Gesetze) neu überdacht werden. Neue Fakten bedingen Anpassungen im theoretischen System, und ein verfeinertes theoretisches System erlaubt klarere moralische Urteile (bzw. eine bessere Beschreibung der Beobachtungen).

Bei der Modifikation moralischer Überzeugungen ist bloße **Konsistenz** des Systems jedoch eine zu schwache Anforderung. Andernfalls könnte ein sehr großes System spezifizierter Prinzipien entstehen, von denen jedes genau auf einen Einzelfall zugeschnitten ist. Die normative Kraft ginge verloren. Deshalb wird darüber hinaus **Kohärenz** gefordert. Ein **kohärentes System** ist nicht bloß widerspruchsfrei. Es hat einen inneren Zusammenhalt. Diesen erhält es dadurch, dass die in ihm enthaltenen Aussagen ein Netzwerk bilden, in dem sie zueinander in Beziehung stehen und miteinander verbunden sind. Zur Kohärenz gehört darüber hinaus der Zusammenhalt des Systems moralischer Überzeugungen bezüglich des betrachteten Bereiches mit benachbarten Bereichen. Es ist offensichtlich, dass moralische Überzeugungen hinsichtlich der Probleme des e-Health nicht unabhängig vom System moralischer Überzeugungen bezüglich der Medizin im Allgemeinen sind. Und jenes ist wiederum mit ganz allgemeinen moralischen Vorstellungen verknüpft. Auch relevante Wissenssysteme, z. B. medizinisches Wissen und Theorien der Informationsverarbeitung, bilden Bezugspunkte für das betrachtete System moralischer Überzeugungen. Da zum betrachteten System nicht nur die Prinzipien, sondern auch moralische Urteile gehören, kann es nötig sein, auch diese angesichts neuer Situationen oder aber im Lichte spezifizierter Prinzipien zu revidieren. Leitend ist wiederum die Kohärenz des gesamten Systems. Kohärenz, von Rawls unter dem Titel des **wide reflective equilibrium** in die Ethik eingeführt (Rawls (1974/75)), umfasst demnach die innere Struktur eines Überzeugungssystems sowie den Bezug zu angrenzenden Bereichen.

Perspektiven

Viele Diskussionen über moralische Zweifelsfälle geraten ohne empirische und begriffliche Präzisierung zu Debatten über moralische Grundüberzeugungen. In erheblichem Anteil erweisen sie sich jedoch als Streitigkeiten über Sachfragen und Begriffe. Die Sachfragen hinter moralischen Dilemmata aufzufinden und die verwendeten Begriffe zu klären, ist deshalb vorrangige Aufgabe in jeder konkreten moralischen Entscheidungssituation.

Einige Zweifelsfälle werden jedoch bestehen bleiben. In diesen Fällen kann und muss über die moralischen Prinzipien selbst, ihr Verhältnis zueinander und ihre Begründung bzw. Konsensfähigkeit nachgedacht werden. Insbesondere die Prinzipien der Gerechtigkeit werden sich hier als problematisch erweisen. Aber selbst für Probleme, die bis zu den Grundlagenfragen führe, gilt: Die genaue Situationsanalyse hinsichtlich aller vier Felder von Prinzipien, ggf. ergänzt um Argumente über z. B. einen der Situation angemessenen Begriff der Gerechtigkeit, ist Bedingung für jede moralisch fundierte Entscheidung.

Um die e-Health-Ethik weiter zu konkretisieren, werden zahlreiche Fallstudien nötig sein. Der vorgelegte Entwurf soll hierfür als Leitfaden dienen. Im Laufe der Zeit kann ein Gebäude der Angewandten Ethik entstehen, dass auf zahlreiche moralische Fragen unmittelbar Antworten gibt und für alle Zweifelsfälle konkrete Lösungswege bereithält oder aufzeigt, wie diese gefunden werden können. Die so gewonnenen Normen werden immer revidierbar bleiben um – anders als die Ethik-Codizes – die Auflösung von Normenkonflikten zu ermöglichen.

Zu untersuchen bleibt die **moralische Relevanz der Patientenhandlung.** Diese wird in der Medizinethik selten berücksichtigt, mit Ausnahme vor allem der Diskussionen um Sterbehilfe und um die Methoden der Reproduktionsmedizin. Die Selbstständigkeit des Healthseekers oder e-Patients im e-Health erfordert nun eine genaue ethische Analyse.

Quellenverzeichnis

Aktionsforum für Telematik im Gesundheitswesen (ATG) (2003): Von dem BMGS, dem BMBF und einer Vielzahl von Personen und Institutionen gegründete Konsensplattform für die Weiterentwicklung der Telematik im Gesundheitswesen (Forum Info 2000) unter dem Dach der Gesellschaft für Versicherungswissenschaft und -Gestaltung e.V. (GVG), http://atg.gvg-koeln.de/, Abfrage: 15.09.2003

Aktionsforum Gesundheitsinformationssystem (afgis) (2003): Von dem Bundesministerium für Gesundheit und Soziale Sicherung initiiertes Aktionsforum von Organisationen, Verbänden, Körperschaften, Unternehmen u.a. zur Qualitätssicherung von Gesundheitsinformationen im Internet c/o Bundesvereinigung für Gesundheit e.V., Osnabrück, http://www.afgis.de, Abfrage: 15.09.2003

Alarmzeichen Sodbrennen (2003): Nicht unumstrittene Aufklärungskampagne zur Refluxösophagitis, http://www.alarmzeichen-sodbrennen.de/, Abfrage: 15.09.2003

American Medical Informatics Association's Internet Working Group (AMIA INT-WG) (2003): Herausgeber der „Guidelines fort he Clinical Use of Electronic Mail with Patients", http://www.amia.org/working/internet/main.html, Abfrage: 15.09.2003

Anderson JG (2001): CyberHealthcare: Reshaping the Physician-Patient Relationship. MD Computing (2001); 18, 21-22

Andersen JG, Rainey MR, Eysenbach G (2003): The impact of Cyber-Healthcare on the physician-patient relationsship. J Med Syst 2003 Feb;27(1):67-84

Angelo SJ, Citkowitz E (2001): An electronic survey of physicians using online clinical discussion groups: a brief report. Conn Med 2001 Mar;65(3):135-9

Ärzte Zeitung (2001): Im Internet tummeln sich viele nicht geprüfte Krebspräparate, http://www.aerztezeitung.de/docs/2001/03/14/048a1301.asp, Abfrage: 15.09.2003

ARD Ratgeber Gesundheit (2003): Internetseite zu der Fernsehreihe „Ratgeber Gesundheit" mit Informationen zu aktuellen Themen, http://www.ard.de/ratgeber/gesundheit/, Abfrage: 15.09.2003

Arznei-Telegramm (2003): Internetseite der monatlich erscheinenden Zeitschrift Arznei-Telegramm herausgegeben vom Institut für Arzneimittelinformation, http://www.arznei-telegramm.de/, Abfrage: 15.09.2003

Arzneimittelkommission der deutschen Ärzteschaft (2001): Zur Anwendung des Präparates „Galavit" in der Krebstherapie. Deutsches Ärzteblatt (2001); 98, A-1016 / B-864 / C-812, http://www.aerzteblatt.de/v4/archiv/artikel.asp?id=26859, Abfrage: 15.09.2003

atuline.com (2003): Medizinischer Konsultationsdienst, c/o Novo Atuline Oy, Turku, Finnland, http://www.atuline.com, Abfrage: 15.09.2003

Baur A, Dethleffs S, Van Husen G, Merbecks M (2001): E-Health in Deutschland – Entwicklung einer neuen Welt. In: Salfeld R, Wettke J (Hrsg.): Die Zukunft des deutschen Gesundheitswesens. Perspektiven und Konzepte. Springer Verlag, Berlin, Heidelberg, 2001

Baur C, Deering MJ (2001): Commentary on the Review of Internet Health Information Quality Initiatives. J Med Internt Res. (2001);3, 4

Bayles MD (1989): Professional ethics, Belmont CA, 1989, 2. Auflage

Beauchamp TL, Childress JF (2001): Principles of biomedical ethics, New York, 2001, 5. Auflage

Beuth J (2002): Grundlagen der Komplementäronkologie: Theorie und Praxix. Hippokrates-Verlag, Stuttgart, 2002

Borowitz SM, Wyatt JC (1998): The origin, content, and workload of e-mail Consultations. JAMA 1998; 280, 1321-1324

Bosnjak M, Batnic B (1999): Determinanten der Teilnahmebereitschaft an internet-basierten Fragebogenuntersuchungen am Beispiel E-Mail. In: BATINIC B (Hrsg.): Online Research: Methoden, Anwendungen und Ergebnisse, Göttingen u.a.: Hogrefe, Verl. Für Psychologie, 1999 (Internet und Psychologie; Bd. 1), S.145-157

Brown P (2002): WHO calls for a health domain name to help consumers. BMJ (2002); 324, 566, http://bmj.com/cgi/content/full/324/7337/566/a?maxtoshow=&HITS=10&hits=10&RESULTFORMAT=&searchid=1048161520483_5390&stored_search=&FIRSTINDEX=0&volume=324&firstpage=566&resourcetype=1,2,3,4,10, Abfrage: 15.09.2003

Brucksch M (2002a): eHealth Market Survey Pharmaceutical Industry 2002, Arthur D. Little Healthcare Group, Arthur D. Little, Düsseldorf, 2002

Brucksch M (2002b): eHealth Market Survey Knowledge Management in Pharmaceutical Industry 2002, Arthur D. Little Healthcare Group, Arthur D. Little, Düsseldorf, 2002

Brustkrebserkrankungen (2003): Verbundprojekt für Patienteninformationen zu Brustkrebserkrankungen, http://www.brustkrebserkrankungen.de, Abfrage: 15.09.2003

Buchanan A (1997): Health-Care delivery and resource allocation. In: Veatch RM (Hrsg.): Medical ethics, Jones and Bartlett Publ., 1997, 321-361

Bullinger HJ, Baumann T, Fröschle N, Mack O, Trunzer T, Waltert J (2001): Business Communities – Professionelles Beziehungsmanagement von Kunden, Mitarbeitern und B2B-Partnern im Internet. Galileo Press 2001, Dez

Bundesärztekammer (BÄK) (1999): Darstellungsmöglichkeiten des Arztes im Internet: Öffentlich abrufbare Arztinformationen gemäß Kap. D I. Nr. 6 MBO. Deutsches Ärzteblatt (1999); 96, 29.01.1999, A-228 / B-180 / C-168, http://www.aerzteblatt.de/v4/archiv/artikel.asp?id=15291, Abfrage: 15.09.2003

Burrows R, Nettleton S, Pleace N, Loader B, Muncer S (2001): Virtual Community Care? Social Policy and the Emergence of Computer Mediated Social Support. Information. Communication and Society (2001); 3, 1

Cain M, Sarasohn-Kan J, Wayne J. (2000): Health e-People: The Online Consumer Experience. Five-Year Forecast. Written for the The California HealthCare Foundation, Institute for the FutureBaur A, Dethleffs S, Van Husen G, et al.: E-Health in Deutschland – Entwicklung einer neuen Welt; in: Salfeld R, Wettke J (Hg.): Die Zukunft des deutschen Gesundheitswesens. Perspektiven und Konzepte. Springer Verlag Berlin Heidelberg 2001 2000, Aug

Cancerfacts.com (2003): Personalisierbares Informationsportal für Krebspatienten, NexCura, http://www.cancerfacts.com, Abfrage: 15.09.2003

Cap Gemini Ernst & Young (2001): Patient Relationship Management – Die Rolle des Patienten in der Life Sciences Industrie. Studie Cap Gemini Ernst & Young, Februar 2001, http://www.de.cgey.com/servlet/PB/show/1000735/Patient Relationship Management.pdf, Abfrage: 15.09.2003

Cap Gemini Ernst & Young (2002): Die Möglichkeiten der Life Sciences-Industrie im Rahmen der Einführung von Disease Management Programmen in Deutschland. Noch nicht veröffentlichte Studie Cap Gemini Ernst & Young, Oktober 2002

Cap Gemini Ernst & Young, INSEAD (2001): Vision & Reality. The Quantum Shuffle – the impact of e on the pharmazeutical and medical device industries. Studie Cap Gemini Ernst & Young/INSEAD, Januar 2001, http://www.de.cgey.com/servlet PB/show/1000951/Vision and Reality.pdf, Abfrage: 15.09.2003

Cornford J (1999): Counting Computers – or why we are not well informed about the information society. In: Dorling D and Simpson S: Statistics in Society: the Arithmetics of Politics. London, Arnold 1999

Cass K (1996): Expert systems as general use advisory tools: An examination of moral responsibility. Business & Professional Ethics Journal (1996); 15, 61-85

cosmos (2003): Community online services and mobile solutions, c/o Technische Universität München u.a., http://www.cosmos-community.org, Abfrage: 15.09.2003

Crocco AG, Villasis-Keever M; Jadad AR (2002): Analysis of cases of harm associated with use of health information on the internet. JAMA (2002); 287, 2869-2871

Culver JD, Gerr F, Frumkin H (1997): Medical Information on the Internet – A Study of an Electronic Bulletin Board. J Gen Intern Med (1997);12, 466-470

Daum M, Klein A, Leimeister JM, Krycmar H (2001): Webbasierte Informations- und Interaktionsangebote für Krebspatienten: Ein Überblick, Arbeitspapiere Lehrstuhl für Wirtschaftsinformatik, Universität Hohenheim, Nr. 109, 11/2001, http://www.cosmos-community.org/downloadFiles/hohenheim112001.pdf, Abfrage: 15.09.2003

Deutsch E (1999): Medizinrecht: Arztrecht, Arzneimittelrecht und Medizinprodukterecht, Springer-Verlag, Berlin, 1999

Deutsches Gesundheitsnetz (DGN) (2003): Online Lösungen für Ärzte, DGN Service GmbH, http://www.dgn.de, Abfrage: 15.09.2003

Deutsches Medizin Forum (2003): Erster deutschsprachiger medizinischer Onlinedienst, http://www.medizin-forum.de, Abfrage: 15.09.2003

diabetes-world.net (2003): Das Portal für Patienten und Interessierte inkl. Beratung in Expertenforen. Träger: Aventis Pharma Deutschland GmbH, Bad Soden im Taunus und Roche Diagnostics GmbH, Mannheim, http://www.diabetes-world.net, Abfrage: 15.09.2003

Dialyse-Online (2003): Gesponsertes Themenportal mit Informationen zum Thema Dialyse und einem fachlich betreuten und anmeldepflichtigen Diskussionsforum, http://www.dialyse-online.de, Abfrage: 15.09.2003

Die Kinderwunsch-Seite (2003): Patienten-Portal für Reproduktionsmedizin, Geburtshilfe und Neonatologie, c/o Dr. med. Elmar Breitbach, Facharzt für Frauenheilkunde, Reproduktionsmedizin und Endokrinologie, Burgwedel, http://www.wunschkinder.de, Abfrage: 15.09.2003

Dierks C (1996): Finanzierungsgrenzen der Haftungsvorsorge. In: Laufs A, Dierks C, Wienke A, Graf-Baumann T, Hirsch G (Hrsg.): Die Entwicklung der Arzthaftung, Springer-Verlag, Heidelberg, 1996, 139

Dierks C (2000): Rechtliche und praktische Probleme der Integration von Telemedizin - ein Problemaufriss. In: Dierks C, Feussner H, Wienke A (Hrsg.): Rechtsfragen der Telemedizin, Springer, Heidelberg, Berlin, 2000

Dierks C, Nitz G, Grau U (2003): Gesundheitstelematik und Recht - Rechtliche Rahmenbedingungen und legislativer Anpassungsbedarf, Frankfurter Schriften, Band 2, MedizinRecht.de Verlag, Frankfurt, 2003

Diskussionsforen auf Krebs-Kompass.de (2003): 44 Diskussionsforen für Betroffene und Angehörige in den Bereichen: „Krebsarten", „Allgemeine Themen", „Krebsforschung", „Beratung und Adressen", „Verschiedenes", http://www.krebs-kompass.de/Forum/, Abfrage: 15.09.2003

Döring N (2001): Netzwärme im Ausverkauf. Online-Communities zwischen Utopie und Profit. c't (2001); 11

Draeger C, Schneider N (2001): Medienethik: Freiheit und Verantwortung, Kreuz Verlag, Stuttgart, Zürich, 2001

Eckhardt, VF (2002): Wie gefährlich ist Sodbrennen? Deutsches Ärzteblatt 99, Ausgabe 25 vom 21.06.2002, Seite A-1754 / B-1484 / C-1382

e-Gesundheitsakte lifesensor (2003): Fa. Interkomponentware; e-Patientenakte in der Hand des Patienten mit umfangreichen Zusatzfunktionen für Patient Empowerment und Disease Management, http://www.lifesensor.de, Abfrage: 15.09.2003

Einbecker Empfehlungen (2003): Einbecker Empfehlungen der Deutschen Gesellschaft für Medizinrecht (DGMR) e.V., http://www.medizin.uni-koeln.de/dgmr/empfehlungen/, Abfrage: 15.09.2003

Eysenbach G, Sa ER, Diepgen TL (1999): Shopping the Internet today and tomorrow – Towards the Millenium ofr Cybermedicine. BMJ 319(1999):1294, http://www.bmj.com/cgi/content/full/319/7220/1294, Abfrage: 15.09.2003

Eysenbach G (2000): Towards ethical guidelines for dealing with unsolicited patient emails and giving teleadvice in the absence of a pre-existing patient-physician relationship - systematic review and expert survey. J Med Internet Res 2000;2(1):e1, http://www.jmir.org/2000/1/e1/, Abfrage: 15.09.2003

Eysenbach G, Diepgen TL (2001): Patients Looking for Information on the Internet and Seeking Teleadvice. Motivation, Expectations, and Misconceptions as Expressed in E-mails Sent to Physicians. Arch Dermatol. (2001); 135, 151-156

Eysenbach G, Köhler C (2002): How do consumers search for and appraise health information on the world wide web? Qualitative study using focus groups, usability tests, and indepth interviews. British Medical Journal (2002); 324, 573-577

Quellenverzeichnis

Eysenbach G, Wyatt J (2002): Using the Internet for Surveys and Health Research. L Med Internet Res 2002 Apr-Nov;4(2):E13, http://www.jmir.org/2002/2/e13/, Abfrage: 15.09.2003

Ferguson T (1998): Digital doctoring--opportunities and challenges in electronic patient-physician communication. JAMA 1998; 280, 1361-1362

Ferguson T (2000): Online patient-helpers and physicians working together: a new partnership for high quality health care. BMJ 2000; 321, 1129-1132

FOCUS (2003): Online-Auftritt der Zeitschrift FOCUS – inkl. fachlich moderierten Online-Diskussionsforen („Treffpunkt Gesundheit"), http://www.focus.de, Abfrage: 15.09.2003

Fogel J, Albert S, Schnabel F, Ditkoff BA, Neugut AI (2002): Internet use and social support in women with breast cancer. Health Psychol (2002); 21, 398-404

Funiok R, Schmälzle U F, Werth C H (1999): Medienethik – die Frage der Verantwortung, Bundeszentrale für politische Bildung, Bonn, 1999

Geis I (2002): Beweisqualität elektronischer Signaturen. In: Hoeren T, Sieber U (Hrsg.): Handbuch Multimedia-Recht, Beck, München, 2002

Geiß K, Greiner HP (2001): Arzthaftpflichtrecht, Beck, München, 2001

Gerber BS, Eiser AR (2001): The Patient-Physician Relationship in the Internet Age: Future Prospects and the Research Agenda. J Med Internet Res (2001); 3, 2, e15

Gesundheitsgespräch (2003): Internetseite der Ratgebersendung in Bayern 1 in Kooperation mit der Gmünder Ersatzkasse (GEK), http://www.br-online.de/umwelt-gesundheit/sendungen/gesundheitsgespraech/, Abfrage: 15.09.2003

Gesundheitsscout24 (2003): Care-Management-Organisation mit Medical Service Center (Telefon, Internet), GesundheitScout24 GmbH, Köln, http://www.gscout24.de, Abfrage: 15.09.2003

Giesen D (1988): International Medical Malpractice Law, Mohr, Tübingen, 1988

Goodwin PJ, Leszcz M, Ennis M, Koopmans j, Vincent l, Guther H, Drysdale E, Hundleby M, Chochinov HM, Navarro M, Speca M, Masterson J, Dohan L, Sela R, Warren B, Paterson A, Pritchard KI, Arnold A, Doll R, O'Reilly SE, Quirt G, Hood N, Hunter J (2001): The effect of group psychosocial support on survival in metastatic breast cancer. N Engl J Med (2001); 345, 1719-1726

Gustafson DH, Robinson TN, Ansley D, Adler L, Brennan PF (1999): Consumers and Evaluation of Interactive Health Communication Applications. Am J Prev Med 16(1999),1:23-29

Han HR, Belcher AE (2001): Computer-mediated support group use among parents of children with cancer: An exploratory study. Computers in Nursing (2001); 19, 27-33

Hardey M (2001): „E-Health": The Internet and the Transformation of Patients into Consumers and Producers of Health Knowledge. Information, Communication and Society (2001); 4, 3

Hauptsache Gesund (2003): Internetseite der Ratgebersendung im MDR mit wöchentlich wechselnden Themen, http://www.mdr.de/hauptsache-gesund, Abfrage: 15.09.2003

Health on the Net Foundation (HON) (2003): Schweizerische Initiative für den HON Code of Conduct (HONcode) für medizinische Websites, inkl. medizinischer Suchmaschine, Online-Erhebungen u. a., http://www.hon.ch, Abfrage: 15.09.2003

HEALTHE PEOPLE (2001): The Online-Consumer Experience, California HealthCare Foundation (2001)

healthvillage (2003): Medizinische Informationsseite für Laien, Ärzte und Patienten der Firma Bayer HealthCare, http://www.healthvillage.de, Abfrage: 15.09.2003

Hegerl U, Bussfeld P (2002): Psychiatrie und Internet: Möglichkeiten, Risiken, Perspektiven. Der Nervenarzt (2002); 73, 1

Heitner M (2001): Is there a doctor on the Web? Pharmaceutical Executive (2001); 6

Hungrig-online (2003): Zusammen mit Magersucht-Online.de und Bulimie-Online.de wird die Domain www.hungrig-online.de seit Februar 2001 vom gemeinnützigen Verein Hungrig-Online e.V., Erlangen, betrieben, http://www.hungrig-online.de/, Abfrage: 15.09.2003

INKAnet.de (2003): c/o INKA Informationsnetz für Krebspatienten und Angehörige e.V., Hamburg, http://www.inkanet.de, Abfrage: 15.09.2003

Informationsdienst Krebsschmerz (KSID) (2003): Bedarfsorientierte Informationen für Patienten und Angehörige auf dem Hintergrund der Empfehlungen der Weltgesundheitsorganisation (WHO) und aktueller Erkenntnisse der internationalen Forschung zur Therapie von Tumorschmerzen. Deutsches Krebsforschungszentrum Heidelberg (dkfz), http://www.ksid.de, Abfrage: 15.09.2003

Internet Healthcare Coalition (IHC) (2000): „eHealth Code of Ethics" der eHealth Ethics Initiative zur Qualitätssicherung von Gesundheitsinformationen im Internet, http://www.ihealthcoalition.org/, Abfrage: 15.09.2003

Iseron K (2000): Telemedicine: A Proposal for an ethical code. Cambridge Quarterly of Healthcare Ethics (2000); 9, 404-406

Jakob J (1996): Vortrag des Bundesbeauftragten für Datenschutz am Institut für Medizinische Statistik, Dokumentation und Datenverarbeitung an der Universität Bonn, 13. Juni 1996

Jadad A (1999): Consumer and the Internet. L Med Internet Res 1999;1supp1):e3).

Jaehn K (2002): Who Chats with the e-Patients? Providing Professional Help in Newsgroups, Eur J Med Res 7 (Suppl. I), 35

Jaehn K, Mayer J (2001): e-Patient-Relations. Eine Online-Umfrage zu „sexualmedizin.de". In: Badenhoop R, Ryf B. (Hrsg.): Patient Relationship Management. CRM in der Life Sciences Industrie, Betriebswirtschaftlicher Verlag Dr. Th. Gabler GmbH, Wiesbaden, 2001

Janssen-Cilag (1999): "Wie sehen die Deutschen ihr Gesundheitssystem? Was erwarten sie von der Zukunft", Eine Serie der Ärzte Zeitung in Zusammenarbeit mit Janssen-Cilag (Zukunftsarbeit), 1999

Jenkins V, Fallowfield L, Saul J (2001): Information needs of patients with cancer: results from a large study in UK cancer centres. British Journal of Cancer (2001); 84, 48-51

Jörlemann C (2000): Ethik und Telemedizin. Herausforderung für die Arzt-Patienten-Beziehung, Studien der Moraltheologie: Abteilung Beihefte, 8, Münster, 2000

Johnson JA, Rosenvinge JH, Gammon D (2002): Online group interaction and mental health: an analysis of three online discussion forums. Scand J Psychol 2002 Dec;43(5):445-9

Johnson DG, Mulvey JM (1995): Accountability and computer decision systems. Communications of the ACM (1995); 38, 58-64

Johnson GL, Ramaprasad A (2000): Patient-physician relationships in the information age. Mark Health Serv (2000); 20, 20-27

Juhnke C (2003): Urologische Online-Beratung im deutschsprachigen World Wide Web. Als Dissertation angenommen von der Universität Bochum (2003).

Kane B, Sands DZ (1998): Guidelines for the clinical use of electronic mail with patients. The AMIA Internet Working Group, Task Force on Guidelines for the Use of Clinic-Patient Electronic Mail. J Am Med Inform Assoc 1998; 5, 104-111

Kern BR (2000): Rechtliche Konsequenzen für medizinischen Standard, Methodenfreiheit, Sorgfaltsmaßstab und Aufklärung. In: Dierks C, Feussner H, Wienke A (Hrsg): Rechtsfragen der Telemedizin, Springer, Heidelberg, Berlin, 2000

Kerr J, Engel J, Schlesinger-Raab A, Sauer H, Hölzel D (2003): Communication, quality of life and age: results of a 5-year prospective study in breast cancer patients. Annals of Oncology (2003); 14, 421-427

Khalil OEM (1993): Artificial decision-making and artificial ethics: A management concern. Journal of Business Ethics (1993); 12, 313-321

Klein A, Leimeister JM, Krcmar H (2000): Virtuelle Healthcare Communities. In: Baumgarten U, Krcmar H, Reichwald R, Schlichter J: Community Online Services And Mobile Solutions – Projektstartbericht des Verbundvorhabens COSMOS. Technischer Bericht TUM-I0105, Institut für Informatik, Technische Universität München, Okt. 2000, http://www.cosmos-community.org/downloadFiles/cosmos-startbericht.pdf, Abfrage: 15.09.2003

Köhler C, Eysenbach G (2002): Das Internet. Chancen, Risiken und Perspektiven für den chirurgischen Patienten. Der Chirurg (2002); 73, 410-416

Kompetenznetz Depression (2003): Informationen zum Thema Depression herausgegeben von der Psychiatrischen Klinik der Ludwig-Maximilians-Universität München, Neurophysiologie gefördert vom Bundesministerium für Forschung und Bildung, http://www.kompetenznetz-depression.de/, Abfrage: 15.09.2003

Koubenec H-J (2001): Patienteninformationen im Internet. ZaeFQ (2001); 95, 314-315

Jupiter Media Metrix (2001): Entrusted Commercial Health Sites Give Way To Physician Web Sites, Helping Unlock Nine Billion Dollar Transactional Market Opportunity by 2005. Jupiter Media Metrix Press Release, 2001

krebsinfo.de (2003): Zusammenstellung von Empfehlungen, Leitlinien, Standards und Daten zur Prävention, Früherkennung, Primärtherapie und Nachsorge zu Krebserkrankungen durch das Tumorzentrum München, http://www.krebsinfo.de, Abfrage: 15.09.2003

Krebs-Kompass.de (2003): Informationsportal der Volker Karl Oehlrich-Gesellschaft e.V. mit Informationen und Links zur Krankheit Krebs, u.a. mit einem Forum, bei dem sich die Patienten untereinander austauschen können, und Erfahrungsberichten von Patienten, http://www.krebs-kompass.de, Abfrage: 15.09.2003

Krohs U (2002): How to act right in telemedicine – An outline of applied ethics. Eur J Med Res (2002); 7, Suppl. 1, 41

Larkin M (2000a): Online support groups gaining credibility. Lancet (2000); 355, 1834

Larkin M (2000b): How will the web affect the physician-patient relationship?. The Lancet 2000; 356, 1777

Laufs A (1996): Delikt und Gefährdung: von der Schadenszurechnung zur Schadensverteilung? Kritische Darstellung der Grundlinien in Lehre und Spruchpraxis, in: Laufs A, Dierks CH, Wienke A, Graf-Baumann T, Hirsch G (Hrsg.): Die Entwicklung der Arzthaftung, Springer, Berlin 1996

Laufs A, Uhlenbruck W, Genzel H, Kern BR, Krauskopf D, Schlund GH, Ulsenheimer K (1999): Handbuch des Arztrechts, Beck, München, 1999

Lauterbach K, Lindlar M (1999): Informationstechnologien im Gesundheitswesen – Telemedizin in Deutschland, Bonn (1999), http://library.fes.de/pdf-files/stabsabteilung/00624.pdf, Abfrage: 15.09.2003

Leschke R (2001): Einführung in die Medienethik, Wilhelm Fink Verlag, München, 2001

Licciardone JC, Smit-Barbaro, Coleridge ST (2001): Use of the Internet as a resource for Consumer Health Information: Results of the Second Osteopathic Survey of Health Care in America. J Med Internet Res (2001); 3

Lifeline (2003): Onlinedienst der BertelsmannSpringer Medizin Online GmbH, Berlin, für Gesundheitsinteressierte, http://www.lifeline.de, Abfrage: 15.09.2003

Mair F, Whitten P (2000): Systematic review of studies of patient satisfaction with telemedicine. BMJ (2000); 320, 1517-1520, http://bmj.com/cgi/reprint/320/7248/1517.pdf, Abfrage: 15.09.2003

Meacham (1999): Symposium: Technology and the Internet. Contemp Urol. (1999); 10, 40-57, http://www.medicineonline.de, Abfrage: 15.09.2003

Medem (2003): Physicians Patients Communication Network. Von 7 führenden medizinischen Fachgesellschaften gegründeter US-amerikanischer Onlinedienst für Arzt-Patient-Kommunikation via e-Mail und Patienteninformationen. http://www.medem.com, Abfrage: 15.09.2003

Medicine Worldwide (2003): Onlinedienst für Patienten der A-Med World AG, Berlin, http://www.medicine-worldwide.de, Abfrage: 15.09.2003

Medvantis (2003): Medizinische Serviceleistungen für Krankenversicherungen, Medvantis Medical Services GmbH, Wiesbaden, http://www.medvantis.de, Abfrage: 15.09.2003

MelliBase (2003): Disease Management-Anwendung von Roche Diagnostics, http://www.mellibase.de, Abfrage: 15.09.2003

Mittmann R, Cain M (1999): The Future of the Internet in Healthcare, Five year forecast Institute for the Future, 1999

Mizsur G (1997): The American self-help clearinghouse. Nursing (1997); 27, 28

Mossman J, Boudioni M, Slevin ML (1999): Cancer information: a cost effective intervention. Eur J Cancer (1999); 35, 1587-1591

Moynihan R, Heath I, Henry D (2002): Selling sickness: the pharmaceutical industry and e disease mongering, BMJ 2002;324:886-891

multimedica (2003): Online-Fachinformationsdienst für Ärzte, BertelsmannSpringer Medizin Online GmbH, Berlin, http://www.multimedica.de, Abfrage: 15.09.2003

Musterberufsordnung der deutschen Ärztinnen und Ärzte (MBOÄ) (2003): Publikation der in den Jahren 2000 und 2002 geänderten Fassung vom 100. Ärztetag auf der Website der Bundesärztekammer (BÄK), http://www.baek.de/30/Berufsordnung/Mbopdf.pdf, Abfrage: 15.09.2003

Neill RA, Mainous AG, Clark JR, Hagen MD (1994): The utility of electronic mail as a medium for patient-physician communication. Arch Fam Med.1994;3:268-271

NetDoktor.de (2003): Das unabhängige Gesundheitsweb für Deutschland, c/o NetDoktor.de GmbH, München, http://www.netdoktor.de, Abfrage: 15.09.2003

Nida-Rümlin J (1996): Theoretische und angewandte Ethik – Paradigmen, Begründungen, Bereiche. In: Nida-Rümelin J (Hrsg.): Angewandte Ethik – Die Bereichsethiken und ihre theoretische Fundierung, Stuttgart, 1996, 2-85

Oehlrich M, Stroh N (2001): Internetkompass Krebs, Springer Verlag, Heidelberg, 2001

Oehlrich M, Stroh N (2002): Internetguide für Krebspatienten, Broschüre der Volker Karl Oehlrich-Gesellschaft e.V. und der Merck KGaA, Darmstadt, 2002

Peterson C (1998): Skeptics Hit Internet Health Info. Pharmaceutical Executive (1998); 18, 20

Quellenverzeichnis

Pfizerforliving (2003): Health Community mit interaktiven Anwendungen und personalisiertem Informationsangebot, http://www.pfizerforliving.com/index_pfl.jhtml?, Abfrage: 15.09.2003

Pflüger F (1999): Haftungsfragen der Telemedizin. Versicherungsrecht (1999); 25, 1070

Pinker S (1999): Breast cancer online: helping patients navigate the Web. CMAJ (1999); 160, 239

Plantholz M (2001): Richtlinien, Rahmenverträgen, Rahmenempfehlungen: Der Gesetzgeber im Dickicht untergesetzlicher Teilhabe. NZS (2001)

Powell J, Clarke A (2002): The WWW of the World Wide Web: Who, What, and Why? J Med Internet Res (2002); 4, 1, 2002

Pretty Good Privacy (PGP) (2003): Weit verbreitetes Verschlüsselungsprogramm für Daten und e-Mails, http://www.pretty-good-privacy.de/, Abfrage: 15.09.2003

Praxis – das Gesundheitsmagazin (2003): Internetseite der Ratgebersendung im Zweiten Deutschen Fernsehen (ZDF), http://www.zdf.de/ZDFde/inhalt/6/0,1872,2034886,00.html, Abfrage: 15.09.2003

Puhl W, Dierks C (2000): Der Einfluss der Zivilgerichtsbarkeit auf die Qualität medizinischer Versorgung. In: Brandner HE, Hagen H, Stürner R (Hrsg.): Festschrift für K. Geiß zum 65. Geburtstag, Köln, 2000, 477-486

Quackwatch (2003): Your Guide to Health Fraud, Quackery, and Intelligent Decisions, edited by Stephen Barrett, M.D, http://www.quackwatch.org, Abfrage: 15.09.2003

Qualimedic (2003): Onlinedienst mit Diskussionsforen für Patienten und Ärzte. Assoziierte Websites: Gesundheitsberatung.de und 9monate.de, Qualimedic.com AG, Köln, http://www.qualimedic.de, Abfrage: 15.09.2003

Quante M, Vieth A (2000): Angewandte Ethik oder Ethik in Anwendung? Überlegungen zur Weiterentwicklung des principlism. In: Jahrbuch für Wissenschaft und Ethik (2000); 5, 5-34

Quivive – Medizin aus Berlin (2003): Internetseite der Ratgebersendung im Sender Freies Berlin SFB1, http://www.sfb.de/fernsehen/sdg_index.php?channelid=1, Abfrage: 15.09.2003

Rath M (2000): Medienethik und Medienwirkungsforschung, Westdeutscher Verlag, Wiesbaden, 2000

Rawls J (1974/75): PAAPA, 47, 5-22

Reichwald R, Fremuth N, Ney M (2000): COSMOS – Teilprojekt Lifestyle Communitiy; in: Baumgarten U,

Krcmar H, Reichwald R, Schlichter R, Schlichter J (Hrsg.): Community Online Services and Mobile Solutions - Projektstartbericht des Verbundvorhabens COSMOS. Technischer Bericht TUM-I0105, Institut für Informatik, Technische Universität München, Okt. 2001Projektstartbericht des Verbundvorhabens COMOS. TUM – I0105, Okt., 2000, http://www.cosmos-community.org/downloadFiles/cosmos-startbericht.pdf, Abfrage: 15.09.2003

Richards T (1998): Partnership with patients. BMJ (1998); 316, 85-86, http://bmj.com/cgi/content/full/316/7125/85?maxtoshow=&HITS=10&hits=10&RESULTFORMAT=&searchid=1048168764562_8715&stored_search=&FIRSTINDEX=0&volume=316&firstpage=85&resourcetype=1,2,3,4,10, Abfrage: 15.09.2003

sexualmedizin.de (2002), c/o 3MED KG, Berlin, http://www.sexualmedizin.de, Abfrage 30.04.2002

RIPE Network Coordination Centre (2003): Résaux IP Européens, für den europäischen Bereich zuständiges Regional Internet Registry (RIR), http://www.ripe.net, Abfrage: 15.09.2003

Sacceti P, Zvara P, Plante MK (1999): The Internet and Patient Education-Resources and their Reliability: Focus on a select urologic Topic. Adult Urology. Urology 53(1999),6:1117-1120

Sachverständigenrat für die konzertierte Aktion im Gesundheitswesen (2003): Gutachten des SVRKAiG, Bonn von 1987-2003, http://www.svr-gesundheit.de, Abfrage: 15.09.2003

Schlungenbaum W (2001): Das Arzt-Patienten-Verhältnis im Informationszeitalter. ZaeFQ (2001); 95, 667-669

Schmoll HJ, Höffken K, Possinger K (1999): Kompendium Internistischer Onkologie, Springer-Verlag, Berlin, 1999

Schneider G (2000): Abrechnung telemedizinischer Leistungen. In: Dierks C, Feussner A, Wienke H (Hrsg.): Rechtsfragen der Telemedizin, Springer, Heidelberg, Berlin, 2000

Schöne-Seifert B (1996): Medizinethik. In: Nida-Rümelin J (Hrsg.): Angewandte Ethik – Die Bereichsethiken und ihre theoretische Fundierung, Stuttgart, 1996, 552-648

Schulte von Drach M (2002): Wenn Journalisten heilen wollen. Süddeutsche Zeitung (2002); 17.05.2002

Schweizerische Standesordnung (2003): In den Jahren 1998, 2000 und 2002 geänderte Fassung von 1996, publiziert auf der Website der Verbindung der Schweizer Ärzte und Ärztinnen (FMH), http://www.fmh.ch/content_objects.cfm?l=d&a=4&m=6&o=496&obj=1, Abfrage: 15.09.2003

ServiceZeit Gesundheit (2003): Internetseite der Ratgebersendung im Westdeutschen Rundfunk (WDR), http://www.wdr.de/tv/service/gesundheit/inhalt/aktuell/, Abfrage: 15.09.2003

Siegrist J (1995): Medizinische Soziologie, Urban&Schwarzenberg, München, Wien, Baltimore, 5. Auflage,1995

Silliman RA, Dukes KA, Sullivan LM, Kaplan SH (1998): Breast cancer care in older women, sources of information, social support, and emotional health outcomes. Cancer (1998); 83, 706-711

Slack WV (1997): Cybermedicine: how computing empowers doctors and patients for better health care, Jossey-Bass, San Francisco, 1997

Smith R (2001): Almost no evidence exists that the internet harms health. BMJ (2001); 9, 22, 323, 651

Snapper JW (1998): Responsibility for computer-based decisions in health care. In: Goodman KW (Hrsg.) Ethics, computing, and medicine, Cambridge, 1998, 43-56

Spielberg AR (1998): On Call and Online. Sociohistorical, Legal, and Ethical Implications of E-Mail for the Patient-Physician Relationship. JAMA, October 21 (1998); Vol.280, No. 15, 1353-1359

Spindler G (2002): Haftung nach TDG und MDStV. In: Hoeren T, Sieber U (Hrsg.): Handbuch Multimedia-Recht, Beck, München, 2002

Steffen E (2001): Arzthaftungsrecht, RWS-Verlag, Köln, 2002

Steffen E, Dressler WD (2002): Überlegungen zur Haftung für Arztfehler in der Telemedizin. In: Hohloch G, Frank R, Schlechtriem P (Hrsg.): Festschrift für Hans Stoll, 2001, 71-89

Taskforce „Sicheres Internet" (2003): Empfehlungen zum Schutz vor Computer-Viren aus dem Internet von dem Bundesamt für Sicherheit in der Informationstechnik, http://www.bsi.bund.de/taskforce/viren.htm, Abfrage: 15.09.2003

Tatsumi H, Mitani M, Haruki Y, Ogushi Y (2001): Internet Medical Usage in Japan: Current Situation and Issues. J of Med Internet Res. (2001), Jan-Mar, 3, 1

Tautz F (2002): E-Health und die Folgen. Wie das Internet die Arzt-Patient-Beziehung und das Gesundheitssystem verändert. Campus Verlag, Frankfurt, New York, 2002

Telemed (2003): Anbieter von Kommunikationsdienstleistungen im Gesundheitswesen. http://www.telemed.de, Abfrage: 15.09.2003

The WELL.com (2003): In care of Salon.com. San Francisco, CA., http://www.well.com, Abfrage: 15.09.2003

Trill R (2000): Informationstechnologie im Krankenhaus-Strategien, Auswahl, Einsatz. Luchterhand (2000), S.25

Viell B (2002): Gesundheitsinformationen und Maßnahmen zur Qualitätssicherung. Bundesgesundheitsbl Gesundheitsforsch Gesundheitsschutz (2002); 45, 8

Topica (2003): The Leader in Email Discussions & Publishing Solutions, Topica Inc., San Francisco, CA, USA, http://www.topica.com, Abfrage: 15.09.2003

Ulsenheimer K (1996): Schadenprophylaxe durch Risk-Management. In: Laufs A, Dierks CH, Wienke A, Graf-Baumann T, Hirsch G (Hrsg.): Die Entwicklung der Arzthaftung, Springer-Verlag, Heidelberg, 1996

Visite – Das Gesundheitsmagazin (2003): Internetseite der Fernsehsendung im Norddeutschen Rundfunk (NDR) mit Informationen zu aktuellen Entwicklungen aus den Bereichen Medizin und Gesundheit, http://www.ndr.de/tv/visite/, Abfrage: 15.09.2003

Von Grätz GP (2002): Bann gebrochen! USA: Geld für Online-Arztbesuche. DocCheck 2002, Newsletter, 7

Washer P (2002): Professional networling using computer-mediated communication. Br J Nurs2002 Oct 10-23;11 (18):1215-8

Weichert T (2000): Datenschutz im Krankenhaus 2000. In: HEISS (Hrsg.) Das Gesundheitswesen in Deutschland und Europa an der Schwelle des 21. Jahrhunderts, Singen (2000), http://www.datenschutzzentrum.de/material/themen/gesund/dskrankh.htm#3, Abfrage: 15.09.2003

Weil F (2001): Die Medien und die Ethik: Grundzüge einer brauchbaren Medienethik, Verlag Karl Alber, Freiburg, München, 2001

Winker MA, Flanagin A, Chi-Lim B, White J, Andrews K, Kennett RL, DeAngelis CD, Musacchio RA (2000): Guidelines for Medical and Health Information Sites on the Internet – Principles Governing AMA Web Sites. JAMA 283(2000),12:1600-1606, http://jama.ama-assn.org/cgi/reprint/283/12/1600.pdf, Abfrage: 15.09.2003

Wohlfahrt R (2002): Die digitale Revolution des Poesiealbums, Malen nach Zahlen auf Kinderhomepages. Frankfurter Allgemeine Sonntagszeitung (2002), 10.03.2002, 10, 74

Nachwort

Jahrzehnte der Forschung, Entwicklung und der Alltagspraxis haben die Informationsprozesse sehr schnell, vertrauenswürdig und ziemlich billig gemacht. Wir legen große Hoffnungen auf unsere so genannten Informationssysteme und assoziieren mit der propagierten Informationsgesellschaft eine ganz neue Chance, zur Lösung der großen Probleme der Welt beitragen zu können. Die Hoffnung ist, mit der globalen Vernetzung aller Menschen eine bessere Verständigung zwischen den Kulturen, die Bekämpfung der Armut und die Entwicklung einer weltweiten Demokratie unterstützen zu können.

Um 1963 haben wir am Massachusetts Institute of Technology (M.I.T.) im Auftrag des US-Verteidigungsministeriums mit dem Netzwerk ARPANET (Advanced Research Projects Agency) den Vorläufer des Internet mitgestaltet. In der Tat entstand zwischen den Teilnehmern der wenigen partizipierenden Universitäten nach kurzer Zeit eine Computer Community, in der auf sehr konstruktive Weise untereinander Daten ausgetauscht wurden. Auch nach der Entwicklung des später etablierten Internet zu einem Massenmedium bleibt es hingegen fraglich, ob jemals die Mehrheit der Menschen an einer solchen Informationsgesellschaft wird teilhaben können. Bislang haben die Computertechnologien und das Internet die Gesellschaften oder deren Bevölkerungsgruppen nur noch weiter voneinander entfernt. Ohne eine elementare Infrastruktur und einen gebührenden Bildungsstand bleibt ein Großteil der Menschheit von dem digitalen Fortschritt ausgeschlossen. Krass ausgedrückt: Wo die Menschen an Mangelkrankheiten sterben, hilft die Vernetzung eines Dorfkrankenhauses mit medizinischen Datenbanken gar nichts.

Eine weitere Illusion ist der Glaube, dass wir die Probleme der Welt bislang nicht lösen konnten, weil es uns an Informationen fehlen würde. Es ist jedoch kaum zu erwarten, dass wir bei einer Internet-Recherche auf Informationen stoßen werden, mit deren Hilfe wir politische, menschliche oder soziale Probleme lösen könnten. Was durch Computer und Netzwerke gesendet wird, sind schlicht Daten oder besser Signale. Diese haben zunächst ein eher geringes informelles Potenzial. Erst der Mensch mit seiner individuellen Erfahrung interpretiert die Signale, zieht daraus Schlussfolgerungen und schafft damit Information – vorausgesetzt, er hat vorab eine gute Frage gestellt und eine hochwertige Datenquelle gefunden.

Der Unterschied zwischen dem lediglich über Signale entscheidenden Computer und dem tatsächlich informationsverarbeitenden Menschen hat sich in einem skurrilen Sinne bei der Anwendung des vor vielen Jahren von mir entwickelten Chat-Roboters ELIZA gezeigt: Das relativ einfache Programm simuliert eine therapeutische Sitzung des Anwenders mit einem Psychiater, wobei es die Stimmungen und Gefühle des „Patienten" anhand von Schlüsselwörtern aus dessen Aussagen mit Rückfragen zurückspiegelte. In den Köpfen vieler Leute schuf die Interaktion mit ELIZA die Illusion, der Computer hätte ihnen ein persönliches Verständnis entgegengebracht. Sie überbewerteten die rigide eingeschränkte Auskunftsfähigkeit des Computers deutlich (ELIZA-Effekt) oder verleugneten gar die Tatsache, es mit einer Maschine zu tun zu haben. Innerhalb bestimmter Grenzen liegt dieser Beobachtung ein ganz normales Phänomen zugrunde: Der „Sinn" und die Kontinuität, welche die mit ELIZA sprechende Person wahrnimmt, werden weitestgehend von dieser selbst hergestellt – ohne dass mit der Interaktion eine Informationsaustausch im Sinne einer Kommunikation hätte stattfinden können. Nichtsdestotrotz wurde ernsthaft ein umfassender Ersatz von Psychotherapeuten durch Computersysteme diskutiert.

Eine weitere überraschende Reaktion auf ELIZA war die verbreitete Ansicht, es handelte sich dabei um die allgemeine Lösung des Problems, inwieweit Computer eine natürliche Sprache verstehen können. Als Motivation, das Problem der Spracherkennung in den Griff zu bekommen, wurde u. a. die klinische Anwendung für den Arzt genannt. Die Perspektive, dass der Arzt seine Aufzeichnungen leichter festhalten und wirksamer in eine Behandlung umsetzen könne, entsprach jedoch nicht dem tatsächlichen Anliegen: Maßgebliche Förderungen wurden von dem US-Verteidigungsministerium geleistet – mit dem Ziel, dereinst Waffen durch mündliche Befehle steuern zu können. Während das ARPANET initiiert worden war, um die elektronischen Kommunikationswege des Militärs gegen die Folgen von Atomschlägen zu sichern, ist also die Entwicklung der Spracherkennung mit der Vision eines vollautomatisierten Schlachtfeldes verbunden. Die gleiche Ambivalenz der humanen oder medizinischen gegenüber militärischen Zwecken besteht bei den Errungenschaften der computerisierten Bilderkennung.

Wie so oft in der Geschichte der Computerentwicklung haben Teilinnovationen z. B. im Bereich der künstlichen Intelligenz (KI) allzu euphorische Prognosen ausgelöst. Indem die Naturwissenschaft propagiert, in naher Zukunft mit Hilfe von KI und Gentechnologie künstliche Wesen herzustellen, wird der Computer von morgen geradezu mystifiziert. Statt den daraus erwachsenen Einfluss auf das Menschenbild fraglos zu akzeptieren, sollte die Gesellschaft vielmehr überlegen, welche Systeme sie tatsächlich entwickeln und produzieren will. Im MIT-Labor für Computerwissenschaften kamen Ärzte zu uns und sagten:

Ihr habt da ein wunderschönes Instrument, das man sicherlich in der Medizin benutzen könnte. Wir erklären Ihnen die medizinische Seite, und Sie könnten uns sagen, wie man das Instrument anwenden könnte.

Man fing also mit der Suche nach einem Verwendungszweck für eine vorhandene technologische Entwicklung an. Wir sollten jedoch Fragen nach dem tatsächlichen Bedarf stellen und nicht mit einer zufällig machbaren Lösung anfangen, gerade in Bezug auf unsere Wissenschaft und unsere Technologie.

Die relevanten Probleme zunehmend vieler Entwicklungen sind weder technischer noch mathematischer, sondern ethischer Natur. Sie können nicht dadurch gelöst werden, dass man Fragen stellt, die mit können beginnen. Die Grenzen in der Anwendung von Computern lassen sich letztlich nur als Sätze angeben, in denen das Wort sollten vorkommt. Aufgrund einer intuitiveren und aktiveren Interaktion mit dem Anwender sollten Computer so einfach wie zweckgerichtet handhabbar werden, auf dass sie in z. B. zehn Jahren aus dem allgemeinen Bewusstsein entschwunden sein können. Zur Zeit kennen wir keine Möglichkeit, Computer im eigentlichen Sinne intelligent zu machen. Wir sollten demnach im Augenblick dem Computern keine Aufgaben übertragen, deren Lösung Klugheit erfordert. In vielen Fällen ist unsere Gesellschaft womöglich ohnehin nicht reif genug, um mit den realisierbaren Systemen und deren Konsequenzen umzugehen.

Nachwort

Das größte Risiko, das die Verbreitung der Computer mit sich gebracht hat, hängt weniger davon ab, was der Computer tatsächlich kann oder nicht kann, als vielmehr von den Eigenschaften, die der Anwender dem Computer zuschreibt. Mit der zunehmenden Integration des Computers in das alltägliche Leben und dem Phänomen, dass der Computer- oder Fernsehbildschirm zusehends die einzige Quelle der Wahrheit ist, hat sich eine Vielfalt neuer Probleme ergeben.

Computer sind wie alle Instrumente nicht wertfrei, sondern erben ihre Werte von der Gesellschaft, in der sie eingebettet sind. In einer vernünftigen Gesellschaft erfüllen sie möglicherweise viele nützliche Funktionen, doch bis dahin müssen sie kritisch betrachtet werden.

Wir werden uns von der Abhängigkeit von Computern nicht mehr lösen. Dabei sind die Möglichkeiten des massiven Datenaustauschs in Lichtgeschwindigkeit noch lange nicht ausgereizt oder auch nur wahrgenommen. Einige dieser Modelle werden einer zielgerichteten Forschung entspringen, viele werden aus der Alltagspraxis geboren und noch andere sind Folgen des Zusammenbruchs bis dato funktionierender Systeme. Besonders die sorgfältige Untersuchung solcher Zusammenbrüche führt zu einer neuen Generation von Einsichten und darf nicht unterschätzt werden. Die zentralen Fragen sollten bleiben: Welches Menschbild schreiben wir uns in diesem Jahrhundert zu und wie sollten wir mit den Errungenschaften der Naturwissenschaften in Zukunft umgehen?

Joseph Weizenbaum

Autoren-Vitae

Dr. med. Jörg Ansorg

Studium der Humanmedizin in Erfurt und Jena, Promotion 1999, chirurgische Ausbildung in der Klinik für Allgemein- und Viszeralchirurgie am Klinikum Augsburg. 2002 Facharzt für Chirurgie. Seit 2002 Geschäftsführer der BDC-Service GmbH in Berlin. Seit 2002 Lehrbeauftragter, Bereich e-Health und Medizininformation am Institut für Medizinmanagement und Gesundheitswissenschaften, Universität Bayreuth.

Dr. rer. nat. Gerd Antes

Leiter des Deutschen Cochrane Zentrums und Mitglied des Vorstands des Deutschen Netzwerks EbM. Seit Mitte der 90er Jahre Aufbau von Strukturen der Cochrane Collaboration und Entwicklung der evidenzbasierten Medizin in Deutschland.

Jens Apermann

Studium der Rechtswissenschaften in Hamburg. Ausbildung zum PR-Berater in Hamburg und Berlin. 1999 Mitgründung und Director Marketing & Sales (bis 2002) von 0800DocMorris N.V. (Landgraaf, Niederlande). Seit 2002 Geschäftsführer der dsa.ag. Beratung für Direct Service Apotheken in Maastricht (Niederlande) und Osnabrück.

Dr. med. Rolf Badenhoop

Studium der Humanmedizin an den Universitäten Freiburg i. Br., Wien, Glasgow und Zürich. Projektleiter an einem medizinischen Forschungsinstitut mit Forschungsaufenthalten in den USA. Im Anschluss Manager Strategische Planung und Business Development bei zwei internationalen Pharmaunternehmen. Seit 1995 in der Beratung von Life-Science- und Health-Care-Unternehmen und heute Vice President bei Cap Gemini Ernst & Young.

Dr.-Ing. habil. Jürgen Beier

Studium der Informatik an der TU Berlin, 1993 Promotion zu kardiologischer Bildverarbeitung, 2001 Habilitation im Fach Informatik zu Computergraphik in der Radiologie, Tätigkeiten: 1986–1993 Deutsches Herzzentrum Berlin, 1993–1999 Charité Berlin, Virchow-Klinikum, 1999–2001 hyperCIS AG (Bereich med. Wissensmanagement), seit 2001 Systemarchitekt bei der Deutschen Post IT Solutions.

Dipl.-Phys. Silke Blohm

Studium der Physik und Toxikologie in Kiel und Leipzig. 1994–1997 Wissenschaftliche Mitarbeiterin am Max-Planck-Institut für Biophysik in Frankfurt/Main. Seit 1996 Arbeit als Wissenschaftsjournalistin. 2000–2001 Leitung der Abteilung Archiv & Dokumentation in einem Healthcare Media Start-up. Seit 2001 Consulting für Life Science Start-ups. Seit 2003 in einem Pharmakonzern in London tätig. Gründer und Partner bei HBK – the development network.

Dr. phil. Uwe Breitenborn

1989–1995 Studium Kulturwissenschaft, Soziologie und Theaterwissenschaft in Leipzig und Berlin. 2002 Promotion an der Humboldt-Universität zu Berlin über nonfiktionale Unterhaltungsprogramme im Deutschen Fernsehfunk bis 1969. Zur Zeit wissenschaftlicher Koordinator beim Deutschen Rundfunkarchiv in Potsdam-Babelsberg.

Dr. med. Roland Brey

Studium der Humanmedizin in Regensburg und Erlangen, anschließend truppenärztliche Tätigkeit und klinische Weiterbildungszeiten in innere Medizin und Chirurgie. Seit 1990 im Öffentlichen Gesundheitsdienst, Weiterbildung zum Facharzt für Öffentliches Gesundheitswesen, Zusatzbezeichnungen Umwelt- und Sozialmedizin. Seit 2002 Leiter des Gesundheitsamtes Amberg.

Autoren-Vitae

Prof. Dr. rer. nat. Dipl.-Ing. Michael M. Brucksch

Studium der Verfahrenstechnik, Humanmedizin und Wirtschaftswissenschaften. Partner bei Arthur D. Little in Düsseldorf und verantwortlich für den Bereich Healthcare und das Global e-Health Competence Center. Zuvor 8 Jahre operative und beratende Tätigkeiten bei verschiedenen Unternehmen der Gesundheitsindustrie und Klinikträgergesellschaften. Seit 1993 Berater bei Arthur D. Little schwerpunktmäßig mit Fragen der Strategie, Reorganisation, Marketing und e-Business von Unternehmen der Gesundheitsindustrie beschäftigt.

Dipl.-Gesundheitsökonom Florian Burg

1998–2002 Studium der Gesundheitsökonomie in Bayreuth. Während des Studiums u. a. praktische Tätigkeiten bei der Rhön-Klinikum AG, der Euromed AG und der Hospitalia International GmbH. Seit Juni 2002 Projektleiter Krankenhausbewertung, Bereich e-Health und Medizininformation am Institut für Medizinmanagement und Gesundheitswissenschaften, Universität Bayreuth.

Dipl.-Gesundheitsökonomin Anja Daugs

Studium der Gesundheitsökonomie in Bayreuth. In dieser Zeit Stipendiatin des Cusanuswerks. Während des Studiums u. a. praktische Tätigkeiten bei McKinsey&Company und der WHO (Genf). Seit 2003 Projektleiterin e-Gesundheitsakte, Bereich e-Health und Medizininformation am Institut für Medizinmanagement und Gesundheitswissenschaften, Universität Bayreuth.

Priv.-Doz. Dr. jur. Dr. med. Christian Dierks

Facharzt für Allgemeinmedizin. Rechtsanwalt und Fachanwalt für Sozialrecht in der Anwaltssozietät Dierks & Bohle, Berlin. 1999 Habilitation an der Charité Berlin. Privatdozent für Gesundheitssystemforschung am ZHGB, Charité. Schwerpunkte der Beratungstätigkeit: Recht der gesetzlichen Krankenversicherung, Arzneimittelrecht, Recht der Telemedizin. Präsident der Deutschen Gesellschaft für Medizinrecht, Mitglied: Forum im ATG, Arbeitsgruppe T6, EHTEL, Expertenkomitee beim Europarat, SP-IMP, „Patient and the Internet".

Prof. Dr. med. Manfred Dietel

Studium der Humanmedizin, 1989 Direktor des Instituts für Pathologie, Universität Kiel, 1991 Evaluierungskommission des WR zur Begutachtung der Med. Fak. der DDR, 1993 Direktor des Instituts für Pathologie der Charité, Berlin,1997 Dekan der Charité, Mitglied des Wissenschaftlichen Beirats der BÄK, 1999 Ärztlicher Direktor und Vorstandsvorsitzender der Charité, 2001 Präsident des Kongress der Europäischen Gesellschaft für Pathologie. Forschungsschwerpunkte: molekulare Tumorpathologie, Zytostatikaresistenz, Telepathologie.

Dr. Gottfried T. W. Dietzel, LL.M.

Studium von Jura und Volkswirtschaft in Köln, Berkeley und Madison. Chairman des G8 -Global Healthcare Applications Project und Evaluator im Gesundheitstelematik-Programm der EU. Leitung der deutschen Koordinierungsgruppe beim Aktionsplan „eEurope 2005". Referatsleiter „Telematik im Gesundheitswesen, Informationsgesellschaft" im BMGS. Vertreter der Bundesregierung im ATG. Mitglied der Working Party Healthcare des Information Society Technologies Programme der EU.

Dr. med. Christian Elsner

Studium der Humanmedizin und der Betriebswirtschaftslehre in Leipzig und Chicago. Promotion im Bereich der Molekularbiologie. Seit 1998 Leiter/ Kurator der medizinisch-betriebswirtschaftlich interdisziplinären AG MedKonsult/Campus Inform e.V. an der Universität Leipzig. 2000–2001 Tätigkeit als Arzt/Berater bei der ASANA Gruppe (Schweiz, Aargau). Seit 2001 Betreuer des Neue Medien & Neue Services bei der Rhön-Klinikum AG im Vorstandsbereich Sachsen.

Dr. med. Hamid A. Emminger

Studium der Humanmedizin und publizistische Tätigkeiten in Frankfurt. Promotion am Max-Planck-Institut für Hirnforschung. Nach zwei Jahren klinischer Tätigkeit Wechsel zum Medienkonzern Bertelsmann für verschiedene Führungsaufgaben im Umfeld Medizin und Medien. 1996 Geschäftsführer der medizinischen Online-Dienste „Multimedica" und „Lifeline" (beides Bertelsmann-Töchter) in Berlin. Seit 2000 Leiter des Bereichs Neue Geschäfte bei Roche Diagnostics in Mannheim.

Dr. med. Yngve Falck-Ytter

Medizinstudium an der Universität Witten/Herdecke (UWH); 1992–1995 Ausbildungs- und Evaluationsforschung an der Medizinischen Fakultät der UWH; 1995–2001 Weiterbildung zum Facharzt in innerer Medizin und Gastroenterologie/Hepatologie am MetroHealth Medical Center, Case Western Reserve University Cleveland, Ohio, USA; seit 2001 stellv. Leiter des Deutschen Cochrane Zentrums in Freiburg.

Stud. phil. Tobias D. Gantner, Arzt

Studium der Humanmedizin und der Philosophie in Deutschland, den USA, der VR China und der Schweiz. Forschungsschwerpunkte: Neurophilosophie, computergestützte Evaluation von Leitlinien und Einsatz neuer Technologien in der Medizin. Seit 2001 wissenschaftlicher Assistent am Institut für Medizinmanagement und Gesundheitswissenschaften, Universität Bayreuth und seit 2003 Arzt im Praktikum im Transplantationszentrum Augsburg.

Dr. Dieter Hans Graessle

Studium der Physik, Mathematik und Wirtschaftsmathematik an der Universität Ulm. Seit 1998 Leitung verschiedener informationstechnischer und mathematischer Projekte am Universitätsklinikum Ulm in Kooperation mit dem Forschungsinstitut für Anwendungsorientierte Wissensverarbeitung.

Dipl.-Kfm. Jan Hacker

Studium der Betriebswirtschaftslehre und Mitarbeiter der Forschungsstelle für Sozialrecht und Gesundheitsökonomie in Bayreuth. Mitarbeiter der Rhön-Klinikum AG Bad Neustadt/Saale. Seit 2000 geschäftsführender Partner bei Oberender & Partner – Unternehmensberatung im Gesundheitswesen.

Silke Haffner, M.A.

Ausbildung zur Bankkauffrau und Studium der Kommunikationswissenschaften in München. 1989–1993 Kommission der Europäischen Gemeinschaften, 1994 Internationale Marketingdirektorin einer Agentur, 1995–2000 Deutsche Shell AG in verschiedenen Marketingpositionen, seit September 2000 bei NetDoktor, seit Oktober 2001 Geschäftsführerin.

Prof. Dr. jur. Heinrich Hanika

Studium der Rechtswissenschaften und der Volkswirtschaftslehre in Erlangen-Nürnberg und Würzburg. Seit 2000 Professor für Witschaftsrecht (Vertrags-, Handels- und Gesellschaftsrecht) und Recht der Europäischen Union sowie Initiator und Studiengangleiter des Studiengangs Gesundheitsökonomie im Praxisverbund GiP an der Fachhochschule Ludwigshafen am Rhein-Hochschule für Wirtschaft/University of Applied Sciences.

Stefan Hebenstreit, Arzt

Studium der Humanmedizin in Berlin und Hannover. Ab 1995 klinische Tätigkeit in der Chirurgie, Fortbildung im Management sozialer Einrichtungen und Tätigkeit als stellvertretender Heimleiter. Seit 2000 wissenschaftlicher Mitarbeiter an der Universität Bielefeld, Fakultät für Gesundheitswissenschaften, AG 5: Management im Gesundheitswesen, mit Projekten in den Bereichen e-Health, Gesundheitsökonomie und geriatrische Versorgung.

Dr. med. Robert Hirsch

Studium der Humanmedizin und Politikwissenschaften in Leipzig und Paris. 2000–2001 Direktor

Content/Lizenzen in einem Healthcare Media Start-up, außerdem freiberuflicher Dozent und Berater. Seit 2002 Facharztausbildung in London. Gründer und Partner bei HBK – the development network.

Dr. rer. nat. Peter Hufnagl

Studium der Mathematik in Freiberg. Ab 1981 wissenschaftlicher Mitarbeiter am Institut für Pathologie der Charité. Seit 1994 Leiter des Bereichs Digitale Pathologie und EDV. Forschungsschwerpunkte: Entwicklung von Algorithmen und Verfahren zur Auswertung histologischer Szenen. Leiter mehrerer Projekte mit Industriepartnern zur Entwicklung von Software für die medizinische Bildverarbeitung und Telemedizin. Mitglied des Vorstands des Berliner Arbeitskreise Bildverarbeitung und Mustererkennung.

Dr. med. Achim Jäckel

Studium Medizin und Philosophie, Facharzt für Innere Medizin, Gründer des ersten medizinischen Onlinedienstes Deutschlands „Deutsches Medizin Forum", bis 2001 Vorstandsvorsitzender Medizin Forum AG, Geschäftsführer der HMC Healthcare Management Consulting GmbH, Herausgeber des Jahrbuchs „Telemedizinführer Deutschland".

Dr. med. Roland H. Kaiser

Studium der Humanmedizin, Soziologie und Philosophie, 1979–1980 chirurgischer Assistenzarzt, 1980–1985 wiss. Mitarbeiter Institut für Flugmedizin DVL Köln, 1985–1996 verschiedene leitende Positionen in der Pharma-Industrie, 1996–1997 Leiter Risikoabwehr Medizinprodukte bei BfArM, 1997–1998 Leiter strategisches Versorgungsmanagement BKK-Landesverband Bayern, seit 1999 ärztlicher Referent für Qualitätssicherung, Versorgungsmanagement und Gesundheitsökonomie der Landesärztekammer Hessen in Frankfurt.

Priv.-Doz. Dr. med. Friedrich Kallinowski

Studium der Medizin und Onkologische Grundlagenforschung an der Abteilung für Angewandte Physiologie in Mainz. Assistenz-Professor für Strahlenbiologie an der Harvard Medical School in Boston. Chirurgische Ausbildung, Leiter des Labors für Computerbasiertes Training und Geschäftsführer der Virtual Faculty of Medicine in Heidelberg. Seit 2002 Chefarzt der Klinik für Viszeral- und Gefäßchirurgie am Westküstenklinikum Heide.

Dr. med. Markus Kirchgeorg, MBA

Studium der Humanmedizin in München, Nizza und London. MBA in Fontainebleau (Frankreich). Mehrjährige Tätigkeit bei McKinsey & Company und bei der Siemens Unternehmensberatung. Ehemals Leiter der Marketingorganisationen der Siemens AG Medizinische Technik in der Computertomographie in Forchheim und im diagnostischen Ultraschall in Seattle (USA) sowie Geschäftsführer der NetDoktor.de GmbH, München. Seither Unternehmer und Unternehmensberater im Gesundheitswesen mit Sitz in St. Moritz. Aufbau des Gesundheitszentrums St. Moritz.

Dr. med. Hugo Kitzinger

Studium der Humanmedizin in Leipzig und Chicago, USA. 1999–2000 Arzt in der Plastischen Chirurgie in Leipzig. 2000–2001 Aufbau eines internetgestützen Gesundheitsinformationsportals in einem Healthcare Media Start-up. Mitglied in diversen Arbeitsgruppen zum Thema e-Health. Seit 2002 in ärztlicher Tätigkeit, derzeit in Wien. Gründer und Partner bei HBK – the development network.

Dr. jur. Ralf Kleindiek

Studium der Rechtswissenschaft in Gießen. 1991–1996 Wissenschaftlicher Mitarbeiter an der Justus-Liebig-Universität, Gießen. 1997 Promotion (Wissenschaft und Freiheit in der Risikogesellschaft. Eine grundrechtsdogmatische Untersuchung zum Normbereich von Art. 5 Abs. 3 Satz 1 des Grundgesetzes). Nach dem Referendariat 1999–2002 Beamter im Bundesministerium des Innern. Seit 2002 Leiter des Büros der Bundesjustizministerin Brigitte Zypries.

Dr. rer. nat. Ulrich Krohs

Studium der Philosophie und der Biochemie in Tübingen, Brighton, Aachen und Hamburg. 1989-1994 Arbeiten zur Reizverarbeitung in Archaebakterien am Forschungszentrum Jülich. Seit 1996 Lehrbeauftragter für Theorie und Ethik der Biowissenschaften am Philosophischen Seminar der Universität Hamburg. Forschungsschwerpunkte: Wissenschaftstheorie, Bio- und Medizin-Ethik, Cyberethik, Antike Philosophie.

Dr. phil. Britta Lang

Studium der Klassischen Archäologie, Alten Geschichte und Kunstgeschichte in Freiburg und Bonn. 1996-1999 Betreuung der Geschäftsstelle der Deutschen Transplantationsgesellschaft e.V. Seit 1999 Koordinatorin am Deutschen Cochrane-Zentrum (Bereich Patienteninformation). Seit 2003 Stellv. Sprecherin des FB Patienteninformation im Deutschen Netzwerk EbM e.V.

Dr. med. Christian Lenz

Studium der Humanmedizin. Promotion über ein molekularbiologisches Thema und ärztliche Tätigkeit in der Universitätsklinik Heidelberg. 1999 Gründung und Betrieb der internet-arzt.de GbR als kommerziell-wissenschaftlichees Unternehmen. 2001 Business Development Manager bei der Inter-Componentware AG, u. a. für die Implementierung von Disease-Management-Programmen. Seit 2002 Outcomes Research Manager bei der Pfizer GmbH Karlsruhe.

Dr. med. Julika Mayer

Studium der Humanmedizin in Hannover. 1998-2001 klinische Tätigkeit in der Abteilung Gastroenterologie und Hepatologie der Medizinischen Hochschule Hannover, seit 2001 wissenschaftliche Assistentin am Institut für Medizinmanagement und Gesundheitswissenschaften der Universität Bayreuth. Schwerpunkte: Betreuung des Studiengangs Diplom-Gesundheitsökonomie u. a. die Medizin- und Bioethik, wissenschaftliche Begleitung von Präventionsmaßnahmen sowie die Gesundheitspolitik.

Dr. med. Arianeb Mehrabi

Studium der Humanmedizin in Heidelberg. Seit 1998 Assistenzarzt-Fax: +01 / 509/98431-10 für Allgemein-, Viszeral- und Transplantationschirurgie an der Chirurgischen Universitätsklinik Heidelberg. Forschungsschwerpunkte: Transplantationschirurgie und Unterstützung der Neuen Medien in der Lehre. Seit 2002 Leiter des Computer Based Training Labors an der Chirurgischen Universitätsklinik Heidelberg.

Holger Mettler, M.A.

Studium der Kommunikationswissenschaften, Psychologie und Bionik in Berlin. Wissenschaftlicher Berater und Projektleiter am FAW Ulm im Bereich Geschäftsprozesse/Telematik. Geschäftsführer der Synaesthesia Multimediaproduktion in Ulm.

Dr. med. Klaus Meyer-Lutterloh

Studium der Humanmedizin in Göttingen und München. 1960-1965 klinische Weiterbildung. 1965-2000 niedergelassener Facharzt für Allgemeinmedizin, zuletzt in München. Mehrere Funktionen in ärztlichen Berufsverbänden und ärztlicher Selbstverwaltung, derzeit a. o. Mitglied der Vertreterversammlungen der Kassenärztlichen Bundesvereinigung und der Kassenärztlichen Vereinigung Bayerns. 1998 Gründungsmitglied eines Ärztenetzes (MQM). Seit 1997 Vorstandsvorsitzender des Bundesverbandes Managed Care e.V. (BMC).

Dr. med. Markus T. J. Mohr

Studium der Humanmedizin in München. 1990-1998 Ausbildung in allen chirurgischen Disziplinen einschließlich Intensivmedizin. 1998 Facharzt für Chirurgie. 1998-1999 Oberarzt an der Abteilung für Allgemein- und Unfallchirurgie des Krankenhauses Illertissen. 1999-2000 Director of HealthCare Business Development in einer großen Unternehmensberatung. 2000–2001 Klinik und Poliklinik für Chirurgie der Universität Regensburg. Seit 2001 wissenschaftlicher Mitarbeiter bei Prof. Dr. M. Nerlich.

Prof. Dr. med. Michael Nerlich
Studium der Humanmedizin in München. Assistenz- und Oberarzt bei Prof. Tscherne, Unfallchirurgische Klinik, Med. Hochschule Hannover. Research Fellowships in Sacramento, USA und Bern, Schweiz. Seit 1992 Leiter der Abteilung für Unfallchirurgie am Klinikum der Universität Regensburg. Vorsitzender des Rettungszentrums Regensburg e.V. Präsident der International Society for Telemedicine. Seit 2003 Dekan der Medizinischen Fakultät der Universität Regensburg.

Dipl.-Kfm. Marcus Oehlrich, MSc.
Studium der Betriebswirtschaftslehre und der Rechtswissenschaften und Promotionsstudium in Frankfurt am Main sowie Aufbaustudium Pharmaceutical Medicine in Witten/Herdecke. Seit 2000 selbständiger Unternehmensberater im Gesundheitswesen. Gründer des Internetportals „Krebs-Kompass". Seit 2000 Präsident der Volker Karl Oehlrich-Gesellschaft e.V.

Dr. Volker Pfahlert
Studium der Pharmazie in Braunschweig. Laborleiter bei Heumann Pharma. Nach 3-jähriger Tätigkeit im Labor Wechsel in die Beratungsbranche, zu McKinsey & Company, Tätigkeiten in Düsseldorf (1988–1994) und weitere 2 Jahre in Polen. Geschäftsführer bei Roche Diagnostics in Mannheim, zuständig für den Vertrieb Deutschland. Lehrbeauftragter an der Universität Mannheim zum Thema „Anwendung marketingstrategischer Konzepte".

Dr. med. Klaus-Jürgen Preuß
Studium der Pharmazie und Medizin in Bremen, Kiel und Lübeck. Leitende Managementpositionen bei den Pharma- und Medizintechnik-Unternehmen Ciba-Geigy, Bayer, Rhône-Poulenc-Rorer und ReSound-Viennatone in Deutschland, Italien und Österreich. Seit 1998 Leiter des strategischen Gesundheitsmanagements der DKV in Köln.

Dipl.-Kfm. Marc-Andreas Prill
Studium der Betriebswirtschaftslehre in Bayreuth. Seit 1999 wissenschaftlicher Mitarbeiter am Lehrstuhl für Produktionswirtschaft und Industriebetriebslehre der Universität Bayreuth. Forschungsschwerpunkte: Führungsinformationssysteme, Krankenhausorganisation und Krankenhauscontrolling.

Dr. phil. Uwe Prümel-Philippsen
Studium Anglistik, Philosophie, Pädagogik in Köln; Erziehungswissenschaften in Marburg/Lahn, Abschluss Dipl.-Pädagoge; 1978–1983 Forschung und Lehrtätigkeit an der Uni Essen-GHS, Promotion zum Dr. phil. 1984–1995 Versorgungsprojekt für chronisch Kranke in Schleswig-Holstein, 1989–1995 Geschäftsführer der Rheuma-Liga SH und der Mobilen Ergotherapie GmbH in SH, seit 1995 Geschäftsführer der Bundesvereinigung für Gesundheit e.V.

Dipl.-Volkswirt Joachim Ramming
1992–1998 Studium der Volkswirtschaftslehre an der Universität Bayreuth. 1998–2001 Nachwuchsführungskraft, Projekt- und Vorstandsassistent bei der Rhön Klinikum AG an den Standorten Bad Neustadt, Bad Berka und Leipzig. Seit 2002 Klinikleiter der Kliniken Harthausen GmbH & Co KG in Bad Aibling.

Cand. rer. pol. Michael Reiher
Seit 1998 Studium der Gesundheitsökonomie an der Universität Bayreuth und praktische Tätigkeiten bei der Rhön-Klinikum AG. Mitwirkung an der Entwicklung eines Krankenhausinformationssystems im Senegal (EPOS/ATI unterstützt durch die GTZ). Seit 2002 Projektleiter Informationsmanagement im Krankenhauswesen, Bereich e-Health und Medizininformation am Institut für Medizinmanagement und Gesundheitswissenschaften, Universität Bayreuth.

Dr. med. Roman Rittweger

1983–1985 Zugführer bei Gebirgsjägern in Mittenwald. Studium der Medizin in München und MBA INSEAD in Fontainebleau. 1992–1996 Unternehmensberatung bei A.T. Kearney und McKinsey. Seit 1997 Gründer und Vorstandsvorsitzender der Arzt-Partner almeda AG.

Cand. rer. pol. Manuel Römer

Studium der Betriebswirtschaftslehre in Bayreuth. Während des Studiums u. a. praktische Tätigkeiten bei Miele, Inc. und HealthScreen Amerca, Inc. in den USA. Seit 2003 Projektleiter Health Screening, Bereich e-Health und Gesundheitsinformation am Institut für Medizinmanagement und Gesundheitswissenschaften, Universität Bayreuth.

Dr. Thomas Rose

Studium der Informatik in Dortmund. 1991–1994 Research Associate an der Universität Toronto. 1994–2002 Bereichsleiter "Telematikdienste & Geschäftsprozessmanagement" am Forschungsinstitut für anwendungsorientierte Wissensverarbeitung (FAW), Ulm. Seit 2002 Leitung des Querschnittsbereich "Geschäftsprozessmanagement" am Fraunhofer Institut für angewandte Informationstechnik (FIT) in Sankt Augustin.

Dr. Hermann Rotermund

Studium der Germanistik und Soziologie in Frankfurt/Main. Promotion über "Ästhetische Bedürfnisse". Wissenschaftlicher Mitarbeiter und Lehrbeauftragter an der Universität Bremen; Lehrbeauftragter an der HU Berlin. Organisator von Kulturveranstaltungen, Hörfunkautor, Buchautor, Übersetzer, Betreiber eines Redaktionsbüros. Projektmanager bei Internet-Projekten und im Digital-TV. Leiter einer Agentur für Medienkonzepte.

Thomas Schall, M.A.

Studium der Sprach-/Informationswissenschaft und Germanistik in Regensburg und Urbana-Champaign, Illinois, USA. 1997–1998 Projektarbeit für verschiedene IT-Firmen. 1998–2001 Projektmanager für Telemedizin am Klinikum der Universität (Abt. für Unfallchirurgie, Prof. Nerlich), 2001–2003 verantwortlicher Projektleiter und Leiter der Forschungsgruppe dort.

Dr. rer. pol. Christian Sattlegger

Studium der Betriebswirtschaftslehre in Essen, New York und Tübingen. Berufsbegleitende Promotion über alternative Finanzierungsmodelle im deutschen Krankenhausbereich. 1996 an der Einführung einer digitalen Patientenakte am Uniklinikum Tübingen beteiligt. Seit 1997 in der Unternehmensberatung und heute als Managing Consultant tätig im Bereich Life Sciences/Health Care der Cap Gemini Ernst&Young GmbH mit den Schwerpunkten Strategie, e-Health, Patientenbeziehungsmanagement sowie Wirtschaftlichkeitsuntersuchungen.

Dr. jur. Thomas Schlegel

Rechtsanwalt und geschäftsführender Gesellschafter des MedizinRecht.de Verlages GmbH, Frankfurt. Langjähriger Berater von Medscape.com sowie Dienstleistungsgesellschaften, pharmazeutischen Unternehmen und Heil- und Pflegeberufen. Seit 2002 Mitglied der Arbeitsgruppe 3 „Telemedizin" und AG „ökonomische und rechtliche Rahmenbedingungen" des BMGS. Herausgeber der Schriftenreihen: Frankfurter Musterverträge und Frankfurter Schriften.

Prof. Dr. rer. pol. Jörg Schlüchtermann

Seit 1996 Inhaber des Lehrstuhls für Produktionswirtschaft und Industriebetriebslehre an der Universität Bayreuth. Mitinitiator des Diplom-Studiengangs Gesundheitsökonomie, stellvertretender Geschäftsführer des Instituts für Medizinmanagement und Gesundheitswissenschaften sowie Präsident des Betriebswirtschaftlichen Forschungszentrums für Fragen der mittelständischen Wirtschaft e.V. (BF/M) an der Universität Bayreuth.

Autoren-Vitae

Dipl.-Kfm. Rainer Schommer

Studium der Betriebswirtschaftslehre und Mitarbeiter der Forschungsstelle für Sozialrecht und Gesundheitsökonomie an der Universität Bayreuth. Berater bei Roland Berger Management Consultants im Bereich Healthcare. Seit 2000 geschäftsführender Partner bei Oberender & Partner – Unternehmensberatung im Gesundheitswesen.

**Dr. rer. med. Dipl.-Biol.
Ingeborg Schramm-Wölk**

Studium der Biologie und der Medizininformatik in Tübingen, Münster und Berlin. 1988–1993 Entwicklungstätigkeit bei Logiplan GmbH, Berlin. Seit 1993 Charite EU-Projekt-Management. 1999–2001 Produktentwicklung Elektronische Patientenakte bei HyperCis AG, Berlin. Seit 2001 u. a. EU-Projektmanagement RUBIS, CHIN, CONQUEST, EUROPASS bei der Charite, Berlin.

Dr. med. Dipl.-Psych. Stephan H. Schug, MPH

Studium von Psychologie, Humanmedizin und Public Health in Bonn, Hamburg und Hannover. 1994–1995 Bundesärztekammer (AQS); 1996–1997 Deutsche Krebsgesellschaft (ISTO). Seit 1997 IQmed® Beratung im Gesundheitswesen. Zudem 2001–2002 Projektleiter Gesundheit. NRW, derzeit Leiter Stabstelle Gesundheitspolitik und Internationale Kooperation der ZTG GmbH. EHTEL-Gründungsmitglied; Geschäftsführer der Deutschen Gesellschaft für Gesundheitstelematik. Seit 2003 Vorsitzender des aktionsforum gesundheitsinformationssystem (afgis) e.V.

Dipl. oec. Uwe Schwenk

Studium der Wirtschafts- und Sozialwissenschaften in Augsburg. Seit 1998 in interner und externer Funktion als Berater und Organisationsentwickler im Gesundheitswesen tätig. Seit 2003 Partner bei HMC Healthcare Management Consulting GmbH, Ober-Mörlen.

**Dr. rer.pol. Dipl.-Kfm., Chem.-Ing.
Wolfgang Schwetlick**

Studium der Chemie und Studium der Wirtschaftswissenschaften in Mannheim. Tätigkeiten als Geschäftsführer in Unternehmensberatung, IT-Vorstand in Handelsunternehmen und C.E.O. in verschiedenen Unternehmen. Gegenwärtig Verwaltungsratspräsident Geodur CIS AG und Advisory Board Mitglied Medical Technology Transfer AG.

Dr. med. Martina Sender

Medizinstudium an der RWTH Aachen, Promotion FU Berlin. 1991–1995 Ärztliche Tätigkeit in Klinik und Praxis. 1996–2000 Medizinische Programmplanung und Webpublishing (davon 3 Jahre bei Bertelsmann Springer Science & Business Media, Berlin). Seit 2001 normorientiertes Qualitätsmanagement in der Softwareentwicklung, Schwerpunkte Testmanagement und Anwenderschulungen bei eGovernment-Projekten.

Dr. rer. pol. Rainer Sibbel

Studium der Mathematik in Münster. 1993–1997 wissenschaftlicher Mitarbeiter am Institut für Industrie- und Krankenhausbetriebslehre (Direktor Prof. Dr. D. Adam) der Universität Münster und Promotion. Seit 1999 wissenschaftlicher Assistent am Lehrstuhl für Produktionswirtschaft und Industriebetriebslehre der Universität Bayreuth.

Dr. med. Eiko Söhlke, M.P.H.

Studium der Humanmedizin in Kiel. 1991–1992 Arzt im Praktikum an der Universitäts Hals-Nasen-Ohrenklinik Kiel. Nebenberufliches Studium mit Abschluss Master of Public Health 2002. Seit 1993 bei Solvay Pharmaceuticals GmbH, Hannover. Derzeit Leiter Operations der Abteilung Global Drug Safety and Surveillance. Mitglied der Pharmacovigilance ad hoc group der European Federation of Pharmaceutical Industries and Associations (EFPIA).

Dr. rer. nat. Inga Strehlow

Studium der Biologie und Chemie in Hannover, Promotion in Molekularbiologie und Immunologie am Fraunhofer Institut in Hannover, 1993–1998 wissenschaftliche Arbeit in Palo Alto (USA) und New York. 1998–1999 medizinische Online-Fachredaktion in Connecticut (USA). Seit Ende 1999 Projektleiterin bei BertelsmannSpringer Medizin Online (BSMO) in Berlin.

Dipl.-Biol. Nicole Stroh

Studium der Biologie in Darmstadt. Seit 2000 Doktorandin am Deutschen Krebsforschungszentrum in Heidelberg sowie Promotionsstudentin an der Universität Karlsruhe. Gründerin des Internetportals „Krebs-Kompass". Seit 2000 Vizepräsidentin der Volker-Karl-Oehlrich-Gesellschaft e.V.

Prof. Dr. med. Wolfgang Wagner, FFPM

Studium der Humanmedizin in München. Seit 1995 Vice President Global Drug Safety and Surveillance, Solvay Pharmaceuticals, mit weltweiter Verantwortung für Arzneimittelsicherheit, Pharmakovigilanz und Krisenmanagement. Mitglied der Akademie für Ethik in der Medizin, Göttingen und des Kennedy Institute of Ethics, Georgetown University, Washington DC.

Prof. Dr. Dr. h.c. mult. Joseph Weizenbaum

Studium der Mathematik in Detroit (USA). 1948 Bau eines der ersten Digitalcomputer. 1955–1963 Entwurf von Computersystemen bei General Electric. 1963–1988 Associate- und Informatikprofessor an dem Laboratory of Computer Science, Massachusetts Institute of Technology (M.I.T.), Cambridge (USA), u. a. Entwicklung des ARPA-Net. Seit 1977 Gastlehraufträge und -Professuren in Harvard, Stanford, Freiburg, Hamburg, Bremen, Berlin. Fellow der American Association of the Advancement of Science, der New York Academy of Sciences und der European Academy of Science.

Prof. Dr. med. Jens Witte (†)

Studium der Humanmedizin in Bad Homburg, Hamburg und Berlin. Chirurgische Ausbildung in Konstanz, Köln und München. 1976 Facharzt für Chirurgie, 1978 Facharzt für Viszeral- und Gefäßchirurgie, 1979 Habilitation, 1982 Professur. 1985–2003 Direktor der Klinik für Allgemein- und Viszeralchirurgie im Klinikum Augsburg. 1986–2003 Leiter der Akademie für chirurgische Weiterbildung und praktische Fortbildung des Berufsverbandes der Deutschen Chirurgen. 1994–1998 Vizepräsident sowie 1998–2003 Präsident des Berufsverbandes der Deutschen Chirurgen.

Brigitte Zypries

Jura-Studium und Referendariat in Gießen. Wissenschaftliche Mitarbeiterin. 1985–1988 Referentin in der Hessischen Staatskanzlei. 1988–1990 wissenschaftliche Mitarbeiterin am Bundesverfassungsgericht, 1990–1995 Referatsleiterin und 1995–1997 Abteilungsleiterin in der Niedersächsischen Staatskanzlei. Anschließend Staatssekretärin im Niedersächsischen Ministerium für Frauen, Arbeit und Soziales, danach im Bundesministerium des Innern. Seit 2002 Bundesministerin der Justiz.

Weitere Mitarbeiter

Cand. rer. pol. Paul Burkhardt Braasch (Bildredaktion, IMG)

Studentischer Mitarbeiter, Bereich e-Health und Medizininformation am Institut für Medizinmanagement und Gesundheitswissenschaften, Universität Bayreuth.

Cand. rer. pol. Judith Gehlert (Redaktion Quellenverzeichnisse, IMG)

Studentische Mitarbeiterin, Bereich e-Health und Medizininformation am Institut für Medizinmanagement und Gesundheitswissenschaften, Universität Bayreuth.

Helga Hofstetter (Chefsekretariat IMG)

Institut für Medizinmanagement und Gesundheitswissenschaften, Universität Bayreuth.

**Dipl.-Ing. Michael Magercord
(Redaktion Text, 3MED)**

Freier Journalist, Na-piskach 78, CZ-160 00 Praha 6, Redakteur 3MED KG, Berlin.

**Tanya Schneider
(Desk Editing Fachbuch Gesundheit)**

Desk Editing. Springer-Verlag GmbH & Co. KG, Heidelberg.

**Dipl.-Designerin Annkatrin Teschke
(Graphik Consulting, 3MED)**

Art Direktorin, 3MED KG, Berlin.

Vitae der Herausgeber

Dr. med. Karl Jähn

Studium von Arts & Science, Kommunikationsdesign und Humanmedizin in Hamburg und Halifax, N.S. (CA). Allgemein- und Notfallmedizinische Weiterbildung in Kiel. 1996–2001 medizinischer Programmplaner bei BertelsmannSpringer Science & Business Media, Berlin. Seit 1998 Partner der 3MED KG, Berlin Seit 2001 Bereichsleiter e-Health und Medizininformation am Instituts für Medizinmanagement und Gesundheitswissenschaften, Universität Bayreuth.

Prof. Dr. med. Dr. phil. Eckhard Nagel

Studium der Humanmedizin und der Philosophie (Hannover, Vermont (USA), Dumfries (GB), Grenoble (F)). 1986–2000 Assistenz- und Oberarzt bei Prof. Dr. med. Pichlmayr, Klinik für Abdominal- und Transplantationschirurgie Hannover, Seit 2000 ärztlicher Direktor der Sonderkrankenanstalt „Ederhof". Seit 2001 Geschäftsführender Direktor des Instituts für Medizinmanagement und Gesundheitswissenschaften Leiter des Transplantationszentrums im Klinikum Augsburg, Stellv. Vorsitzender des Nationalen Ethikrates, Präsident des Deutschen Ev. Kirchentages 2003 und Mitglied der Kommission für die Nachhaltigkeit in der Finanzierung der Sozialen Sicherungssysteme.

Printed in Germany
by Amazon Distribution
GmbH, Leipzig